国家卫生健康委员会"十四五"规划教材
全国中医药高职高专教育教材

供中医学、针灸推拿、中医骨伤、护理等专业用

西医儿科学

第5版

主 编　王龙梅

副主编　毛庆东　余测香

编 委 （按姓氏笔画排序）

于海红（黄山健康职业学院）

王　吉（承德护理职业学院）

王　墨（重庆医科大学附属儿童医院）

王龙梅（山东中医药高等专科学校）

毛庆东（芜湖市中医医院）

吕鹏飞（湖北中医药高等专科学校）

刘玉明（山东中医药高等专科学校）

余测香（四川中医药高等专科学校）

张　娜（烟台市中医医院）

韩慧珺（江西中医药高等专科学校）

人民卫生出版社
·北 京·

图书在版编目（CIP）数据

西医儿科学 / 王龙梅主编 . —5 版 . —北京：人民卫生出版社，2023.7（2025.11重印）

ISBN 978-7-117-34925-3

Ⅰ.①西…　Ⅱ.①王…　Ⅲ.①儿科学 – 高等职业教育 – 教材　Ⅳ.①R72

中国国家版本馆 CIP 数据核字 (2023) 第 142106 号

人卫智网	www.ipmph.com	医学教育、学术、考试、健康，购书智慧智能综合服务平台
人卫官网	www.pmph.com	人卫官方资讯发布平台

西医儿科学
Xiyi Erkexue
第 5 版

主　　编：王龙梅
出版发行：人民卫生出版社（中继线 010-59780011）
地　　址：北京市朝阳区潘家园南里 19 号
邮　　编：100021
E - mail：pmph @ pmph.com
购书热线：010-59787592　010-59787584　010-65264830
印　　刷：河北宝昌佳彩印刷有限公司
经　　销：新华书店
开　　本：850 × 1168　1/16　　印张：21
字　　数：592 千字
版　　次：2010 年 1 月第 1 版　　2023 年 7 月第 5 版
印　　次：2025 年 11 月第 2 次印刷
标准书号：ISBN 978-7-117-34925-3
定　　价：69.00 元
打击盗版举报电话：010-59787491　E-mail：WQ @ pmph.com
质量问题联系电话：010-59787234　E-mail：zhiliang @ pmph.com
数字融合服务电话：4001118166　E-mail：zengzhi @ pmph.com

《西医儿科学》
数字增值服务编委会

主　编　王龙梅

副主编　毛庆东　余测香

编　委（按姓氏笔画排序）

于海红（黄山健康职业学院）

王　吉（承德护理职业学院）

王　墨（重庆医科大学附属儿童医院）

王龙梅（山东中医药高等专科学校）

毛庆东（芜湖市中医医院）

吕鹏飞（湖北中医药高等专科学校）

刘玉明（山东中医药高等专科学校）

余测香（四川中医药高等专科学校）

张　娜（烟台市中医医院）

韩慧珺（江西中医药高等专科学校）

修订说明

　　为了做好新一轮中医药职业教育教材建设工作，贯彻落实党的二十大精神和《中医药发展战略规划纲要（2016—2030年）》《教育部 国家卫生健康委 国家中医药管理局关于深化医教协同进一步推动中医药教育改革与高质量发展的实施意见》《教育部等八部门关于加快构建高校思想政治工作体系的意见》《职业教育提质培优行动计划（2020—2023年）》《职业院校教材管理办法》的要求，适应当前我国中医药职业教育教学改革发展的形势与中医药健康服务技术技能人才培养的需要，人民卫生出版社在教育部、国家卫生健康委员会、国家中医药管理局的领导下，组织和规划了第五轮全国中医药高职高专教育教材、国家卫生健康委员会"十四五"规划教材的编写和修订工作。

　　为做好第五轮教材的出版工作，我们成立了第五届全国中医药高职高专教育教材建设指导委员会和各专业教材评审委员会，以指导和组织教材的编写与评审工作；按照公开、公平、公正的原则，在全国1 800余位专家和学者申报的基础上，经中医药高职高专教育教材建设指导委员会审定批准，聘任了教材主编、副主编和编委；确立了本轮教材的指导思想和编写要求，全面修订全国中医药高职高专教育第四轮规划教材，即中医学、中药学、针灸推拿、护理、医疗美容技术、康复治疗技术6个专业共89种教材。

　　党的二十大报告指出，统筹职业教育、高等教育、继续教育协同创新，推进职普融通、产教融合、科教融汇，优化职业教育类型定位，再次明确了职业教育的发展方向。在二十大精神指引下，我们明确了教材修订编写的指导思想和基本原则，并及时推出了本轮教材。

第五轮全国中医药高职高专教育教材具有以下特色：

　　1. 立德树人，课程思政　教材以习近平新时代中国特色社会主义思想为引领，坚守"为党育人、为国育才"的初心和使命，培根铸魂、启智增慧，深化"三全育人"综合改革，落实"五育并举"的要求，充分发挥思想政治理论课立德树人的关键作用。根据不同专业人才培养特点和专业能力素质要求，科学合理地设计思政教育内容。教材中有机融入中医药文化元素和思想政治教育元素，形成专业课教学与思政理论教育、课程思政与专业思政紧密结合的教材建设格局。

　　2. 传承创新，突出特色　教材建设遵循中医药发展规律，传承精华，守正创新。本套教材是在中西医结合、中西药并用抗击新型冠状病毒感染疫情取得决定性胜利的时候，党的二十大报告指出促进中医药传承创新发展要求的背景下启动编写的，所以本套教材充分体现了中医药特色，将中医药领域成熟的新理论、新知识、新技术、新成果根据需要吸收到教材中来，在传承的基础上发展，在守正的基础上创新。

　　3. 目标明确，注重三基　教材的深度和广度符合各专业培养目标的要求和特定学制、特定对象、特定层次的培养目标，力求体现"专科特色、技能特点、时代特征"，强调各教材编写大纲一定要符合高职高专相关专业的培养目标与要求,注重基本理论、基本知识和基本技能的培养和全面素质的提高。

4. 能力为先,需求为本　教材编写以学生为中心,一方面提高学生的岗位适应能力,培养发展型、复合型、创新型技术技能人才;另一方面,培养支撑学生发展、适应时代需求的认知能力、合作能力、创新能力和职业能力,使学生得到全面、可持续发展。同时,以职业技能的培养为根本,满足岗位需要、学教需要、社会需要。

5. 规划科学,详略得当　全套教材严格界定职业教育教材与本科教育教材、毕业后教育教材的知识范畴,严格把握教材内容的深度、广度和侧重点,既体现职业性,又体现其高等教育性,突出应用型、技能型教育内容。基础课教材内容服务于专业课教材,以"必需、够用"为原则,强调基本技能的培养;专业课教材紧密围绕专业培养目标的需要进行选材。

6. 强调实用,避免脱节　教材贯彻现代职业教育理念,体现"以就业为导向,以能力为本位,以职业素养为核心"的职业教育理念。突出技能培养,提倡"做中学、学中做"的"理实一体化"思想,突出应用型、技能型教育内容。避免理论与实际脱节、教育与实践脱节、人才培养与社会需求脱节的倾向。

7. 针对岗位,学考结合　本套教材编写按照职业教育培养目标,将国家职业技能的相关标准和要求融入教材中,充分考虑学生考取相关职业资格证书、岗位证书的需要。与职业岗位证书相关的教材,其内容和实训项目的选取涵盖相关的考试内容,做到学考结合、教考融合,体现了职业教育的特点。

8. 纸数融合,坚持创新　新版教材进一步丰富了纸质教材和数字增值服务融合的教材服务体系。书中设有自主学习二维码,通过扫码,学生可对本套教材的数字增值服务内容进行自主学习,实现与教学要求匹配、与岗位需求对接、与执业考试接轨,打造优质、生动、立体的学习内容。教材编写充分体现与时代融合、与现代科技融合、与西医学融合的特色和理念,适度增加新进展、新技术、新方法,充分培养学生的探索精神、创新精神、人文素养;同时,将移动互联、网络增值、慕课、翻转课堂等新的教学理念、教学技术和学习方式融入教材建设之中,开发多媒体教材、数字教材等新媒体形式教材。

人民卫生出版社成立 70 年来,构建了中国特色的教材建设机制和模式,其规范的出版流程,成熟的出版经验和优良传统在本轮修订中得到了很好的传承。我们在中医药高职高专教育教材建设指导委员会和各专业教材评审委员会指导下,通过召开调研会议、论证会议、主编人会议、编写会议、审定稿会议等,确保了教材的科学性、先进性和适用性。参编本套教材的 1 000 余位专家来自全国 50 余所院校,希望在大家的共同努力下,本套教材能够担当全面推进中医药高职高专教育教材建设,切实服务于提升中医药教育质量、服务于中医药卫生人才培养的使命。谨此,向有关单位和个人表示衷心的感谢!为了保持教材内容的先进性,在本版教材使用过程中,我们力争做到教材纸质版内容不断勘误,数字内容与时俱进,实时更新。希望各院校在教材使用中及时提出宝贵意见或建议,以便不断修订和完善,为下一轮教材的修订工作奠定坚实的基础。

人民卫生出版社有限公司
2023 年 4 月

前　言

本教材坚持现代职业教育改革方向，体现高职教育特点，根据《高等职业学校专业教学标准》《职业教育专业目录（2021年）》要求，以人才培养目标为依据，以职业岗位需求为导向，以综合职业能力培养为根本，优化精简内容，落实"必需、够用"原则，确立教材的教学内容并重新修订本教材。

本教材编写坚持"三基"（基本理论、基本知识、基本技能）、"五性"（思想性、科学性、先进性、启发性、适用性）及"三特定"（特定对象、特定目标、特定限制）原则，以高职高专中医类专业人才培养方案为纲要，力求体现"专科特色、技能特点、时代特征"。注重与国家执业助理医师资格考试大纲相衔接，突出实用性和实践性；注重与临床岗位能力培养相衔接，突出技能特点；注重综合素质培养，满足社会对高素质技能型人才的需求。

本教材编写注重将价值塑造、知识传授和能力培养三者融为一体，在教材专业内容中渗透医德医风教育，着力培养学生"敬佑生命、救死扶伤、甘于奉献、大爱无疆"的医者精神，弘扬精益求精的专业精神、职业精神、工匠精神和劳模精神，全面提升医学生的综合素质和人文修养。

教材的编写延续了前4版的精华与经典，保持了教材的连续性和传承性，在此基础上融入了近年来儿科医学领域的新进展、新技术和新理念，体现当前行业的时代特征。根据近几年发布的疾病指南和专家共识，补充更新了部分疾病的诊断标准和治疗措施，如病毒性心肌炎、中枢性性早熟等，修改后的教材内容更加准确和完善，反映了国内外公认的最新诊断标准和治疗手段。本教材为"纸数融合"教材，重视数字资源建设，增加课件（PPT）、知识导览、视频微课等内容，丰富教学资源，提升教学手段，立体化打造教材，为提高教育教学水平提供支撑。

本教材主要供高职高专院校的儿科教学使用，也可作为非本专业学生的选修课程教材。同时，儿科住院医师也可将它作为临床工作的参考用书。

本教材在编写时参考了临床医学专业本科第9版《儿科学》教材和有关专著，在此特向各位作者深表谢意。限于学识与经验不足，书中恐有疏漏和不足之处，殷切期望使用本教材的师生和儿科同行专家提出宝贵意见，以便再版时修订、更新和完善。

《西医儿科学》编委会

2023年4月

目　录

第一章 绪 论

ER-1-1
PPT 课件

掌握儿童年龄分期及特点，熟悉儿科学的研究内容及儿科学的特点，了解儿科学的发展。

ER-1-2
知识导览

第一节 儿科学的范围和特点

一、儿科学的范围

儿科学（pediatrics）是一门研究自胎儿至青春期的儿童生长发育规律、疾病诊断、治疗及预防，以及促进身心健康的医学科学。凡涉及儿童和青少年时期的健康及卫生问题的内容都属于儿科学范畴。按其工作性质，可分为发育儿科学、预防儿科学和临床儿科学（即儿科诊疗学）等部分；按年龄划分，则含围生医学、新生儿学和青春医学等众多独立体系。围生医学探讨妊娠28周以后至出生7天内小儿的生长发育、疾病防治的规律；新生儿学以胎儿娩出脐带结扎至出生后28天的婴儿为研究对象；青春期医学以生理发育迅速、心理变化显著的青少年作为研究对象。

儿科学的研究内容有：①儿童生长发育的规律及影响因素，旨在不断提高儿童体格、智力发育水平和社会适应能力。②儿童时期各种疾病的发生、发展规律，临床诊疗的理论和技术，不断降低发病率和死亡率，提高疾病的治愈率。③儿童各种疾病的预防措施，包括计划免疫、先天性及遗传性疾病的筛查、科学知识的普及教育等。④儿童各种疾病康复的可能性及具体措施，尽可能提高患儿的生活质量乃至完全恢复健康。总之，儿科学的宗旨就是保障儿童健康，提高生命质量。

随着医学研究的进展和医学模式的转变，儿科学不断地向更深层次的三级学科发展，除了在专业上越分越细、越来越深入以外，临床实践发现，儿童的许多健康问题还需与社会学、教育学、心理学、护理学、流行病学和医学统计学等学科密切合作才能得以解决。因此，多学科的协作是当今儿科学发展的必然趋势。尤其是人类基因学包括基因诊断、基因治疗和基因疫苗技术等的突破将更加促进儿科学发展的革命性变革。

二、儿科学的特点

儿童处于不断的生长发育过程中，无论从解剖、生理及疾病的发生发展方面，还是从诊断、治疗、预后等方面均与成人有所不同。年龄越小，与成人的差别越大，因此，儿童不是成人的缩影，不能用对待成人的病理生理观点对待小儿。且不同年龄阶段的儿童之间也有很大的差异。熟悉和掌握儿童时期的特点，对儿童医疗保健十分重要。

（一）解剖特点

小儿自出生后的外观如身长（高）、体重、身体各部比例等均随年龄增长不断变化；囟门的闭合、牙齿的萌出、骨化中心的出现,均有一定规律;内脏器官如心、肝、肾、脾等的大小和位置,以及皮肤、肌肉、神经、淋巴等系统均随年龄的增加而变化。熟悉小儿正常解剖特点及发育规律,才能准确诊断和判断是否存在异常。

（二）生理生化特点与营养代谢特点

不同年龄的儿童有不同的生理、生化正常数值,如心率、呼吸、血压、周围血象、体液成分等,均随年龄增长而有所变化;新生儿期外周血的红细胞、白细胞计数及白细胞分类的正常值有其特点。婴儿代谢旺盛而肾功能较差,故比成人容易发生水和电解质紊乱;小儿贫血时易出现髓外造血,恢复胎儿期的造血功能。小儿生长迅速、代谢旺盛,对营养物质特别是蛋白质、水的需要量比成人相对要大。婴儿每天需要热量平均为418kJ/kg,而成人仅为250kJ/kg,因小儿胃肠道的消化功能尚未成熟,故容易造成消化功能紊乱和营养缺乏。

（三）病理特点

对同一致病因素,不同年龄儿童的病理反应和疾病过程与成人有很大的差异。如肺炎球菌所致的肺部感染,婴幼儿表现为支气管肺炎,年长儿与成人则为大叶性肺炎;维生素 D 缺乏所致疾病,儿童表现为佝偻病,成人则为骨质疏松。

（四）免疫特点

小儿的皮肤、黏膜娇嫩,屏障功能差,淋巴系统未发育成熟,体液免疫和细胞免疫不如成人健全,易患感染性疾病。新生儿通过胎盘从母体获得的 IgG,出生后 6 个月以内有一定的免疫作用,患某些传染病的机会较少;但 6 个月后其逐渐消失,小儿自主合成 IgG 的能力一般要到 6～7 岁时才能达到成人水平。婴儿期分泌型 IgA（SIgA）也缺乏,故易患消化道、呼吸道感染。大分子的 IgM 抗体不能通过胎盘从母体获得,故新生儿时血清 IgM 浓度低,新生儿易患革兰氏阴性菌感染。

（五）心理特点

儿童时期是心理、行为形成的基础阶段,可塑性非常强。及时发现小儿的天赋气质特点,并通过训练予以调适,根据不同年龄儿童的心理特点,提供合适的环境和条件,给予耐心的引导和教育,可以培养儿童良好的个性和行为习惯。

（六）疾病特点

儿童疾病的种类与成人有很大差别。如心血管疾病,儿童以先天性心脏病为主,成人则以冠状动脉粥样硬化性心脏病（简称冠心病）居多;儿童肿瘤以白血病多见,成人以胃癌、肺癌等多见;儿童易患支气管肺炎,而成人多罹患大叶性肺炎;儿童白血病以急性淋巴细胞性白血病居多,而成人则以粒细胞白血病多见。此外,不同年龄儿童的疾病种类也有很大差异,如新生儿疾病常与先天遗传和围生期因素有关,婴幼儿疾病以感染性疾病占多数等。

（七）诊断特点

儿科患者在临床表现上的特殊性主要集中在低年龄儿童,年幼体弱儿对疾病的反应差,往往表现为体温不升、不哭、食欲减退、表情淡漠等,且无明显定位症状和体征,容易误诊。婴幼儿易患急性感染性疾病,由于免疫功能不成熟,感染易扩散甚至发展成败血症,病情严重且发展迅速。因此,儿科医护人员须密切观察病情变化,不轻易放过任何可疑表现。

（八）治疗特点

小儿免疫力低下,调节和适应能力均差,短期内可有重大病情变化,且易发生各种并发症。应强调早期诊断、早期治疗,尽快给予有效地对因治疗,并加强护理和支持疗法,及时处理并发症和合并症。应注意掌握小儿药物剂量和用药特点,选择最佳给药途径。

（九）预后特点

小儿处于生长发育时期,生命力旺盛,组织损伤后修复能力强,虽然儿童患病起病急、来势凶猛,但只要诊断及时,治疗得当,病情好转也就越快,且后遗症少。

（十）预防特点

加强预防是降低儿童发病率和病死率的重要环节。首先，应做好围生期保健，提倡优生优育。其次，应加强先天性遗传性疾病如苯丙酮尿症、先天性甲状腺功能减退症等胎儿期或新生儿期的筛查及早期干预，做好传染性疾病的计划免疫，以及某些成人病如高血压和动脉粥样硬化的儿童期预防。近年来，我国由于广泛开展计划免疫和加强传染病的管理，已使麻疹、脊髓灰质炎、白喉、破伤风、伤寒及乙型脑炎等许多小儿传染病的发病率和病死率明显下降。由于儿童保健工作的深入开展，普及了科学育儿知识，我国儿童的营养不良、贫血、腹泻及肺炎等常见病、多发病的发病率和病死率也显著降低。目前许多成人疾病的儿童期预防已受到重视，如冠心病、高血压和糖尿病等都与儿童时期的饮食有关；成人的心理问题也与儿童时期的心理卫生和环境条件有关。

第二节 儿童年龄分期

案例分析

案例 1-1

女孩，1 岁 5 个月，走得好，能蹲着玩，能认识并指出自己身体的一些部位，能说出自己的名字并能表示同意或不同意。

分析：

1. 该小儿属于哪个年龄期？
2. 此期应该注意哪些问题？

小儿的生长发育是一个连续渐进的动态过程，随着年龄的增长，各系统器官的功能逐渐趋于成熟。从受精卵形成到发育结束，可根据解剖、生理、心理等特点，人为地将小儿年龄划分为7 个时期。了解各年龄分期的特点，有利于儿童疾病预防及保健工作的开展，有利于疾病的正确诊断及治疗。

一、胎 儿 期

从受精卵形成到胎儿娩出为止，正常约 280 天（40 周）。根据胎儿宫内发育特点，临床上将胎儿期分为 3 个阶段：①妊娠早期：此期共 12 周，此期内受精卵在宫内着床，细胞不断分裂增殖，迅速完成各系统器官的形成。此期内如果受到感染、创伤、放射线、化学物质，以及营养不良、严重疾病和心理创伤等，都可能影响胎儿的正常发育，致胎儿流产、畸形，甚至夭折。②妊娠中期：自 13 周至 28 周，此期胎儿体格生长，各器官迅速发育，功能日趋成熟。至 28 周时，胎儿肺泡发育基本完善，此后出生的胎儿成活概率较高。③妊娠晚期：自 29 周至 40 周，此期胎儿体重迅速增加，娩出后大多能存活。

二、新 生 儿 期

从胎儿娩出脐带结扎起到满 28 天称新生儿期。新生儿期是婴儿出生后适应外界环境的阶段。此期小儿脱离母体，开始独立生活，内外环境的巨大变化，加之生理调节和适应能力尚不成熟，新生儿的发病率、死亡率高，尤其以出生后第 1 周死亡率最高。加强保暖、喂养、消毒隔离、清洁卫生等能够降低新生儿的发病率及死亡率。胎龄满28周至出生后足7天称围生期,是胎儿经历分娩、生命遭受最大危险的时期。围生期死亡率是衡量一个国家或地区的产科和新生儿科质量乃至该地区卫生水平的一项重要指标。通过儿科和妇产科医务工作者的协作,控制影响围生期死亡率的因素,提高围生期保健水平,有利于降低围生期死亡率。

三、婴 儿 期

从出生脐带结扎到满1周岁为婴儿期。此阶段小儿以乳汁为主要食品,故又称乳儿期。此期是生长发育最迅速的时期,一年中身长(高)增加50%,体重增加2倍;脑发育也很快,1周岁时已开始学习走路,能听懂一些话,能说简单的单词。由于生长发育迅速,每日需求的能量和蛋白质相对较高,但消化吸收功能尚不完善,易发生消化、营养紊乱,发生佝偻病、贫血、营养不良、腹泻等,应提倡母乳喂养,并进行合理的营养指导。婴儿期后半年来自母体的抗体逐渐减少,易患感染性疾病,应按计划免疫程序做好预防接种,完成基础免疫程序。良好的生活习惯及心理卫生的培养也可从此期起开始。

四、幼 儿 期

自1周岁至满3周岁为幼儿期。此期小儿生长发育减慢,智能发育迅速。此期小儿活动范围增大,接触周围事物增多,语言、思维和交往能力增强,但对危险的识别能力尚差,故应注意防止意外伤害和中毒,宜实行早期教育,培养良好的卫生习惯。饮食由乳汁过渡为成人饮食,应注意小儿的适应能力,防止消化功能紊乱。由于活动范围增大而自身免疫力尚不够健全,故仍应注意防治传染病。

五、学 龄 前 期

自满3周岁到6~7岁入小学前为学龄前期。此期体格发育速度较慢,但智能发育增快,求知欲强,模仿性强,可塑性强,可用语言表达自己的思维和感情。要重视学前教育,培养良好的道德品质和生活习惯,培养他们爱劳动、讲卫生、爱集体、懂礼貌的优秀品质。因外界活动增多,意外伤害概率增加。随着免疫能力的增强,自身免疫性疾病如急性肾炎、风湿热等发病率有增加趋势。

六、学 龄 期

自入小学开始(6~7岁)至青春期前为学龄期。此期体格发育和智能发育旺盛,到本期末,除生殖系统外,各器官发育均已接近成人水平,脑的形态发育基本完成,智能发育进一步成熟,理解、分析、综合能力逐渐完善,因此是接受文化科学教育的关键时期。此期应注意保护视力,预防龋齿,端正坐、立、行的姿势,安排有规律的生活、学习和锻炼,保证足够的营养和睡眠;防治精神、情绪和行为等方面的问题。在家庭和学校配合下,重视德、智、体、美、劳方面的教育。

七、青 春 期

从第二性征出现到生殖功能基本发育成熟、身高停止增长的时期称为青春期。女孩一般从11~12岁至17~18岁,男孩从13~14岁至18~20岁,但个体差异较大,也有种族的差异。此期由于性激素的作用使生长发育速度明显加快，出现第二次生长高峰，生殖系统迅速发育，第二性征逐渐明显，女孩出现月经，男孩发生遗精。由于神经内分泌调节不够稳定，可出现良性甲状腺肿、贫血，女孩出现月经不规则、痛经等。由于广泛接触社会，外界环境对其影响越来越大，常可引起心理、精神和行为等方面的不稳定。在保健方面，除了要保证供给足够的营养以满足生长发育迅速增加所需和加强体格锻炼、注意休息以外，尚应根据其心理特点，加强教育和引导，使之树立正确的人生观和培养优良的道德品质，此时期也是学习文化和科学知识的最好时期，同时必须重视青春期保健、心理卫生和正确的性知识教育，从而保证青少年身心健康。

第三节 我国儿科学的发展和展望

与西方医学相比，我国中医儿科起源要早得多。中医学是有数千年历史的科学，早在春秋战国时期，名医扁鹊已被人誉为"小儿医"。我国现存最早的中医理论著作《黄帝内经》中已有小儿疾病的描述。1973 年长沙马王堆三号汉墓出土的帛书医方中也发现当时已有婴儿索痉、婴儿病痫等记载。1937 年我国成立了中华医学会儿科学分会。1943 年著名儿科专家诸福棠教授编写了《实用儿科学》，从此我国有了自己完整的儿科医师参考书。此后，高镜朗对儿童脚气病的研究、祝慎之对豆浆喂养婴儿的研究，均成为我国儿科发展史上的重要里程碑。

中华人民共和国成立后，我国政府就在《宪法》中明确规定"母亲和儿童受国家的保护"。在"预防为主"的卫生方针指引下，我国逐步建立各级儿童保健机构，健全儿童保健网络，提倡科学育儿，实行计划免疫，使传染病的发病率大幅度下降，天花、脊髓灰质炎已基本绝迹，婴儿死亡率逐年下降。近数十年来，新生儿学已逐渐形成独立学科，对危重新生儿和早产儿建立起新生儿重症监护室（NICU）和转运系统，使新生儿死亡率大大降低，对缺氧缺血性脑病有了进一步认识，进行诊断、早期干预治疗，使脑瘫伤残儿大大减少。在小儿常见病、多发病的防治方面也取得了显著成效，如婴幼儿肺炎和腹泻的早期诊治和改进补液方法，使其病死率明显下降；在感染性休克、暴发性流行性脑脊髓膜炎、流行性乙型脑炎、中毒性菌痢等儿科重症的诊疗方面都取得了令人瞩目的成绩。儿科专题研究也有长足的进步，如白血病的综合治疗、小儿先天性心脏病的介入疗法和外科手术、高热惊厥与癫痫及智能发育的研究、微量元素与儿童生长发育等。

为了保障儿童的健康，儿童医疗保健机构迅速发展，目前各省、市、县级医院都设有儿科，加上各地的儿童医院和妇幼保健院，全国约有 6 万名儿科医师从事儿内、儿外、儿传、儿保等工作。随着学科的发展，儿内科和儿外科又细化分支为多个亚专业。1993 年中华医学会儿科学分会成立了儿保、新生儿、心血管、呼吸、消化、遗传代谢内分泌、免疫、肾脏、神经、血液和急救 11 个专业学组，促进了国内外学术水平的不断提高。2011 年国务院发布了《中国妇女发展纲要（2011—2020 年）》和《中国儿童发展纲要（2011—2020 年）》，进一步把妇女和儿童健康纳入国民经济和社会发展规划，作为优先发展领域之一。2021 年发布的《中国儿童发展纲要（2021—2030 年）》提出："促进儿童健康成长，能够为国家可持续发展提供宝贵资源和不竭动力，是建设社会主义现代化强国、实现中华民族伟大复兴中国梦的必然要求。"

在儿科医学教育方面，1950 年《中华儿科杂志》创刊。从 20 世纪 50 年代起就在京、沪、沈、渝等地先后建立儿科系，培养儿科骨干人才，到 20 世纪 90 年代初已有 14 所医学院设立了儿科系；近年来各地开办了不同专科的全国性讲习班、进修班和学习班以进一步加速儿科人才的培养，并形成了从本科、硕士、博士直到博士后的完善的人才培养机制。

随着社会的发展和科学知识的创新，儿科疾病谱不断发生变化。2001 年在北京召开的第 23 届国际儿科大会上，中华医学会儿科学分会宣布我国的儿童医疗保健要与世界发达国家接轨，儿科工作范围从过去的 0～14 岁扩大到孕期至 18 岁。21 世纪是生命科学的时代，新时期儿童健康将面临新的机遇及挑战,主要体现在:①感染性疾病仍然是威胁儿童健康的主要问题;②儿童精神卫生将成为人们越来越关注的问题;③成人疾病在儿童期的预防将成为儿科工作者在新时期面临的一项新任务;④儿童期损伤将成为儿科学及儿童保健领域里的一个前沿课题;⑤环境污染对儿童的危害将越来越受到人们的关注;⑥青春医学和多学科对儿科学的渗透也将成为21世纪的热门课题;⑦儿童疾病的基因诊断及基因治疗将得到发展和普及。

　　儿童是国家的未来、民族的希望。当代中国少年儿童既是实现第一个百年奋斗目标的经历者、见证者,更是实现第二个百年奋斗目标、全面建成社会主义现代化强国的生力军。儿科医务工作者任重而道远,为促进儿童健康成长,应努力践行"人民至上,生命至上"的准则,继续发扬拼搏、奉献精神,锐意进取、砥砺前行,为提高中国和世界儿童的健康作出更大的贡献。

(王龙梅)

ER-1-3

扫一扫,测一测

? 复习思考题

1. 如何进行儿童年龄分期?
2. 简述儿童各年龄期的特点。
3. 简述儿科学的特点。

第二章 生 长 发 育

PPT课件

知识导览

第一节 生 长 发 育

生长发育是一个重要的生命现象,始于精卵结合,止于青春期结束。生长发育是小儿机体的基本特征,也是儿童不同于成人的重要特点。生长发育是指小儿机体各组织、器官、系统形态的增长和功能成熟的动态过程。生长指身体和器官的长大,表示机体量的增加;发育指细胞、组织、器官的分化完善和功能成熟,是质的变化。生长发育即是机体量和质的演变过程。因此,临床工作者必须熟悉其规律,才能对儿童的健康状况作出正确的评价和提出指导意见。

一、生长发育规律

人体各器官、系统生长发育的速度和顺序都按一定的规律进行,儿科临床工作者必须充分熟悉这些规律性,以便对小儿的生长发育状况作出正确评价,从而提出具体的指导措施。

(一)生长发育的一般规律

1. 由上到下　小儿先抬头,后挺胸,再会坐、立、行走。
2. 由近到远　活动顺序从臂到手,从腿到脚。
3. 由粗到细　先手掌抓握到手指拾取物品。
4. 由简单到复杂　先会画直线,后会画圈、画人。
5. 由初级到高级　先感性认识后发展到记忆、思维、分析、判断事物。

(二)生长发育是连续的过程

生长发育在整个小儿时期不断进行,但各年龄阶段生长发育的速度不同,如体重和身长在生后第 1 年,尤其在前 3 个月增加最快,出现出生后的第一个生长发育高峰;第 2 年以后生长速度逐渐减慢,到青春期生长速度又加快,出现第二个生长发育高峰。

(三)各系统器官发育不平衡

小儿各系统的发育速度不一,并有各自的特点。神经系统发育先快后慢,生后 2 年内发育较快,以后逐渐减慢;淋巴系统在儿童期发育迅速,于青春期前达到高峰,以后逐渐达到成人水平;生殖系统发育较晚。其他如心、肝、肾、肌肉等系统的发育增长基本与体格生长平行(图 2-1)。

(四)个体差异

小儿生长发育虽按一定的规律发展,但在一定范围内受遗传、营养、性别、环境、教育等的影响而存在相当大的个体差异,因此,每个人生长的"轨迹"不会完全相同。儿童的生长发育水平

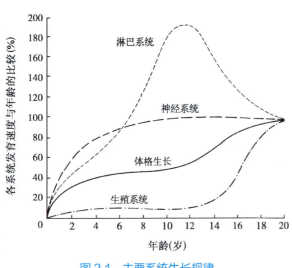

图2-1　主要系统生长规律

有一定的正常范围，必须考虑影响个体的不同因素，根据每一个小儿发育的具体情况才能作出正确判断。

二、影响生长发育的因素

（一）遗传因素

小儿生长发育的特征、潜力、趋向等均受父母双方遗传因素的影响。种族和家族的遗传信息影响深远，如皮肤、头发的颜色、面部特征、身材高矮、性成熟的迟早，以及对疾病的易感性等都与遗传有关。遗传代谢缺陷病、内分泌障碍、染色体畸变等都可严重影响小儿的生长发育。

（二）营养因素

小儿的生长发育必须有充足的营养物质供给、合理的搭配，才能使生长潜力得到最好的发挥。宫内营养不良的胎儿不仅体格生长落后，还严重影响脑的发育；出生后营养不良，特别是第1～2年内的严重营养不良，可影响体重的增长，使机体的免疫、内分泌和神经等调节功能低下，甚至影响到成人的健康。

（三）性别因素

男孩和女孩的生长发育各有其规律与特点，如女孩的青春期开始较男孩早1～2年，但其最终平均生长指标却较男孩低，这是因为男孩青春期虽然开始较晚，但其延续时间较女孩为长，故最终体格发育明显超过女孩。故在评估小儿生长发育水平时应分别按男孩、女孩标准进行。

（四）疾病因素

疾病对生长发育的影响十分明显，急性感染性疾病常使体重减轻；长期慢性疾病则影响体重和身高的发育；内分泌疾病常引起骨骼生长和神经系统发育迟缓；先天性心脏病、肾小管酸中毒、糖原贮积病等先天性疾病对生长发育的影响更为明显。

（五）母亲情况

胎儿在宫内的发育受孕母的生活环境、营养、情绪和疾病等各种因素的影响。妊娠早期的病毒感染可导致胎儿先天畸形；孕母严重营养不良可引起流产、早产和胎儿体格生长，以及脑的发育迟缓；孕母受到某些药物、放射线辐射、环境毒物和精神创伤等影响者，可导致胎儿发育受阻。

（六）生活环境

良好的居住环境，如阳光充足、空气新鲜、水源清洁、无噪声、住房宽敞，健康的生活习惯和科学的护理、正确的教育和体育锻炼、完善的医疗保健服务等都是保证儿童生长发育达到最佳状态的重要因素。

（七）社会因素

近年来，社会因素对儿童健康的影响引起高度关注。主要取决于父母职业、受教育程度和家庭经济状况。大量调查资料表明：贫穷、家庭破裂、药物滥用及酗酒等社会因素直接或间接阻碍儿童的生长发育。

综上所述，遗传决定了生长发育的潜力，这种潜力又受到众多外界因素的作用与调节，两方面共同作用的结果决定了每个小儿的生长发育水平。作为儿科医师必须充分熟悉这些因素的作用，正确判断和评价小儿生长发育情况，及时发现问题，查明原因并予以纠正，以保证其正常生长发育。

三、体格生长

反映儿童体格生长状况的常用指标有体重、身长（高）、坐高（顶臀长）、头围、胸围、上臂围和皮下脂肪等。

1. 体重 体重为各器官、系统、体液的总重量，是反映儿童生长与营养状况的重要指标；也是儿科临床医师作为计算药量、补液量和热量的依据之一。

测量方法：清晨起床排空大小便，脱去小儿衣帽，矫正体重计指针为"0"。

体重身高计

新生儿出生体重与胎次、胎龄、性别和宫内营养状况有关。我国 2005 年九省市城区调查结果显示，男婴平均出生体重为（3.38±0.40）kg，女婴为（3.26±0.40）kg，与世界卫生组织（WHO）的参考值相近（男 3.3kg，女 3.2kg）。生后 1 周内因奶量摄入不足、水分丢失、胎粪排出，可出现暂时性体重下降，称为生理性体重下降，约在出生后 3～4 日达最低点，下降范围为 3%～9%，以后逐渐回升，至出生后第 7～10 日应恢复至出生时的体重。如果体重下降范围超过 10% 或第 10 天仍未恢复至出生时体重，则为病理状态，应分析其原因。

小儿体重的增长不是等速的，年龄越小、增长速度越快，正常足月儿生后第 1 个月体重增加可达 1～1.7kg，生后 3～4 个月的婴儿体重约为出生时的 2 倍，1 岁时婴儿体重约为出生时 3 倍（约 10kg），是生后体重增长最快的时期，为第一个生长高峰；生后第 2 年体重增长约 2.5～3.5kg；2 岁至青春前期体重增长减慢，年增长约 2kg。进入青春期后，由于性激素和生长激素的协同作用，体格生长又会加快，出现第二个生长高峰期，持续 2～3 年。小儿体重可按以下公式粗略推算：

3～12 月龄婴儿体重（kg）=（月龄 +9）/2

1～6 岁小儿体重（kg）=［年龄（岁）×2］+8

7～12 岁小儿体重（kg）=［年龄（岁）×7–5］/2

12 岁以后为青春发育阶段，是第二个生长发育的高峰。受内分泌影响，体重增长较快，不能按以上方法（公式）推算。

同年龄、同性别的正常小儿体重差异一般在 10%，如果体重增长过多，超过标准 20% 应考虑肥胖症，低于标准 15% 则应考虑营养不良等疾病。

2. 身高（长） 身高（长）指头顶到足底的长度，是反映骨骼发育的一个重要指标。3 岁以下小儿仰卧位测量称为身长；3 岁以上小儿立位测量称为身高。

测量方法：3 岁以下小儿使用卧式量床，面部朝上，两腿伸直，头顶及足底接触测板的两端，所得长度为身长，精确读数到 0.1cm。3 岁以上儿童使用身高计测量，精确读数到 0.1cm。立位测量与仰卧位测量值相差 1～2cm。

体重身长计

身高增长与种族、遗传、营养、内分泌、运动和疾病等因素有关，身高的增长规律与体重相似，年龄越小增长速度越快。

小儿出生时身长平均为 50cm，生后第 1 年增长最快，约为 25cm，1 岁时约 75cm。第 2 年身长速度增长减慢，全年增加 10～12cm，即 2 岁时身长约 87cm。2 岁以后身高增长平稳，每年增长 6～7cm。

1～6 岁小儿身高（长）（cm）= 年龄（岁）×7+75

7～10 岁小儿身高（cm）= 年龄（岁）×6+80

身高在进入青春早期时出现第 2 个增长高峰，其增长速度是儿童期的两倍。女孩进入青春期较男孩约早两年，故女孩在 10～13 岁时常较同龄男孩为高；男孩的青春发育期虽开始晚，而持续时间较女孩长，故男孩最终成人身高通常较女孩为高。

组成身高的头、脊柱和下肢等各部分的增长速度是不一致的,生后第1年头部生长最快,脊柱次之;至青春期时下肢增长最快。故头、躯干和下肢在各年龄期所占身高的比例不同。有些疾病可造成身体各部分的比例失常,这就需要测量上部量(从头顶至耻骨联合上缘)和下部量(从耻骨联合上缘至足底)以帮助判断。初生婴儿上部量>下部量(中点在脐上);随着下肢长骨的增长,中点下移至脐下;6岁时在脐与耻骨联合上缘之间,12岁时即位于耻骨联合上缘,即上、下部量相等(图2-2)。身高增加过快过多常见于巨人症者,增加过慢过少常见于侏儒症者。

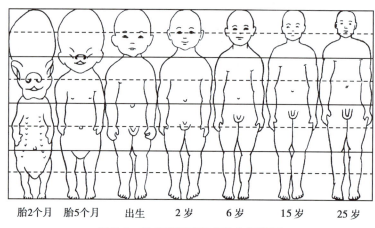

图2-2 胎儿期至成人身体各部比例

胎2个月　胎5个月　出生　2岁　6岁　15岁　25岁

身长(高)的生长受遗传、内分泌、宫内生长水平的影响较明显,低于标准30%应考虑营养不良等疾病。

3. 坐高(顶臀长)　是头顶到坐骨结节的长度,代表头颅与脊柱的生长。3岁以下小儿仰卧位测量称顶臀长;3岁以上小儿坐位测量称坐高。

测量方法:3岁以下小儿使用卧式测板,面部朝上,头顶接触测板的顶端,测量者左手提起小腿,膝关节屈曲,大腿与底板垂直,骶骨紧贴底板,右手推动足板使其压紧臀部,两侧刻度相同时读数,精确到0.1cm。3岁以上小儿使用坐高计测量,坐在坐高计的盖板上,身躯前倾使骶部紧靠立柱,再挺身坐直,两大腿并拢,膝关节屈曲成直角,足尖向前,两脚平放,测量者移下头板与头顶接触,读刻度,精确到0.1cm。

由于下肢增长速度随年龄增加而加快,坐高(顶臀长)占身高(身长)的百分数随年龄而下降,出生时为67%,6岁时为55%,14岁时为53%。

4. 头围　头围的大小反映了颅骨和脑的发育水平。

测量方法:用软尺自眉弓上缘,经枕骨粗隆最高点绕头一周的长度。读数精确到0.1cm。

新生儿出生时为34cm,1岁时为46cm,第2年增长减慢,2岁时为48cm,5岁时50cm,15岁时接近成人为54~58cm。

头围测量在2岁前最有意义,头围过大常见于脑积水和佝偻病后遗症,头围过小提示脑发育不全及小头畸形。

5. 胸围　胸围代表了肺、胸廓及胸部肌肉的发育水平。

测量方法:用软尺由乳头向后背经肩胛角下缘绕胸一周的长度,取呼气与吸气时测得的平均值,精确读数到0.1cm。

出生时胸围平均为32cm,比头围小1~2cm,1岁左右胸围等于头围。1岁以后胸围应逐渐超过头围,其差数约等于小儿的岁数减1。胸廓变形常见于佝偻病、先天性心脏病等。

6. 上臂围　上臂围代表上臂肌肉、骨骼、皮下脂肪和皮肤的发育水平,间接反映了儿童的营养状况。在无条件测量体重和身高(长)的地方,可通过上臂围的测量来筛查5岁以下儿童的营养状况。

测量方法：沿肩峰与尺骨鹰嘴连线中点的水平绕上臂一周的长度。

1岁以内上臂围增长迅速，1～5岁期间增长缓慢。在无条件测体重和身高的情况下，1～5岁小儿可测量上臂围以反映其营养状况：大于13.5cm为营养良好；12.5～13.5cm为营养中等；小于12.5cm为营养不良。

四、骨骼和牙齿的生长发育

（一）骨骼发育

1. 头颅骨　颅骨随脑的发育而增长，可根据头围大小、囟门闭合早晚等来衡量颅骨的发育。前囟对边中点连线长度在出生时为1.5～2.0cm，以后随颅骨发育而增大，6个月后逐渐骨化而变小，在1～1.5岁时闭合；后囟在出生时已很小或已闭合，最迟于生后2～3个月闭合。

前囟检查在儿科临床很重要，早闭或过小见于小头畸形；闭合过晚、过大见于佝偻病、先天性甲状腺功能减退症等；前囟饱满常见颅内压增高，如脑积水、脑炎、脑膜炎、脑肿瘤等疾病，而凹陷则常见于极度消瘦或脱水患儿。

2. 脊柱　脊柱的增长反映脊椎骨的发育。生后第1年脊柱增长快于四肢，1岁以后四肢增长快于脊柱。新生儿出生时脊柱仅呈轻微后凸；3个月左右随着抬头动作的发育出现颈椎前凸；6个月后能坐时出现胸椎后凸；1岁左右开始行走时出现腰椎前凸；至6～7岁时这3个脊椎自然弯曲才为韧带所固定。生理弯曲的形成与坐姿、直立姿势有关，小儿期应注意保持坐、立、走的正确姿势和选择适宜的桌椅，以保证儿童脊柱的正常形态和发育。

3. 长骨　长骨的生长和成熟与体格生长有密切关系。长骨干骺端的骨化中心按一定的顺序和部位有规律地出现，可以反映长骨的生长发育成熟程度。通过X线检查，长骨骨骺端骨化中心的出现时间、数目、形态变化及其融合时间，可判断骨骼发育情况。一般拍摄左手及腕部X线片，了解其腕骨、掌骨、指骨的发育。腕部出生时无骨化中心，其出生后的出现顺序为：头状骨、钩骨（3个月左右）；下桡骨（约1岁）；三角骨（2～2.5岁）；月骨（3岁左右）；大、小多角骨（3.5～5岁）；舟骨（5～6岁）；下尺骨骺（6～7岁）；豆状骨（9～10岁）；10岁时出齐，共10个。故1～9岁腕部骨化中心的数目（称为骨龄）约为其岁数加1。

测量方法：通过摄左手及腕部X线片可了解腕骨、掌骨和指骨的发育情况，判断其骨龄（骨骼成熟年龄）。这是评价生长发育状况的一个十分重要的指标。

临床常通过测定骨龄以协助诊断某些疾病，如患有生长激素缺乏症、甲状腺功能减退症的儿童，骨龄明显落后；而患有中枢性性早熟、先天性肾上腺皮质增生症的患儿骨龄常超前。

（二）牙齿的发育

牙齿的发育与骨骼有一定关系。人的一生有两副牙齿，即乳牙（共20个）和恒牙（共28～32个）。小儿出生后4～10个月乳牙开始萌出，12个月尚未出牙者可视为异常。出牙顺序如图2-3所示。

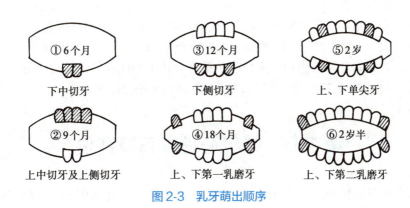

①6个月　下中切牙　　③12个月　下侧切牙　　⑤2岁　上、下单尖牙

②9个月　上中切牙及上侧切牙　　④18个月　上、下第一乳磨牙　　⑥2岁半　上、下第二乳磨牙

图2-3　乳牙萌出顺序

乳牙一般于 2.5～3 岁出齐。2 岁以内乳牙的数目约为月龄减 4～6。6 岁左右开始萌出第一颗恒牙即第一磨牙，位于第二乳磨牙之后；7～8 岁时，乳牙按萌出先后逐个脱落代之以恒牙，12 岁左右萌出第二磨牙；18 岁以后出现第三磨牙（智齿），但也有终身不出此牙者，恒牙一般在 20～30 岁时出齐。

出牙为生理现象，但个别小儿可有低热、流涎、睡眠不安、烦躁等症状。牙齿的健康生长与蛋白质、钙、磷、氟，以及维生素 A、C、D 等营养素和甲状腺激素有关。食物的咀嚼有利于牙齿生长。较严重的营养不良、佝偻病、甲状腺功能减退症、唐氏综合征患儿，可有出牙迟缓、顺序颠倒、牙质差等情况。

> ### 知识链接
>
> #### 体格生长的评价
>
> 1. **生长水平**　对小儿某一年龄时的某一项体格生长指标测量值如体重、身高（长）、头围等与参考人群值进行比较（横向比较），即得到该项体格生长指标在此年龄的生长水平，用等级表示。
>
> 2. **生长速度**　对某一项体格生长指标连续测量（纵向观察），将获得的该项指标在某一年龄阶段的增长值与参照人群值比较，得到该项体格生长指标的生长速度。用生长曲线图观察小儿生长速度最简单、直观，较生长水平更能真实反映生长情况。
>
> 3. **匀称程度**　评估小儿体格生长指标之间的关系。①体形匀称：常以身高（长）的体重与参照人群值比较，反映体形生长的比例关系，即一定身高的相应体重增长范围。②身材匀称：以坐高（顶臀长）/身高（长）的比值与参照人群值比较，反映小儿下肢生长情况，小于等于参照值即为匀称，否则为不匀称。

五、生殖系统的发育

生殖系统的发育受内分泌系统下丘脑 - 垂体 - 性腺轴（hypothalamic-pituitary-gonadal axis，HPGA）的控制。从出生到青春前期，小儿生殖系统的发育处于静止期。进入青春期，性腺才开始发育，并出现第二性征。因此，在各系统中生殖系统的生长发育最迟。性早熟指女孩在 8 岁以前，男孩在 9 岁以前出现第二性征；性发育延迟指女孩 14 岁以后，男孩 16 岁以后仍无第二性征出现。

（一）女性生殖系统的发育

包括女性生殖器官的形态、功能发育和第二性征发育。女性生殖器官包括卵巢、子宫、输卵管、阴道。第二性征发育的顺序一般是乳房、阴毛、初潮、腋毛。青春前期卵巢的发育非常缓慢，月经初潮时卵巢尚未完全成熟，随着卵巢的成熟性功能才能逐渐完善。

（二）男性生殖系统的发育

包括男性生殖器官的形态、功能发育和第二性征发育。男性生殖器官包括睾丸、附睾和阴茎。第二性征发育的顺序依次为阴毛、腋毛、胡须、喉结、变声，全部经历需 2～5 年，个体差异大。出生时睾丸大多已降至阴囊，10 岁前睾丸发育很慢，进入青春期开始迅速生长发育，附睾、阴茎也同时发育。开始分泌的男性激素包括由睾丸分泌的睾酮和肾上腺皮质分泌的雄酮，随即出现阴囊增长，皮肤变红、变薄，阴茎增长、增粗，继而出现第二性征。

第二节　神经心理发育及评价

神经心理发育包括感知、运动、语言、心理及行为发育。神经心理发育的基础是神经系统的发育,尤其是脑的发育。除先天遗传因素外,小儿的神经心理发育健康与否与其所处的环境和受到教养水平的关系尤为密切。

一、神经系统的发育

神经系统的发育在胎儿期领先于其他各系统。新生儿脑重平均为370g,占体重的10%~12%;已达成人脑重(约1 500g)的25%左右。出生后第1年脑的生长发育特别迅速,1岁时脑重达900g,为成人脑重的60%;4~6岁时脑重已达成人脑重的85%~90%。新生儿大脑已有全部主要的沟回,但皮层较薄、沟裂较浅,神经细胞数目已与成人相同。出生后脑重的增加主要由于神经细胞体积增大和树突的增多、加长,以及神经髓鞘的形成和发育;3岁时神经细胞分化已基本完成,8岁时接近成人。神经纤维髓鞘化到4岁时才完成,故在婴儿期各种刺激引起的神经冲动传导缓慢,且易于泛化,不易形成兴奋灶,易使其疲劳而进入睡眠状态。

胎儿的脊髓发育相对较成熟,出生后即具有觅食、吸吮、吞咽、拥抱、握持等一些先天性反射和对强光、寒冷、疼痛等的反应。脊髓随年龄而增长、加长。脊髓下端在胎儿时位于第2腰椎下缘;4岁时上移至第1腰椎,故作腰椎穿刺时应注意选择部位,以免造成脊髓损伤。新生儿和婴儿肌腱反射较弱,腹壁反射和提睾反射也不易引出,到1岁时才稳定。3~4个月前小儿肌张力较高,克尼格(Kernig)征可为阳性,2岁以下小儿巴宾斯基(Babinski)征阳性亦可为生理现象。

二、感知、运动、语言和心理的发育

(一)感知的发育

感知觉是通过各种感觉器官从环境中选择性地取得信息的能力,其发育对其他能区的发育起重要促进作用。

1. 视觉 新生儿已有视觉感应功能,瞳孔有对光反应;不少新生儿有眼球震颤的现象,3~4周后自行消失。由于对晶状体的调节功能和眼外肌反馈系统发育未完善,新生儿视觉只在15~20cm距离处最清晰,在安静清醒状态下可短暂注视物体。1个月可凝视光源,开始有头眼协调,头可跟随移动的物体在水平方向转动90°;3~4个月时喜看自己的手,头眼协调较好,可随物体水平转动180°;6~7个月时目光可随上下移动的物体呈垂直方向转动,并可改变体位、协调动作,能看到下落的物体,喜欢红色等鲜艳明亮的颜色;8~9个月时开始出现视深度感觉,能看到小物体;18个月时已能区别各种形状;2岁时可区别垂直线与横线,5岁时可区别各种颜色。

2. 听觉 听力与儿童的智能发育有关。出生时鼓室无空气,听力差。生后3~7日听觉已相当良好;3~4个月时头可转向声源,听到悦耳声时会微笑;7~9个月时能确定声源,区别语言的意义;13~16个月时可寻找不同高度的声源,听懂自己的名字;4岁时听觉发育完善。

3. 味觉和嗅觉 小儿的嗅觉出生时已发育成熟,闻到乳味就会寻找乳头,对甜与酸等不同味道可产生不同的反应;3~4个月时能区别愉快与不愉快的气味;4~5个月对食物的微小改变已很敏感,为味觉发育关键时刻,此期应适时添加各类辅食,使其习惯不同味道的食物。7~8个月开始对芳香气味有反应。

4. 皮肤感觉 皮肤感觉包括触觉、痛觉、温度觉和深感觉等。触觉是引起某些反射的基础,新生儿眼、口周、手掌、足底等部位的触觉已很灵敏,触之即有反应,如瞬目、张口、缩回手足等,而前臂、大腿、躯干则较迟钝。新生儿已有痛觉,但较迟钝;第2个月起才逐渐改善。出生时温度觉就很灵敏,尤其对冷的反应,如一离开母体环境、温度骤降就啼哭;3个月时已能区分31.5℃与33℃的水温差别;2~3岁时能通过接触区分物体的软、硬、冷、热等属性。5岁时能分辨体积相同、重量不同的物体。

知识链接

婴儿抚触

通过母亲或护理者的手,把良好、温和、适度的刺激皮肤的感觉传达到小儿大脑,可促进婴儿生长发育,增进食物的消化和吸收,增强免疫力,减少哭闹,改善睡眠,增进亲子互动交流。同时,心理学研究发现,有过婴儿期抚触经历的人在成长中较少出现攻击性行为,喜爱助人、合群。

5. 知觉　知觉是人类对事物各种属性的综合反映,与听、视、触等各种感觉能力的发育密切相关。出生后5～6个月时,小儿已有手眼的协调动作,通过看、摸、闻、咬、敲击等活动逐步了解物体各方面属性。随着语言的发展,小儿知觉开始在语言的调节下进行。2～3岁开始有空间和时间的知觉;3岁能辨别上下;4岁能辨别前后;4～5岁开始有时间概念,能区分早晚、昨天、今天、明天等;5岁能辨别出自身左右。

(二)运动的发育

运动发育或称神经运动发育,可分为大运动(包括平衡)和精细运动两大类。运动的发育既依赖于感知等的参与,又反过来影响其他能区及情绪的发育。

1. 平衡与大运动　包括颈肌和腰肌的平衡性活动,其发育过程可归纳为"二抬四翻六会坐,七滚八爬周会走"。

(1)抬头:新生儿俯卧时能抬头1～2秒;3个月时抬头较稳;4个月时抬头很稳,并能自由转动。

(2)坐:新生儿腰肌无力,至3个月扶坐时腰仍呈弧形;6个月时能双手向前撑住独坐;8个月时能坐稳,并能左右转身。

(3)爬:新生儿俯卧位时已有反射性的匍匐动作;2个月时俯卧能交替踢腿;3～4个月时可用手撑起上身数分钟;7～8个月时可用手支撑胸腹,使上身离开床面,有时可在原地转动身体;8～9个月可用双上肢向前爬;12个月左右爬时手膝并用;18个月左右可爬上台阶。从小学习爬的动作有助于胸部和臂力的发育,扩大接触周围事物的机会。

(4)站、走、跳:新生儿双下肢直立时稍可负重,可出现踏步反射和立足反射;5～6个月扶立时双下肢可负重,并上下跳动;8个月时可扶站片刻,10个月时可扶走,11个月时可独自站立片刻;15个月可独自走稳;18个月时可跑步和倒退行走;24个月时可双足并跳;30个月时会独足跳1～2次。

2. 精细动作　手指精细运动的发育过程为:新生儿两手紧握拳;3～4个月时握持反射消失,可自行玩手,看到物体时全身乱动,并企图抓扒;6～7个月时出现换手与捏、敲等探索性动作;9～10个月时可用拇、示指拾物,喜撕纸;12～15个月时学会用匙,乱涂画;18个月时能垒2～3块积木;2岁时可垒6～7块积木,并会翻书。

(三)语言的发育

语言的发育与大脑、咽喉部肌肉的正常发育及听觉的完善有关;良好的语言环境可促进语言的发育。语言发育经过发音、理解、表达三个阶段。

1. 发音阶段　新生儿已会哭叫;1～2个月开始发喉音;2个月发"啊""咿"等元音;6个月出现辅音;7～8个月能发"爸爸、妈妈"等语言;8～9个月喜欢模仿成人的口唇动作发音。

2. 理解语言阶段　婴儿在发音的过程中逐渐理解语言。小儿通过视觉、触觉、体位觉等与听觉的联系逐步理解一些日常用品,如"奶瓶、电灯"等名称;9个月左右能听懂简单的词义,如"再见"等。

3. 表达语言阶段　语言表达继理解而发展。一般1岁时开始会说单词;1.5岁时能用15～

20个字，指认并说出家庭主要成员的称谓；1.5~2岁时能说由2~3字组成的短句；3岁时会短歌谣；4岁时能讲简单的故事。

（四）心理活动的发展

人的心理活动包括感觉、记忆、思维、想象、情绪、性格等众多方面。初生小儿不具有心理现象，待条件反射形成时标志着心理活动发育的开始，且随年龄的增长，一直处于不断发育的过程中。了解不同年龄小儿的心理特征，对保证小儿心理活动的健康发展十分重要。

1. 注意的发展　注意是认知过程的开始。注意分为无意注意和有意注意，前者是在感知发育基础上自然发生的；后者是自觉的、有目的的。婴儿期以无意注意为主；随着年龄的增长、语言的丰富和思维能力的发展，逐渐出现有意注意。5~6岁后儿童能较好地控制自己的注意力。

2. 记忆的发展　记忆是将所学得的信息贮存和"读出"的神经活动过程，可分为感觉、短暂记忆和长久记忆3个不同的系统。长久记忆又分为再认和重现两种，再认是以前感知的事物在眼前重现时能被认识，重现是以前感知的事物虽不在眼前重现，但可在脑中出现，即"被想起"。1岁内婴儿只有再认而无重现，随年龄的增长，重现能力亦增强。幼儿只按事物的表面性质记忆信息，即以机械记忆为主，而不能抽象概念化。随着年龄的增加和理解、语言、思维能力的加强，小儿有意识的逻辑记忆开始逐渐发展。

3. 思维的发展　思维是心理活动的高级形式。分为具体形象思维和抽象逻辑思维两种，前者依据具体事物的形象联想进行，后者以概念、判断、推理进行。1岁以后的小儿开始产生思维，在3岁以前只有最初级的思维形式，即直觉活动思维，思维与客观物体或行动联系在一起，如拿玩具汽车边推边说"汽车来了"；3岁以后儿童生活范围扩大，开始有了初步抽象概括性思维；6~11岁以后儿童逐渐学会综合分析、分类比较等抽象思维方法，具有进一步独立思考的能力。

4. 想象的发展　想象也是一种思维活动。新生儿无想象能力；1~2岁儿童仅有想象的萌芽，如模仿妈妈给布娃娃喂饭；3岁后儿童随经验和语言的发展，已有初步有意想象，如将几个布娃娃放在一起，设想是妈妈、弟弟和自己等。学龄前期儿童仍以无意想象为主，有意想象和创造性想象到学龄期才迅速发展。

5. 意志的发展　新生儿没有意志，随着语言、思维的发展，婴幼儿开始有意识行动，年龄渐长，语言思维发展越深入，社会交往越多，在成人教育的影响下，意志逐步形成和发展。积极的意志品质有自觉、坚持、果断、自制等特性；消极的意志品质则表现为依赖、顽固和易冲动等品性。在日常生活、游戏和学习过程中应注意培养儿童的积极意志，增强其自制能力、责任感和独立性。

6. 情绪、情感的发展　情绪是人体对事物情景或观念所产生的主观体现和表达。外界环境对情绪的影响甚大，新生儿因生后不易适应宫外环境，较多处于消极情绪中，表现为不安、啼哭；而哺乳、抱、摇、抚摸等则可使其情绪愉快。婴幼儿情绪表现的特点，常为时间短暂，反应强烈，容易变化，易冲动等。随着年龄的增长，儿童对不愉快因素的耐受性逐渐增加，能够有意识地控制自己，情绪渐趋向稳定。情感是在情绪的基础上产生对人、对物的关系的体验。幼儿期的小儿已有高级情绪初步发展，可区分好与不好、喜欢与不喜欢；随年龄的增长和与周围人交往的增加，使儿童对客观事物的认识逐步深化，情感也日益分化，产生信任感、安全感、同情感、友谊感、荣誉感等。

7. 个性和性格的发展　个性是每个人处理环境关系的心理活动的综合模式，包括思想方法、情绪反应、行为风格等。性格是人对客观现实稳定的态度和习惯化行为方式。婴儿期由于一切生理需要均依赖成人，逐渐建立对亲人的信赖感。幼儿时期已能独立行走，说出自己的需要，故有一定自主感，但又未脱离对亲人的依赖，常出现违拗言行与依赖行为相交替的现象。学龄前期小儿生活基本能自理，主动性增强，但主动行为失败时易出现失望和内疚。学龄期开始正规学习生活，重视自己勤奋学习的成就，如不能发现自己的学习潜力将产生自卑心理。青春期体格生长和性发育逐渐成熟，社交增多，心理适应能力加强但容易波动，在感情问题、伙伴问题、职业选择、道德评价和人生观等问题上处理不当时，易发生性格变化。性格一旦形成即有相对稳定性，故家长、老师和社会的关切爱护和正确引导对青春期少年建立优秀品质十分重要。

8.早期的社会行为   儿童的社会行为是各年龄阶段相应心理功能发展的综合表现。智能的判断很大程度上基于社会行为的成熟状况。小儿社会行为与家庭经济、文化水平、育儿方式、小儿性格、性别、年龄等有关，具有以下特点：

新生儿对成人的声音和触摸可产生反应，包括看、听、表现安静和愉快等。2～3个月时小儿以笑、停止啼哭、伸手等行为，以及眼神和发音表示认识父母。3～4个月的婴儿开始出现社会反应性的大笑，这是小儿早期参加游戏的表现；此期小儿能发现和玩弄自己的手指、脚等。7～8个月的小儿可表现出认生（避开眼光、皱眉、哭、紧偎母亲等），对玩具发声（笑、尖叫、模仿声音等），自喂饼干，寻找落下或被当面遮藏的东西。9～12个月时是认生的高峰，可表演拍手游戏，做再见等许多面部表情。12～13个月小儿喜欢玩变戏法和躲猫猫游戏。18个月的儿童逐渐有自我控制能力，成人在附近时可独自玩很久，易发脾气，开始表现违拗性。2岁时不再认生，易与父母分开，喜玩扮演父母角色的游戏。3岁后可与小朋友做游戏，能遵守游戏的规则，玩耍中常出现新的行为和词汇，逐渐可区别一些抽象概念，如近与远、快与慢等（表2-1）。

表2-1 小儿运动、语言、神经心理发育过程简表

年龄	动作	语言	适应周围人物的能力与行为
新生儿	无规律、不协调动作；紧握拳	能哭叫	铃声可使全身活动减少
2个月	直立及俯卧位时能抬头	发出和谐的喉音	能微笑，有面部表情，眼随物转动
3个月	仰卧位变为侧卧位	咿呀发音	头可随看到的物品或听到的声音转动180°；注意自己的手
4个月	扶着髋部时能坐；可在俯卧位时能用两手撑起胸部；手能握持玩具	发出声音	抓面前物体、自己玩弄手，见食物表示喜悦，有意识地哭和笑
5个月	扶腋下能站立；两手各拿一玩具	能喃喃地发出单词音节	可伸手取物，能辨别人声，望镜中人笑
6个月	能独坐一会；用手摇玩具		能认识熟人和陌生人，自拉衣服，自握脚玩
7个月	会翻身，自己独坐很久；能将玩具从一手换入另一手	能无意识发"爸爸""妈妈"等复音	能听懂自己的名字，自握饼干吃
8个月	会爬、能自己坐起来、躺下去；会扶着栏杆站起来，会拍手	能重复大人所发简单音节	注意观察大人的行动；开始认识物体；两手会传递玩具
9个月	试独站，能从抽屉中取出玩具	能懂几个较复杂的词语，如"再见""欢迎"等	看见熟人会伸手要人抱，能与人合作游戏
10～11个月	能独站片刻；扶椅或推车能走几步；拇、示指对指拿东西	开始学会使用单词，能区分一个单词表达的不同意义	模仿成人的动作如招手、再见；拿奶瓶自食
12个月	独走；弯腰拾东西；能将圆圈套在小棍上	能叫出物品的名字，如灯、碗；指出自己的手、眼、鼻、嘴等	对人和事物有喜憎之分，穿衣服合作，用杯喝水
15个月	走得好；能蹲着玩；能叠一块积木	说出几个词和自己的名字	表示同意、不同意

续表

年龄	动作	语言	适应周围人物的能力与行为
18个月	能爬台阶；有目标地扔皮球	能认识和指出身体的部位	表示大小便；懂命令；自己进食
2岁	能双脚跳；手的动作更准确；会用勺吃饭	说2~3个字构成的句子	能完成简单的动作，如拾起地上的物品；能表达喜、怒、怕、懂等情绪
3岁	能跑；会骑三轮车；会洗手、洗脸，脱、穿简单衣服	能说短歌谣，数几个数	能认识画上的东西；认识男、女；自称"我"；表现自尊心、同情心，害羞
4岁	能爬梯子；会穿鞋	能唱歌	能画人像；初步思考问题；记忆力强、好发问
5岁	能单腿跳；会系鞋带	开始识字	能分辨颜色；数10个数；知物品用途及性能
6~7岁	参加简单劳动，如扫地、擦桌子、剪纸、泥塑等	能讲故事；开始写字	能数几十个数；可简单加减；喜独立自主

三、神经心理发育的评价

儿童神经心理发育的水平，可以反映儿童在感知、运动、语言和心理等过程中的各种能力，对这些能力的评价称为心理测试。心理测试没有诊断疾病的意义，仅能判断儿童神经心理发育的水平。心理测试需由经专门训练的专业人员根据实际需要选用，不可滥用。

（一）能力测试

1. 筛查性测验

（1）丹佛发育筛查测验（DDST）：DDST主要用于6岁以下儿童的发育筛查，实际应用时对4.5岁以下的儿童较为实用。测试内容分为大运动、细运动、语言、个人适应性行为四个能区。

（2）绘人测验：适用于5~12岁的儿童，要求被测儿童依据自己的想象绘一全身正面人像，以身体部位、各部比例和表达方式的合理性计分。

（3）图片词汇测试（PPVT）：适用于4~9岁儿童的一般智能筛查。PPVT的工具是120张图片，每张有黑白线条画四幅，测试者说一个词语，要求儿童指出所在图片其中相应的一幅画。测试方法简单，尤其适用于语言或运动障碍者。

2. 诊断性测验

（1）Gesell发育量表：适用于4周至3岁的婴幼儿，从大运动、细运动、个人-社会、语言和适应性行为五个方面测试，结果以发育商（DQ）表示。

（2）Bayley婴儿发育量表：适用于2~30个月婴幼儿，包括精神发育量表、运动量表和婴儿行为记录。

（3）Stanford-Binet智能量表：适用于2~18岁儿童。测试内容包括幼儿的具体智能（感知、认知、记忆）和年长儿的抽象智能（思维、逻辑、数量、词汇），用以评价儿童学习能力及对智能发育迟缓者进行诊断及程度分类，结果以智商（IQ）表示。

（4）Wechsler幼儿智力量表（WPPSI）：适用于4~6.5岁儿童。通过编制一整套不同测试题，分别衡量不同性质的能力，将得分综合后可获得儿童多方面能力的信息，较客观地反映学前儿童的智能水平。

（5）Wechsler 儿童智力量表修订版（WISC-R）：适用于 6～16 岁儿童，内容与评分方法同 WPPSI。

（二）适应性行为测试

智力低下的诊断与分级必须结合适应性行为的评定结果。国内多采用日本 S-M 社会生活能力检查，即婴儿 - 初中学生生活能力量表。此表适用于 6 个月～15 岁儿童社会生活能力的评定。

（余测香）

扫一扫，测一测

? 复习思考题

1. 简述小儿生长发育的规律及影响因素。
2. 简述小儿体格生长各指标的正常值及其临床意义。
3. 小儿神经心理发育表现在哪些方面？如何评价？

第三章　儿童保健和疾病的防治原则

PPT 课件

学习目标

掌握各年龄期儿童保健原则及具体措施;熟悉儿科病史采集、体格检查的方法和内容;了解儿科疾病的治疗原则和小儿液体疗法。

知识导览

第一节　儿童保健的重点与措施

案例分析

案例 3-1

女孩,2 岁 10 个月,散居儿童,能跑,能自己吃饭,能说短歌谣,数几个数,认识男女,自称"我"。

分析:

1. 该儿童需每隔多长时间到固定的社区卫生服务中心(或街道医院、乡镇卫生院)儿童保健科进行健康检查?

2. 定期检查的内容包括哪些?

儿童保健是研究各年龄期小儿的生长发育、营养保健、疾病防治和健康管理措施,促进和保证儿童身心健康成长的综合性预防科学。儿童保健的主要对象为 0～7 岁儿童,重点服务对象为 0～3 岁婴幼儿。

一、各年龄期儿童保健重点

(一)胎儿期及围生期

胎儿的发育与孕母的健康、营养状况、疾病、生活环境和情绪等密切相关,故胎儿期保健是以孕母的保健为主。

1. 预防遗传性疾病与先天畸形　应大力提倡和普及婚前男女检查及遗传咨询,禁止近亲结婚以减少遗传性疾病的发生;怀孕早期应尽可能避免各类病毒(弓形虫、风疹病毒、巨细胞病毒、单纯疱疹病毒、乙型肝炎病毒等)感染,避免接触放射线、烟酒,以及铅、苯、汞、有机磷农药等化学毒物;患有心肾疾病、糖尿病、甲状腺功能亢进、结核病等慢性疾病的育龄妇女应在医师指导下确定怀孕与否及孕期用药。对高危产妇应定期产前检查,必要时终止妊娠。

2. 保证充足营养　妊娠期应加强蛋白质、铁、锌、钙、维生素 D 等重要营养素的补充,每日主要营养素为:能量 2 500kcal,蛋白质 60～70g,钙 1.2g,铁 18mg,维生素 C 80～100mg,维生素 A 1 800μg,维生素 D 15μg。

孕母营养不良可导致胎儿畸形,如碘缺乏可影响大脑发育,锌缺乏可造成习惯性流产、子

19

痫、胎儿宫内窘迫、畸形等。

3. 创造良好的生活环境和健康的生活方式　为孕母提供良好的生活环境,避免有害气体、噪音等环境污染;保障充足的休息和睡眠;在保证安全的前提下进行适宜的劳动和体育锻炼;注意心情愉快,减少精神负担和心理压力。

4. 重视产前检查及产前诊断　坚持开展孕妇的定期产前检查,加强对孕妇健康及胎儿生长发育的观察与咨询,筛查高危对象。做必要的产前诊断是把握优生的重要环节。

5. 加强对高危新生儿的监护　对高危妊娠孕妇所分娩的新生儿及早产儿、低体重儿进行监护,预防并及时处理围生期小儿缺氧、窒息、低体温、低血糖、低钙血症和颅内出血等疾病。

（二）新生儿期

新生儿期是胎儿初离母体,适应新环境的特殊时期,由于其生理功能尚未发育完善,适应外环境能力极差,发病率和死亡率很高,因此,新生儿保健是儿童保健的重点。保健的重点应放在出生后第1周,建立新生儿家庭访视制。正常足月新生儿一般访视2次,具有高危因素的新生儿应增加次数,一般不少于3次。在访视中了解新生儿出生后的状况,指导喂养和护理。

1. 出生时护理　产房室温保持在25～28℃;新生儿娩出后迅速清理口腔内黏液,保证呼吸道通畅;严格消毒、结扎脐带;记录出生时评分、体温、呼吸、心率、体重与身长;设立新生儿观察室,出生后观察6小时,正常者进入婴儿室/母婴室,高危儿送入新生儿重症监护室。

2. 新生儿家庭保健　①保暖:新生儿居室的温度与湿度应随气候温度变化调节,尤其在冬春季节,应使室内温度保持在20～22℃,湿度以55%为宜,无条件时可用热水袋保暖,避免体温不升;夏季应避免室内温度过高。②喂养:指导母亲正确的哺乳方法以维持良好乳汁分泌、满足新生儿生长所需;母乳不足或无法进行母乳喂养的婴儿,应指导母亲使用科学的人工喂养方法。③皮肤护理:新生儿皮肤娇嫩,应每日洗澡保持皮肤清洁,根据室温选择合适的衣服与尿布。④促进新生儿感知觉、运动发育:父母应多与婴儿说话,帮助新生儿发展信任感,抚摸、摇、抱新生儿,促进视、听觉发育;2～3周后每日俯卧1～2次,训练抬头发育。⑤预防感染:护理新生儿前要洗手,患呼吸道感染家长接触新生儿要戴口罩,新生儿的用具每日煮沸消毒。

3. 慎用药物　新生儿肝功能不成熟,某些药物体内代谢率低,易在体内蓄积发生副作用。哺乳期母亲用药应考虑乳汁中药物对新生儿的影响(如异烟肼、氯霉素、磺胺类、放射性核素、抗代谢药物等)。

4. 新生儿疾病筛查　听力筛查:尽可能早发现有先天性听力发育障碍的新生儿,使其在语言发育的关键年龄之前就能得到适当干预,避免语言能力受伤害;遗传代谢、内分泌疾病筛查:新生儿出生时必须做某些遗传代谢、内分泌疾病如苯丙酮尿症、先天性甲状腺功能减退症等的筛查,以期早期发现、早期诊断,预防疾病发生带来的严重后果。

5. 家庭访视　做好出院后家庭访视工作,指导新生儿喂养和护理,定期体格检查,早期发现问题,及时解决问题。

（三）婴儿期

1. 合理喂养　婴儿期体格生长迅速,需大量营养素,但消化功能尚未发育成熟,易发生消化紊乱和营养不良等疾病。因此,应提倡母乳喂养,按时合理添加辅食,适时断奶。

2. 定期体格检查和生长监测　定期监测体重、身长、头围、胸围、囟门、出牙等生长指标和各项功能发育指标,发现异常予以及时干预和治疗。

3. 预防接种　按计划免疫程序完成基础免疫,增强对传染病的免疫力。

4. 体格锻炼　坚持户外活动,进行空气浴、日光浴和被动体操,促进体格生长。

5. 促进感知觉和语言发育　利用有声、光、色的玩具和肢体触摸、语言交流等,可促进婴儿的感知觉和情感发育。

（四）幼儿期

由于此期儿童心理活动，尤其是自我意识的发展，对周围环境产生好奇心，乐于模仿，但易被成人过分呵护而抑制其独立能力的发展。因此对幼儿除供给丰富的营养物质外，应注意培养儿童良好的进食行为和卫生习惯；重视与幼儿的语言交流，通过游戏、讲故事、唱歌等促进幼儿语言发育与大运动能力的发展；培养幼儿的生活自理能力，安排规律生活，养成良好的生活习惯，如按时睡觉、进食、排便、沐浴、游戏、户外活动等；每3～6个月应进行体格检查1次，预防龋齿，筛查听力、视力有无异常；预防疾病与异物吸入、烫伤、跌伤等意外事故的发生。

（五）学龄前期

学龄前期儿童智能发展快、独立活动范围扩大，是性格形成的关键时期。因此，加强学龄前期儿童的教育尤为重要。应注意培养其学习习惯、想象与思维能力，使之具有良好的心理素质；通过游戏、体育活动增强体质，在游戏中学习遵守规则和与人交往。每年应体检1～2次，进行视力、龋齿、缺铁性贫血、寄生虫病等常见病的筛查与矫治。保证充足营养。预防外伤、溺水、误服药物及食物中毒等意外伤害。

（六）学龄期

此期儿童求知欲强，是获取知识的最重要时期。因此，应提供适宜的学习条件，培养良好的学习习惯，加强素质教育；积极开展体育锻炼，不仅可增强体质，同时也能培养儿童的毅力和奋斗精神；合理安排生活，供给充足营养，预防屈光不正、龋齿、缺铁性贫血等常见病的发生；进行法制教育，学习交通规则和意外事故的防范知识，减少伤残的发生。

（七）青春期

青春期是体格发育的第二个高峰期，同时第二性征开始出现到体格发育完全及性成熟。因此合理的营养非常重要，必须保证能量、优质蛋白及各种微量营养素和维生素的摄入。由于骨骼发育迅速，青春期钙的需求量达1 000mg/d，因此需要摄入充足的乳类制品。同时积极参加体育运动，每天至少累计达到60分钟的中高强度活动。

青少年处于第二个生理违拗期，父母及老师需正确认识这一特点，引导并培养青少年正确的人生观、价值观。帮助青少年提高承受压力、应对挫折的能力。帮助青少年正确认识社会的不良现象，提高是非辨别能力，把握自己的行为，远离恶习。帮助青少年正确认识性发育，防止早恋及过早发生性行为。

二、儿童保健的具体措施

（一）护理

对小儿的护理是儿童保健、医疗工作的基础内容，年龄越小的儿童，越需要合适的护理。

1. 居室　应阳光充足、通气良好，冬季室温尽可能达到18～20℃，湿度为55%～60%；母婴应同室，便于母亲哺乳、护理小儿生活；患病者不应进入小儿居室，尤其是新生儿、早产儿的居室。

2. 衣着（尿布）　应选择浅色、柔软的纯棉织物，宽松且少接缝，以避免摩擦皮肤和便于穿、脱。冬季不宜穿得过多、过厚，以免影响四肢循环和活动；襁褓不应包裹过紧，可让婴儿活动自如，保持双下肢屈曲姿势，有利于髋关节的发育；婴儿最好穿连衣裤或背带裤，不用松紧腰裤，以利胸廓发育；幼儿学会走路、会用语言表达大小便时最好不穿开裆裤。

（二）营养

营养是保证儿童生长发育及健康的先决条件，必须及时对家长和有关人员进行有关母乳喂养、断乳期婴儿辅食添加、幼儿期正确进食行为的培养，学龄前期及学龄儿童的膳食安排等内容的宣传和指导（详见本书第四章）。

（三）计划免疫

根据小儿的免疫特点和传染病发生的情况制定免疫程序，有计划地使用生物制品进行预防接种，以提高人群的免疫水平，达到控制和消灭传染病的目的。

按照中华人民共和国国家卫生健康委员会的规定，婴儿必须在 1 岁内完成卡介苗，脊髓灰质炎三价混合疫苗，百日咳、白喉、破伤风类毒素混合制剂，麻疹减毒疫苗和乙型肝炎（简称乙肝）病毒疫苗 5 种疫苗的接种。此外，根据流行地区和季节进行乙型脑炎疫苗、流行性脑脊髓膜炎疫苗、风疹疫苗、流感疫苗、腮腺炎疫苗、甲型肝炎（简称甲肝）病毒疫苗、水痘疫苗、肺炎疫苗、轮状病毒疫苗等的接种。常见的预防接种见表 3-1。

表 3-1　1 岁以内婴儿各种预防接种实施程序表

预防病名	结核病	脊髓灰质炎	麻疹	百日咳、白喉、破伤风	乙型肝炎
免疫原	卡介苗（减毒活结核菌混悬液）	脊髓灰质炎减毒活疫苗糖丸	麻疹减毒活疫苗	百白破混合疫苗	乙肝疫苗
接种方法	皮内注射	口服	皮下注射	皮下注射	肌内注射
接种部位	左上臂三角肌上端		上臂外侧	上臂外侧	上臂三角肌
每次剂量	0.1ml	每次 1 丸三价混合糖丸疫苗	0.2ml	0.2～0.5ml	5μg
初种年龄	生后 2～3 天到 2 个月	2 个月以上 第一次 2 个月 第二次 3 个月 第三次 4 个月	8 个月以上易感儿	3 个月以上 第一次 3 个月 第二次 4 个月 第三次 5 个月	第一次出生时 第二次 1 个月 第三次 6 个月
复种	接种后于 7 岁、12 岁进行复查，结核菌素阴性时加种	4 岁时加强口服三价混合糖丸疫苗	6 岁时加强一次	1.5～2 岁、6 岁各加强一次，用吸附白喉、破伤风二联类毒素	周岁时复查免疫成功者 3～5 年加强，免疫失败者重复基础免疫
注意点	2 个月以上接种前应做结核菌素试验，阴性接种	冷开水送服或含服，服后 1 小时内禁用热开水	接种前 1 个月或接种前 1 周禁用丙种球蛋白	掌握间隔间期，避免无效注射	

免疫接种的禁忌证有：①患自身免疫性疾病、免疫缺陷病者；②有明确过敏史者禁接种白喉类毒素、破伤风类毒素、麻疹疫苗（特别是鸡蛋过敏者）、脊髓灰质炎糖丸疫苗（牛奶或奶制品过敏）、乙肝疫苗（酵母过敏或疫苗中任何成分过敏）；③患有结核病、急性传染病、肾炎、心脏病、湿疹及其他皮肤病者不予接种卡介苗；④在接受免疫抑制剂治疗期间，发热、腹泻和急性传染病者，忌服脊髓灰质炎疫苗；⑤因百日咳菌苗偶可产生神经系统严重并发症，故本人及家庭成员患癫痫、神经系统疾病有抽搐史者，禁用百日咳菌苗；⑥患有肝炎、急性传染病或其他严重疾病者不宜进行免疫接种。

预防接种可能引起一些反应：①卡介苗接种后 2 周左右可出现红肿浸润，8～12 周后结痂。如化脓形成小溃疡，腋下淋巴结肿大，可局部处理以防感染扩散，但不可切开引流。②脊髓灰质炎三价混合疫苗接种后有极少数婴儿发生腹泻，但往往能不治自愈。③百日咳、白喉、破伤风类毒素混合制剂接种后局部可出现红肿、疼痛或伴低热、疲倦等，偶见过敏性皮疹、血管性水肿。如全身反应严重，应及时到医院诊治。④麻疹疫苗接种后，局部一般无反应，少数人可在 6～10 日内出现轻微的麻疹，对症治疗即可。⑤乙肝疫苗接种后很少有不良反应，个别可有发热或局部轻痛,不必处理。

（四）儿童心理卫生

健康不仅要有健壮的体魄,而且要有健全的心理状态和良好的适应社会的能力。保健工作不仅要使小儿在体格方面茁壮成长,还必须遵循中枢神经发育特点进行正确引导和教养,使小儿具有乐观、豁达、积极向上、勇于克服困难和适应社会的良好素质。

1. 习惯的培养

（1）睡眠习惯:应从小培养儿童有规律的睡眠习惯。① 1～2 个月婴儿尚未建立昼夜生活节律,胃容量小,可夜晚哺乳 1～2 次,但不应含乳头入睡;3～4 个月后逐渐停止夜间哺乳,延长夜间睡眠时间。②儿童居室的光线应柔和,睡前避免过度兴奋,婴儿应有自己固定位置的床位,使睡眠环境稳定。③保证充足睡眠时间,不要任意改变儿童的睡眠时间。④婴儿可利用固定乐曲催眠入睡,不拍、不摇、不用喂哺催眠,对幼儿可用讲故事帮助其入眠。

（2）进食习惯:从婴儿期就应注意训练儿童进食能力,培养良好的进食习惯。①随年龄的增长,夜间哺乳会影响婴儿白天的食欲,给添加辅食与断离母乳造成困难,应在 3～4 个月龄后就应逐渐停止夜间哺乳。② 4～6 个月婴儿可添加辅食,使其适应多种食物的味道,减少以后挑食、偏食的发生,同时亦应训练用勺进食;7～8 个月后学习用杯喝奶和水,以促进吞咽、咀嚼及口腔协调动作的发育;9～10 个月的婴儿开始有主动进食的要求,可先训练其自己抓取食物的能力,尽早让小儿学习自己用勺进食,促进眼、手协调动作。③引入不同味道的其他食物,促进味觉发育。④培养定时、定位(位置)、自己用餐。⑤不偏食、不挑食、不吃零食。

（3）排便习惯:随食物性质的改变和消化功能的成熟,婴儿大便次数逐渐减少到每日 1～2 次时,便可开始训练坐便盆,定时排大便;当儿童会走路,有一定表达能力、能听懂成人语言时,就可训练控制大小便。一般 1 岁左右的儿童已可表示便意,2～3 岁后夜间可不排尿。

（4）卫生习惯:从婴儿期起就应培养良好的卫生习惯,定时洗澡、勤换衣裤,用尿布保护会阴皮肤清洁。婴儿在进食后可喂少量温开水清洁口腔,不可用纱布等擦抹,以免擦伤口腔黏膜和牙龈。2～3 岁以后培养小儿自己早晚刷牙、饭后漱口、食前便后洗手的习惯;不喝生水,不吃未洗净的瓜果,不食掉在地上的食物,不随地吐痰,不随地大小便,不乱扔瓜果纸屑。

2. 社会适应性的培养　从小培养儿童良好的适应社会的能力是促进儿童健康成长的重要内容之一。儿童的社会适应性行为是各年龄阶段相应神经心理发展的综合表现,与家庭经济、育儿方式、儿童性别、性格、年龄密切相关。

（1）独立能力:应在日常生活中培养婴幼儿的独立能力,如自行进食、控制大小便、独自睡觉、自己穿衣、穿鞋等;年长儿则应培养其独立分析、解决问题的能力。

（2）控制情绪:儿童控制情绪的能力与语言、思维的发展和成人的教育有关。婴幼儿的生活需要依靠成人的帮助,父母及时应答儿童的需要有助于儿童心理的正常发育,否则可能会产生消极的行为问题。儿童常因要求不能满足而发脾气或发生侵犯行为,故成人对儿童的要求与行为应按社会标准给予满足或加以约束或预见性地处理问题,减少儿童产生消极行为的机会。用诱导方法而不用强制方法处理儿童的行为问题可以减少其对立情绪,有利于儿童控制力的发展。

（3）意志:在日常生活、游戏、学习中应该有意识地培养儿童克服困难的意志,增强其自觉、坚持、果断和自制的能力。

（4）社交能力:从小给予儿童积极愉快的感受,例如:喂奶时不断抚摸孩子;与孩子眼对眼微笑说话,常抱孩子,摇动着说话、唱歌;孩子会走后,常与孩子做游戏、讲故事,这些都会增加孩子与周围环境和谐一致的生活能力。注意培养儿童之间互相关爱,鼓励孩子帮助别人,增进善良的情绪;在游戏中学习遵守规则,团结友爱,互相谦让,学习与人的交往,增进语言交流能力。

（5）创造能力:人的创造能力与想象能力密切相关。通过游戏、讲故事、绘画、听音乐、表演、自制小玩具等可以开发小儿的智力;启发式地向儿童提问题,引导儿童自己去发现问题和探索问题,可促进儿童想象力和创造力的发展。

3.父母和家庭对儿童心理健康的作用 父母的教养方式、管理态度和与小儿的亲密程度等与儿童个性的形成与适应社会能力的发展密切相关。从小与父母建立相依感情的,日后会有良好的社交能力和人际关系。父母及时对婴儿的咿呀学语做出应答,可促进儿童的语言和社会性应答能力的发展。婴儿期与母亲接触密切的儿童,语言和智能发育较好。父母采取民主方式教育的儿童善于与人交往,机灵、大胆而有分析思考能力;反之,如父母要求过严,经常打骂儿童,则儿童缺乏自信心、自尊心,对人缺乏感情。父母过于溺爱的儿童,缺乏独立性、任性、情绪不稳定。因此,父母应了解不同年龄阶段儿童的心理发育特点,理解儿童的行为,以鼓励的正面语言教育为主,对儿童的不良行为应及时说服、教育。父母更应注意提高自身的素质,言行一致,以身作则教育儿童。

(五)定期健康检查

0～6岁散在儿童和托幼机构的集体儿童应进行定期的健康检查,系统观察小儿的生长发育营养状况,及早发现异常、进行指导和采取相应措施。

1.新生儿访视 由社区妇幼保健人员于新生儿出生28天内家访3～4次,高危儿应适当增加家访次数。家访的目的是早期发现问题,及时指导处理,降低和减轻新生儿发病。家访内容有:①新生儿出生情况;②出生后生活状态;③预防接种情况;④喂养与护理指导;⑤体重监测;⑥体格检查,重点应注意有无产伤、黄疸、畸形、皮肤与脐部感染,以及视、听觉检查。每次访视后,应认真填写访视卡,待小儿满月后转至有关保健系统。访视中发现严重问题应立即转医院诊治。

2.儿童保健门诊 应按照各年龄期保健需要,定期到固定的社区儿保单位进行健康检查,通过这种连续的纵向观察可获得个体儿童的生长变化趋势和心理发育的信息,以早期发现问题、正确指导。定期检查的次数依生长发育的速度决定,年龄小的儿童检查间隔时间短,以便及时发现生长发育的变化、防止发生生长偏离;高危儿、体弱儿宜适当增加检查次数。定期检查内容为:①体格测量及评价,3岁后每年测视力、血压1次;②询问个人史及既往史,包括出生史、喂养史、生长发育史、预防接种、疾病情况、家庭环境与教育等;③全身各系统检查;④常见病的定期实验室检查,如缺铁性贫血、寄生虫病等,对临床可疑佝偻病、微量元素缺乏、发育迟缓等疾病应做相应的筛查实验。

(六)体格锻炼

应根据儿童年龄、性别及健康状况选择适当的锻炼项目,做到循序渐进。锻炼时要做好运动前的准备活动和运动后的整理活动,同时应注意安全。

1.户外活动 一年四季均可进行,可增加儿童对冷空气的适应能力,提高机体免疫力,接受日光照射还可预防佝偻病。婴儿出生后应尽早开始户外活动,到人少、空气新鲜的地方,户外活动的时间由每日1～2次,每次10～15分钟,逐渐延长到1～2小时;冬季户外活动时仅暴露面部、手部,注意身体保暖。年长儿童除恶劣气候外,应多在户外玩耍。

2.皮肤锻炼

(1)婴儿皮肤按摩:按摩时可用少量婴儿润肤霜使之润滑,每日早晚进行,每次15分钟左右,在婴儿面部、胸部、腹部、背部及四肢有规律地轻揉与捏握,可刺激皮肤,有益于循环、呼吸、消化系统及肢体肌肉的放松与活动。皮肤按摩不仅给婴儿以愉快的刺激,同时也是父母与婴儿之间最好的交流方式之一。

(2)温水浴:由于水的传热能力比空气强,可提高皮肤适应冷热变化的能力,故不仅可保持皮肤清洁,还可促进新陈代谢,增加食欲,利于睡眠,促进生长发育和增强抗病能力。冬季应注意室温、水温,做好温水浴前的准备工作,减少体表热量散发。新生儿脐带脱落后即可进行温水浴,每日1～2次。

（3）擦浴：7～8个月及以上的婴儿可进行身体擦浴。擦浴时室温保持16～18℃。水温32～33℃，待婴儿适应后，水温可逐渐降至26℃。先用毛巾浸入温水，拧至半干，然后在婴儿四肢做向心性擦浴，擦毕再用干毛巾擦至皮肤微红。

（4）淋浴：适用于3岁以上儿童，效果比擦浴更好。每日1次，每次冲淋身体20～40秒。水温35～36℃，浴后用干毛巾擦至全身皮肤微红。待儿童适应后，可逐渐将水温降至26～28℃。

（5）游泳：有条件者可从小训练，但应有成人在旁照顾。

3. 身体运动

（1）婴儿被动操：可促进婴儿大运动的发育、改善血液循环，使精神活泼，适用于2～6个月的婴儿，每日1～2次。由成人给婴儿做四肢伸屈运动，逐渐过渡到婴儿主动操。

（2）婴儿主动操：6～12个月婴儿大运动开始发育。可训练婴儿爬、坐、仰卧起身、扶站、扶走、双手取物等动作。

（3）幼儿体操：12～18个月幼儿学走尚不稳时，在成人的扶持下，帮助婴儿进行有节奏的活动；18个月至3岁幼儿可配合音乐，做模仿操。

（4）儿童体操：如广播体操、健美操，可增进动作协调，有益于肌肉骨骼的发育。

（5）游戏、田径与球类：年长儿可利用器械进行锻炼，如木马、滑梯，各种田径活动、球类、舞蹈、跳绳等。

（七）意外事故预防

1. 窒息与异物吸入　小于3个月的婴儿应注意防止因被褥、母亲的身体、吐出的奶液等造成的窒息；较大婴幼儿应防止食物、果核、硬币等异物吸入气管。

2. 中毒　保证儿童食物的清洁卫生，防止食物在制作、储备、出售过程中处理不当所致的细菌性食物中毒；避免食用有毒的食物，如毒蘑菇、含氰果仁（苦杏仁、桃仁、李仁等）、白果仁（白果二酸）、河豚、鱼苦胆等；药物应放置在儿童拿不到的地方；儿童内、外用药应分开放置，防止误服外用药造成的伤害。

3. 外伤　婴幼儿居室的窗户、楼梯、阳台、睡床等都应置有栏杆，防止坠床或高处跌落；远离厨房，避免开水、油、汤等烫伤；妥善存放易燃品、易伤品；教育年长儿不可随意玩火柴、煤气等危险物品；室内电器、电源应有防止触电的安全装置。

4. 溺水与交通事故　教育儿童不可独自与小朋友去无安全措施的江河、池塘玩水；教育儿童遵守交通规则。

5. 教会孩子自救　如家中发生火灾拨打"119"，遭受外来侵犯拨打"110"，意外伤害急救拨打"120"。

第二节　儿科病史采集和体格检查

一、儿科病史采集和记录

病史采集主要通过问诊来实现，儿科古称"哑科"，由于小儿言语障碍和感觉不敏锐，其病史一般由家长、保育员或老师提供，在病史询问时，需要耐心倾听代述人对病情的描述，不宜轻易打断。年长儿童可让其自己叙述病情，但儿童有时会害怕各种治疗或因表达能力欠缺而误说病情，应注意分辨真伪。

由于大多数小儿不能准确描述症状的性质、程度、特点及伴随症状，因此，需要掌握一定的问诊技巧，尽量使用儿童熟悉的语言，态度和蔼。

因小儿患病有一定的年龄倾向性，如新生儿出生后24小时内出现的黄疸应视为病理性黄疸,24 小时后出现的黄疸有可能是生理性的黄疸。故询问年龄时,要求问清实际年龄,如几岁、几月、几天,并真实记录。

儿科病史的询问与记录

采集到完整而准确的病史,关键在于耐心听取家长对疾病的叙述,要认真对待家长提供的每个症状,从中发现对病情诊断有用的线索。在询问病史时态度要和蔼可亲,语言通俗易懂,以取得家长与患儿的信任,切不可先入为主,使用暗示的语气来引导家长做出主观期望的回答。

1. 一般项目　正确记录患儿姓名、性别、年龄(采用实际年龄,新生儿记录天数,婴儿记录月数,1 岁以上记录几岁几个月)、种族、父母或抚养人姓名、职业、年龄、文化程度、家庭住址及电话或其他联系方式、代诉病史者与患儿的关系及病史可靠程度。

2. 主诉　为本次就诊的主要原因,即患者感到最痛苦的症状及该症状持续的时间,要求简明扼要,一般不超过 20 个字。如:"咽痛、发热 2 天""反复咳嗽、咳痰 20 天"。

3. 现病史　包括起病情况、主要症状、疾病诱因、病情发生发展的主要过程、伴随症状、诊疗的经过及病后患儿的一般情况。现病史为病史中的主体部分。在问诊时要特别注意以下几点:①主要症状要仔细询问,并注意其特征,如咳嗽,应注意其特征是持续性咳嗽,还是间断性咳嗽,一日之中何时较重,咳嗽性质呈呛咳还是干咳,咳后有无痰或鸡鸣样吼声,同时还应注意伴随的症状;②起病时间要问清楚,有助于判断急、慢性疾病;③做过哪些检查,结果如何;④接受过治疗的患儿,应了解用药的名称、剂量、方法、时间、治疗效果,以及有何不良反应等;⑤病后小儿的一般情况,如精神状态、食欲、大小便、睡眠等,其他系统的症状也应问清。

4. 个人史　包括出生史、喂养史、生长发育史等,询问时根据不同年龄和不同疾病各有侧重。

(1) 出生史:第几胎、第几产;出生体重;母亲分娩时是否足月、早产或过期产;生产方式;小儿出生时有无窒息、产伤、阿普加(Apgar)评分情况等。对新生儿、小婴儿和疑有神经系统疾病、脑发育不全、智力发育迟缓等患儿更应详细了解。

(2) 喂养史:出生后母乳喂养还是人工喂养,人工喂养以何种乳品为主,如何配制,每日喂哺次数及量;何时断奶,何时添加辅食、品种及数量,食欲及大小便情况。年长儿应了解有无挑食、偏食、吃零食的习惯,有无异食癖。对于婴幼儿和患有营养性或消化系统疾病的小儿,可通过了解喂养情况而发现病因。

(3) 生长发育史:常用的生长发育指标有体重、身高增长情况;前囟闭合、乳牙萌出的时间;何时能抬头、会笑,何时会独坐、会走,会叫爸爸、妈妈等。学龄儿童还应了解在校学习成绩和行为表现。

(4) 生活史:患儿的居住条件,生活是否规律,睡眠情况及个人卫生情况,是否经常进行户外活动,以及家庭周围环境及是否饲养宠物等。

5. 既往史　包括既往患病史、预防接种史。

(1) 既往患病史:以往患病时间、治疗结果。尤应注意了解传染病史,如过去曾患过麻疹者,此次虽有发热、皮疹等症状,综合分析时应多考虑其他出疹疾病;了解有无药物或食物过敏史,并应详细记录,避免再次发生。

(2) 预防接种史:何时接受过何种预防接种,具体次数,有无不良反应。凡属常规接种的疫苗均应逐一询问。

6. 家族史　了解家庭中有无遗传性、过敏性或急慢性传染病,如有传染病患者,还应了解与患儿接触密切与否。父母是否近亲结婚,母亲分娩情况,同胞的健康状况(死亡者应问清死亡原因及年龄),家庭成员健康状况,家庭经济情况,居住环境等。

7. 传染病接触史　疑为传染性疾病者,应详细了解可疑的接触史,包括患儿与疑诊或确诊传染病者的关系、该患者的治疗经过和转归、患儿与该患者的接触方式和时间等。

二、儿科体格检查

（一）体格检查的注意事项

为获得准确无误的诊断资料，必须进行仔细的体格检查，并尽可能取得患儿的合作。体格检查时应注意以下几点：

1. 在询问病史时注意与患儿建立良好的关系。微笑、用表扬语言鼓励或用手抚摸他，也可用听诊器或其他玩具逗他玩耍，以消除患儿的恐惧感、取得信任与合作；同时也可借此观察小儿的精神状态及对外界的反应，从而判断病情的轻重与智力情况。

2. 检查时不要求患儿处于一定的体位，婴幼儿可坐或躺在家长的怀里检查，尽量让小儿与亲人在一起，以增加其安全感。

3. 检查顺序可根据患儿情况灵活掌握。由于婴幼儿注意力集中的时间短，一般趁小儿开始接受检查较安静时先检查心肺听诊、心率、呼吸次数和腹部触诊等易受哭闹影响的部位。皮肤、四肢、躯干、骨骼、全身浅表淋巴结等容易观察的部位随时检查；口腔、咽部等小儿不易接受的部位应放在最后检查。如果哪一部位疼痛，该处检查也应放在后面。

4. 检查时态度和蔼，动作轻柔，冬天双手及听诊器胸件要温暖；检查过程中既要全面仔细，也要注意保暖，不要过多地暴露身体部位以免着凉；对年长儿要照顾他（她）们的害羞心理和自尊心。

5. 对急症或危重抢救病例，先重点检查生命体征或与疾病有关的部位，全面的体检可在病情稳定之后进行，或边抢救边检查。

6. 小儿免疫功能差，检查小儿前要清洗双手，为防止交叉感染，应使用一次性压舌板；检查者的工作衣、听诊器要勤消毒。

（二）检查方法

1. 一般状况　包括患儿的体型、发育、营养、精神、面容、表情、体位、意识、步态、语言表达等。

2. 一般测量　包括体温、呼吸、脉搏、血压、皮肤、淋巴结、头、颈、胸、腹、脊柱和四肢、会阴肛门和外生殖器及神经反射等。

（1）体温：体温的测量可根据患儿的年龄及病情选用适当的测量方法。①腋测法：最常用，也最安全、方便。测量时间为5～10分钟，正常值为36～37℃。②口测法：用于6岁以上神志清楚且配合的患儿。此法测出的体温更为准确，测量时间为5分钟，正常值为36.3～37.2℃。③肛测法：1岁以内、不合作或神志不清的患儿可用此法。测量时间为3～5分钟，正常值为36.5～37.7℃。④耳测法：此法准确、快速，不会造成交叉感染，目前在临床和家庭使用较为普遍。

（2）呼吸、脉搏：应在小儿安静时进行。小儿呼吸频率可通过听诊或观察腹部起伏获得，也可用少量棉花纤维置于小儿鼻孔边缘，观察棉花纤维摆动次数。同时还要注意呼吸节律及深浅。检查脉搏时应当选择较浅的动脉，如桡动脉，婴幼儿最好检查股动脉或通过心脏听诊检测；应注意脉搏的速率、节律、强弱及紧张度。各年龄小儿呼吸脉搏正常值见表3-2。

表3-2　各年龄小儿呼吸脉搏正常值（次/min）

年龄	呼吸	脉搏	呼吸：脉搏
新生儿	40～45	120～140	1:3
<1岁	30～40	110～130	1:3～1:4
2～3岁	25～30	100～120	1:3～1:4
4～7岁	20～25	80～100	1:4
8～14岁	18～20	70～90	1:4

（3）血压：测量血压时应根据不同年龄选择不同宽度的袖带。袖带宽度应为上臂长度的2/3，过宽者测得血压值较实际为低，过窄者则较实际为高。新生儿和小婴儿可用多普勒超声监听仪测定收缩压，或用简易潮红法测量。小儿年龄愈小，血压愈低，不同年龄小儿血压正常值可用公式推算：收缩压（mmHg）= 年龄 ×2+80；舒张压 = 收缩压 ×2/3。

3. 皮肤和皮下组织　检查时应在自然光线下观察。在注意保暖的情况下仔细检查身体各部位，观察皮肤颜色，有无苍白、黄染、发绀、潮红、皮疹、瘀点（斑）、脱屑、色素沉着；毛发有无异常，触摸皮肤弹性、皮下组织及脂肪厚度，有无水肿等。

4. 淋巴结检查　浅表淋巴结大小、数目、活动度、质地、有无粘连压痛等，尤其注意颈部、耳后、枕部、腋窝、腹股沟等。正常情况下这些部位可扪及单个质软的淋巴结，黄豆大小，活动度好，无压痛。

5. 头部

（1）头颅：观察大小、形状，必要时测量头围、前囟大小及紧张度，有无凹陷或隆起；小婴儿注意有无枕秃和颅骨软化、血肿或颅骨缺损。

（2）面部：有无特殊面容、眼距宽窄、鼻梁高低，双耳位置和形状等。

（3）眼、耳、鼻：有无眼睑水肿、下垂，眼球有无突出，眼睛有无斜视，有无结膜充血和分泌物，角膜有无混浊，瞳孔大小、形状、对光反射如何。检查双外耳道有无分泌物、局部红肿及外耳牵拉痛（若怀疑有中耳炎时应用检耳镜检查鼓膜情况）。观察鼻形，注意有无鼻塞、鼻翼翕动、鼻中隔偏曲、鼻腔分泌物及通气情况。

（4）口腔：口唇色泽有无苍白、发绀、干燥，口角有无糜烂、疱疹。口腔内颊黏膜、牙龈有无充血、溃疡、黏膜斑、鹅口疮，腮腺开口处有无红肿及分泌物。牙齿数目及龋齿数。舌质、舌苔颜色。咽部检查放在体检最后进行，医师一手固定小儿头部使其面对光源，一手持压舌板，在小儿张口时进入口腔，压住舌后根部，利用小儿反射性将口张大暴露咽部的短暂时间，迅速观察双侧扁桃体是否肿大，有无充血、分泌物、脓点、假膜及咽部有无溃疡、充血、滤泡增生、咽后壁脓肿等情况。

6. 颈部　有无斜颈、短颈等畸形。观察颈部有无抵抗或强直；有无颈静脉怒张、异常搏动；有无血管杂音；甲状腺有无肿大；气管是否居中。

7. 胸部

（1）胸廓：注意有无鸡胸、漏斗胸、肋骨串珠、肋膈沟、肋缘外翻等佝偻病的体征；胸廓两侧是否对称，心前区有无隆起，有无桶状胸、肋间隙饱满、凹陷、增宽或变窄等情况。

（2）肺

1）视诊：观察两侧胸廓是否对称，有无佝偻病胸等；呼吸的频率、节律及深度，有无"三凹征"、吸气或呼气时相延长等。

2）触诊：触诊语颤可在小儿说话或哭闹时进行。

3）叩诊：小儿胸壁较成人薄，叩诊时动作宜轻柔。

4）听诊：肺部应重点听诊腋下、肩胛区、肩胛间区有无湿啰音。

（3）心脏

1）视诊：观察心前区外形，心尖搏动的部位、强弱及范围。

2）触诊：检查心尖搏动的位置及有无震颤，并应注意出现的部位和性质（收缩期、舒张期或连续性）。

3）叩诊：小儿心界随年龄而改变，3 岁以内小儿一般只叩左界。叩左界时从心尖冲动点左侧起向右叩，听到浊音改变即为左界，记录为第几肋间左乳线外或内几厘米；叩右界时先叩出肺肝浊音界，然后在其上一肋间自右向左叩，听到浊音时即为右界，以右胸骨线（胸骨右缘）外几厘米记录。

4）听诊：心脏听诊内容有心率、心律、心音、有无额外心音、有无杂音等。小儿年龄越小，心率越快。新生儿心音呈钟摆音，2岁时接近成人。婴儿肺动脉瓣区第二心音较主动脉瓣区第二心音强（P2>A2），学龄前期及学龄期小儿常有窦性心律不齐，有时可于心尖部和肺动脉瓣区闻及生理性杂音。

8. 腹部　①视诊：观察腹部外形；有无腹壁静脉曲张；有无胃肠型及蠕动波；脐是否居中，有无脓性及血性分泌物、有无脐疝；新生儿脐带是否脱落等。②触诊：触诊时手要温暖、动作轻柔。正常婴幼儿肝脏下缘达右肋缘下1~2cm，柔软，无压痛，6~7岁以后不能触及；婴儿期还偶可触及脾脏边缘。③叩诊：腹部叩诊多采用间接叩诊法，主要了解肝、脾等脏器的大小和叩痛，胃肠道充气情况，腹腔内有无积液、积气、包块等。④听诊：听诊肠鸣音，了解有无肠鸣音亢进，减弱或消失，部分正常小儿在听诊时偶可听到肠鸣音亢进。

9. 脊柱和四肢　注意有无畸形，躯干与四肢比例失调和佝偻病体征，如O形或X形腿，手镯、足镯样变，脊柱侧弯等，观察手指、足趾有无杵状指（趾）、多指（趾）畸形等。

10. 会阴肛门和外生殖器　观察有无畸形（如先天性无肛门、尿道下裂、两性畸形）、肛裂；女孩有无阴道分泌物、畸形；男孩有无隐睾，包皮过长、过紧，鞘膜积液和腹股沟疝等。

11. 神经系统　根据病种、病情、年龄选择必要的检查。

（1）一般检查：观察小儿的神志、精神状态、面部表情、反应灵敏度、动作语言能力、有无异常行为等。

（2）神经反射：新生儿期特有的反射，如吸吮反射、拥抱反射、握持反射是否存在；有些神经反射有其年龄特点，如新生儿和小婴儿期提睾反射、腹壁反射较弱或不能引出，但跟腱反射亢进，并可出现踝阵挛。2岁以内小儿Babinski征可呈阳性。

（3）脑膜刺激征：如颈部有无抵抗感、Kernig征和布鲁津斯基（Brudzinski）征是否阳性。检查方法同成人。由于小儿不配合，要反复检查才能正确判定。正常小婴儿在胎内时屈肌占优势，故生后头几个月Kernig征和Brudzinski征也可呈阳性，因此，在解释检查结果意义时，一定要根据病情和年龄特点全面考虑。

（三）体格检查记录方法

体格检查项目虽然在检查时无一定顺序，但结果记录应按上述顺序书写，不仅阳性体征均应记录，重要的阴性结果也要记录。

第三节　儿科疾病的治疗原则

小儿阶段是一个生长发育的连续过程，不同年龄阶段的小儿在生理、病理和心理特点上各异，在病因、疾病过程和转归等各方面与成年人有诸多不同之处，因此在治疗和处理上须充分考虑年龄因素。由于小儿起病急，变化快，容易出现并发症，故治疗措施既要适时、全面，又要仔细、抓住重点，且在疾病的治疗过程中较成年人更需要爱心、耐心和精湛的医术，任何不恰当的处理方式或方法，都可能对小儿生理和心理等方面产生不良影响，故临床工作者，必须熟练掌握饮食、用药和心理等各方面的治疗技术，使患儿身心尽快康复。

一、儿科护理

在疾病的治疗过程中，儿科护理是极为重要的一个环节，许多治疗操作均通过护理工作来实施，良好的护理在促进患儿康复中起着很大的作用。

1. 细致的临床观察　临床所观察到的患儿不典型的或细微的表现，都应考虑其可能存在的病理基础。

2．合理的病室安排　病室要整洁、安静、舒适，空气新鲜、流通，温度适宜。为提高治疗和护理质量，可按年龄、病种、病情轻重和护理要求分病室分病区。

3．规律的病房生活　观察病情，进行治疗和诊断操作时应尽可能集中进行，保证患儿充足的睡眠和休息。

4．预防医源性疾病　为防止交叉感染，医护人员在接触患儿前后均应及时洗手、消毒。在诊疗过程中，医护人员需认真、正确、规范地进行各项操作，定时检查消毒设备，防止医源性感染的发生。

5．预防意外伤害　病房内的一切设施均应考虑到患儿的安全。阳台及窗户应安装护栏。喂药、喂奶要将婴儿抱起，以免呛咳、呕吐引起窒息。医务人员检查处理完毕要及时拉好床栏，防止意外伤害。

二、饮 食 安 排

小儿在患病后，营养物质的需求较多，但疾病却常使得消化功能紊乱。根据病情适当地选择饮食，有助于小儿治疗和康复。母乳喂养的小儿可继续以母乳喂养。患病期间的膳食可分为以下几种：

1．乳品　①配方奶：供新生儿及早产儿食用；②脱脂奶：半脱脂或全脱脂奶，脂肪含量低，只供腹泻、消化功能差者短期食用；③酸奶：牛乳加酸或经乳酸杆菌发酵成酸奶，其蛋白凝块小、易消化，供腹泻及消化功能弱的患儿食用；④蛋白奶：牛奶中加入脂肪、蛋白质或糖以提高热量，适用于营养不良、食量小的患儿；⑤豆奶：适用于乳糖吸收不良患儿。⑥低苯丙氨酸奶粉：用于确诊为苯丙酮尿症的患儿。

2．一般膳食　①普通饮食：采用易消化、营养丰富、热量充足的食物；②软食：将食物烹调得细、软、烂，介于普通饮食和半流质饮食之间，如稠粥、烂饭、面条、馒头、肉末、鱼羹等，使之易于消化，适合消化功能尚未完全恢复或咀嚼能力弱的患儿；③半流质饮食：呈半流体状或羹状，介于软食和流质饮食之间，由牛乳、豆浆、稀粥、烂面、蛋羹等组成，可补加少量饼干、面包，适用于消化功能弱，不能咀嚼吞咽大块固体食物的患儿；④流质饮食：全部为液体，如牛乳、豆浆、米汤、蛋花汤、冲泡的藕粉、果汁、牛肉汤等，不用咀嚼就能吞咽，且易于消化吸收，适用于高热、消化系统疾病、急性感染、胃肠道手术后患儿，亦可用于鼻饲。流质饮食供热量与营养素均低，只能短期应用。

3．特殊膳食　①少渣饮食：纤维素含量少，对胃肠刺激性小，易消化，适用于胃肠感染、肠炎患儿。②无盐及少盐饮食：每日食物中含钠量在 3g 以下，烹调膳食不再加食盐，但少盐饮食每天应额外供给 1g 氯化钠，供心力衰竭和肝肾疾病导致的水肿患儿食用。③贫血饮食：每日增加含铁食物，如鸡蛋一个，肝 100～200g，绿叶蔬菜 100～200g 和含维生素食物如水果等。④高蛋白膳食：在一日三餐中添加富含蛋白质的食物，如鸡蛋、鸡、鱼、肉、肝或豆类食品等，适用于营养不良、消耗性疾病患儿。⑤低脂肪饮食：膳食中不用或禁用油脂、肥肉等，适用于肝病患儿。⑥低蛋白饮食：膳食中减少蛋白质含量，以糖类如马铃薯、甜薯、水果等补充热量，用于尿毒症、肝性脑病和急性肾炎的少尿期患儿。⑦低热量饮食：一日三餐的普通饮食中既减少脂肪和糖类的含量，又能保证蛋白质和维生素的需要量，可选用鱼、蛋、豆类、蔬菜和瘦肉等，供单纯性肥胖症的小儿。⑧代谢病专用饮食：如不含乳糖饮食可用于半乳糖血症患儿，低苯丙氨酸奶用于苯丙酮尿症小儿，低糖饮食用于糖尿病患儿等。

4．静脉营养　长期不能由消化系统获取能量的患儿需采用静脉的方式补充营养。常用的静脉营养液有平衡氨基酸、脂肪乳、葡萄糖、电解质、多种维生素等。

5. 检查前饮食　因各种检查需要的饮食，例如：①潜血膳食：连续 3 天食用不含肉类、动物肝脏、血和绿叶蔬菜等，用于消化道出血的检查；②胆囊造影膳食：用高蛋白、高脂肪膳食，如油煎荷包蛋等，使胆囊排空，以检查胆囊和胆管功能；③干膳食：食用米饭、馒头、鱼、肉等含水分少的食物，以利于尿浓缩功能试验和 12 小时尿细胞计数等检查。

三、药　物　治　疗

小儿处于不断生长发育之中，各系统器官功能尚不成熟，对药物的毒副作用较成人更为敏感。因此，儿科药物治疗不仅要求掌握药物的性能、药理作用、毒副作用、适应证、禁忌证，更要牢固掌握小儿药物治疗的特殊性、精确的用药剂量计算及适当的用药方法。

（一）小儿药物治疗的特点

儿科用药要特别注意以下问题：

1. 药物在组织内的分布因年龄而异。如巴比妥类、吗啡、四环素类药物在幼儿的脑组织中浓度明显高于年长儿。

2. 小儿对药物的反应因年龄而异，年龄越小对药物的毒副作用耐受越差，用药更需谨慎。在胎儿期许多药物可通过胎盘进入胎儿体内，特别是妊娠前三个月，孕母乱用、滥用药物可能引起胎儿畸形或死胎。在哺乳期，药物可通过乳汁进入小儿体内。由于新生儿肝脏解毒功能较差、肝酶系统发育不完善，肾脏排泄功能不足，药物在体内代谢、滞留时间延长，更增加了药物的血浓度和毒副作用。例如新生儿在使用氯霉素时，氯霉素在体内不能与葡萄糖醛酸结合，而使氯霉素呈游离状态而存在于体内，同时由于肾脏排泄功能较差，氯霉素积聚过多可引起中毒，表现为"灰婴综合征"，严重者可致死亡。

3. 先天遗传因素。对家族中有药物过敏史者要慎用某些药物。

（二）药物的选择

选择用药的主要依据是小儿的年龄、病种和病情，同时要考虑小儿对药物的特殊反应和药物的远期影响。

1. 抗生素　小儿容易患感染性疾病，故抗生素是小儿常用药物。儿科工作者既要掌握抗生素的药理作用和适应证，更要重视其有害的一面。对个体而言，抗生素容易引起肠道菌群失衡，使体内微生态紊乱，引起真菌和耐药菌感染，因此应用抗生素时应注意其毒、副作用，且不可长期、滥用广谱抗生素，以免对小儿的健康产生极为有害的影响。

2. 肾上腺皮质激素　短疗程常用于过敏性疾病、重症感染性疾病等；长疗程则用于治疗肾病综合征、血液病、自身免疫性疾病等。在使用中必须重视肾上腺皮质激素的副作用：①短期大量用药可掩盖病情，故诊断未明确时不用；②较长期使用可抑制骨骼生长，影响水、电解质、蛋白质、脂肪代谢，引起血压增高和库欣综合征；③长期使用可导致肾上腺萎缩；④可降低免疫力使病灶扩散；⑤水痘患儿禁用糖皮质激素，以防疾病扩散加重病情。

3. 退热药　一般使用对乙酰氨基酚和布洛芬，剂量不宜过大，可反复使用。

4. 镇静止惊药　在患儿高热、烦躁不安等情况下可考虑给予镇静药。发生惊厥时可用苯巴比妥、水合氯醛、地西泮等镇静止惊药。

5. 镇咳止喘药　婴幼儿一般不用镇咳药，多用祛痰药口服或雾化吸入，使分泌物稀释、易于咳出。哮喘患儿急性发作时常局部吸入短效 β_2 受体激动剂，如沙丁胺醇、特布他林等。

6. 止泻药和泻药　对腹泻患儿不主张用止泻药，除用口服补液防治脱水和电解质紊乱外，可辅以含双歧杆菌或乳酸杆菌的制剂，调节肠道的微生态环境。小儿便秘一般不用泻药。多采用饮食调整和通便法。

7. 乳母用药　阿托品、苯巴比妥、水杨酸盐等药物可经母乳影响婴儿，须慎用。

8．新生儿、早产儿用药　幼小婴儿的肝、肾功能均不够成熟，不少药物易引起毒副作用，如磺胺药、维生素 K$_3$ 可引起高胆红素血症，氯霉素引起"灰婴综合征"等，故应慎重。

（三）给药方法

根据年龄、疾病及病情，选择给药途径、药物剂型和用药次数，以保证药效和尽量减少对患儿的不良影响。

1．口服法　是最常用的给药方法。幼儿用糖浆、水剂、冲剂等较合适，也可将药片捣碎后加糖水吞服，年长儿可用片剂或药丸。小婴儿喂药时最好将小儿抱起或头略抬高，以免呛咳将药吐出。病情需要时可采用鼻饲给药。

2．注射法　注射法比口服法奏效快，但对小儿刺激大，肌内注射次数过多还可造成臀肌挛缩、影响下肢功能，故非病情必需不宜采用。肌内注射部位多选择臀大肌外上方；静脉推注多在抢救时应用；静脉滴注可使药物迅速达到有效血浓度，是住院患者常用的给药途径。使用时应根据年龄大小、病情严重程度严格控制输液量及输液速度。

3．外用药　以软膏为多。在使用时应注意小儿用手抓摸，使药物误入眼、口等情况的发生。新生儿由于皮肤、黏膜柔嫩，血管丰富，体表吸收面积较成人大，故在使用外用药时，应严格注意用量，以免引起中毒。

4．其他　如雾化吸入、灌肠法、舌下含服等。应根据年龄、病情选择合适的给药方法。

（四）药物剂量计算

小儿用药剂量常按以下方法计算：

1．按体重计算　按体重计算是最常用的方法，可计算出每日或每次的用药量。

每日（次）剂量 = 患儿体重（kg）× 每日（次）每千克体重需要的药量

需连续用药的按每日量计算，分次服用，如抗生素、维生素等。需临时对症使用的按每次量计算，如退热药、催眠药等。若年长儿计算后用药量超过成人的则以成人量为限。

2．按体表面积计算　此法较按体重、年龄计算更为准确。小儿体表面积计算公式为：

体重 ≤ 30kg，小儿体表面积（m^2）= 体重（kg）× 0.035 + 0.1
体重 > 30kg，小儿体表面积（m^2）= [体重（kg-30）]× 0.02 + 1.05

3．按年龄计算　此法用于对剂量要求不十分精确的药物。如营养类药物等可按年龄计算，比较简单易行。

4．从成人量折算　如药物没有提供小儿剂量时，可从成人量折算。

小儿剂量 = 成人剂量 × 小儿体重（kg）/50

采用上述任何方法计算的剂量，都必须与患儿具体情况相结合，才能得出比较确切的药物用量。如新生儿或小婴儿肝肾功能较差，一般药物剂量宜偏小；但对新生儿耐受较强的药物如苯巴比妥，则可适当增大用量；重症用药剂量宜大；须通过血 - 脑脊液屏障发挥作用的药物，如治疗化脓性脑膜炎的磺胺类药或青霉素剂量也应增大。用药目的不同，剂量也不同，如阿托品用于抢救中毒性休克时的剂量要比常规量大几倍到几十倍。

四、心理治疗

心理健康是一种良好持续的心理状态。心理健康有以下几个标志：①对现实有敏锐的知觉；②自发而不流俗；③热爱生活，热爱他人，热爱大自然，在所处的环境中能保持独立和宁静；④注意基本的道德伦理；⑤对平常的事物能保持兴趣；⑥能和少数人建立起浓厚的友情，并乐于助人；⑦具有民主性、创造性和幽默感；⑧能承受欢乐与忧伤的考验。

当心理健康出现问题时需行心理治疗。儿童心理治疗通常是指根据传统和现代的心理分析与治疗理论建立的系统地治疗儿童精神问题的方法,可分为个体心理治疗、群体治疗和家庭治疗等;其对象为儿童心理、情绪和行为问题,精神性疾病和心身性疾病。

随着医学模式的转变,对小儿的心理治疗或心理干预不再仅仅是儿童心理学家和儿童精神病学家的工作;心理因素在儿科疾病的治疗和康复中占有重要的地位,要求儿科工作者要重视各种疾病的心理因素,学习儿童心理学的基本原理,掌握临床心理治疗和心理护理的基本方法。

儿童的心理、情绪障碍,如焦虑、抑郁和恐怖等,常常发生在一些亚急性、慢性非感染性疾病的过程中,尤其表现在神经系统、内分泌系统、消化系统、循环系统和泌尿系统等疾病中,在门诊和住院治疗的过程中,心理和情绪障碍既是上述疾病的后果,又是使病情加重或使治疗效果不佳的原因之一。

对上述问题常用的心理治疗包括支持疗法、行为疗法、疏泄疗法等。对初次治疗者要细心了解、观察,不强求儿童改变其行为,要尊重儿童有自我改善的潜在能力,以暗示和循循善诱帮助儿童疏泄其内心郁积的压抑,激发其情绪释放,减轻其心理和精神障碍的程度,促进其原发病的康复。

小儿患病后易产生心理负担,又进入陌生的医院环境,使患儿焦虑、紧张甚至恐怖,出现哭闹、沉默寡言、闷闷不乐。有的患儿拒食、拒绝治疗或整夜不眠。因此需要安静、舒适、整洁的环境,亲切的语言、轻柔的动作、和蔼的面孔和周到的服务。医护人员应通过细致的观察使心理护理个体化,获得患儿的信任和配合,促进疾病的痊愈和身心康复。

第四节　小儿液体疗法

一、小儿体液的特点

体液是人体的重要组成部分,保持其生理平衡是维持生命的重要条件。体液平衡包括维持水、电解质、酸碱度、渗透压的正常。儿童由于体液占体重比例大、器官发育不成熟,容易发生体液平衡失调,如果处理不及时或处理不当易危及患儿生命。

(一)体液的总量和分布

体液分细胞外液和细胞内液,细胞外液主要包括血浆及间质液。小儿年龄越小,体液总量相对越多。同时,小儿体液分布也与成人不同,间质液比例较大,而血浆及细胞内液所占比例接近于成人,不同年龄的小儿体液总量及分布见表3-3。因间质液占细胞外液的大部分,因此脱水时首先损失间质液,又因间质液所含电解质的浓度容易改变,从而使渗透压容易发生变化,引起不同性质的脱水。

表3-3　不同年龄的体液分布[占体重的百分比(%)]

年　龄	总　量	细胞外液		细胞内液
		血浆	间质液	
足月新生儿	78	6	37	35
1岁	70	5	25	40
2～14岁	65	5	20	40
成人	55～65	5	10～15	40～45

(二)体液的电解质组成

细胞内液和细胞外液的电解质组成有所不同。细胞外液中,血浆阳离子主要为 Na^+、K^+、

Ca^{2+}和Mg^{2+}，其中Na^+含量占该区阳离子总量的90%以上，对维持细胞外液的渗透压起主导作用。血浆的阴离子主要为Cl^-、HCO_3^-和蛋白质。组织间液的电解质组成除了Ca^{2+}含量为血浆的一半外，其余电解质组成与血浆相同。细胞内液的阳离子以K^+、Ca^{2+}、Mg^{2+}和Na^+为主，其中K^+占78%，阴离子以HCO_3^-、HPO_4^{2-}、蛋白质及Cl^-等为主。

（三）水代谢的特点

1. **水的需要量大、交换率快** 正常人体内水的出入量与体液保持动态平衡。由于小儿生长发育快，新陈代谢旺盛，加之小儿体表面积大、呼吸频率快、活动量大，使不显性失水增多（约为成人的2倍）。按体重计算，年龄越小，每日需水量越多。不同年龄小儿每日所需水量见表3-4。

表3-4 小儿每日水的需水量（ml/kg）

年龄	需水量	年龄	需水量
<1岁	120～160	4～9岁	70～110
1～3岁	100～140	10～14岁	50～90

由皮肤和肺蒸发的水分称为"不显性失水"，不显性失水量一般比较恒定，但易受外界多种因素影响，小婴儿尤其是新生儿要特别重视不显性失水量。新生儿成熟度越低，呼吸频率越快，体温及环境温度越高，活动量越大，不显性失水量就越多，其不受体内水分多少的影响。不同年龄的不显性失水量见表3-5。

表3-5 不同年龄小儿的不显性失水量（ml/kg）

年龄	每小时	年龄	每小时
早产儿	2.0～2.5	幼儿	0.6～0.7
足月新生儿	1.0～1.6	儿童	0.5～0.6
婴儿	0.8～1.0		

机体主要通过肾（尿）排出水分；其次为皮肤和肺的不显性失水、消化道（粪）排水；另有极少量的水贮存在体内供新生组织利用。小儿排泄水的速度较成人快，年龄愈小，出入量相对愈多，婴儿每日水分交换量为细胞外液量的1/2，而成人仅为1/7，故婴儿体内水的变换率比成人快3～4倍，加上婴儿对缺水的耐受力差，在病理情况下如果进水不足，同时有水分继续丢失时，将比成人更易发生脱水。

2. **体液调节功能不成熟** 肾脏的浓缩和稀释功能对于体液平衡的调节起着非常重要的作用。肾功能正常时，水分摄入多，尿量就多。水分入量少或有额外的体液丢失（如大量出汗、呕吐、腹泻）而液体补充不足时，机体即通过调节肾功能，提高尿比重、减少尿量，以减少水分的丢失。小儿年龄越小，肾脏的浓缩和稀释功能就越不成熟，当入水量不足或失水量增加超过肾脏浓缩能力时，即发生代谢产物潴留和高渗性脱水。小儿出生1周后肾脏稀释能力虽可达成人水平，但由于肾小球滤过率低，水的排泄速度较慢，若摄入水量过多易致水肿和低钠血症。年龄越小，肾脏排钠、排酸、产氨能力越差，因此也易发生高钠血症和酸中毒。

二、水、电解质和酸碱平衡紊乱

体液的调节依赖于神经、内分泌、肾、肺、皮肤及血浆缓冲系统等。小儿各系统器官功能尚不成熟，对体液的调节能力相对较差，且小儿具有体液交换率高的特点，故极易发生水、电解质和酸碱平衡紊乱。

（一）脱水

脱水是指由于水的摄入量不足和/或丢失过多引起的体液总量,尤其是细胞外液量的减少。脱水时除水分的丢失外,同时伴有钠、钾和其他电解质的丢失。

1. **脱水程度**　指累积的体液丢失量占体重的百分比。临床实践中常根据前囟、眼窝、皮肤弹性、尿量和循环等临床表现进行分度。通常将脱水分为三度:轻度脱水、中度脱水、重度脱水。不同性质的脱水其临床表现不尽相同,现以等渗性脱水为例,脱水分度见表3-6。

表 3-6　脱水的症状和体征

	轻度(体重的5%)	中度(体重的10%)	重度(体重的15%)
心率增快	无	有	有
脉搏	可触及	可触及	明显减弱
血压	正常	直立性低血压	低血压
皮肤灌注	正常	正常	减少,出现花纹
皮肤弹性	正常	轻度降低	降低
前囟	正常	轻度凹陷	凹陷
黏膜	湿润	干燥	非常干燥
眼泪	有	有或无	无
呼吸	正常	深,也可快	深或快
尿量	正常	少尿	无尿或严重少尿

2. **脱水性质**　指现存体液渗透压的改变,反映水和电解质的相对丢失量。临床根据血清钠的水平将脱水分为等渗性脱水、低渗性脱水和高渗性脱水。

（1）等渗性脱水:血清钠为130~150mmol/L,水和电解质成比例丢失,血浆渗透压正常,丢失的体液主要为细胞外液。多见于急性腹泻、呕吐、胃肠液引流、肠瘘及短期饥饿所致的脱水。临床表现见表3-6。

（2）低渗性脱水:血清钠<130mmol/L,电解质的丢失量比水多,血浆渗透压低于正常。多见于营养不良伴慢性腹泻,腹泻时补充过多的非电解质液,慢性肾脏疾病或充血性心力衰竭患者长期限盐并反复使用利尿剂和大面积烧伤的患儿。由于细胞外液低渗,水从细胞外向细胞内转移,导致细胞外液减少及细胞内水肿,有效循环血量减少明显。临床特点:脱水症状较严重,较早发生休克。可出现头痛、烦躁不安、嗜睡、惊厥甚至昏迷等神经系统症状。

（3）高渗性脱水:血清钠>150mmol/L,电解质的丢失量比水少,血浆渗透压高于正常,丢失的体液主要是细胞外液。多见于腹泻伴高热,不显性失水多而给水不足,口服或静脉注入过多的等渗或高渗液体,垂体性或肾性尿崩症或使用大量脱水剂患儿。由于细胞外液高渗,水从细胞内向细胞外转移,导致细胞内液减少,而血容量得到有效补偿。临床特点:口渴、神经系统症状明显,循环系统症状不明显。主要表现为烦渴、高热、烦躁不安、皮肤黏膜干燥。高渗脱水可使神经细胞脱水、皱缩,脑血管扩张甚至破裂出血,表现为肌张力增高、惊厥、昏迷、脑脊液压力降低等,可遗留神经系统后遗症。

（二）钾代谢异常

人体内钾主要存在于细胞内。正常血清钾浓度维持在3.5~5.0mmol/L。当血清钾<3.5mmol/L时为低钾血症,当血清钾>5.5mmol/L时为高钾血症。(高)低钾血症临床表现不仅与血钾浓度有关,而且与血钾变化速度有关。

1. **低钾血症**

（1）病因:①钾摄入量不足:长期不能进食,液体疗法时补钾不足;②钾丢失增加:如呕吐、腹泻、各种引流、胃肠减压，使用排钾利尿剂（呋塞米、甘露醇等），低镁血症，原发性失钾性肾病（远端肾小管性酸中毒、醛固酮增多症），巴特（Bartter）综合征，库欣（Cushing）综合征等；③钾的分布异常：输液纠正酸中毒过程中，由于血液被稀释、钾随尿量的增加而排出，酸中毒纠正后大量钾离子进入细胞内，以及糖原合成时消耗钾，均导致血清钾骤降。

（2）临床表现：①心血管：缺钾可致心肌收缩无力、心脏扩大。表现为心音低钝、心动过速、心力衰竭（简称心衰）、猝死。心电图示 T 波低平、S-T 段下降、Q-T 间期延长、出现 U 波、室上性或室性心动过速、室颤，亦可发生心动过缓和房室传导阻滞、阿 - 斯综合征等。②神经肌肉：可表现为精神不振，骨骼肌兴奋性降低可出现肌无力（弛缓性瘫痪、呼吸肌无力）、腱反射消失；平滑肌兴奋性降低可出现腹胀、肠麻痹、腹壁反射消失等。③泌尿系统：长期缺钾可导致肾小管上皮细胞空泡变性，对抗利尿激素反应低下、浓缩功能减低，出现多饮、多尿、夜尿；肾小管泌 H^+ 和回吸收 HCO_3^- 增加，氯的回吸收减少，发生低钾、低氯性碱中毒，此时伴反常性酸性尿。慢性缺钾可造成间质性肾炎。④其他：缺钾还可使胰岛素分泌受抑制、糖原合成障碍，易发生高血糖症。

（3）治疗：①积极治疗原发病，防止钾的继续丢失，尽早恢复正常饮食。②轻度低钾血症可多进含钾丰富的食物、口服氯化钾，剂量按每日 200～250mg/kg，分 4～6 次。③重度低钾血症需静脉补钾，全日总量一般为 100～300mg/kg（10%KCl 1～3ml/kg），浓度一般不超过 0.3%（新生儿 0.15%～0.2%），每日补钾总量静脉滴注时间不应少于 6～8 小时。切忌将钾盐静脉推注。治疗期间要严密观察临床症状和体征变化，监测血清钾和心电图，随时调整含钾溶液的浓度和输入速度。由于细胞内钾恢复较慢，治疗低钾血症须持续补钾 4～6 日或更长时间，才能逐步纠正。在治疗过程中如病情好转，可由静脉补钾改为口服补钾。

2. 高钾血症

（1）病因：①肾脏排钾减少：肾功能衰竭、尿路梗阻、狼疮性肾炎、肾上腺皮质功能减退、21-羟化酶缺乏症、肾上腺脑白质营养不良、高钾型肾小管酸中毒、长期使用潴钾利尿剂（螺内酯、氨苯蝶啶等）。②钾摄入量过多：静脉或口服摄入过多，如输液注入钾过快过多，静脉输入大剂量青霉素钾盐，输入库存过久的全血。③钾异常分布：钾由细胞内转移至细胞外，如严重溶血、缺氧、休克、代谢性酸中毒、严重组织创伤、洋地黄中毒、氟化物中毒、过度运动、高渗状态、胰岛素缺乏、使用琥珀酰胆碱等去极化类肌松药或 β 肾上腺素能阻滞剂、高钾型周期性瘫痪和横纹肌溶解综合征等。

（2）临床表现：①心血管症状：高钾血症，特别是血钾浓度超过 7mmol/L，都会有心电图的异常变化。心电图的改变先于其他临床症状，首先出现 T 波高尖、P-R 间期延长、P 波变平、QRS 波群增宽、S-T 段压低、房室传导阻滞，最终发生心脏室颤和停搏。②神经肌肉症状：早期常有四肢及口周感觉麻木，极度疲乏，肌肉酸疼，肢体苍白湿冷，腱反射减弱或消失。血钾浓度达 7mmol/L 时可出现弛缓性瘫痪、尿潴留甚至呼吸麻痹。中枢神经系统可表现为烦躁不安或神志不清。

（3）治疗：①禁：停止钾的摄入。高钾血症时，应立即停用一切含钾药物或溶液，同时注意其他隐性钾来源，如抗生素的应用及肠道外营养。②转：促进 K^+ 暂时转入细胞内。高钾血症时常静脉快速应用碳酸氢钠 1～3mmol/kg，或葡萄糖加胰岛素（0.5～1g 葡萄糖/kg，每 3g 葡萄糖加胰岛素 1 单位），促进细胞外钾向细胞内转移，降低血清钾。③抗：对抗心律失常。10% 葡萄糖酸钙 0.5ml/kg 在数分钟内静脉缓慢应用，可对抗高钾的心脏毒性作用。④排：通过阳离子交换树脂、血液或腹膜透析降低血清中钾离子的总含量。

（三）酸碱平衡紊乱

酸碱平衡是指正常体液保持一定的 H^+ 浓度。机体在代谢过程中产生的酸性或碱性物质，必须通过体内缓冲系统及肺、肾的调节作用使得体液 pH 维持在 7.35～7.45，保证机体正常代谢及生理功能。细胞外液的 pH 主要取决于血液中最重要的一对缓冲物质，即 HCO_3^- 和 H_2CO_3 两者含量的比值。正常 HCO_3^- 和 H_2CO_3 比值保持在 20:1。当某种因素致使两者比值发生改变或体内代偿功能不全时，体液 pH 就会发生变化，超出 7.35～7.45 的正常范围，出现酸碱平衡紊乱。肺通过排出或保留 CO_2 来调节血液中碳酸的浓度，肾脏负责排酸保钠。当肺呼吸功能障碍致使 CO_2 排出过多或过少、使血浆中 H_2CO_3 的量增加或减少所引起的酸碱平衡紊乱，称为呼吸性酸中毒或碱中毒。若因代谢紊乱引起的血浆中 H_2CO_3 的量增加或减少所引起的酸碱平衡紊乱，称为代谢性酸中毒或碱中毒。

1. 代谢性酸中毒　是最常见的酸碱平衡紊乱，由于细胞外液中 H^+ 增高或 HCO_3^- 降低所致。

（1）病因：①体内碱性物质丢失过多，如腹泻、肠道造瘘、肾小管酸中毒等；②酸性物质摄入过多，如长期服用氯化钙、氯化铵、水杨酸等；③体内酸性代谢产物产生过多或排出障碍，如饥饿性、糖尿病性酮症酸中毒，脱水、缺氧、休克、心搏骤停所致的高乳酸血症等；④肾功能障碍等。

（2）临床表现：轻度酸中毒的症状不明显，常被原发病所掩盖。典型酸中毒表现为呼吸深而有力，口唇呈樱桃红色，精神萎靡、嗜睡，恶心、频繁呕吐，心率增快，烦躁不安，甚至出现昏睡、昏迷、惊厥等。半岁以内小婴儿呼吸代偿功能差，酸中毒时其呼吸改变可不典型，往往仅有精神萎靡、面色苍白等。

（3）治疗：①积极治疗原发病，除去病因。轻度酸中毒经病因治疗，通过机体的代偿可自行恢复。②应用碱性药物：对中、重度酸中毒，可用碱性溶液治疗，碳酸氢钠液为碱性药物首选，可口服或静脉给药。一般将 5% 碳酸氢钠稀释成 1.4% 碳酸氢钠溶液静脉输入，先给计算总量的 1/2，然后根据治疗后的反应决定是否需要继续用药。有血气分析时按照公式给药，碱剂需要量 (mmol)＝剩余碱负值 (–BE)×0.3× 体重 (kg)。因 5% 的碳酸氢钠 1ml=0.6mmol，故所需 5% 碳酸氢钠量 (ml)＝(–BE)×0.5× 体重 (kg)。由于机体的调节作用，大多数患儿无须给足量即可恢复。在纠正酸中毒的过程中，钾离子进入细胞内使血清钾浓度下降，故应注意及时补钾。酸中毒纠正后，游离钙减少而出现抽搐者，应注意补钙。

2. 代谢性碱中毒　由于体内 H^+ 丧失或 HCO_3^- 增加所致，儿科临床比较少见。

（1）病因：①机体内酸性物质大量丢失，如剧烈呕吐。②碱性药物使用过量。③长期使用利尿药或其他原因引起低钾性碱中毒。④见于呼吸性酸中毒时，肾脏代偿性分泌 H^+ 和增加 HCO_3^- 重吸收导致的高碳酸血症。⑤人工辅助机械通气后，血浆 HCO_3^- 含量仍较高，导致代谢性碱中毒。

（2）临床表现：轻症除原发病外可无其他明显症状，重症表现为呼吸慢而浅或暂停，头晕、躁动、手足搐搦，伴低钾者出现低钾症状。

（3）治疗：除去病因，停用碱性药物，纠正水电解质紊乱。轻症给予生理盐水静脉滴注补充氯离子即可。严重者可给予氯化铵治疗。

3. 呼吸性酸中毒　系通气障碍致使 CO_2 潴留引起。

（1）病因：①呼吸道阻塞：喉头痉挛、支气管哮喘、呼吸道异物、分泌物堵塞等。②肺和胸腔疾患：重症肺炎、呼吸窘迫综合征、肺不张、肺水肿、气胸等。③呼吸中枢抑制：脑炎、脑膜炎、脑外伤、麻药过量等。④呼吸肌麻痹：感染性多发性神经根炎、脊髓灰质炎、破伤风等。⑤呼吸机使用不当致使 CO_2 潴留。

（2）临床表现：除原发病表现外，常伴低氧血症及呼吸困难，高碳酸血症可致颅内血流增加，致头痛及颅内压增高，严重时可出现中枢抑制。

（3）治疗：治疗原发病，改善通气及换气，排除呼吸道阻塞。重症患儿应行呼吸机辅助呼吸。

4. 呼吸性碱中毒　系过度通气引起血液中 CO_2 过度减少所致。

（1）病因：①神经系统疾病：脑膜炎及脑外伤等。②低氧：严重贫血、肺炎、肺水肿等。③过度通气：紧张、长时间剧烈哭闹、高热伴呼吸增快、心理疾病等。④ CO 中毒。

（2）临床表现：主要表现为呼吸深快，其他症状与代谢性碱中毒相似。

（3）治疗：以治疗原发病为主，改善呼吸功能后碱中毒可逐渐恢复，有手足搐搦者给予钙剂。

三、临床常用的溶液

溶液张力（tonicity）指溶液中电解质所产生的渗透压，与血浆渗透压相等时即为等张，低于血浆渗透压时为低张，高于血浆渗透压时为高张。

（一）非电解质溶液

常用 5% 和 10% 葡萄糖溶液，前者为等渗溶液，后者为高渗溶液。葡萄糖进入体内后转化为水和 CO_2，液体的渗透压随之消失，仅用于补充水分和部分热量，不能起到维持渗透压的作用。

（二）电解质溶液

用于补充液体容量，纠正体液渗透压和酸碱失衡。

1. 0.9% 氯化钠溶液　为等渗液，含 Na^+ 和 Cl^- 各 154mmol/L，其中 Na^+ 含量与血浆相仿，Cl^- 含量比血浆含量（103mmol/L）高 1/3，大量输入可使血氯增高，发生高氯性酸中毒。

2. 3% 氯化钠溶液　用于纠正低钠血症，每毫升含 Na^+ 0.5mmol。

3. 碱性溶液　主要用于纠正代谢性酸中毒。常用的有以下几种：

（1）碳酸氢钠：可直接增加缓冲碱，故可迅速纠正酸中毒。临床常用 5% 的碳酸氢钠为高张液，1.4% 的碳酸氢钠为等张液。在紧急抢救严重代谢性酸中毒时，可不稀释直接静脉滴注或推注，但多次使用后可使细胞外液渗透压升高。输入 5% 的碳酸氢钠溶液 1ml/kg 可提高二氧化碳结合力 1mmol/L。

（2）乳酸钠：需在有氧条件下经肝脏代谢生成碳酸氢钠起作用，显效缓慢，在休克、缺氧、肝功能不全、新生儿期或乳酸潴留性酸中毒时不宜使用。11.2% 的乳酸钠溶液是高张溶液，1.87% 的乳酸钠溶液是等张溶液。

4. 10% 氯化钾溶液　用于补充钾离子。使用时应严格掌握稀释浓度，一般静脉滴注浓度为 0.2% 溶液，最高浓度不超过 0.3%。总量不宜过大，速度不宜过快，不可直接静脉推注，以免发生心肌抑制导致死亡。

（三）混合溶液

根据不同情况时输液的需要，常把各种等张溶液按不同比例配制成混合溶液应用。常用溶液成分及混合液的简便配制见表 3-7、表 3-8。

表3-7　常用溶液成分简表

	生理盐水	5%~10%葡萄糖	1.4%NaHCO₃	Na⁺:Cl⁻	电解质渗透压
血浆				3:2	300mmol/L 等张
2:1液	2		1	3:2	等张
4:3:2液	4	3	2	3:2	2/3张
2:3:1液	2	3	1	3:2	1/2张
2:6:1液	2	6	1	3:2	1/3张
1:1液	1	1		1:1	1/2张
1:4液	1	4		1:1	1/5张

表3-8　几种混合液的简便配制(ml)

溶液种类	10%NaCl	5% 或 10% 葡萄糖	5%NaHCO₃ 或 11.2% 乳酸钠溶液
2:1液	5.5	100	10(6)
4:3:2液	4.4	100	5.8(3.5)
3:2:1液	2.8	100	5(3)
6:2:1液	2	100	3(1.8)
1:1液	4	100	
4:1液	2	100	

（四）口服补液盐

口服补液盐（oral rehydration salt，ORS）是世界卫生组织（WHO）推荐用于预防和治疗急性腹泻合并脱水的一种口服药物，具有纠正脱水、酸中毒和补钾作用。其理论是基于小肠的钠 - 葡萄糖耦联转运吸收机制。世界卫生组织 2002 年推荐的低渗透压口服补盐液配方与传统的配方比较同样有效，但更为安全。配方为：氯化钠 2.6g，枸橼酸钠 2.9g，氯化钾 1.5g，葡萄糖 13.5g，加水至 1 000ml。此液中葡萄糖不但提供热量，还可促进钠和水的吸收，且含有一定量的钾、钠和碳酸氢根，既可补充钾和钠，又可纠正酸中毒。一般用于轻度或中度脱水无严重呕吐者，在用于补充继续损失量和生理需要量时需适当稀释。

四、液 体 疗 法

液体疗法是通过口服或者静脉补液的方式补充不同种类液体，纠正或预防水、电解质、酸碱平衡紊乱的一种治疗方法，是儿科临床医学的重要组成部分。

由于体液失衡的原因和性质非常复杂，在制定补液方案时，必须全面掌握病史、体格检查和实验室检查资料及患儿的个体差异，制定合理、正确的输液量、速度、成分及顺序。

临床补液的基本方法：首先应该是"三定"，即定量、定性、定速，然后再考虑电解质、酸碱平衡、热量等问题。缺什么、补什么，缺多少、补多少，边补、边看、边调。

输液的基本原则方法：先快后慢，先盐后糖，先晶后胶，见尿补钾，液种交替。液体疗法包括补充累积损失量、继续损失量和生理需要量三部分。

（一）补充累积损失量

即补充发病以来水和电解质总的损失量。

1．定输液量　补液量根据脱水的程度决定：轻度脱水约 30～50ml/kg；中度脱水 50～100ml/kg；重度脱水 100～120ml/kg。

2．定输液种类　所用液体的种类取决于脱水性质。通常对低渗性脱水应补给 2/3 张含钠液，等渗性脱水补给 1/2 张含钠液，高渗性脱水补给 1/5～1/3 张含钠液。如果脱水性质不明确，可先给予 1/2 张含钠液，尽快明确脱水性质后调整补液方案。

3．定输液速度　补液速度取决于脱水程度，原则上先快后慢。对于伴有血液浓缩和休克的重度脱水患儿，开始应快速输入等渗含钠液（生理盐水或 2∶1 液），按 20ml/kg（总量不超过300ml）于 30 分钟至 1 小时内静脉输入，以迅速改善循环血量和肾功能，其余累积损失量于 8～12 小时内完成。对高渗性脱水患儿的输液速度宜稍慢，因为其神经细胞内液的渗透压较高，钠离子不能很快排出，在过多的钠未排出之前如果进入神经细胞内的水量过多，则可引起脑细胞水肿，甚至发生惊厥。

（二）补充继续损失量

在开始补充累积损失量时，因腹泻、呕吐、胃肠引流等可引起体液继续丢失，应给予合理补充。原则上"丢多少，补多少"。

腹泻患儿大便难以估计，可根据大便次数及脱水恢复情况进行评估，适量增减液体量，一般按每天 10～40ml/kg 计算，用 1/3～1/2 张含钠液均匀地于 24 小时内静脉滴入。轻症无呕吐者可用口服补液。消化道含钾量较高，丢失时应及时补充。各种体液丢失的性质见表3-9。

表3-9　各种体液丢失成分表

体液	Na$^+$（mmol/L）	K$^+$（mmol/L）	Cl$^-$（mmol/L）	蛋白（g/dl）
胃液	20～80	5～20	100～150	—
胰液	120～140	5～15	90～120	—
小肠液	100～140	5～15	90～130	—
胆汁液	120～140	5～15	50～120	—
腹泻液	10～90	10～80	10～110	—
正常出汗	10～30	3～10	10～25	—
烫伤	140	5	110	3～5

（三）补充生理需要量

包括热量、液体量和电解质 3 个方面的需要量。

1．热量　用葡萄糖溶液供应热量。第 1 日补液要尽量供给基础代谢所需的热量，婴幼儿每日 230～250kJ/kg（50～60kcal/kg），补入足够的热量可以减少组织消耗。

2．液体量　每日摄入的液体量要供给肺和皮肤挥发的不显性失水量或由汗、尿、大便等损失的水量。在禁食情况下，为了满足基础代谢需要，每日供给液体量为 70～90ml/kg。

3．电解质　生理需要量应尽量口服补充，不能口服或口服量不足者可静脉滴注 1/5～1/4 张含钠液。发热、呼吸增快、惊厥患儿应适当增加进水量，长期输液或合并营养不良患儿更应注意热量和蛋白质的补充，必要时可部分或全部静脉营养。

（四）常见儿科疾病的液体疗法

1．营养不良伴腹泻时的液体疗法　营养不良时细胞外液一般为低渗状态，腹泻时易出现低渗性脱水、酸中毒、低钾血症、低钙血症。补液应用 2/3 含钠液缓慢滴注。为补充热量及防止低血糖，可静脉滴注 10% 的葡萄糖溶液，同时补充钾、钙、镁等。

2．小儿腹泻时的补液　详见本书第六章。

3. 重症肺炎时的补液　小儿肺炎时因常伴有高热、多汗、呼吸加快、热量消耗增加和摄入不足，易出现高渗性脱水和混合性酸中毒，输液时应注意：

（1）保证足够的液体量和热量的供给，避免脱水和酸中毒的加重，原则上尽量口服，不能口服者静脉补充，每天液体量维持在 60～80ml/kg。

（2）肺炎患儿常伴高渗性脱水，可补充 1/3 张含钠液，若并发腹泻而出现脱水及代谢性酸中毒时，可按腹泻进行补液，但总量及张力应相对减少，输液速度宜慢，以免加重心脏负担。

（3）伴酸中毒时，重点纠正缺氧和改善肺的通气功能，一般不用碱性液体，在 pH<7.20 或同时合并代谢性酸中毒时静脉给予适量的碳酸氢钠。

4. 新生儿的液体疗法　新生儿肝肾功能发育不成熟，调节水、电解质和酸碱平衡能力较差，易发生水、电解质平衡紊乱，但临床症状多不典型，故应详细询问和记录每天液体出入量，密切观察、及时治疗，以免延误抢救机会。补液时应注意：

（1）出生 10 天以内的新生儿，一般不补钾，如有明显的缺钾而需静脉补充时，必须见尿补钾，浓度不能超过 0.15%，每天补钾总量为 2～3mmol/kg，速度宜慢。

（2）输液量应偏少，输液速度宜慢，除急需扩充血容量外，一般每小时不应超过 10ml/kg。

（3）新生儿肝脏代谢乳酸能力差，纠正酸中毒时选用碳酸氢钠，但禁止碳酸氢钠浓度过高。

（张娜　王龙梅）

? 复习思考题

1. 简述新生儿期的保健内容。
2. 简述我国儿童计划免疫程序。
3. 简述低钾血症的临床表现及治疗。
4. 简述脱水的程度及性质划分依据。

ER-3-3
扫一扫，测一测

第四章　营养和营养障碍性疾病

> **学习目标**
>
> 　　掌握维生素 D 缺乏性佝偻病、维生素 D 缺乏性手足搐搦症的临床表现及诊治要点，蛋白质 - 能量营养不良的临床表现及诊治要点；熟悉婴儿的喂养方法及母乳喂养优点；了解添加辅食的目的及原则。

第一节　儿童营养与喂养

一、营养基础

　　合理的营养是满足小儿正常生理需要，保证小儿健康成长的重要因素。营养素分为八大类：能量、蛋白质、脂肪、糖类、矿物质、维生素、水和膳食纤维。

（一）儿童能量代谢

　　儿童总能量消耗包括基础代谢、食物的热力作用、活动消耗、生长所需、排泄消耗 5 个方面。能量的单位是千卡（kcal），或以千焦耳（kJ）为单位，1kcal= 4.184kJ，或 1kJ=0.239kcal。

　　1. 基础代谢　小儿基础代谢的能量需要量较成人高，随年龄增长、体表面积的增加逐渐减少。基础代谢所需热量，在婴儿约为 230kJ/（kg·d），7 岁时为 184kJ/（kg·d），12 岁时为 125kJ/（kg·d）。婴幼儿基础代谢所需能量约占总能量的 60%。

　　2. 食物的热力作用　小儿进食后，食物在消化、吸收过程中出现能量消耗额外增加的现象，称为食物的热力作用。食物的热力作用与食物成分有关。碳水化合物的食物热力作用为本身产生能量的 6%，蛋白质为 30%，脂肪为 4%。婴儿食物含蛋白质多，食物热力作用占总能量的 7%～8%，年长儿的膳食为混合食物，其食物的热力作用为 5%。

　　3. 活动消耗　儿童活动所需能量与身体大小、活动强度、活动持续时间、活动类型有关。故活动所需能量波动较大，并随年龄增加而增加。当能量摄入不足时，儿童可表现为活动减少。

　　4. 生长所需　组织生长合成消耗能量为儿童特有，生长所需能量与儿童生长的速度成正比，1 岁以后随年龄增长逐渐减少，到青春期又增加。

　　5. 排泄消耗　正常情况下未经消化吸收的食物的损失约占总能量的 10%，腹泻时增加。

　　以上五方面所需能量的总和，称为能量需要的总量。小儿能量需要的总量相对比成人多，年龄越小，需要量相对也越大。1 岁以内婴儿需要的能量总量为每日 460kJ/kg，以后每增加 3 岁每日减去 42kJ/kg，到 15 岁每日约为 250kJ/kg。但这只是根据正常婴幼儿所需能量得出的平均数，个体间有很大差异。总能量供给不足，可使小儿反应淡漠、活动减少，日久可使生长减慢、体重下降；反之，长期能量摄入过多，可引起肥胖。

（二）营养素的需要

　　营养素分为能量、宏量营养素（包括糖类、脂类、蛋白质）、微量营养素（包括矿物质和维生素)、其他膳食成分(膳食纤维、水)。

1. 糖类　为供能的主要来源。糖类无推荐摄入量,常用可提供能量的百分比来表示糖类的适宜摄入量。2 岁以上的儿童膳食中,它所产的能量应占总能量的 55%～65%。糖类主要来源于谷类食物。

2. 脂类　为脂肪、胆固醇、磷脂的总称,是人体重要的营养素之一。脂类是机体的第二供能营养素。人体不能合成的不饱和脂肪酸为必需脂肪酸,如亚油酸、亚麻酸、花生四烯酸,对婴幼儿生长发育十分重要。必需脂肪酸必须由食物供给,主要来源于植物油。

脂肪摄入不足可以导致营养不良和脂溶性维生素缺乏症,但是摄入过多,可引起腹泻及食欲减退。脂肪所提供的能量占婴儿总能量的 45%(35%～50%),随着年龄的增长,脂肪占总能量比例下降,年长儿为 25%～30%。必需脂肪酸应占脂肪所提供的能量的 1%～3%。

3. 蛋白质　是构成人体组织细胞的重要成分,也是保证生理功能的物质基础。蛋白质主要由 20 种基本氨基酸组成,其中 9 种体内不能合成的氨基酸称为必需氨基酸(异亮氨酸、亮氨酸、赖氨酸、蛋氨酸、苯丙氨酸、苏氨酸、色氨酸、缬氨酸、组氨酸),需要由食物提供。早产儿肝脏酶活性较低,胱氨酸、酪氨酸、精氨酸、牛磺酸可能也是必需的。

蛋白质供能占总能量的 8%～15%。1 岁以内婴儿蛋白质的推荐摄入量为 1.5～3g/(kg·d)。婴幼儿生长旺盛,保证蛋白质的供给量与质量是非常重要的,故儿童食物中应有 50% 以上的优质蛋白质。食物的合理搭配可达到蛋白质互补,可使必需氨基酸的种类和数量相互补充,使之更接近人体的需要,从而可提高食物的生物价值。例如:小麦、米、玉米等蛋白缺乏赖氨酸,而豆类则富含赖氨酸,故谷类、玉米如配以大豆即可补充蛋白质中赖氨酸的不足。

为满足儿童生长发育的需要,应首先保证能量供给,其次是蛋白质。微量营养素应供给平衡,比例适当,否则易发生代谢紊乱。如儿童能量摄入不足,机体会动用自身的能量储备甚至消耗组织以满足生命活动能量的需要。相反,如能量摄入过剩,则能量在体内的储备增加,造成异常的脂肪堆积。

4. 微量营养素　包括矿物质和维生素。矿物质包括常量元素和微量元素。每日膳食需要量在 100mg 以上的称为常量元素,如钙、钠、磷、钾等;体内含量少,需从食物摄入,具有一定生理功能的称为微量元素,如碘、锌、铁、铜、钼、铬、镁等。人体内的这些元素虽然含量不多,但对人体健康起着重要作用,如构成骨骼、维持糖类和蛋白质的正常代谢、维持酸碱平衡和多种酶的活性功能等;它们作为酶、激素、维生素、核酸的辅酶成分,参与生命的代谢过程。

维生素是维持人体正常生理功能所必需的一类有机物质。其主要功能是调节人体的新陈代谢,不产生能量。多数维生素体内不能合成或合成不足,必须由食物供给。脂溶性维生素从体内排泄缓慢,缺乏时症状出现迟,过量易蓄积中毒;水溶性维生素易溶于水,不易储存,需每日供给,缺乏时迅速出现症状,过量不易中毒。

5. 水　所有的新陈代谢和体温调节活动都必须要有水的参与才能完成,水是人体内的重要成分。儿童全身含水量较成人多,如新生儿全身含水量约占体重的 78%,1 岁时 65%。儿童水的需要量与能量摄入、食物种类、肾功能成熟度、年龄等因素有关。婴儿新陈代谢旺盛,水的需要量相对较多,为 150ml/(kg·d),以后每增加 3 岁减少约 25ml/(kg·d)。

6. 膳食纤维　主要来自植物的细胞壁的非淀粉多糖,不被肠道消化吸收。其主要功能是吸收大肠内水分,软化大便,促进肠蠕动。另外还具有降解胆固醇、改善肝代谢、预防肠萎缩等功能。婴幼儿可从谷类、新鲜蔬菜、水果中获得一定量的膳食纤维。

二、婴儿喂养

（一）母乳喂养

母乳是婴儿最适宜的食物，是天然的营养佳品。世界卫生组织（WHO）建议生后六个月内完全接受母乳喂养。

1. 母乳的成分　母乳成分随产后不同时期有所改变，按时间早晚可分为初乳（产后 4 天内的乳汁）、过渡乳（产后 5～10 天）、成熟乳（产后 11 天～9 个月）和晚乳（产后 10 个月以后）。初乳质地黏稠，色微黄，量较少，比重高，含脂肪少而蛋白质多，且富含免疫蛋白和生长调节因子（如牛磺酸等），是新生儿营养和增强免疫力所必需的；过渡乳含脂肪最高、蛋白质和矿物质逐渐减少，量增多；成熟乳分泌量增多，营养成分适当；晚乳的乳汁量和各种营养成分均减少。

2. 母乳喂养的优点

（1）营养丰富，易于消化吸收。蛋白质、糖类、脂肪的比例适当，适合婴儿生长发育的需要。蛋白质总量虽较少，但其中乳清蛋白多而酪蛋白少（乳清蛋白∶酪蛋白=4∶1），故在胃内形成凝块小，易被消化吸收；含不饱和脂肪酸的脂肪较多，供给婴儿丰富的必需脂肪酸，脂肪颗粒小，又含较多解脂酶，有利于消化吸收；糖类以乙型乳糖为主，可促进双歧杆菌生长，而双歧杆菌能抑制大肠埃希菌生长，故母乳喂养的婴儿较少患腹泻。

（2）母乳中钙、磷比例适宜（2∶1），钙易吸收。

（3）具有增进婴儿免疫力的作用：母乳中含有大量不可替代的免疫成分，尤其是初乳。母乳中含有高浓度的 SIgA，可预防微生物在肠道黏膜的附着，有抗感染和抗过敏作用。其他含少量抗体 IgG、IgM 和 IgE，大量免疫活性细胞、溶菌酶等，能有效地抑制、吞噬和杀死致病菌。母乳的乳铁蛋白可抑制大肠埃希菌和白假丝酵母菌的生长。

（4）母乳含优质蛋白质、必需氨基酸及乳糖较多，有助于婴儿大脑的发育。

（5）母乳温度适宜，几乎无菌，经济方便。

（6）产后哺乳可刺激子宫收缩，促使母亲早日恢复；哺乳期推迟月经复潮，有利于计划生育；减少乳腺癌、卵巢癌的发生；母乳喂养还能密切母婴关系，增进母婴感情。

3. 母乳喂养的方法

（1）哺乳时间：目前主张尽早开奶（产后 15 分钟至 2 小时内），早吸吮早开奶，既可减轻婴儿生理性黄疸、低血糖的发生，又可促进母乳分泌。提倡按需哺乳，每日 8～10 次，使婴儿摄入足够乳汁。

（2）哺乳方法：应使两侧乳房轮流吸空。哺乳前先换尿布，哺乳姿势取坐位最宜，也可卧位或侧位。哺乳后将小儿竖抱着，头靠母肩轻拍其背，使吸乳时吞入的空气排出以防发生溢乳。

4. 母乳喂养的注意事项

（1）提高母乳喂养率：大力宣传母乳喂养的优点，帮助孕母树立喂母乳信心，并做好产前准备，妊娠后期开始每天清洗乳头，防止产后乳头皲裂，纠正乳头内陷。指导正确的哺乳方法，合理安排乳母的生活与工作。注意加强乳母的营养，避免偏食、饮酒和吃刺激性食物等。母乳不足时，需找原因加以纠正。

（2）哺乳禁忌：母亲患急慢性传染病如活动性结核、肾脏疾病及慢性消耗性疾病等均不宜哺乳；患乳腺炎时，患侧暂时不能哺乳，可将乳汁挤出，以免乳量减少。

5. 断奶　出生后 4～6 个月起添加辅食为断奶做好准备，在增加辅食的同时逐渐减少哺乳次数，一般于 10～12 个月可完全断奶，母乳量较多者也可延至 1.5 岁，但切忌骤然断奶。如婴儿患病或酷暑，可延至婴儿病愈、秋凉或春暖季节。

（二）部分母乳喂养

母乳喂养的婴儿体重增长不满意时提示母乳不足，此时应选用配方奶或兽乳补充，即为部分母乳喂养。可在每次哺母乳后加喂一定量（补授法）或一日内有数次完全喂配方奶或兽乳，代替母乳（代授法），部分母乳喂养以补授法较好。

（三）人工喂养

人工喂养是指因各种原因不能喂哺母乳时，完全采用配方奶或其他兽乳等喂哺婴儿的一种喂养法。

1. 牛乳喂养

（1）牛乳的特点：蛋白质含量较人乳为高，但以酪蛋白为主，在胃内形成凝块较大，不易消化。脂肪以饱和脂肪酸为多，而不饱和脂肪酸（亚麻酸）含量少，脂肪球较大，缺乏脂肪酶，不易消化。含乳糖较人乳少，以甲型乳糖为主，可促进大肠埃希菌的生长。矿物质成分较高，不仅使胃酸减少，且加重肾脏负担，不利于新生儿、早产儿、肾功能较差的婴儿。磷含量特别高，影响钙的吸收。缺乏各种免疫因子，故牛乳喂养儿患病机会较多。

（2）牛乳配制方法：①稀释：新生儿期以牛乳喂养时需要加水或米汤等稀释，鲜牛乳与水（或米汤）的比例为（2～4）：1，即2～4份鲜牛乳加1份水或米汤，这样配制可使酪蛋白浓度降低，凝块变小，婴儿1个月后可不必稀释。②加糖：一般加5%～8%的糖（即100ml牛乳中加5～8g的糖）。③煮沸3分钟，以达到灭菌的效果。

（3）牛奶量计算法：按婴儿每天所需的总能量和总液量来计算奶量。婴儿每日约需能量420kJ/kg，需水分150ml/kg，8%糖牛奶100ml供能400kJ，所以，婴儿每日约需8%糖牛奶110ml/kg。

例如，4个月婴儿，体重6kg，每日需8%糖牛奶的计算方法为：

每日需8%糖牛奶6×110ml=660ml

每日需水分总量150×6=900ml

除牛奶外应给水分900-660=240ml，水可加入牛奶内或另外补授，全日奶量分5～6次喂给。

2. 全脂奶粉 是将鲜牛奶浓缩、喷雾、干燥制成，按重量比1：8或按体积比1：4加开水冲调成乳汁，其成分与鲜牛奶相似，因低热处理易于消化。

3. 配方奶粉 以乳清蛋白代替酪蛋白，增加乳糖，强化矿物质、维生素等的配方奶称为母乳化配方乳，适合于婴儿喂养，是人乳最佳的替代品。市场上还有为不同年龄、不同出生体重、不同疾病种类设计的配方乳，如婴儿腹泻奶粉、低出生体重儿配方奶粉等。

一般市售配方奶粉有统一规格的专用小勺，如一勺（4.4g）奶粉，需加入30ml温开水（重量比均为1：7）。

配方奶粉摄入量估计：一般市售婴儿配方奶粉100g供能约2 029kJ（500kcal），婴儿能量需要约420kJ/（kg·d），故需婴儿配方奶粉20g/（kg·d）可满足需要。

4. 羊乳 与牛乳相仿，蛋白质与脂肪稍多，尤以白蛋白为高，故凝块细，脂肪球也小，易消化，但由于其叶酸含量较低，维生素B_{12}也少，长期食用易引起巨幼细胞贫血。

（四）辅助食品的添加

不论母乳喂养、人工喂养或混合喂养婴儿，都应按时添加辅食。

1. 辅食添加的目的 补充乳类营养素的不足；改变婴儿食物的质量以满足其生理需要，并为断乳做好准备；逐步培养婴儿良好的饮食习惯。

2. 原则 ①从少到多，使婴儿有一个适应过程；②由稀到稠；③从细到粗；④习惯一种食物后再加另一种，不能同时添加几种；⑤应在婴儿健康、消化功能正常时添加。

3. 辅食添加的顺序 见表4-1。

表 4-1　辅助食品添加的顺序

月龄	添加辅食种类
4～6 个月	米汤、米糊、稀粥、蛋黄、鱼泥、菜泥、豆腐
7～9 个月	粥、烂面、碎菜、蛋、鱼、肝泥、肉末、饼干、馒头片等
10～12 个月	粥、软饭、挂面、豆制品、碎菜、碎肉等

三、1 岁后小儿的膳食

1 岁后小儿的消化功能及消化酶的活力逐渐增强。随着牙齿数目的增加,咀嚼功能也渐增强,这时奶类已不是主要的食物,食物的品种也日趋多样化,需进行合理的膳食安排。

1. 各种营养素和能量的摄入,满足该年龄儿童的生理需要。正常幼儿能量需 420kJ/(kg·d),而且各种供能营养素之间应保持平衡,蛋白质、脂肪、糖类三者供给的能量分别为 10%～15%、25%～30%、50%～60%。

2. 食物的种类应适应儿童的消化功能　如幼儿的食品应较细软,避免刺激性及过于油腻的食品。3 岁以下的托幼机构小儿,宜采用搅拌在一起的食物,以利于自食。4 岁以上的儿童食谱可接近成人。

3. 食物的品种要多样化　食物的烹调要注意色、香、味、形,多样化的食物不但能增加小儿的食欲,还能发挥蛋白质的互补作用,提高营养素的利用率。

4. 培养良好的饮食习惯　饮食习惯在 1～2 岁形成,可以明显影响孩子今后的进食情况。从婴幼儿起就要培养良好的饮食习惯,防止挑食、偏食、吃零食,要避免边走边喂、吃吃停停的坏习惯。每次进餐时间控制在 20 分钟左右,最长不宜超过 30 分钟,并逐渐养成定时进餐和良好的饮食习惯。小儿应在安静的环境中专心进食,避免外界干扰,不打闹、不看电视,以提高进餐质量。

第二节　蛋白质 - 能量营养不良

 案例分析

案例 4-1

患儿,男,9 个月,"因体重不升 1 月余"入院。患儿近 40 天来反复腹泻、大便呈稀水样或蛋花样,每日十余次,食欲尚可,进食即泻,小便多,明显消瘦,无抽搐。母乳喂养至 4 个月,添加牛奶及米粉。

体格检查:体温(T)36.2℃,呼吸(R)26 次 /min,脉搏(P)110 次 /min,身高 70cm,体重 5kg。精神欠佳,消瘦,皮下脂肪少,无水肿,皮肤松弛,弹性差,前囟 1.2cm×1.2cm,稍凹陷,双肺呼吸音清晰。心音有力,无杂音;腹软,腹壁皮下脂肪 0.3cm。肝脏肋下 3cm,质软,脾脏肋下未及,肠鸣音亢进。

辅助检查:白细胞计数 $5.8×10^9$/L,中性粒细胞百分比 46.8%,血红蛋白 86g/L,红细胞沉降率(ESR)70mm/h。

分析:

1. 该患儿最可能的诊断是什么?

2. 该病的处理原则是什么?

蛋白质-能量营养不良是因缺乏能量和/或蛋白质所致的一种营养缺乏症,主要见于3岁以下婴幼儿。其临床特征为体重下降,渐进性消瘦或水肿,皮下脂肪减少,常伴有各器官不同程度的功能紊乱。根据临床表现可分为消瘦型、水肿型和混合型三种。我国儿童以消瘦型营养不良多见,混合型次之,水肿型较为罕见。

【病因】

1. 摄入不足 小儿处于生长发育的阶段,对营养素尤其是蛋白质的需要相对较多,喂养不当是导致营养不良的重要原因,如母乳不足而未及时添加其他富含蛋白质的食品;奶粉配制过稀;突然停奶而未及时添加辅食;长期以淀粉类食品(粥、米粉、奶糕)喂养等。较大小儿的营养不良多为婴儿期营养不良的继续,或因不良的饮食习惯如偏食、挑食、吃零食过多、神经性厌食等引起。

2. 消化吸收不良 消化吸收障碍,如幽门梗阻、迁延性腹泻、过敏性肠炎、肠吸收不良综合征等均可影响食物的消化和吸收。

3. 需要量增加 急、慢性传染病(如麻疹、伤寒、肝炎、结核)的恢复期、生长发育快速阶段等均可因需要量增多而造成营养相对缺乏;糖尿病、大量蛋白尿、发热性疾病、甲状腺功能亢进、恶性肿瘤等均可使营养素的消耗量增多而导致营养不足。先天不足和生理功能低下如早产、双胎因追赶生长而需要量增加也可引起营养不良。

【病理生理】

1. 新陈代谢异常

(1)糖类:摄入量不足和消耗增多,体内糖原消耗过多,常表现血糖偏低。

(2)脂肪:由于能量摄入不足,体内脂肪大量消耗,故血清胆固醇下降。体内脂肪消耗过多,超过肝脏的代谢能力时,可导致肝脂肪浸润及变性。

(3)蛋白质:由于蛋白质摄入不足,身体处于负氮平衡,血清总蛋白和白蛋白减少,严重者可发生低蛋白水肿。

(4)水、电解质代谢:由于三磷酸腺苷(ATP)合成减少可影响细胞膜上钠泵的转运,使钠在细胞内潴留,故营养不良时全身总液量相对较多,细胞外液一般呈低渗状态。在胃肠功能紊乱时易出现低渗性脱水、酸中毒、低钾血症和低钙血症等。

2. 各系统功能低下

(1)消化系统改变:由于消化液和消化酶的分泌减少、酶活力降低,肠蠕动减少,菌群失调,致消化吸收功能低下,易发生腹泻。

(2)神经系统改变:精神抑郁与烦躁交替出现,表情淡漠、反应迟钝、记忆力减退、条件反射不易建立。

(3)循环系统:心肌收缩力减弱,心搏出量少,血压偏低,脉搏细弱。

(4)泌尿系统:肾小管重吸收功能减低,尿量增加而使尿比重下降。

(5)免疫功能:非特异性功能(如皮肤屏障功能,白细胞吞噬功能及补体功能等)及特异性免疫功能低下,患儿极易并发各种感染。

【临床表现】

体重不增是最先出现的症状,继之体重下降,病久者身高也低于正常。皮下脂肪逐渐减少或消失,首先为腹部,其次为躯干、臀部、四肢,最后为面颊部。随着营养不良程度的加重,除体重减轻、皮下脂肪减少更明显外,逐渐出现全身症状及生化代谢改变。重度营养不良时皮下脂肪消失殆尽、皮包骨样、面如老人,反应差,呆滞,肌肉萎缩、肌张力低下,低体温,心音低钝、脉搏缓慢等。合并血浆白蛋白明显下降时,可有凹陷性水肿。

营养不良分为三度,腹部皮褶厚度0.4~0.8cm,体重比正常小儿平均体重减少15%~25%为Ⅰ度;腹部皮褶厚度<0.4cm,体重减少26%~40%为Ⅱ度;腹部皮褶厚度消失,体重减少40%以

上为Ⅲ度。

【并发症】

营养不良易合并各种感染性疾病，如上呼吸道感染、鹅口疮、中耳炎、肺炎、肠炎、肾盂肾炎等。可突然发生自发性低血糖症，患儿突然面色灰白、神志不清、脉搏减慢、呼吸暂停等，多在夜间发作，若不及时抢救可因呼吸衰竭而死亡。还常同时伴有各种维生素缺乏症、锌缺乏症及营养不良性贫血，以小细胞低色素性贫血最为常见。

【诊断】

根据小儿的年龄，喂养情况，体重下降，皮下脂肪减少，全身各系统功能紊乱及其他营养素缺乏的症状和体征，典型病例的诊断并不困难，但轻症患儿易被忽略，需通过定期生长监测、随访才能发现。确诊后还需详细询问病史和进一步检查，以作出病因诊断。分型和分度如下：

1. 体重低下　其体重低于同年龄、同性别参照人群值的均数减 2SD（标准差）以下，但高于或等于均数减 3SD 为中度；低于均数减 3SD 为重度。此项指标主要反映患儿有慢性或急性营养不良。

2. 生长迟缓　其身高（长）低于同年龄、同性别参照人群值的均数减 2SD 以下为生长迟缓。如低于同年龄、同性别参照人群值的均数减 2～3SD 为中度；低于均数减 3SD 为重度。此项指标主要反映过去或长期慢性营养不良。

3. 消瘦　其体重低于同性别、同身高参照人群值的均数减 2SD 以下为消瘦，如低于均数减 2～3SD 为中度；低于均数减 3SD 为重度。此项指标主要反映近期、急性营养不良。

以上三项判断营养不良的指标可以同时存在，也可仅符合其中一项。符合一项即可做出营养不良的诊断。

【治疗】

营养不良的治疗原则是积极处理各种危及生命的并发症、去除病因、调整饮食、促进消化功能。

1. 去除病因，加强护理　应查明原因，积极治疗原发病，迅速改进喂养方法。

2. 处理各种并发症　积极治疗各种继发感染及并发症，矫治并存的贫血与各种维生素、微量元素缺乏症。及时纠正水、电解质紊乱，注意补液总量及速度，以防发生心力衰竭。

3. 调整饮食　应根据患儿病情程度、消化功能强弱及对食物耐受能力逐步调整，不能操之过急。轻度营养不良，能量自 500kJ/（kg·d），蛋白质自 3g/（kg·d）开始，逐渐增至能量 630kJ/（kg·d），蛋白质 3.5～4.5g/（kg·d），待体重接近正常后，再恢复至小儿正常需要量；中度营养不良，能量自 250kJ/（kg·d），蛋白质自 2g/（kg·d）开始，逐渐增加，约 1 周后增至能量 500kJ/（kg·d），蛋白质 3g/（kg·d），以后按轻度营养不良同样步骤调整；重度营养不良能量自 170kJ/（kg·d），蛋白质自 1.5g/（kg·d）开始，首先满足患儿基础代谢需要，以后逐渐增加，按中度营养不良同样步骤调整。应选择小儿易消化吸收又含有高能量与高蛋白质的食物。除乳类外，可用蛋、鱼、肝、瘦肉等，热量不够时可在食物中加少许植物油，此外应给予充足的维生素和矿物质。必要时可给予要素饮食或静脉高营养治疗。

4. 促进消化　给予各种消化酶以助消化，补充缺乏的维生素和微量元素，必要时肌内注射维生素 B_{12}，有增进食欲的作用。肌内注射蛋白同化类固醇制剂如苯丙酸诺龙，以促进蛋白质合成及增进食欲，每周 1～2 次，每次 10～25mg，连用 2～3 周，用药期间应供给足够蛋白质。食欲差者可皮下注射胰岛素，每日 1～2 次，每次 2～3IU，注射前先服 20～30g 葡萄糖，以防发生低血糖，可持续应用 1～2 周。

5. 其他　可用中药如参苓白术散等加减，并可配合捏脊、推拿等，亦可采用理疗，以帮助消化，促进吸收。酌情少量多次输血或血浆及白蛋白制剂，每次 10ml/kg（白蛋白为 1g/kg），可纠正贫血和低蛋白血症,促进代谢功能的恢复,并提高机体抵抗力。

第三节　儿童单纯性肥胖

肥胖是指由多因素引起的能量摄入超过能量消耗,导致体内脂肪堆积过多、体重超过参考值范围的营养障碍性疾病。近年来,随着我国社会经济发展和生活方式的改变,儿童的超重和肥胖率持续上升,6～17 岁儿童超重和肥胖的患病率分别由 1991—1995 年的 5.0% 和 1.7% 上升至 2011—2015 年的 11.7% 和 6.8%,2009—2019 年肥胖率增长速度减缓,但超重率仍呈上升趋势,41%～80% 的儿童肥胖可延续至成年,严重威胁身体健康。

【病因】

儿童肥胖 95%～97% 为单纯性肥胖,患儿不伴有明显的内分泌代谢性疾病。其发病与下列因素有关。

1. 能量摄入过多　摄入的营养超过机体代谢的需要,多余的能量便转化为脂肪贮存体内导致肥胖。

2. 活动过少　久坐(玩电脑、游戏机、看电视等)、活动过少、缺乏适当的体育锻炼是发生肥胖症的重要因素。即使摄食不多,也可引起肥胖。肥胖儿童大多不喜爱运动,形成恶性循环。

3. 遗传因素　肥胖具有高度的遗传性,与多基因遗传有关。父母皆肥胖的后代肥胖率高达 70%～80%;双亲之一肥胖者后代肥胖发生率为 40%～50%;双亲正常的后代发生肥胖者仅为 10%～14%。肥胖发生年龄越小、越严重,遗传因素导致的可能性就越大。

4. 其他　如调节饱食感的中枢失去平衡以致多食;精神创伤(如亲人病故或学习成绩低下),以及心理异常等可导致儿童过量进食;内分泌代谢疾病如库欣综合征、甲状腺功能减退、生长激素缺乏症,以及下丘脑 - 垂体病变等因素亦可致儿童肥胖。

【病理生理】

主要病理改变是脂肪细胞的数目增多、体积增大。人体脂肪细胞数目在出生前 3 个月、生后第 1 年及 11～13 岁三个阶段增长最快速。若肥胖发生在这三个时期,可引起脂肪细胞增多性肥胖,治疗困难且易复发;而不在此脂肪细胞增殖时期发生的肥胖,脂肪细胞体积增大而数目正常,治疗较易奏效。肥胖患儿可发生下列代谢及内分泌改变。

1. 体温调节与能量代谢　肥胖儿对环境温度变化的应激能力降低,用于产热的能量消耗减少,使肥胖者有低体温倾向。

2. 脂类代谢　肥胖患儿常伴有血浆甘油三酯、胆固醇、极低密度脂蛋白及游离脂肪酸增加,而高密度脂蛋白减少,这与肥胖者高胰岛素血症有关。由于肥胖儿的高脂血症及高胰岛素血症,患儿易并发动脉硬化、冠心病、高血压、胆石症等。

3. 蛋白质代谢　肥胖患者嘌呤代谢异常,血尿酸水平增高,易发生痛风症。

4. 内分泌变化　常有高胰岛素血症,血生长激素水平降低,生长激素刺激试验的峰值也较正常小儿为低。肾上腺皮质激素也有异常,如尿 17- 羟皮质类固醇、17- 酮皮质类固醇增高,血皮质醇正常或轻度升高。

【临床表现】

1. 肥胖可发生于任何年龄,最常见于婴儿期、5～6 岁时和青春期。

2. 食欲旺盛,常有多食,喜食肥肉、油炸食物或甜食的习惯。明显肥胖儿童可有疲乏感,用力时气短或腿痛。

3. 严重肥胖　严重肥胖者可因脂肪过度堆积限制胸廓及膈肌运动,致肺通气量不足、呼吸浅快、肺泡换气量减低，引起低氧血症、红细胞增多、发绀、心脏扩大、心力衰竭甚至死亡，称肥胖肺心综合征。

4. 心理障碍　由于怕被别人讥笑而不愿与其他小儿交往，故常有心理障碍，如自卑、胆怯、孤独等。

5. 体格检查　患儿皮下脂肪丰满，但分布均匀。腹部膨隆下垂。严重肥胖者可因胸腹、臀部、大腿脂肪过多致皮肤出现白纹或紫纹。少数肥胖儿可有扁平足及膝外翻。

6. 肥胖小儿性发育常较早，最后生长停止也早，故最终身高常低于正常小儿。

【诊断】

1. 诊断标准　凡体重超过同性别、同身高正常儿童均值 20% 以上即可诊断肥胖；超过均值 20%～29% 者为轻度肥胖；超过均值 30%～39% 者为中度肥胖；超过均值 40%～59% 者为重度肥胖；超过均值 60% 以上者为极重度肥胖。

2. 体重指数（BMI）　BMI 指体重（kg）/ 身高的平方（m^2），小儿 BMI 随年龄性别而有差异，评价时可查阅图表，如 BMI 值在 P_{85}～P_{95} 为超重，超过 P_{95} 为肥胖。

【鉴别诊断】

1. 伴肥胖的遗传性疾病

（1）普拉德 - 威利（Prader-Willi）综合征：呈周围型肥胖体态、身材矮小、智力低下、手脚小、肌张力低、外生殖器发育不良。本病可能与位于 15q12 的 SNRPN 基因缺陷有关。

（2）劳伦斯 - 穆恩 - 比德尔（Laurence-Moon-Biedl）综合征：周围型肥胖、智力轻度低下、视网膜色素沉着、多指（趾）、性功能减退。

（3）阿尔斯特伦（Alstrom）综合征：中央型肥胖、视网膜色素变性、失明、神经性耳聋、糖尿病。

2. 伴肥胖的内分泌疾病

（1）肥胖生殖无能症：本症继发于下丘脑及垂体病变，其体脂主要分布在颈、颏下、乳房、下肢、会阴及臀部，手指、足趾显得纤细，肌张力降低，身材矮小，第二性征延迟或不出现。

（2）其他内分泌疾病：如肾上腺皮质增生症、甲状腺功能减退症、生长激素缺乏症等，虽有皮脂增多的表现，但均各有其特点，故不难鉴别。

【治疗】

肥胖症的治疗原则是减少产热量性食物的摄入和增加机体对热量的消耗，使体内脂肪不断减少，体重逐步下降。饮食疗法和运动疗法是两项最主要的措施。

1. 饮食疗法　由于小儿正处于生长发育阶段和肥胖治疗的长期性，饮食应给予低脂肪、低糖和高蛋白、高微量营养素、适量纤维素食谱。摄入能量低于身体能量总消耗的需要，一般供应现标准的 60% 热量便能维持体重。食物的体积在一定程度上会使患儿产生饱腹感，故应鼓励患儿多吃体积大而热量低的蔬菜类食品，其纤维还可减少糖类的吸收和胰岛素的分泌。

2. 运动疗法　运动使能量消耗增多，单纯控制饮食不能使体重减轻，辅以运动锻炼则减肥效果较好。运动锻炼可促进脂肪分解，减少胰岛素的分泌，使脂肪合成减少，蛋白质合成增加，促进肌肉发育。但肥胖小儿常因运动时气短，动作笨拙而不愿锻炼，应提供能促进能量消耗又容易坚持的运动项目，如晨间跑步、散步、踢球、做操等。

3. 药物治疗　很少用于儿童，易产生药物依赖，必要时可选用苯丙胺类和马吲哚类等食欲抑制剂。

4. 心理治疗　对肥胖儿应定期门诊观察，不断鼓励和提高他们坚持控制食量及运动锻炼的兴趣。一旦体重减轻，患儿的精神状况便会随之好转。

第四节 维生素D缺乏性佝偻病

案例分析

案例4-2

患儿，男，6个月，因"1个月前开始出现烦躁、夜间易惊醒、哭闹、多汗、摇头"入院。体格检查可见枕秃，颅骨按之有乒乓球感。患儿生后一直未添辅食，极少户外活动，血钙2.1mmol/L。

分析：

1. 请给该患儿做出诊断。

2. 如何对该患儿进行治疗和预防？

维生素D缺乏性佝偻病是由于缺乏维生素D，使患儿体内钙、磷代谢失常，产生以骨骼病变为特征的全身慢性营养性疾病。婴幼儿，特别是小婴儿，生长快、户外活动少，是发生维生素D缺乏性佝偻病的高危人群。近年来，随着社会经济文化水平的提高，我国维生素D缺乏性佝偻病发病率逐年降低，病情也趋于轻度。因我国冬季较长，日照短，北方佝偻病患病率高于南方。

【维生素D的来源】

1. 内源性维生素D 皮肤中的7-脱氢胆固醇经日光中紫外线照射转变为胆钙化醇（即内源性维生素D_3），是人体维生素D的主要来源。

2. 外源性维生素D 从食物中获得的维生素D为外源性，有来源于动物性食物（维生素D_3）和植物性食物（维生素D_2）两种。动物肝、禽蛋和酵母中含量丰富。

【维生素D的代谢】

无论内源性维生素D_3还是外源性维生素D_2、D_3，均不具生物活性，它们须在肝脏内先经25-羟化酶系统作用，使其转变为25-羟基胆钙化醇[25-$(OH)D_3$]，再经肾脏近曲小管细胞内1-羟化酶系统作用，进一步生成1,25-二羟基胆钙化醇[1,25-$(OH)_2D_3$]，方具有最强的抗佝偻病活性。

1,25-$(OH)_2D_3$的生理功能如下：

1. 促进肠道钙、磷吸收。

2. 促进肾小管对钙、磷的重吸收，尤其是磷的重吸收，提高血磷浓度，有利于骨矿化。

3. 促进成骨细胞功能，使血中钙、磷向骨质生长部位沉着，形成新骨；也促进破骨细胞活动，使旧骨中骨盐溶解，从而使细胞外液中钙、磷浓度增高。

【病因】

1. 日光照射不足 婴幼儿户外活动少，而紫外线常被尘埃、煤烟、衣服或普通玻璃所遮挡或吸收，造成内源性维生素D生成不足。寒冷季节长，日照时间短，户外活动少的地区，小儿佝偻病发病率明显增高。

2. 维生素D及钙、磷摄入不足 小儿每日需400～800IU维生素D，但婴儿每天从食物所得维生素D很少超过100IU，因此必须于生后第2个月起添加维生素D，若未及时添加则很容易造成不足。如喂养不当，进食乳类少、淀粉类多，可发生钙摄入量不足。

食物中维生素 D 的含量

天然食物中维生素 D 的含量：母乳 1μg/L，牛奶 0.5～1pg/L，蛋 1.75μg/100g，黄油 0.75～1.5μg/100g。

强化食物中维生素 D 含量：AD 强化奶 15μg/L，婴儿配方奶 1.0μg/100g，奶米粉 1.0μg/100g。

注：维生素 D 1μg =40IU。

3．生长速度快　早产及双胎儿生后生长发育快，维生素 D 需要量大，且体内贮存量不足，易发生营养性维生素 D 缺乏性佝偻病。

4．疾病及用药的影响　某些疾病如肝胆、胃肠道慢性病可影响维生素 D 及钙、磷的吸收、利用。

【发病机制】

维生素 D 缺乏性佝偻病可以看成是机体为维持血钙水平而对骨骼造成的损害。长期严重维生素 D 缺乏造成肠道吸收钙、磷减少和低血钙症，以致甲状旁腺功能代偿性亢进，甲状旁腺激素（PTH）分泌增加以动员骨钙释出使血清钙浓度维持在正常或接近正常的水平；但 PTH 同时也抑制肾小管重吸收磷，继发机体严重钙、磷代谢失调，特别是严重低血磷的结果。细胞外液钙、磷浓度不足破坏了软骨细胞正常增殖、分化和凋亡的程序；钙化管排列紊乱，使长骨骺线失去正常的形态，成为参差不齐的阔带，钙化带消失；骨基质不能正常矿化，成骨细胞代偿增生，碱性磷酸酶分泌增加，骨样组织堆积于干骺端，骺端增厚，向两侧膨出形成"串珠""手足镯"。骨膜下骨矿化不全，成骨异常，骨皮质被骨样组织替代，骨膜增厚，骨质疏松；颅骨骨化障碍而颅骨软化，颅骨骨样组织堆积出现"方颅"。临床即出现一系列佝偻病症状和血生化改变（图 4-1）。

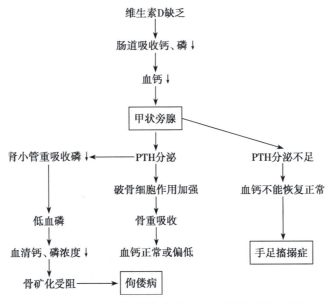

图 4-1　维生素 D 缺乏性佝偻病和手足搐搦症的发病机制

【临床表现】

神经精神症状出现较早，继而出现骨骼改变和肌肉松弛，重者影响生长发育和免疫功能，发展过程可分为以下四期。

1. 初期 多为 3 个月左右发病,主要表现为非特异性神经精神症状,易激惹、烦躁、睡眠不安、夜惊、多汗(与季节、室温无关),因烦躁及头部多汗致婴儿常摇头擦枕,出现枕秃。此期常无明显骨骼改变。X 线片检查多正常,或仅见临时钙化带稍模糊。血生化检查:血钙正常或稍低,血磷降低,碱性磷酸酶增高或正常,25-(OH)D₃下降。

2. 激期 除初期症状外,主要表现为骨骼改变。骨骼改变往往在生长最快的部位最明显,故不同年龄有不同的骨骼表现。

(1)骨骼改变

1)颅骨:①颅骨软化:多见于 3~6 个月婴儿,以手指按压枕、顶骨中央,有弹性,如乒乓球样。6 个月龄以后颅骨软化消失。②方颅:多见于 8~9 个月以上小儿,由于骨样组织增生致额骨及顶骨双侧呈对称性隆起,形成方颅,重者可呈鞍状、十字状颅形。③前囟增大及闭合延迟:重者可延迟至 2~3 岁方闭合。④出牙延迟:可迟至 1 岁出牙,有时出牙顺序颠倒,牙齿缺乏釉质,易患龋齿。

2)胸廓:胸廓畸形多发生于 1 岁左右小儿。①肋骨串珠:肋骨与肋软骨交界处,呈钝圆形隆起,像串珠状,以第 7~10 肋最显著。②胸廓畸形:膈肌附着处的肋骨,因软化被呼吸时膈肌牵拉而内陷,形成横沟,称郝氏沟;肋骨骺端内陷,胸骨外突,形成鸡胸;剑突区内陷,形成漏斗胸。

3)四肢:①腕踝畸形:多见于 6 个月以上小儿,腕和踝部骨骺处膨大,状似手镯或脚镯。②下肢畸形:见于 1 岁左右站立行走后小儿,由于骨质软化和肌肉关节松弛,在立、走的重力影响下可出现 O 形腿或 X 形腿。1 岁内小儿可有生理性弯曲,故仅对 1 岁以上小儿才做下肢畸形检查。

4)其他:患儿会坐与站立后,因韧带松弛可致脊柱畸形,严重者也可引起骨盆畸形,形成扁平骨盆。

(2)肌肉关节松弛:血磷降低影响肌肉的糖代谢,使肌张力及肌力降低,抬头、坐、站、行走都较晚,关节松弛而有过伸现象。腹肌张力减退时,腹部膨隆呈蛙腹状。

(3)X 线检查:干骺端临时钙化带模糊或消失,呈毛刷样,并有杯口状改变;骺软骨明显增宽,骨骺与干骺端距离加大;骨质普遍稀疏,密度减低,可有骨干弯曲或骨折(图 4-2)。

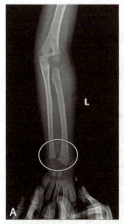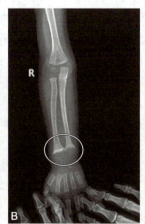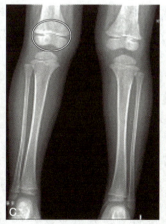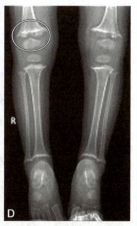

图 4-2 佝偻病长骨 X 线表现

A 和 C 分别为佝偻病腕部和膝部,B 和 D 分别为正常腕部和膝部

(4)血生化检查:血清钙稍降低,血磷明显降低,碱性磷酸酶明显增高,25-(OH)D₃明显下降。

3. 恢复期 经适当治疗后患儿临床症状减轻至消失,精神活泼,肌张力恢复。血清钙、磷逐渐恢复正常,碱性磷酸酶1～2个月恢复正常。X线表现于2～3周后即有改善,临时钙化带重新出现,骨质密度增浓,逐步恢复正常。

4.后遗症期　多见于3岁以后小儿,临床症状消失,血生化及骨骺X线检查正常,仅遗留不同程度的骨骼畸形,轻中度佝偻病治疗后很少留有骨骼改变。

【诊断】

有日光照射不足及维生素D缺乏的病史,佝偻病的症状和体征,结合血生化改变和骨X线改变可做出正确诊断。但佝偻病早期或不典型患者,需依靠血生化检查及X线检查。碱性磷酸酶增高和血清25-(OH)D$_3$在早期降低有助于早期诊断。

【鉴别诊断】

除需与甲状腺功能减退引起的生长发育迟缓,以及软骨营养不良引起的骨骼畸形鉴别外,主要应与抗维生素D佝偻病鉴别,此类疾病的共同特点为一般剂量的维生素D治疗无效。

1.低血磷性抗维生素D佝偻病　为肾小管再吸收磷及肠道吸收磷的原发性缺陷所致,佝偻病的症状多发生于1岁以后,且2～3岁后仍有活动性佝偻病表现,血钙多正常,血磷低,尿磷增加。

2.远端肾小管酸中毒　为远曲肾小管泌氢障碍,从尿中丢失大量钠、钾、钙,继发甲状旁腺功能亢进,骨质脱钙,出现佝偻病症状。骨骼畸形严重,身材矮小,除低钙血症、低磷血症之外,有代谢性酸中毒及低钾、高氯血症,尿呈碱性。

3.维生素D依赖性佝偻病　为常染色体隐性遗传,分为两型:Ⅰ型为肾脏1-羟化酶缺陷,Ⅱ型为靶器官1,25-(OH)$_2$D$_3$受体缺陷。两型均有严重的佝偻病症状,低钙血症、低磷血症、碱性磷酸酶明显增高。Ⅰ型可有高氨基酸尿症,Ⅱ型的一个重要特征为脱发。

4.肾性佝偻病　因肾脏疾病引起1,25-(OH)$_2$D$_3$减少,出现钙磷代谢紊乱,血钙低,血磷高,碱性磷酸酶正常。佝偻病症状多于幼儿后期明显,患儿身材矮小。

5.肝性佝偻病　肝功能不全可使25-(OH)D$_3$生成障碍,伴有胆道阻塞时肠道吸收维生素D及钙也降低。

【治疗】

治疗目的是控制活动期,防止骨骼畸形。

1.维生素D制剂　不主张采用大剂量维生素D制剂治疗,治疗原则以口服为主。一般剂量为每日50～125μg(相当于2 000～5 000IU),持续4～6周;之后小于1岁的改为400IU,大于1岁的改为600IU。大剂量维生素D与治疗效果无正比例关系,不缩短疗程,与临床分期无关。当重症佝偻病有并发症或无法口服者,可大剂量肌内注射维生素D 20万～30万IU一次即可,3个月后开始用预防量。治疗1个月后应复查,如临床表现、血生化与骨骼X线改变无改善,应与抗维生素D佝偻病鉴别。

2.钙剂　维生素D治疗期间应同时补充钙剂,有助于改善症状,促进骨骼发育。

【预防】

1.围生期　提倡孕母经常到户外活动,食用富含钙、磷、维生素D,以及其他营养素的食物。妊娠后期适量补充维生素D(800IU/d)有益于胎儿贮存充足维生素D,以满足生后一段时间生长发育的需要。

2.婴幼儿期　预防的关键在日光浴与适量维生素D的补充。出生后1个月即可让婴儿坚持户外活动,冬季更要保证每日1～2小时户外活动时间。早产儿、低出生体重儿、双胎儿生后2周开始补充维生素D 800IU/d,3个月后改为400IU/d。足月儿生后2周开始补充维生素D 400IU/d,至2岁。夏季户外活动多,可暂停服用或减量。一般可不加服钙剂。

第五节　维生素D缺乏性手足搐搦症

由于维生素D缺乏，甲状旁腺代偿功能不足或其他多种因素的影响，致血中游离钙离子降低，使神经兴奋性增高，引起局部或全身肌肉抽搐。多见于6个月以内的小婴儿。随着维生素D缺乏预防工作的广泛开展，由维生素D缺乏引起的手足搐搦症已经很少见。

【病因和发病机制】

维生素D缺乏时，血钙下降，但甲状旁腺分泌的甲状旁腺素不能代偿性增加，所以正常血钙水平不能维持。当血钙进一步下降，低于1.75～1.88mmol/L，或离子钙低于1.0mmol/L时可引起神经肌肉兴奋性增高，出现抽搐。

引起血钙降低的主要原因如下：①佝偻病初期钙吸收差，血钙下降而甲状旁腺反应迟钝，使血钙进一步下降；②春、夏季阳光充足或维生素D治疗之初大量钙沉积于待钙化的骨骼，骨脱钙减少，而肠道吸收钙相对不足，使血钙降低而诱发本病；③感染、发热、饥饿时，组织细胞分解释放磷，血磷升高，血钙降低而发病。

【临床表现】

除不同程度的佝偻病表现外，主要为惊厥、手足搐搦和喉痉挛，以无热惊厥最常见。

1. 典型发作　当血钙低于1.75mmol/L时发生。①惊厥：多见于婴儿期。突然发生四肢抽动，双眼上翻，面肌颤动，意识丧失。发作缓解后可入睡，醒后活动如常。发作时间可在数秒至数分钟不等，次数依据严重程度而定，可一日数次，也可数日一次。一般不发热。轻者仅有两眼凝视、惊跳或部分面肌抽动。②喉痉挛：婴儿多见，由咽喉部肌肉和声门突发痉挛引起吸气困难，有时可致窒息，严重时缺氧，甚至死亡。③手足搐搦：常发生在较大婴儿、幼儿。发作表现为手足痉挛状，腕部屈曲，手指强直，拇指内收掌心，强直痉挛；踝关节伸直，足趾下弯成"芭蕾舞足"样弓形。

2. 隐匿型　血钙多在1.75～1.88mmol/L，没有典型发作症状，但可刺激周围神经诱发局部肌肉抽搐，出现以下体征：①面神经症（Chvostek征）：用指尖或叩诊锤轻轻敲击颧弓与口角间的面颊部，出现眼睑及口角抽动为阳性。新生儿可出现假阳性。②腓神经症（Lust征）：用叩诊锤叩击膝部下外侧腓骨小头处的腓神经，足部向外侧收缩为阳性。③低钙束臂征（Trousseau征）：用血压计袖带包裹上臂，打气使血压维持在收缩压和舒张压之间，5分钟内出现手抽搐为阳性。

【诊断和鉴别诊断】

婴儿突发无热惊厥，反复发作，发作后神志清醒、无神经系统体征，同时有佝偻病存在，可以首先考虑本病的可能，查血钙有助于诊断，需要与以下疾病进行鉴别：

1. 低血糖症　多发生于清晨空腹时，常有进食少或腹泻史，可出现惊厥、昏迷。血糖常低于2.2mmol/L。口服糖水或静脉注射葡萄糖溶液后立即好转。

2. 婴儿痉挛症　于婴儿期发病，为癫痫的一种表现。发作时突然头及躯干前屈，上肢前屈内收握拳，下肢屈曲至腹部，伴意识障碍，每次发作数秒至数十秒自行停止；常伴智力异常，脑电图呈高幅节律紊乱。

3. 低镁血症　常见于新生儿及婴儿，多为人工喂养，常有触觉、听觉过敏，引起肌肉震颤，甚至惊厥及手足搐搦，血清镁常低于0.58mmol/L。

4. 中枢神经系统感染　脑膜炎、脑炎等患儿大多伴有发热和感染中毒症状，一般情况差，有颅内压增高体征及脑脊液改变。

5. 急性喉炎　大多伴有上呼吸道感染症状，也可突然发作，声音嘶哑伴犬吠样咳嗽，吸气性呼吸困难,常于夜间发作,伴发热,血钙正常,钙剂治疗无效。

【治疗】

1. 急救处理　①止惊:立即注射镇静剂如地西泮,每次 0.1～0.3mg/kg,肌内或静脉注射;或用水合氯醛每次 40～50mg/kg,保留灌肠;也可用苯巴比妥。②给氧:惊厥期应立即吸氧,有喉痉挛者立即将舌尖拉出口外,进行口对口人工呼吸或加压给氧,必要时行气管插管以保证呼吸道通畅。

2. 钙剂治疗　尽快给予 10% 的葡萄糖酸钙 5～10ml,加入 10% 葡萄糖溶液 5～20ml 中缓慢静脉注射(10min 以上),注射过快可使血钙骤然升高,引起呕吐,甚至有引起心搏骤停的危险。惊厥停止后可口服钙剂,不可皮下或肌内注射以免造成局部坏死。

3. 维生素 D 治疗　症状控制后,按照维生素 D 缺乏性佝偻病补充维生素 D。

第六节　锌　缺　乏　症

锌是人体所需重要的微量元素之一,为 100 多种酶的关键组成部分,参与脱氧核糖核酸(DNA)、核糖核酸(RNA)和蛋白质的合成。小儿缺锌的主要表现为食欲差,生长发育减慢、免疫功能降低,青春期缺锌可致性成熟障碍。

【病因】

1. 摄入不足　是小儿锌缺乏的主要原因。动物性食物不仅含锌丰富而且易于吸收,植物性食物含锌少,故素食者容易缺锌;全胃肠道外营养如未加锌可致缺锌。

2. 吸收障碍　各种原因所致的腹泻皆可妨碍锌的吸收。谷类食物含多量植酸和粗纤维,均可与锌结合从而妨碍其吸收。药物如钙剂、铁剂等可通过竞争性抑制或干扰锌吸收的多个环节,降低锌吸收率。牛乳中含锌量与母乳类似,为 45.9～53.5μmmol/L(300～350μg/dl),但牛乳锌的吸收率(39%)远低于母乳锌(65%),因此长期的纯牛乳喂养也可导致缺锌。肠病性肢端皮炎是一种染色体隐性遗传病,因小肠缺乏吸收锌的载体,故表现为严重缺锌。

3. 需求增加　在生长发育迅速阶段的婴儿,或组织修复过程中,或营养不良恢复期等皆可发生锌需要量增多,发生锌缺乏。

4. 丢失过多　如反复出血、溶血、大面积烧伤、慢性肾脏疾病、蛋白尿,以及应用金属螯合剂(如青霉胺)等均可因锌丢失过多导致锌缺乏。

知识链接

锌在人体的作用

锌有以下作用:①促进人体的生长发育。②维持人体正常的食欲。③提高人体免疫力。④维持男性正常的生殖功能。⑤促进伤口或创伤的愈合。正常人体含锌 2～2.5g,锌参与体内 100 多种酶的形成,缺锌可影响核酸和蛋白质的合成和其他生理功能。

【临床表现】

1. 消化功能减退　缺锌影响味蕾细胞更新和唾液磷酸酶的活性,使舌黏膜增生、角化不全,以致味觉敏感度下降,发生食欲减退、畏食、异食癖。

2. 生长发育落后　缺锌可妨碍生长激素轴功能和性腺轴的成熟,故生长发育迟缓、身材矮小、性发育延迟。

3. 智能发育延迟　缺锌可使脑 DNA 和蛋白质合成障碍,谷氨酸浓度降低,从而引起智能迟缓。

4. 免疫功能降低 缺锌会严重损害细胞免疫功能而容易发生感染。

5. 其他 如脱发、皮肤粗糙、皮炎、地图舌、反复口腔溃疡、创伤愈合迟缓、视黄醇结合蛋白质减少而出现夜盲症等。

【诊断】

锌缺乏症目前尚无特异性诊断指标，主要根据缺锌的病史和临床表现，结合空腹血清锌 <11.47μmol/L（75μg/dl），锌剂治疗有显效即可诊断。

【治疗】

1. 针对病因 治疗原发病。

2. 饮食治疗 鼓励多进食富含锌的动物性食物如肝、鱼、瘦肉、禽蛋、牡蛎等。初乳含锌丰富。

3. 补充锌剂 常用葡萄糖酸锌，每日剂量为锌元素 0.5～1.0mg/kg，相当于葡萄糖酸锌 3.5～7mg/kg，疗程一般为 2～3 个月。长期静脉输入高能量者，每日锌用量为：早产儿 0.3mg/kg；足月儿～5 岁 0.1mg/kg；>5 岁 2.5～4mg/d。

药物锌不宜过量，否则可致急性锌中毒，表现为腹泻、呕吐和嗜睡等。长期过量还可引起铜缺乏，需予注意。

【预防】

元素锌每日推荐摄入量为：0～6 个月 2.0mg；7～12 个月 3.5mg；1～3 岁 4mg；4～6 岁 5.5mg。提倡母乳喂养。平时应提倡均衡膳食，动物性食物和植物性食物合理搭配，戒除挑食、偏食、吃零食的习惯。对可能发生缺锌的情况如早产儿、人工喂养者、营养不良儿、长期腹泻、大面积烧伤等，均应适当补锌。

（王龙梅）

? 复习思考题

1. 简述母乳喂养的优点。
2. 蛋白质-能量营养不良的临床表现有哪些？
3. 简述维生素 D 缺乏佝偻病的分期及临床表现。
4. 简述维生素 D 缺乏性手足搐搦症发作时的临床表现。
5. 简述锌缺乏症的治疗方法。

扫一扫，测一测

PPT课件

知识导览

第五章 新生儿与新生儿疾病

学习目标

掌握新生儿疾病的病因、临床表现、诊断及治疗；熟悉新生儿的定义与分类，正常足月儿与早产儿的特点；了解新生儿常见疾病的发病机制、鉴别诊断及预后。

思政元素

人民的好医生——林巧稚

林巧稚（1901—1983），福建厦门人，北京协和医院第一位中国籍妇产科主任，中国科学院第一位女学部委员（院士），中国现代妇产科学的主要开拓者、奠基人之一。她从事医学事业 60 余年，在胎儿宫内呼吸、女性盆腔疾病、妇科肿瘤、新生儿溶血症等方面作出了突出贡献。林巧稚一生亲手接生了五万多名婴儿。每次都会因为新生命的到来而欣喜的她却终身没有婚育，将自己的一生完全奉献给了我国的妇婴事业。

林巧稚的一生，始终坚持年少求学时最纯粹的信念："怀着非凡的爱去做平凡的事。"而这非凡的爱，既是她对祖国的爱，也是对妇婴同胞的爱。

第一节 新生儿概述

新生儿（newborn）是指出生脐带结扎到满 28 天内的婴儿。这一时期，称为新生儿时期。研究新生儿生理、病理、疾病防治及保健等方面的科学称为新生儿学。新生儿学原属儿科学范畴，因发展迅速，现已渐形成独立的学科。新生儿是胎儿的继续，与产科密切相关，因此，又是围生医学的一部分。

围生医学是研究胎儿出生前后影响胎儿和新生儿健康的一门学科，涉及产科、新生儿科和有关的遗传、生化、免疫、生物医学工程等领域，是一门边缘学科。围生期是指产前、产时和产后的一段时期，国际上对于围生期的定义有多种表述，我国目前采用的定义是：自妊娠 28 周（此时胎儿体重约 1 000g）至生后 7 天。围生期的婴儿称围生儿，由于经历了宫内迅速生长、发育，以及从宫内向宫外环境转换阶段，因此，其死亡率和发病率均居于人的一生之首，尤其是生后 24 小时内。

【新生儿分类】

1. 根据胎龄（gestational age，GA）分类 ①足月儿：37 周≤GA<42 周的新生儿（260～293 天）；②早产儿：GA<37 周（259 天）的新生儿；③过期产儿：GA≥42 周（294 天）的新生儿。

2. 根据出生体重分类 出生体重（birth weight，BW）指出生 1 小时内的体重。①正常出生体重儿（NBW）：2 500g≤BW≤4 000g。②低出生体重儿（LBW）：BW<2 500g，其中，极低出生体

重儿（VLBW）：BW<1 500g，超低出生体重儿（ELBW）：BW<1 000g。③巨大儿：BW>4 000g 的新生儿。

3. 根据出生体重和胎龄关系分类　①小于胎龄儿（SGA）：BW 在同胎龄儿平均体重的第 10 百分位数以下的新生儿；②适于胎龄儿（AGA）：BW 在同胎龄儿平均体重的第 10 至第 90 百分位数之间的新生儿；③大于胎龄儿（LGA）：BW 在同胎龄儿平均体重的第 90 百分位数以上的新生儿。

4. 根据出生后周龄分类　①早期新生儿：生后 1 周以内的新生儿，也属于围生儿；②晚期新生儿：出生后第 2 周开始至第 4 周末的新生儿。

5. 按照出生时情况分类　高危儿指已经发生或可能发生危重疾病而需要监护的新生儿。常见于：①母亲有糖尿病史，孕期有阴道流血、感染、吸烟、吸毒或酗酒史，母亲为 Rh 阴性血型，过去有死胎、死产或性传播病史等；②母亲患妊娠高血压综合征、先兆子痫、子痫、羊膜早破、羊水胎粪污染、胎盘早剥、前置胎盘、各种难产、手术产（高位产钳、胎头吸引、臀位产）、分娩过程中使用镇静和止痛药物史等；③出生时异常，如新生儿窒息、多胎儿、早产儿、小于胎龄儿、巨大儿、宫内感染、先天畸形等。

第二节　正常足月儿和早产儿的特点及护理

正常足月儿（term infant）是指出生时 37 周≤胎龄<42 周、2 500g≤出生体重≤4 000g、无畸形或疾病的活产婴儿。早产儿（preterm infant）又称未成熟儿，我国早产儿的发生率为 7%～10%，死亡率为 12.7%～20.8%，且胎龄越小，体重越轻，死亡率越高，尤其 1 000g 以下的早产儿，其伤残率较高，因此预防早产对降低死亡率、减少伤残率具有重要意义。引起早产的原因多见于母亲孕期疾病、多胎及胎儿畸形、外伤、过度劳累、胎盘异常、吸烟、酗酒、吸毒等。

一、正常足月儿和早产儿的外观特点

正常足月儿和早产儿在外观上各具特点（表 5-1）。

表 5-1　正常足月儿和早产儿外观特点

	足月儿	早产儿
皮肤	肤色红润、皮下脂肪丰满、毳毛少	绛红、水肿、发亮、毳毛多
头	头大（占全身比例1/4）	头更大（占全身比例1/3）
头发	头发分条清楚	细软、乱如绒线头
耳壳	软骨发育良好，耳舟成形、直挺	软、缺乏软骨、耳舟不清楚
指、趾甲	达到或超过指、趾端	未达指、趾端
乳腺	结节>4mm，平均7mm	无结节或结节<4mm
跖纹	足纹遍及整个足底	足底纹理少、足跟光滑
外生殖器	男婴睾丸已降入阴囊 女婴大阴唇遮盖小阴唇	男婴睾丸未降或未全降 女婴大阴唇不能遮盖小阴唇

二、正常足月儿与早产儿的生理特点

（一）呼吸系统

胎儿肺内充满液体，足月儿大约 30～35ml/kg，分娩时经产道挤压约 1/3 经口鼻排出，其余在建立呼吸后由肺间质毛细血管及淋巴管吸收，如果吸收延迟，则出现湿肺。新生儿鼻腔狭窄，鼻黏膜血管丰富，轻微炎症即可阻塞鼻腔，引起新生儿烦躁、拒奶和呼吸困难。喉部黏膜及声带血管丰富，感染时喉头出现水肿可致喉梗阻。新生儿胸廓呈圆桶状，肋间肌薄弱，呼吸运动主要依靠膈肌的升降而呈腹式呼吸。新生儿呼吸频率较快，安静时约 40 次 /min，如持续 >60 次 /min，称呼吸急促，多由呼吸及其他系统疾病引起。

早产儿呼吸中枢及呼吸器官发育不成熟，呼吸浅快不规则，易出现周期性呼吸及呼吸暂停。呼吸暂停是指呼吸停止≥20 秒，伴心率减慢 <100 次 /min，或出现青紫、氧饱和度下降。胎龄越小，发生率越高，常于生后 1～3 天出现。因肺泡表面活性物质少，易发生呼吸窘迫综合征。由于肺发育不成熟，当出现高压力、高容量、高浓度氧损伤时，易引起慢性肺疾病（chronic lung disease，CLD）。

（二）循环系统

胎儿出生后，由于胎盘 - 脐血循环终止、肺循环阻力下降、肺血量增加、左心房回流血量增多及体循环压力升高，卵圆孔与动脉导管出现功能性关闭，血液循环由胎儿血液循环转变为成人血液循环。当患儿出现严重肺炎、酸中毒、低氧血症时，肺血管压力升高，当压力等于或超过体循环时，可致卵圆孔、动脉导管重新开放，出现右向左分流，称新生儿持续性肺动脉高压（PPHN）。临床表现为青紫及严重低氧血症，吸入高浓度氧青紫不能缓解。新生儿心率较快，波动范围较大，为 90～160 次 /min，足月儿血压平均为 70/50mmHg。

早产儿心率更快，可达 120～160 次 /min。由于血液分布多集中于躯干和内脏，四肢较少，故新生儿四肢末梢易发凉或青紫。早产儿血压较低，部分可伴有动脉导管开放。

（三）消化系统

新生儿出生时吞咽功能已经完善，但贲门括约肌松弛，幽门括约肌较发达，胃呈水平位，易发生溢乳，甚至呕吐，早产儿更多见。消化道面积相对较大，肠管壁较薄，通透性高，有利于吸收食物中各种营养物质，但也易使肠腔内毒素及消化不全产物通过而进入血液循环，引起中毒症状。足月儿除胰淀粉酶外，其他消化酶均已具备。新生儿多在生后 24 小时内排出绿色黏稠胎便，2～4 天之内排完。胎便由脱落的肠道上皮细胞、胆汁及胎儿时期吞入的羊水组成。若生后 24 小时仍不排胎便者，应仔细查找有无肛门闭锁或其他消化道畸形。

早产儿各种消化酶不足，胆酸分泌较少，不能将脂肪乳化，故脂肪消化吸收较差。在出现缺氧缺血、喂养不当情况下，易发生坏死性小肠结肠炎等。新生儿肝葡萄糖醛酸基转移酶活力较低，是新生儿生理性黄疸的主要原因之一。早产儿肝脏发育不成熟，生理性黄疸程度较足月儿重，持续时间较足月儿长，同时肝内糖原贮存少，肝合成蛋白质能力差，常易发生低血糖和低蛋白血症。

（四）泌尿系统

新生儿出生时肾结构已发育完成，但肾功能不成熟，肾小球滤过率低，浓缩功能差，故不能迅速有效地处理过多水和溶质，易发生水肿或脱水。新生儿肾小管对糖回吸收能力低下，早产儿尤甚，当葡萄糖输注率过高时常有尿糖出现。早产儿肾浓缩功能更差，排钠分数低，肾小管对醛固酮反应低下，易出现低钠血症。碳酸氢根的肾阈值极低和肾小管排酸能力差，牛奶喂养可使内源性氢离子增加，易引起晚期代谢性酸中毒，故人工喂养早产儿应喂早产儿配方奶粉。

新生儿出生后一般在 24 小时内排尿，1 周内每日排尿可达 20 次。如果新生儿超过 48 小时仍未排尿者，应仔细查找原因。个别新生儿可因尿内含有较多的尿酸盐结晶致使排尿不畅，此时只需多饮水即可助尿酸盐排出。

（五）血液系统

足月儿出生时红细胞为 $(5\sim7)\times10^{12}$/L，血红蛋白为 140~200g/L，由于血液浓缩，生后 24 小时最高，大约于出生第一周末恢复至出生时水平，以后逐渐下降。血红蛋白中胎儿血红蛋白占 70%~80%，5 周后降至 55%，以后逐渐被成人型血红蛋白取代。白细胞计数生后第 1 天为 $(15\sim20)\times10^9$/L，3 天后明显下降；分类计数以中性粒细胞为主，4~6 天中性粒细胞及淋巴细胞相近，以后以淋巴细胞为主。血小板计数均在 $(200\sim300)\times10^9$/L。足月儿血容量平均为 85~100ml/kg，脐带结扎延迟可从胎盘多获得 35% 的血容量。

早产儿血容量为 85~110ml/kg，周围血中有核红细胞较多，白细胞及血小板稍低于足月儿，白细胞为 $(6\sim8)\times10^9$/L。由于早产儿红细胞生成素水平低下、先天性铁储备少、血容量迅速增加，"生理性贫血"出现早，而且胎龄越小，贫血持续时间越长，程度越严重。

（六）神经系统

新生儿脑相对较大，重 300~400g，占体重的 10%~12%，但脑沟及脑回未完全形成。脊髓相对较长，末端约在第 3~4 腰椎水平，故腰椎穿刺应在第 4~5 椎间隙进针。足月儿大脑皮质兴奋性低，睡眠时间长，觉醒时间一昼夜仅为 2~3 小时。大脑对下级中枢抑制较弱，且锥体束及纹状体发育不全，常出现不自主及不协调动作。

足月儿出生时已具备多种暂时性原始反射如觅食反射、吸吮反射、握持反射、拥抱反射。觅食反射：用左手托婴儿呈半卧位，右手示指轻触其一侧面颊，婴儿反射性地头转向该侧。吸吮反射：将乳头或奶嘴放入婴儿口内，会出现有力的吸吮动作。握持反射：将物品或手指置入婴儿手心中，立即将其握紧。拥抱反射：新生儿仰卧位，拍打床面后其双臂伸直外展，双手张开，然后上肢屈曲内收，双手握拳呈拥抱状。

正常情况下，原始反射在新生儿生后数月自然消失，如果新生儿期上述反射减弱或者消失，或消失较晚，常提示有神经系统疾病或其他异常。早产儿神经系统发育不成熟，胎龄越小，原始反射无法引出或反射不完全。

新生儿出生时由于神经系统发育不成熟，正常足月新生儿也可出现年长儿的病理性神经反射，如克尼格征、巴宾斯基征和沃斯特克氏征，偶可出现阵发性踝阵挛。而正常的腹壁反射、提睾反射不易引出。早产儿，尤其是极低出生体重儿脑室管膜下存在发达的胚胎生发层组织，易发生脑室周围 - 脑室内出血及脑室周围白质软化。

（七）体温调节

新生儿由于体温调节中枢功能差，皮下脂肪薄，体表面积相对较大，易散热，体温随外界环境温度波动大。胎儿生后由于环境温度显著低于宫内温度，如不及时保温，可发生低体温，进而引起低氧血症、低血糖症和代谢性酸中毒或寒冷损伤等。新生儿产热依靠棕色脂肪，早产儿棕色脂肪少，产热少，寒冷时易发生低体温；由于汗腺发育差，外界环境温度高体温亦容易升高，补给水分不足容易出现脱水热。

维持正常体温是机体进行各种活动的基本条件，新生儿必须给予合适的环境温度，即所谓中性温度，中性温度是指机体代谢、氧及能量消耗最低并能维持体温正常的最适环境温度。不同胎龄、不同出生体重、不同日龄的新生儿，其所需的中性温度不同（表 5-2）。

（八）能量和体液代谢

新生儿出生后的基础热量需要约为 209kJ/（kg·d），每日需要总热量为 418~502kJ/kg。新生婴儿需水量与出生体重、胎龄、日龄和临床情况有关，一般认为，生后第 1 天需水量为 60～100ml/kg，此后每日增加 30ml/kg，直至每日 150～180ml/kg。足月儿钠需要量为 1～2mmol/（kg·d），小于 32 周早产儿为 3～4mmol/（kg·d），初生婴儿 10 天内血钾水平较高，一般不需补充，以后需要量为 1～2mmol/（kg·d）。

表 5-2　不同出生体重新生儿的中性温度

出生体重（kg）	中性温度			
	35℃	34℃	33℃	32℃
1.0	初生 10 天内	10 天以后	3 周以后	5 周以后
1.5	—	初生 10 天内	10 天以后	4 周以后
2.0	—	初生 2 天内	2 天以后	3 周以后
>2.5	—	—	初生 2 天内	2 天以后

新生婴儿出生后早期由于体内水分丢失多，总热量供应不足，导致体重下降，大约 1 周末降至最低点（小于出生体重的 10%），10 天左右恢复至出生体重，称为生理性体重下降。早产儿由于早期喂养困难，生理性体重下降多较足月儿明显（小于出生体重的 15%～20%）。

早产儿生活能力低下，吸吮力弱，消化功能差，生后数周内多达不到上述需要量，常需肠道外静脉营养。体液总量约为体重的 80%，按千克体重计算所需液量高于足月儿，摄入 419kJ 热量一般需 100～150ml 水。<32 周早产儿每日钠需要量为 3～4mmol/kg。

（九）免疫系统

新生儿特异性及非特异性免疫功能均不完善。皮肤黏膜薄嫩，屏障功能差，易损伤；脐血管残端未完全闭合，细菌易侵入血液；呼吸道纤毛运动差，胃肠道胃酸及胆酸分泌少，杀菌力差，易患呼吸道及消化道感染；血 - 脑脊液屏障发育不完善，屏障功能在特定情况下易开放，易患细菌性脑膜炎。多形核白细胞少，吞噬作用差。免疫球蛋白 IgG 可通过胎盘，但胎龄越小，IgG 体内含量越低；IgA、IgM 不能通过胎盘，易患细菌性感染，尤其是革兰氏阴性杆菌感染。

（十）新生儿常见的生理状态

1. 生理性黄疸　详见本章第八节。

2. "马牙"和 / 或"螳螂嘴"　部分新生儿口腔上腭中线和齿龈部位有散在黄白色、米粒大小的小颗粒，俗称"马牙"，系上皮细胞或黏液腺分泌物堆积形成；部分新生儿两侧颊部各有一隆起脂肪垫，有利于吸吮乳汁。"马牙"和"螳螂嘴"属正常现象，于生后数周或数月自行消失，不可挑割及用布擦，以免发生细菌感染。

3. 乳腺肿大及假月经　部分新生儿于生后 4～7 天可触及乳腺肿块，如蚕豆或核桃大小，2～3 周可自然消退，切忌挤压，以免感染。部分女婴于生后 5～7 天阴道流出少量血液或非脓性分泌物，持续 1～3 天可自然消退。上述现象均系胎儿出生后来自母体的雌激素中断所致。

4. 新生儿红斑及粟粒疹　部分新生婴儿在出生后 1～2 天，头部、躯干及四肢可出现大小不等的多形性斑丘疹，称"新生儿红斑"，1～2 天后自然消退。也可在鼻尖、鼻翼、颜面部出现小米粒大小黄白色皮疹，称"新生儿粟粒疹"，由皮脂腺堆积而致，脱皮后自然消失。

三、正常足月儿及早产儿的护理

（一）保暖

胎儿出生后应立即用预热的毛巾擦干全身，并将足月儿置于预热的自控式开放式抢救台上，或自控式温箱中，设定腹壁温度为36.5℃，抢救台或温箱可自动调节内部环境温度，保持新生儿皮温36.5℃。4～6小时后，移至普通婴儿床中（室温24～26℃、空气湿度50%～60%）。亦可进行"袋鼠式护理"。对早产儿尤其要注意保温，体重低于2 000g或体重较大伴低体温者，应置于自控式开放式抢救台上或温箱中，使腹壁温度维持在36.5℃左右。

（二）喂养

合理喂养是保证新生儿健康生长发育的关键。足月儿出生后半小时即可哺母乳，以促进乳汁分泌，并防止低血糖，鼓励按需哺乳。在无法母乳喂养的情况下可给配方乳，每3小时1次，每日7～8次。喂奶前应清洗乳头，奶后将婴儿竖立抱起、轻拍背部，以排出咽下的空气，防止溢奶。奶量以奶后安静、不吐、无腹胀、胃内无残留（经胃管喂养）和理想的体重增长（15～30g/d，生理性体重下降期除外）为标准，否则应注意查找原因。

早产儿亦首选母乳喂养，对吸吮能力差、吞咽功能不协调的小早产儿，可由母亲挤出乳汁行管饲喂养。亦可人工喂养，开始试喂5%葡萄糖水，耐受后行早产儿配方乳喂养。原则上胎龄越小，出生体重越低，每次哺乳量越少，间隔时间越短。开始按1∶1稀释，以后渐增至3∶1，体重<1 500g者，每次给奶量2～5ml，间隔时间为1～2小时；体重>1 500g者，每次给奶量5～8ml，间隔时间为2～3小时。喂奶后根据有无呕吐、腹胀、胃内残留及体重增长情况（每天增长10～15g/kg）调整。哺乳量不足所需热量部分可辅以静脉营养。为防止乳液反流入气管应在哺乳后右侧卧位。

足月新生儿生后立即肌内注射维生素 K_1 0.5～1mg1次，早产儿应连续肌内注射3日，每日1次，预防维生素K缺乏性出血。新生儿生后4～5天即可给维生素C 50～100mg/d，2周后加维生素A 500～2 000IU/d，维生素D 400～800IU/d，4周后添加铁剂，足月儿给元素铁2mg/（kg·d），极低出生体重儿给元素铁3～4mg/（kg·d），同时加用维生素E 25U和叶酸2.5mg。

（三）呼吸管理

保持呼吸道通畅，早产儿仰卧位可在肩下放置软垫，避免颈部弯曲。若有低氧血症则间断供氧，给氧浓度以30%～40%、维持动脉血氧分压6.7～9.3kPa（50～70mmHg）或经皮氧饱和度91%～95%为宜，呼吸暂停早产儿可刺激足底，或用负荷量氨茶碱5mg/kg静脉滴注，12小时后给予维持量2～4mg/（kg·d），分2次给药。切忌给早产儿常规吸氧，以防吸入高浓度氧或吸氧时间过长导致早产儿视网膜病和支气管肺发育不良。如出现呼吸暂停，轻者经弹、拍打足底或刺激皮肤等可恢复呼吸；重者需经面罩或气管插管给氧复苏，同时应去除原因并转入新生儿重症监护室（NICU）进行监护和治疗。

（四）预防感染

新生儿护理和处置均应注意无菌操作。接触新生儿前后应洗手，婴儿室工作人员如患上呼吸道或皮肤感染，应暂时隔离。为预防感染还应做到以下几方面：①保持呼吸道通畅：清除呼吸道分泌物，生后数小时内，让婴儿侧卧位，有助于残存在呼吸道内的黏液自然流出。②保持脐带残端清洁和干燥：每日用碘伏棉签擦拭脐带残端和脐窝部。一般生后3～7天残端脱落，脱落后如有严重渗血，应局部消毒并重新结扎。如10天后仍不脱落，则提示可能存在脐部感染。脐部如有黏液，可用碘伏棉签擦拭；如有肉芽组织，可用硝酸银烧灼局部；如有化脓感染，用过氧化氢或碘伏消毒。必要时全身应用抗生素。③保持皮肤清洁：每日用温水清洗头、面、臀及会阴部。④其他：衣服宜宽大，质软，不用纽扣；应选用柔软、吸水性强的尿布。

早产儿免疫力低,早产儿室及所接触的物品均应定期消毒。室内地板、床架及暖箱应湿式清洁,定期乳酸熏蒸消毒;对感染者应及时隔离治疗。

(五)预防接种

1.生后 3 天内接种卡介苗,预防结核病。早产儿、有皮肤病变、发热等其他疾病患儿应暂缓接种;对疑有先天性免疫缺陷的新生儿,绝对禁忌接种卡介苗,以免引起全身感染,危及患儿生命。

2.出生 1 天内、1 个月和 6 个月时应各注射重组乙肝病毒疫苗 1 次。母亲为乙肝病毒携带者或乙肝患者,婴儿出生后应立即肌内注射高价乙肝免疫球蛋白(HBIg)0.5ml,同时换部位注射重组乙肝病毒疫苗。

(六)新生儿筛查

应开展先天性甲状腺功能减退症及苯丙酮尿症等先天性代谢缺陷病的筛查。

第三节　新生儿窒息

案例分析

案例 5-1

患儿为第 1 胎第 1 产,胎龄 38 周,患儿生后无自主呼吸,四肢青紫,对刺激反应差,心率 < 100 次 /min。立即予气管插管,复苏气囊加压给氧,约 30 秒后患儿肤色转红,生后 1 分钟 Apgar 评分 3 分,继续复苏抢救,5 分钟 Apgar 评分 7 分。出生体重 3 650g,身长 52cm,头围 33cm。

分析:

1.该患儿最可能的诊断是什么?

2.该病的处理原则是什么?

新生儿窒息(neonatal asphyxia)是指婴儿出生后无自主呼吸或呼吸抑制而导致的缺氧、二氧化碳潴留、混合性酸中毒和循环障碍。产前胎儿缺氧称胎儿窘迫。产程中发生缺氧称产程中窒息。出生数分钟后出现呼吸抑制称新生儿窒息,是引起新生儿死亡和儿童伤残的重要原因之一。

【病因】

窒息的本质是缺氧,凡是影响母体和胎儿间血液循环和肺气体交换的因素,都会造成窒息,它可以出现于妊娠期,但大多数出现在产程开始后。新生儿窒息多为胎儿宫内窘迫的延续。

1.孕母因素　①母亲疾病如严重贫血、心脏病、高血压、糖尿病、慢性肾脏和肺脏疾病等;②妊娠并发症:妊娠期高血压;③孕母吸毒、吸烟或被动吸烟;④孕母年龄≥35 岁或 <16 岁,以及多胎妊娠。

2.胎盘因素　前置胎盘、胎盘老化、胎盘早剥、畸形胎盘等。

3.脐带因素　脐带脱垂、过短、过长、打结或绕颈等。

4.分娩因素　①头盆不称、宫缩乏力、胎位不正所致难产,使用高位产钳、臀位抽出术、胎头吸引;②产程中的麻醉、镇痛剂和催产药使用不当等。

5.胎儿因素　①早产儿呼吸中枢发育不够成熟,易诱发呼吸衰竭;②宫内感染可抑制呼吸中枢;③羊水或胎粪吸入致使呼吸道阻塞;④先天性畸形:如食管闭锁、肺发育不全、先天性心脏病等。

【病理生理】

1. 窒息时，生后呼吸和循环的转换受阻，由于窒息造成新生儿出生后不能建立正常的自主呼吸，导致肺泡扩张和肺液排出受阻，肺表面活性物质产生减少或活力下降，出现肺血管阻力增加，致持续肺动脉压力增高，以上进一步加重组织的缺氧情况。

2. 窒息时，缺氧和二氧化碳潴留引起机体出现潜水反射，即血液再分布，早期重要器官得到保护，由于促肾上腺皮质激素、糖皮质激素、儿茶酚胺、肾素、心钠素等分泌增加，使心率增快，血压升高，重要脏器灌注得到保护。若低氧持续存在，将最终导致重要器官受损。

3. 呼吸变化　大多数正常新生儿生后 2 秒钟开始呼吸，5 秒钟后啼哭，10 秒钟到 1 分钟出现规律呼吸。新生儿窒息多为胎儿宫内窘迫的延续，缺血、缺氧可导致细胞代谢、功能障碍和结构异常，甚至死亡。不同细胞对缺血、缺氧的易感性各异，以脑细胞最为敏感，其次是心肌、肝和肾上腺细胞。

（1）原发性呼吸暂停：当胎儿或新生儿发生低氧血症和酸中毒时，呼吸和心率增快，出现机体血流重新分布，肺、肠、肾、肌肉、皮肤等血流量减少，以保证供给生命器官（脑、心肌、肾上腺）的血流量。此时，血压增高，心排出量增加。如果窒息病因持续存在，旋即呼吸停止、心率减慢，称为原发性呼吸暂停。此时，心功能尚好，肌张力存在，如及时去除病因，迅速有效地清理呼吸道和物理刺激（弹足底等）即可恢复自主呼吸。

（2）继发性呼吸暂停：缺氧持续存在，则出现喘息样呼吸，心率继续减慢，血压下降，肌张力消失，苍白，呼吸运动减弱，进而出现继发性呼吸暂停。此时，生命器官供血减少，脑损伤发生，心、肾等多器官受到缺氧缺血损伤，并出现严重的生化代谢紊乱如代谢性酸中毒，电解质紊乱，低血糖或高血糖。患儿对刺激无反应，不能自发地恢复自主呼吸，须正压通气方可恢复自主呼吸，否则将死亡。

【临床表现】

1. 胎儿宫内窘迫　早期有胎动增加，胎心率≥160 次/min；晚期则胎动减少（<20 次/12 小时），甚至消失，胎心率<100 次/min，羊水混有胎粪。

2. 新生儿窒息的诊断和分度　胎儿娩出后可根据其皮肤颜色分为青紫窒息（轻度窒息）和苍白窒息（重度窒息）。青紫窒息患儿心率、呼吸、对刺激反应、肌张力等多为正常，病情较轻；苍白窒息患儿多心音弱、肌张力低下、反射消失或迟钝，病情严重。

新生儿娩出时根据皮肤颜色、心率、对刺激的反应、肌张力及呼吸五项指标进行 Apgar 评分，0～3 分为重度窒息，4～7 分为轻度窒息，8～10 分为正常（表 5-3）。1 分钟评分是窒息诊断及分度依据，5 分钟、10 分钟评分有助于判断复苏效果和预后。如复苏抢救后患儿 15 分钟、20 分钟评分仍较低，则提示预后差，存活者发生神经系统后遗症可能性大。

表 5-3　新生儿 Apgar 评分表

体征	评分标准			评分	
	0分	1分	2分	1分钟	5分钟
皮肤颜色	青紫或苍白	身体红，四肢青紫	全身红		
心率（次/min）	无	<100	>100		
弹足底或插鼻管反应	无反应	有些动作，如皱眉	哭，喷嚏		
肌张力	松弛	四肢略屈曲	四肢活动		
呼吸	无	慢，不规则	正常，哭声响		

3. 并发症　新生儿窒息缺氧可并发多脏器功能损害，如缺氧缺血性脑病、颅内出血、羊水或胎粪吸入综合征、缺氧缺血性心肌损害、持续性肺动脉高压、肺出血、坏死性小肠结肠炎、应激性

溃疡、新生儿高胆红素血症和急性肾衰竭、低血糖或高血糖、低钙和低钠血症等,其中神经系统损害最为常见。因此,重度窒息是新生儿死亡的重要原因之一。

【诊断】

目前我国新生儿窒息的诊断多依据 Apgar 评分系统。但国内外多数学者认为,单独的 Apgar 不应作为评估低氧或产时窒息及神经系统预后的唯一指标。因此,美国儿科学会(AAP)和美国妇产科医师学会(ACOG)1996 年共同制定了以下窒息标准:①脐动脉血显示严重代谢性或混合性酸中毒,$pH<7$;② Apgar 评分 0～3 分,并且持续时间 >5 分钟;③新生儿早期有神经系统表现,如惊厥、昏迷或肌张力降低等;④出生早期有多器官功能不全的证据。

【辅助检查】

对宫内缺氧胎儿,可通过羊膜镜了解羊水混胎便程度或胎头露出宫口时取头皮血进行血气分析,以估计宫内缺氧程度;生后应检测脐动脉血气、心肌酶谱、肝功能、血糖、电解质、血尿素氮和肌酐等生化指标。

【治疗】

1.复苏方案　采用国际公认的 ABCDE 复苏方案。A(air way):清理呼吸道;B(breathing):建立呼吸;C(circulation):恢复循环;D(drugs):药物治疗;E(evaluation):评价和环境(保暖)。前 3 项最为重要,其中 A 是根本,B 是关键,E 贯穿于整个复苏过程。

执行 ABCD 每一步骤的前后,应对评价指标,即呼吸、心率(计数 6 秒钟心率然后乘 10)和皮肤颜色进行评估。根据评估结果做出决定,执行下一步复苏措施。即应遵循:评估→决定→操作→再评估→再决定→再操作,如此循环往复,直到完成复苏。

2.复苏步骤　接触窒息新生儿要行初步复苏。具体方法为:置新生儿于预热的远红外辐射台上,足月儿温度 32～34℃,温热毛巾揩干头部及全身,减少散热;摆好体位,肩部以布卷垫高 2～3cm,使头部轻微仰伸,进行复苏。

(1)清理呼吸道:不建议常规进行口鼻咽部及气道吸引,以免增加心动过缓和呼吸抑制的风险。如羊水清或稍混浊,应立即依次吸净口腔、鼻腔黏液,吸引时间不超过 10 秒。如羊水混有较多胎粪,应于肩娩出前吸净口腔、鼻腔分泌物,肩娩出后第一次呼吸前应立即气管插管吸净气道内胎粪。

(2)建立呼吸:包括触觉刺激及正压通气。清理呼吸道后拍打足底 1～2 次或沿长轴快速摩擦腰背皮肤 1～2 次。如果出现正常呼吸,心率 >100 次 /min,肤色红润可继续观察。如果触觉刺激后,无自主呼吸,或心率 <100 次 /min,或持续性中心性青紫,应立即行面罩及复苏气囊进行正压通气。通气频率 40～60 次 /min,吸呼比 1:2,加压 20～25cmH$_2$O,以胸廓起伏适中和听诊双肺呼吸音正常为宜。如果持续正压通气达 30 秒仍无规律自主呼吸或心率 <100 次 /min,应立即行气管插管正压通气。

(3)恢复循环(胸外心脏按压):如果气管插管正压通气达 30 秒,心率仍 <60 次 /min 或维持在 60～80 次 /min 不再增加,应在正压通气下行胸外心脏按压。用双拇指或中、示指按压胸骨体下 1/3 处(避开剑突),频率为 120 次 /min(每按压 3 次,正压通气 1 次),按压深度 2～3cm 或为胸廓前后径的 1/3。

(4)药物治疗:①肾上腺素:如持续正压通气和胸外按压 30 秒后心率仍 <80 次 /min,应立即用 1:10 000 肾上腺素 0.1～0.3ml/kg 脐静脉推注,或气管导管内注入(0.5～1ml/kg),3～5 分钟后可重复一次。②扩容剂:给药 30 秒后如有循环不足表现,可给予全血、血浆、5% 白蛋白或生理盐水 10ml/kg,于 10 分钟以上静脉缓慢滴注。

3.复苏后监护及转运　重点检测呼吸、心率、血压、尿量、血气分析和神经系统表现;并要检查体温、血糖、电解质和肾功能等,及时治疗并发症。如并发症严重需转运到 NICU 治疗。转运过程中需维持生命体征平稳。

【预后】

　　窒息持续时间和程度对患儿的预后起关键作用。慢性宫内缺氧、先天性畸形、重度窒息复苏不及时或方法不当者，20 分钟 Apgar 评分低，出生 2 周时神经系统异常症候仍持续者，预后不良。

【预防】

　　①加强围生期保健，及时处理高危妊娠。②加强胎儿监护，避免宫内胎儿缺氧。③推广复苏技术，培训产、儿科医护人员，确保分娩时必须有掌握复苏技术的人员在场。④各级医院产房内需配备复苏设备。

第四节　新生儿缺氧缺血性脑病

案例分析

案例 5-2

　　患儿，男，生后 30 分钟，因"重度窒息"入院。患儿为 G1P1，足月顺产，出生体重 3 750g，出生有窒息史，1 分钟 Apgar 评分 3 分，给予复苏抢救后患儿皮肤转红，心率上升，自主呼吸弱，四肢松弛，5 分钟 Apgar 评分为 4 分，转入新生儿重症监护室。

　　体格检查：T 36.2℃，P 150 次/min，R 40 次/min，血压（BP）73/40（50）mmHg，身高 47cm，体重 3 600g，头围 33cm。对刺激反应差，皮肤红，头颅外形正常，无水肿及血肿，前囟 1.5cm×1.5cm，平软，双侧瞳孔等大等圆，对光反射弱，颈软，无抵抗，两肺呼吸音粗，无啰音，心律齐，心音有力，未闻及杂音，腹平软，肠鸣音 3 次/min，肝肋下 2.0cm，质软，四肢无活动，肌张力低，末梢暖，拥抱反射、吸吮反射消失。

　　分析：

　　1. 该患儿最可能的诊断是什么？

　　2. 该患儿需要进行的进一步检查是什么？

　　缺氧缺血性脑病（hypoxic-ischaemic encephalopathy，HIE）是指由各种围生期因素引起的部分或完全缺氧、脑血流减少或暂停而导致胎儿和新生儿的脑损伤。HIE 发生率报道不一，早产儿发生率高，但活产足月儿亦多见。脑缺氧损伤严重者预后常出现神经系统后遗症，如智力障碍、癫痫、脑性瘫痪等，少数严重患儿可死亡。

【病因】

　　围生期窒息引起的缺氧是发病的最主要病因。出生后肺部疾病、心脏病变及严重失血也可引起脑损伤。

【发病机制】

　　HIE 的发病机制十分复杂，但与脑血流及血管功能改变、脑组织代谢关系最为密切。

　　1. 脑血流及血管功能改变　当缺氧缺血发生早期，体内血液出现代偿性重新分布，首先保证心、脑的血液供应；随着缺氧时间延长及缺氧加重，代偿分布机制丧失，体内血液出现二次重新分配，脑血流减少，以保证脑干、丘脑及小脑等代谢最旺盛部位的血液供应。如缺氧缺血为急性完全性，上述代偿机制则不出现，脑损伤发生在脑干、丘脑等代谢最旺盛的部位。脑组织对损害的高危性称为选择性易损区。足月儿的易损区在大脑矢状旁区的脑组织；早产儿的易损区位于脑室周围的白质区。缺氧和高碳酸血症还可导致脑血管自主调节功能障碍，形成"压力被动性脑血流"。当血压高时,脑血流过度灌注致脑血管破裂出血;当血压下降时,脑血流减少引起缺血性脑损伤。

2. 脑组织代谢改变　葡萄糖是人脑唯一的能量来源,但脑组织中储存的糖原十分有限。脑组织能量需求主要由葡萄糖氧化供给。脑组织对缺氧缺血十分敏感,缺氧时脑组织无氧酵解增加,组织中乳酸堆积、ATP 产生减少,因能量耗竭出现细胞膜上钠钾泵、钙泵功能不足,使 Na^+、Ca^{2+} 与水进入细胞内,造成细胞毒性脑水肿。能量持续衰竭时,兴奋性氨基酸尤其是谷氨酸在细胞外聚集产生毒性作用,引起脑血流调节障碍,最终产生脑细胞水肿、凋亡和坏死。

【临床表现】

症状大多出现在生后 3 天内,主要表现为意识障碍、肌张力及原始反射改变,严重者则伴脑干功能(瞳孔改变、眼球震颤、呼吸节律)障碍,症状轻重不一。惊厥常发生在出生 24 小时内,脑水肿颅内高压在 24~72 小时内最明显。临床可分为轻、中、重三度(表 5-4)。

表 5-4　HIE 临床分度

临床表现	分度		
	轻度	中度	重度
意识	兴奋	嗜睡	昏迷 松软或间歇性伸肌
肌张力	正常	减低	张力增高
拥抱反射	活跃	不完全	消失
吸吮反射	正常	减弱	消失
惊厥	可有肌阵挛	常有	多见,频繁发作或持续状态
中枢性呼吸衰竭	无	有	严重
瞳孔改变	正常或扩大	缩小、对光反射迟钝	不对称或扩大
前囟张力	正常	正常或稍饱满	饱满、紧张
病程及预后	兴奋症状在 24 小时内最明显,3 天内逐渐消失,预后好	症状多在 1 周末消失,10 天后仍不消失者可能有后遗症	病死率高,多在 1 周内死亡,存活症状可持续数周,多留有后遗症

【诊断】

新生儿 HIE 的诊断标准如下:

1. 有明确的可导致胎儿宫内窒息的异常产科病史,以及严重的胎儿宫内窘迫表现(胎心率 < 100 次 /min,持续 5 分钟以上;和 / 或羊水Ⅲ度污染)。

2. 出生时有重度窒息,指 Apgar 评分 1 分钟≤3 分,并延续至 5 分钟仍≤5 分;或者出生时脐动脉血气 pH≤7.00。

3. 出生后 24 小时内出现神经系统表现,如意识改变(过度兴奋、嗜睡、昏迷)、肌张力改变(增高或减弱)、原始反射异常(吸吮、拥抱反射减弱或消失)、惊厥、脑干症状(呼吸节律改变、瞳孔改变、对光反应迟钝或者消失)和前囟张力增高。

4. 排除低钙血症、低血糖、感染、产伤和颅内出血等为主要原因引起的抽搐,以及遗传代谢性疾病和其他先天性疾病引起的神经系统疾患。

若同时具备以上 4 条者可确诊,第 4 条暂时不能确定可作为拟诊病例。

【辅助检查】

1. 超声检查 对脑水肿早期，基底核和丘脑、脑室内及其周围出血，白质软化等病变诊断较敏感，可在床旁操作。

2. CT 检查 最适宜的检查时间为生后 4～7 天，有助于了解颅内出血程度及部位。根据影像可分 4 级：①正常：脑实质所有区域密度正常；②斑点状：区域性局部密度减低，分布在两个脑叶；③弥漫状：两个以上区域密度减低；④全部大脑半球普遍性密度减低，灰白质差别消失，侧脑室变窄。

3. 脑电图 可客观反映脑损害的严重程度、判断预后，以及辅助诊断惊厥。如果脑电图出现异常棘波，提示脑病变严重，预后不佳。

4. 磁共振成像 是目前明确 HIE 病理类型、判断病变程度及评价预后的主要手段，且能检测出大脑皮质矢状旁区、丘脑、基底结节梗死等。

5. 实验室检查 血清磷酸肌酸激酶脑型同工酶（CPK-BB）主要存在于脑和神经组织中，其活性显著增高是脑组织损伤早期诊断指标之一。出生时新生儿脐血血气分析结果，可帮助了解患儿宫内缺氧状况。

【治疗】

目前采用三项支持，三项对症措施。

1. 支持疗法

（1）维持良好的通气及换气功能，保持血 $PaO_2 > 60～80mmHg$，$PaCO_2$ 在 35～45mmHg。

（2）维持良好的循环功能，使血压及心率维持在正常范围，保证各主要脏器血液供应，避免脑灌注过低或过高。血压低者应补充血容量，必要时可静脉滴注多巴胺 2.5～5μg/(kg·min)。

（3）维持血糖在正常高值（5mmol/L），以保证神经细胞代谢所需能量，但也不可过高，因为缺氧脑组织血糖过高所造成的组织酸中毒的危害甚至比低血糖更为严重。

2. 对症疗法

（1）控制惊厥：首选苯巴比妥钠，负荷量为 20mg/kg，于 15～30 分钟缓慢静脉推注，若不能控制惊厥，1 小时后可加 10mg/kg，12～24 小时后给维持量，3～5mg/(kg·d)。顽固性惊厥加用地西泮 0.1～0.3mg/(kg·次)静脉滴注；或加用 10% 水合氯醛每次 50mg/kg，稀释后灌肠。地西泮对呼吸有明显抑制作用，应用地西泮期间应严密观察呼吸状况。

（2）减轻脑水肿：严格控制液体入量是预防和治疗脑水肿的基础，液体入量维持在 60～80ml/(kg·d)为宜。颅内压增高时，首选呋塞米，每次 1mg/kg，静脉注射；严重者可用 20% 甘露醇每次 0.25～0.5g/kg，静脉注射，酌情每 6～12 小时 1 次，连用 3～5 天。一般不主张应用糖皮质激素。

（3）亚低温治疗：是指采用主动降温的方法，使体核温度降低到 33.0～34.0℃，并维持 72 小时，然后缓慢复温，以达到神经保护效果。国际多中心大样本的研究证实，亚低温治疗新生儿 HIE 不仅能够显著降低患儿的病死率，同时可降低存活者不良神经发育结局和脑瘫的发生率，随访到学龄前期，亚低温治疗的保护效果仍然存在。亚低温治疗已经成为新生儿 HIE 的常规治疗手段。

《亚低温治疗新生儿缺氧缺血性脑病专家共识（2022）》推荐亚低温治疗主要适用于中重度 HIE 患儿，HIE 患儿（胎龄≥35 周的新生儿）生后 6 小时内应启动亚低温治疗，启动时间越早，神经保护效果越好。优先推荐采用控温设备开展亚低温治疗，亚低温治疗的目标温度为 34℃，范围为 33～35℃，维持治疗时间为 72 小时，缓慢复温，复温速度≤0.5℃/h，复温时间≥5h。

3. 新生儿期后的治疗 病情稳定后尽早开展智能和体能康复训练，有利于促进脑功能恢复，减少后遗症发生率。

知识链接

新生儿缺氧缺血性脑病的液体治疗

新生儿缺氧缺血性脑病补液时应控制输液量及输液速度,每日液体总量不超过60～80ml/kg,速度3ml/(kg·h)。生后4～10天应用脑细胞营养代谢药,常选用药物为1,6二磷酸果糖,2.5mg/(kg·d)静脉滴注;胞磷胆碱,100～125mg加入5%葡萄糖100ml静脉滴注;或脑活素5ml加入5%葡萄糖50ml静脉滴注。

【预后和预防】

本病预后与疾病严重程度、抢救是否及时正确有关。积极推广新法复苏,防止围生期窒息是预防本病的关键。

第五节　新生儿呼吸窘迫综合征

案例分析

案例5-3

患儿,女,生后1小时,因"生后无自主呼吸"由产科转入,患儿为早产儿,胎龄25^{+3}周,出生有窒息史。

体格检查:T 35.8℃,P 145次/min,R 40次/min(呼吸机支持下)。早产儿外貌,反应欠佳,前囟平,皮肤红,双下肢水肿,两肺呼吸音低,未闻及明显啰音,脉搏145次/min,律齐,心音低,腹软,肠鸣音可,原始反射较弱。毛细血管再充盈时间小于3秒。

辅助检查:X线腹部平片显示两肺透亮度明显下降,肺不张,可见较明显的支气管充气征。

分析:

1. 该患儿最可能的诊断是什么?

2. 该病的处理原则是什么?

新生儿呼吸窘迫综合征(respiratory distress syndrome,RDS)系肺表面活性物质(pulmonary surfactant,PS)缺乏导致进行性肺不张,出生后不久即出现进行性呼吸困难、发绀、呼气性呻吟、吸气性三凹征和呼吸衰竭。主要见于早产儿,胎龄越小,发病率越高。其病理特征为肺泡壁至终末细支气管壁上附有嗜伊红透明膜,又称肺透明膜病(hyaline membrane disease,HMD)。

【病因和发病机制】

PS是由肺泡Ⅱ型上皮细胞分泌的,孕18～20周开始产生,缓慢增加,35～36周达肺成熟水平。其主要化学成分为磷脂,覆盖在肺泡表面可降低其表面张力,防止呼气末肺泡萎陷。早产儿胎龄愈小,功能肺泡愈少,PS生成愈少。PS缺乏时发生以下变化:表面活性物质缺乏→肺泡表面张力增高→肺不张、肺通气不良→缺氧、酸中毒→毛细血管通透性增加→肺间质水肿、纤维蛋白沉着于肺泡表面→透明膜形成、气体弥散障碍→加重缺氧、酸中毒→抑制PS合成,形成恶性循环。

综上所述,PS缺乏是本病发生的本质。早产儿,胎龄越小,PS合成和分泌越少,RDS的发生率越高。糖尿病母亲的婴儿由于血中高浓度胰岛素能拮抗肾上腺皮质激素对PS合成的促进作用,也易发生此病。PS 的合成还受体液 pH、肺血流量的影响,宫内窘迫、出生时窒息、母亲低血压的新生儿亦可因 PS 合成障碍发生此病。

【临床表现】

早产儿多见。出生时多正常,一般在生后 6 小时内出现呼吸困难,表现为呼吸急促 >60 次 /min、鼻翼翕动、吸气性三凹征、呼气呻吟及发绀等。发绀是由于氧合不足,常提示动脉血中还原血红蛋白 >50g/L。呼吸窘迫呈进行性加重是本病的特点。严重时表现为呼吸浅快、呼吸节律不整、呼吸暂停及四肢松弛。由于呼气时肺泡萎陷,体格检查可见扁平胸;因潮气量小听诊呼吸音减低,肺泡有渗出时可闻及细湿啰音。

随着病情好转,由于肺顺应性的改善及肺动脉压力下降,部分患儿于恢复期出现动脉导管开放,分流量大可出现心衰及肺水肿。故恢复期的患儿如果突然出现氧需求量增加、难以纠正及解释的代谢性酸中毒、喂养困难、呼吸暂停、周身发凉发花,应注意本病。如同时出现脉压增大、水冲脉,心率增快或减慢,胸骨左缘听到连续性杂音,应确诊本病。

RDS 通常于生后第 1～2 天病情严重,3 天后明显好转。如果出生 12 小时后出现呼吸窘迫,一般不考虑本病。

【辅助检查】

1. 实验室检查 胃液泡沫稳定试验:早产儿生后立即抽胃液 1ml 加 95% 乙醇 1ml 振荡 15 秒后静置 15 分钟,如果沿管壁有泡沫环为阳性,可初步排除本病;无泡沫为阴性,提示本病。

2. X 线检查 起病数小时肺部即出现特征性表现,是目前确诊本病的最佳手段。①毛玻璃样改变:两侧肺野普遍性透明度减低,可见弥漫性均匀一致的细小颗粒网状影(图 5-1)。②支气管充气征:在普遍性肺泡不张的背景下,充气的支气管犹如秃叶分支的树枝,显示更为清晰。③白肺:重者整个肺野呈白色,肺肝界及肺心界均消失(图 5-2、图 5-3)。动态摄片有助于诊断和治疗效果的评估。

3. 肺成熟度检查 测定羊水或患儿气管吸引物中卵磷脂(L)/ 鞘磷脂(S),若 ≥2 提示"肺成熟",1.5～2 为可疑,<1.5 提示"肺未成熟"。

4. 血气分析 pH 和动脉血氧分压(PaO_2)降低,动脉血二氧化碳分压($PaCO_2$)增高,碳酸氢根(HCO_3^-)降低是 RDS 的常见改变。

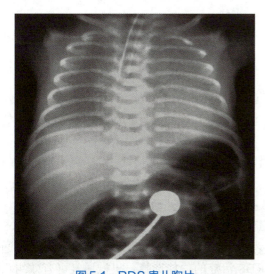

图 5-1 RDS 患儿胸片

双肺野透亮度明显降低,呈毛玻璃样改变,双肺下野仅肺门处见充气支气管

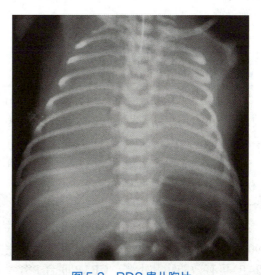

图 5-2 RDS 患儿胸片

双肺野透亮度均匀一致性降低,未见正常肺纹理,其内可见含气支气管影;双肺心缘、膈肌及膈角均显示不清

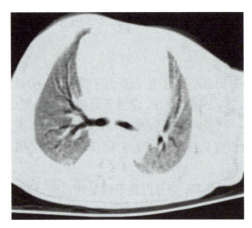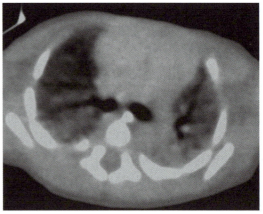

图 5-3　RDS 患儿的肺 CT

双肺透亮度明显降低,肺组织呈毛玻璃样改变,可见充气支气管,肺纹理模糊

【诊断】

诊断要点:①生后数小时内出现进行性呼吸困难。②根据 X 线胸片特点即可诊断。必要时可做胃液泡沫稳定试验。注意同时可能有肺部感染存在。如生后 12 小时后出现呼吸窘迫,一般不考虑本病。

【鉴别诊断】

1. 湿肺　多见于足月儿或剖宫产儿,症状轻,病程短,是由于肺液清除延迟而影响气体交换的一种自限性疾病。出生后短时间内出现呼吸急促(>60 次/min),发绀、呻吟、肺呼吸音降低,可有湿啰音,但哭声响亮且反应好。X 线胸片示肺气肿、肺门纹理增粗和斑点状云雾影,常见毛发线(叶间积液)。对症治疗即可,一般 2~3 天症状缓解消失,预后较好。

2. B 族溶血性链球菌肺炎　是 B 族链球菌败血症所致的宫内感染肺炎,临床 X 线表现与胎粪吸入性肺炎(HMD)相似。其鉴别点为母亲妊娠晚期有感染,羊膜早破史或羊水有臭味,母血或宫颈拭子培养有 B 族链球菌生长,抗生素治疗有效。

3. 膈疝　出生后不久即出现,表现为阵发性呼吸急促和发绀,腹部凹陷空虚,患侧胸部呼吸音减弱甚至消失,可闻及肠鸣音;胸部 X 线检查可见患侧有充气的肠曲或胃泡影及肺不张,纵隔向对侧移位。

4. 胎粪吸入性肺炎　多见于足月儿、过期产儿,有窒息及胎粪吸入史。胃液振荡试验阳性,胸片有不规则斑片状阴影,肺气肿明显。

【治疗】

本病是可逆的自限性疾病。治疗目的是保证正常的通气、换气功能,避免出现低氧血症及高碳酸血症,待自身 PS 产生增加,RDS 得以恢复。机械通气和表面活性物质应用是治疗本病的重要手段。

1. 一般治疗　①保温:置患儿于中性环境温度中,保证正常体温。②保证液体及营养的供给:保证每天足量液体供给,适当补充电解质,热卡不足部分辅以静脉营养。③纠正酸中毒,维持内环境稳定。④应用抗生素:如果合并感染,依据细菌培养及药敏试验应用抗生素。

2. 氧疗和机械通气　因早产儿易发生氧中毒,供氧使 PaO_2 维持在 50~80mmHg 和 $TcSO_2$ 在 90%~95% 为宜。越来越多的证据支持使用侵入性较小的通气技术,例如持续气道正压通气(CPAP)可有效防止肺不张。CPAP 联合 PS,是 RDS 治疗的最佳选择。机械通气可有效纠正呼吸衰竭;使肺泡充分扩张,减少肺泡表面活性物质的消耗;代替患儿的自主呼吸,减少呼吸功和氧耗。在无并发症的情况下,经 3 天机械通气治疗,便可痊愈,如合并动脉导管开放、肺炎等,则需更长时间。

3. 酸碱平衡　根据血气分析结果及时纠正酸碱紊乱。对混合性酸中毒首先纠正呼吸性酸中毒；呼吸性酸中毒需用机械通气治疗，不应给予碱性药物；对严重代谢性酸中毒可使用5%NaHCO₃配成等张液，于30分钟内静脉滴注。

4. PS替代治疗　早产儿RDS是PS治疗的主要适应证，其他PS缺乏所致RDS（剖宫产、糖尿病母亲新生儿、新生儿或严重低氧性呼吸衰竭）也可使用。对于早产儿应尽早使用，同时早期使用经鼻连续气道正压通气（NCPAP）；对于剖宫产和糖尿病母亲新生儿，确诊RDS后立即使用。根据所用PS的不同，其剂量及重复给药的间隔时间（6小时或12小时）亦不相同。视病情轻重，可用2～4次。

5. 其他疗法　置患儿于适中环境温度，相对湿度在60%左右。肾上腺皮质激素对减轻症状和表面活性物质的释放有促进作用，对早产儿可考虑使用；在使用呼吸机时或治疗后恢复期，可出现右向左分流，导致心力衰竭及肺水肿，可采用吲哚美辛静脉滴注关闭动脉导管的药物治疗方案或手术结扎关闭的方法。

6. 加强支持疗法　注意水电解质平衡，供给足够热量，防止发生低血糖、高血糖。给予免疫球蛋白以增强免疫功能，防治感染。

【预后与预防】

本病预后较差，病死率很高，早期应用加压辅助通气者大多可以存活。存活72小时以上者如无严重并发症，患儿常可产生足够的表面活性物质，使病情逐渐好转。并发脑室出血者预后差。加强高危妊娠和分娩的监护及治疗，预防早产发生。对有可能早产的孕妇在分娩前2～3天给予地塞米松或倍他米松促进肺成熟，对胎龄小于28～30周的早产儿，力争出生后30分钟内常规应用PS预防RDS。

第六节　新生儿出血症

案例分析

案例5-4

足月新生儿，院外出生，生后未注射维生素K预防，生后第2天突然抽搐、尖叫、拒乳。

体格检查：T 36.5℃，P 145次/min，R 44次/min，前囟扩大，2.5cm×2.5cm，饱满，肌张力高，尖叫，全身皮肤黄染，心肺腹查体未见异常，神经系统查体，原始反射减弱。

分析：

1. 该患儿最可能的诊断是什么？

2. 该病的处理原则是什么？

新生儿出血症（neonatal hemorrhagic disease），是一种因维生素K缺乏而导致体内某些维生素K依赖性凝血因子活性降低所致的自限性出血性疾病。其临床特点是生后2～5天出现自发性渗血，以胃肠出血为多见。目前新生儿出生后常规使用维生素K预防，该病的发生率明显下降。

【病因和发病机制】

本病病因是维生素K缺乏。Ⅱ、Ⅶ、Ⅸ、Ⅹ等凝血因子主要在肝脏合成并贮存，必须由维生素K激活才能发挥作用。维生素K缺乏与下列因素有关：①肝脏储存量低：母体维生素K不易通过胎盘，仅1/10的量到达胎儿体内。②合成少：新生儿初生时肠道无细菌，影响维生素K在肠道内合成。③摄入少：人乳中维生素 K 含量低，哺母乳者摄入维生素 K 少。④吸收少：肝胆疾患、服用抗生素、腹泻等均影响维生素 K 的合成与吸收。

【临床表现】

根据发病时间分为 3 型。

1. 早发型　出生后 24 小时内即发病，出血程度轻重不一，从轻微的皮肤出血、脐残端渗血至大量胃肠道出血及颅内出血，少部分可有胸、腹腔出血。见于孕母使用影响维生素 K 代谢的药物，如抗结核药、抗惊厥药等。

2. 经典型　多数于生后第 2～3 天发病，早产儿可迟至第 2 周。常见出血部位为脐残端、胃肠道（呕血或便血）、皮肤受压及穿刺处，其他如鼻出血、肺出血、尿血、阴道出血等偶可见到，一般为少量或中量出血，出血多为自限性。1 周后出血者极少。

3. 晚发型　见于生后 1～3 个月发病。最常见是颅内出血，出血量大时可出现重度贫血、休克，死亡率高，幸存者易遗留神经系统后遗症。其次是皮肤黏膜及胃肠道出血。见于纯母乳喂养、肠道菌群紊乱、肝功能发育不完善等导致维生素 K 合成不足。

【辅助检查】

凝血酶原时间明显延长是本病的重要诊断指标。凝血时间轻度延长或正常，血小板正常即可诊断。测定活性 II 因子 / II 因子总量比值，如比值 <1 说明存在无活性凝血酶原，提示维生素 K 缺乏。

【诊断和鉴别诊断】

根据病史特点、临床表现和实验室检查，特别是维生素 K 治疗有效可协助诊断。应和以下疾病相鉴别。

1. 新生儿咽下综合征　新生儿娩出时吞下母血，生后不久即呕血和 / 或便血。与新生儿出血症鉴别点为：①患儿无贫血，凝血机制正常，洗胃后呕吐停止。②碱变性试验（Apt 试验）：取 1 份呕吐物加 5 份水，离心 10 分钟后取上清液 4ml，加 1% 氢氧化钠 1ml，液体变成棕色为母血，粉红色为婴儿血。

2. 新生儿消化道出血　围生期窒息感染或喂养不当诱发的应激性溃疡、胃穿孔早期、坏死性小肠结肠炎同时有胃壁受累者均可呕血或便血，但患儿一般情况差，腹部体征明显，均无凝血机制障碍。

3. 新生儿其他出血性疾病　应与先天性血小板减少性紫癜、血管瘤相鉴别，可在生后 1 周内出血，且血小板减少。

【治疗】

新生儿有出血症状时，应立即静脉注射维生素 K_1 1～2mg，可使未羧化的凝血因子很快羧化而发挥凝血活性，出血可迅速得到改善。出血量多可输新鲜血或新鲜冷冻血浆，补充凝血因子，10～20ml/kg；胃肠道出血时应暂禁食，静脉补充营养；止血后还应根据具体情况纠正贫血。脐部或穿刺部位渗血可局部用止血药或压迫止血。早期喂养有利于肠道菌群的形成和维生素 K 的合成。

【预防】

孕母服用干扰维生素 K 代谢的药物，应在妊娠最后 3 个月及分娩前各注射 1 次维生素 K 10mg。纯母乳喂养者，母亲应口服维生素 K，每次 20mg，每周 2 次。所有新生儿出生后应立即给予维生素 K 0.5～1mg 肌内注射 1 次（早产儿连用 3 天），以预防新生儿出血症。早产儿、有肝胆疾病、慢性腹泻、长期全静脉营养等高危儿应每周注射 1 次维生素 K 0.5～1mg。

第七节　新生儿黄疸

案例分析

案例 5-5

　　患儿，男，生后 8 天，因"发现皮肤黄染 5 天"就诊。患儿于出生后第 3 天开始颜面部皮肤黄染，生后 5 天加重，仍持续存在，近 1 周皮肤黄染无加重也无消退。患儿为纯母乳、按需喂养，大便金黄色，5~8 次/d。患儿无发热、咳嗽，无抽搐，无腹泻，无哭吵，睡眠好，哭声响亮。

　　体格检查：T 37℃，P 135 次/min，R 44 次/min，体重 4 200g。神志清，无易激惹，哭声正常。全身明显黄染。心肺及神经系统查体无异常。

　　辅助检查：白细胞计数 $12.5×10^9$/L，血红蛋白 140g/L，总胆红素 305μmol/L。

　　分析：

　　1. 该患儿最可能的诊断是什么？

　　2. 如何鉴别生理性与病理性黄疸？

　　新生儿黄疸（neonatal jaundice）是指胆红素在新生儿体内积聚引起的皮肤、巩膜及黏膜黄染。新生儿血中胆红素超过 85.5~119.7μmol/L（5~7mg/dl）即可出现肉眼可见的黄疸。引起新生儿黄疸的病因复杂，未结合胆红素增高是新生儿黄疸最常见的表现形式，严重者可发生胆红素脑病（核黄疸），造成永久性神经系统损伤，严重者可导致死亡。

【新生儿胆红素代谢特点】

　　1. 胆红素生成过多　新生儿胆红素主要来源于血红蛋白分解产物，新生儿每日生成的胆红素明显高于成人，新生儿 8.8mg/（kg·d），而成人仅为 3.8mg/（kg·d）。其原因是胎儿在宫内处于低氧环境，红细胞数量代偿性增多，出生后血氧浓度升高致使过多的红细胞破坏；产时脐带延迟结扎，红细胞数量更多；新生儿红细胞寿命短，为 70~90 天（成人为 120 天），且血红蛋白的分解速度是成人的 2 倍；其他来源（如肌红蛋白分解）的胆红素生成亦比成人多。

　　2. 血浆白蛋白联结胆红素的能力不足　新生儿出生后有不同程度的酸中毒，降低了胆红素与白蛋白的联结；胎龄越小，白蛋白越低。

　　3. 肝功能不成熟　①肝细胞摄取非结合胆红素能力差：新生儿肝脏内摄取胆红素必需的 Y、Z 蛋白含量少（在出生后 5~10 天才达成人水平），仅为成人的 5%~20%。②肝细胞结合胆红素能力低下：新生儿尿苷二磷酸葡萄糖醛酸转移酶含量少，仅为成人的 1%~2%，活力极低，使胆红素结合过程受限，早产儿则更有所延迟，可出现暂时性肝内胆汁淤积。

　　4. 肠肝循环的特点　新生儿肠道蠕动性差，肠道内无细菌，不能将进入肠道的胆红素还原成粪胆原、尿胆原，而肠内 β- 葡萄糖醛酸苷酶活性较高，可使结合胆红素水解为非结合胆红素和葡萄糖醛酸，前者又可被肠道吸收并进入血液循环而达肝脏，增加"肠肝循环"。

　　新生儿胆红素产生较成人多，摄取、结合、排泄胆红素的能力仅为成人的 15%~20%，故临床上极易出现黄疸。饥饿、缺氧、便秘、脱水、酸中毒及颅内出血等因素均可使新生儿黄疸加重。

【新生儿黄疸的分类】

　　目前很多专家学者对于传统的"单一血清胆红素指标确诊"观点已经转变为结合临床实际确诊，目前国内外被接受的高胆红素血症风险评估方法是采用日龄或小时龄胆红素值分区曲线，又称 Bhutani 曲线（图 5-4）。根据不同胎龄、生后小时龄，以及是否存在高危因素，来评估和判断这种胆红素水平是否需要治疗（光疗）干预（图 5-5）。所谓高危因素指临床上常与重症高胆红素血症并存的因素，高危因素越多，重度高胆红素血症机会越多，发生胆红素脑病机会也越大；同族免疫性溶血，葡萄糖 -6- 磷酸脱氢酶缺乏，以及窒息、显著的嗜睡、体温不稳定、败血症、代谢性酸中毒、低白蛋白血症等即属于高危因素。

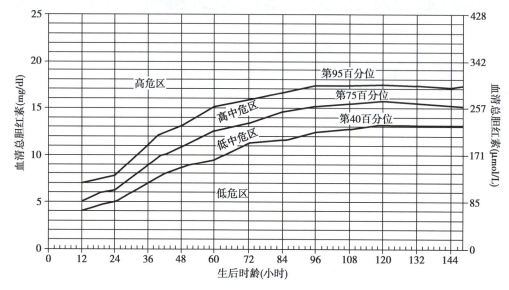

图 5-4　生后时龄胆红素风险评估曲线（Bhutani 曲线）

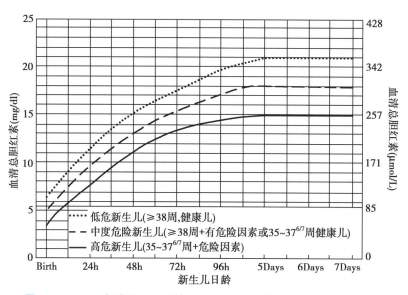

图 5-5　>35 周新生儿不同胎龄及不同高危因素的生后小时龄光疗标准

1. 生理性黄疸　由于新生儿胆红素代谢特点，50%～60% 足月儿和 80% 早产儿可出现生理性黄疸，其特点为：①一般情况良好。②足月儿生后 2～3 天出现黄疸，4～5 天达高峰，5～7 天消退，最迟不超过 2 周，早产儿可延迟到 3～4 周。③每日胆红素升高 <85μmol/L（5mg/dl）或每小时 <0.5mg/dl。④血清总胆红素值尚未超过小时胆红素曲线（Bhutani 曲线）的第 95 百分位数，或未达到相应日龄、胎龄及相应危险因素下的光疗干预标准。生理性黄疸是一个除外性诊断，必须排除病理性黄疸后方可确定。

2. 病理性黄疸　具备下述任何一项者均应考虑为病理性黄疸：①黄疸出现过早（24 小时

内）。②血清总胆红素值已达到相应日龄及相应危险因素下的光疗干预标准（图5-5），或超过小时胆红素风险曲线的第95百分位数（图5-4）；或胆红素每日上升超过85μmol/L（5mg/dl）或每小时>0.5mg/dl。③黄疸持续时间长，足月儿>2周，早产儿>4周。④黄疸退而复现。⑤血清结合胆红素>34μmol/L（2mg/dl）。

根据病理性黄疸发病原因分为感染性和非感染性两类：

（1）感染性：感染可致溶血，且可抑制肝酶活力，使肝细胞结合胆红素不足，而致非结合胆红素升高。

1）新生儿肝炎：多数由病毒引起，如巨细胞病毒、乙型肝炎病毒、风疹病毒、疱疹病毒、甲型肝炎病毒及支原体、衣原体等。感染可致溶血出现黄疸。一般起病较慢，常在出生后1～3周或更晚出现黄疸，粪便颜色随黄疸轻重而变，黄疸重时，粪便色浅或灰白，尿色深黄。部分患儿可有畏食、呕吐、肝轻度至中度增大。

2）新生儿败血症：细菌多由脐部侵入引起，也可由皮肤、呼吸道等感染所致，大肠埃希菌多于金黄色葡萄球菌。可因中毒性肝炎、溶血而发生黄疸，新生儿1周内形成结合胆红素能力差，故以非结合胆红素升高为主，1～2周后始见非结合胆红素与结合胆红素均升高。黄疸常在生理性黄疸基础上加重，迟迟不退或退而复现；同时伴有感染的其他征象。血培养有助于诊断。感染控制后黄疸可消退。

3）其他：尿路感染、先天性疟疾等。

（2）非感染性

1）新生儿溶血病：参阅本章第八节。

2）先天性胆道畸形：可有胆总管、肝管或肝内胆管发育不全、狭窄或闭锁。临床以肝内胆管闭锁多见。近来认为这类胆道发育异常与宫内感染有关。多数患儿于生后2周黄疸开始明显，并呈进行性加重；肝明显增大，边缘坚硬光滑；大便由浅黄转为灰白色，尿色逐渐加深；血中结合胆红素持续升高，碘玫瑰红排泄试验有助于诊断。病初一般情况尚好，病久因脂肪及脂溶性维生素吸收障碍可影响发育。3个月后逐渐发展为肝硬化。

3）其他：①母乳性黄疸：可能由于母乳中β-葡萄糖醛酸苷酶水平高，使未结合胆红素在肠道重吸收增加而引起母乳性黄疸。常与生理性黄疸重叠且持续不退，血清胆红素可高达342μmol/L（20mg/dl）。患儿一般状态良好，黄疸于4～12周后下降。胆红素在停止哺乳24～48小时后即下降，3天仍不明显降低者可除外母乳性黄疸，当胆红素水平达到光疗标准时应给予干预。②遗传性疾病：葡萄糖-6-磷酸脱氢酶缺乏症（G-6-PD）。在我国南方多见，可以黄疸很重而贫血不太明显，核黄疸发生率较高，其他还有红细胞丙酮酸激酶缺陷病、球形细胞增多症、半乳糖血症等。③药物性黄疸：如由维生素K₃、K₄（>10mg/d），新生霉素、樟脑丸（萘）等造成者。④窒息、缺氧、饥饿，血管外溶血如头皮血肿、颅内出血等均可致黄疸。

【诊断】

新生儿出现黄疸后首先应区别是生理性还是病理性，若为病理性可以从以下几方面考虑：

1.黄疸出现的时间　若生后24小时内出现黄疸者，首先应考虑新生儿溶血症。若第2～3天出现黄疸，一般状况良好者常为生理性黄疸。

2.临床表现　新生儿溶血症时有明显贫血、黄疸、肝脾大、水肿、心力衰竭等表现，重者可出现核黄疸症状，新生儿败血症和其他感染时常伴有感染中毒症状，并可能找到感染病灶。先天性胆道畸形时可于生后不久即排白色大便，肝脏进行性增大（常超过肋下4cm），且质地较硬。而新生儿肝炎有食欲减退、恶心、呕吐等消化道症状，病前大便正常，经综合治疗后肝炎多能痊愈而胆道畸形继续加重。若黄疸有轻重变异应考虑胆汁淤积综合征。

3.辅助检查　新生儿溶血症时，非结合胆红素升高；而新生儿肝炎和败血症多为混合性胆红素升高，同时肝功能异常，如为乙肝应做HBV感染标志物检测；先天性胆道闭锁则为结合胆红素升高。血培养有助于确定败血症的病原菌。碘玫瑰红排泄试验可鉴别新生儿肝炎及胆道畸形。抗红细胞抗体及母婴血型的检查对新生儿溶血症的诊断有帮助。

【治疗】

详见本章第八节。

第八节　新生儿溶血病

案例分析

案例 5-6

患儿，女，因"发现皮肤黄染 5 小时"就诊。患儿生后 24 小时内出现皮肤黄染，并进行性加重，现已扩展到四肢。母亲血型为 O 型 Rh（＋），父亲为 B 型 Rh（＋）。

体格检查：T 36.8℃，R 45 次/min，P 162 次/min，头围 33cm，神志清，哭声响亮。头部外观无畸形。前囟 2cm×2cm，平坦，全身皮肤苍黄，头面部、躯干、四肢皮肤明显黄染，手心足底微黄。心音有力，律齐，双肺呼吸音清，未闻及啰音。腹部软，肝脏肋下 3.0cm，质地软，边缘锐，脾脏肋下 1.5cm，质软。四肢肌张力正常，生理反射均引出。

辅助检查：白细胞计数 18.3×10⁹/L，血红蛋白 108g/L，总胆红素 240μmol/L。

分析：

1. 该患儿最可能的诊断是什么？
2. 该病的处理原则是什么？

　　新生儿溶血病（hemolytic disease of newborn，HDN）是指母婴血型不合而引起的同族免疫性溶血。我国以 ABO 血型不合多见，约占 85%，Rh 血型不合次之。

【病因和发病机制】

　　母婴血型不合时，胎儿红细胞进入母体血液循环，母体产生相应的血型抗体，此不完全抗体（IgG）再进入胎儿血液循环与相应的红细胞结合，在单核吞噬细胞系统内被破坏，发生溶血。

　　1. ABO 血型不合溶血　多发生于母亲为 O 型、婴儿为 A 型或 B 型，如果母亲 AB 型或婴儿 O 型，则不发生 ABO 溶血。由于 A、B 血型物质广泛存在于自然界某些植物、寄生虫及细菌中，O 型母亲通常在孕前早已接触过 A、B 血型物质抗原的刺激，并产生了相应的抗 A、抗 B 的 IgG，故 ABO 血型不合 40%～50% 在第 1 胎即可发病。

　　在 ABO 血型不合中，仅 1/5 新生儿发生 ABO 溶血病，其原因为：①胎儿红细胞抗原性的强弱不同，导致抗体产生量的多少各异；②血浆及组织中存在的 A 和 B 血型物质，可与来自母体的抗体结合，使血中抗体减少。

　　2. Rh 血型不合溶血　血型为 Rh 阴性的母亲，首次妊娠时，于妊娠末期或胎盘剥离（包括流产及刮宫）时，Rh 阳性的胎儿血（0.5～1ml）进入母体中，经过 8～9 周产生 IgM 抗体（初发免疫反应），此抗体不能通过胎盘；如母亲再次妊娠（与第 1 胎 Rh 血型相同），怀孕期可有少量（0.05～0.1ml）胎儿血进入母体循环，于几天内便可产生大量 IgG 抗体（次发免疫反应），该抗体通过胎盘引起胎儿溶血。

　　此型溶血一般不发生在第 1 胎，因为自然界无 Rh 血型物质，Rh 抗体只能由人类红细胞 Rh 抗原刺激产生。

【临床表现】

　　症状轻重与溶血程度基本一致。Rh 溶血病症状较 ABO 溶血病者严重，ABO 溶血病者除黄疸外,多无其他表现,Rh 溶血病严重者甚至发生死胎。

1.黄疸　大多数 Rh 溶血病患儿生后 24 小时内出现黄疸并迅速加重,而多数 ABO 溶血病在第 2～3 天出现。血清胆红素以未结合型为主,如溶血严重可造成胆汁淤积,结合胆红素也可升高。

2.贫血　贫血的严重程度与红细胞破坏程度一致。轻者早期不发生贫血或贫血不重,到新生儿后期才出现贫血,称晚期贫血。Rh 溶血病贫血出现早且重,易发生贫血性心力衰竭。ABO 溶血病贫血一开始不明显,随着溶血进展,逐步出现贫血。

3.肝脾大　溶血越严重,肝脾的单核吞噬细胞系统越活跃,髓外造血越显著,故肝脾大,Rh 溶血病时尤为明显,ABO 溶血病很少发生。

4.胆红素脑病(核黄疸)　总胆红素足月儿 >342μmol/L(20mg/dl)和 / 或上升速度 >8.5μmol/L (0.5mg/dl),早产儿 >257μmol/L(15mg/dl),极低体重儿 >170μmol/L(10mg/dl),有发生胆红素脑病的可能。未结合胆红素升高时易通过血 - 脑脊液屏障导致胆红素脑病。临床上胆红素脑病和核黄疸名词常互相通用,目前推荐的分类是将生后数周内胆红素所致的中枢神经系统损害称为急性胆红素脑病;将胆红素所致的慢性和永久性中枢神经系统损害或后遗症称为核黄疸或慢性胆红素脑病。

胆红素脑病临床分为 4 个阶段:

(1)警告期:出现嗜睡、喂养困难、吸吮无力、拥抱反射减弱或消失,肌张力减低,持续 12～24 小时。

(2)痉挛期:患儿可有发热,两眼凝视、肌张力增高,角弓反张、前囟隆起、呕吐、尖叫、惊厥,重者因呼吸衰竭或肺出血而死亡。此期持续 12～48 小时。

(3)恢复期:先是吸吮力和对外界反应逐渐恢复,抽搐次数减少,随后呼吸好转,肌张力恢复正常。此期持续约 2 周。

(4)后遗症期:常遗留手足徐动症、眼球运动障碍、听力障碍、智能低下、牙釉质发育不良等后遗症。

【辅助检查】

1.溶血检查　溶血时红细胞及血红蛋白明显降低、网织红细胞明显增加,血涂片可见有核红细胞,白细胞总数也可增高。血清非结合胆红素浓度持续增高,每日胆红素上升速度超过 85.5μmol/L(5mg/dl)。

2.血型检查　父母和新生儿的 ABO 和 Rh 血型,证实有血型不合存在。

3.致敏红细胞和血清特异性血型抗体检查　改良直接抗人球蛋白试验(改良 Coombs 试验):该项为确诊试验,Rh 溶血病其阳性率高而 ABO 溶血病阳性率低;抗体释放试验:也为确诊试验,Rh 和 ABO 溶血病一般均为阳性;游离抗体试验:此项试验有助于估计是否继续溶血、换血后的效果,但不是确诊试验。

【诊断】

1.产前诊断　凡既往有原因不明的死胎、流产、新生儿重度黄疸史的孕妇及其丈夫均应进行 ABO、Rh 血型检查,不合者则在妊娠 16 周测孕妇抗体,以后隔 2～4 周重复 1 次。孕妇血清中 IgG 抗 A 或抗 B>1:64,提示有可能发生 ABO 溶血病。Rh 抗体滴度达 1:32～1:64 提示可能发生 Rh 溶血病;亦可用分光光度计测定羊水光密度,光密度随羊水中胆红素升高而升高;并可进一步用 B 超检查胎儿水肿情况。

2.生后诊断　新生儿娩出后黄疸出现早且进行性加重,有母子血型不合,改良 Coombs 试验和抗体释放试验有一项阳性者即可确诊。

3.胆红素脑病的辅助诊断

(1)头颅磁共振成像(MRI)扫描:头颅 MRI 对胆红素脑病诊断有重要价值,损伤最常见的部位是基底神经核的苍白球。

(2)脑干听觉诱发电位(BAEP):在胆红素急性神经毒性中出现最早,是监测病情发展的敏感指标,也可以是唯一表现;因BAEP属无创、客观检查,适用于胆红素脑病的早期诊断及进展监测。

【鉴别诊断】

本病需与以下疾病相鉴别。

1. 先天性肾病　有全身水肿、低蛋白血症和蛋白尿,但无病理性黄疸和肝脾大。

2. 新生儿贫血　双胞胎的胎间输血或胎母间输血可引起新生儿贫血,但无重度黄疸、血型不合及溶血试验阳性。

3. 生理性黄疸　ABO溶血病可仅表现为黄疸,易与生理性黄疸混淆,血型不合及溶血试验可供鉴别。

【治疗】

1. 产前治疗　根据胎儿宫内发育成熟度,可采用提前分娩、血浆置换、宫内输血疗法,也可令孕妇在预产期前1~2周口服苯巴比妥,诱导胎儿尿苷二磷酸葡萄糖醛酸基转移酶活性增加,以减轻胎儿黄疸。

2. 新生儿期治疗　目前新生儿高胆红素血症主要有以下三种治疗方法:

(1) 光照疗法:是降低未结合胆红素简单有效的治疗方法。

1) 指征:当血清总胆红素水平增高时,根据胎龄、患儿是否存在高危因素及生后日龄,对照光疗干预列线图(图5-5),当达到光疗标准时即可进行。

2) 原理:光疗使得非结合胆红素(脂溶性的)光化异构形成构象异构体(水溶性的),直接经胆汁和尿液排出。其中波长为425~475nm的蓝光和波长为510~530nm的绿光效果最好。光疗主要作用于皮肤浅层组织,光疗后皮肤黄疸消退并不表明血清未结合胆红素达到了正常水平。

3) 设备:主要有光疗箱及光疗灯。光疗箱以单面光160W、双面光320W为宜,双面光优于单面光;上、下灯管距床面的距离分别为40cm和20cm。两眼需用黑色眼罩保护,除会阴、肛门外尽量使皮肤裸露,可以连续照射,也可以间隔12小时进行。

4) 副作用:光疗时常发生发热、皮疹及腹泻,一般不严重,可继续照射。光疗可分解体内核黄素,加重溶血,光疗时应补充核黄素(光疗时每日3次,每次5mg)。并且血清谷丙转氨酶和碱性磷酸酶增高时,光疗可使皮肤呈青铜色,称青铜症,停蓝光后可自行消退。光疗时应适当补充水分及钙剂。

(2) 药物治疗:①白蛋白或血浆:可增加与非结合胆红素的结合,以减少核黄疸的发生率。白蛋白每次1g/kg,血浆每次10~20ml/kg,每日1次,直至黄疸减轻。②纠正代谢性酸中毒:应用5%碳酸氢钠提高血pH,以利于非结合胆红素与白蛋白的联结。③肝酶诱导剂:常用苯巴比妥5mg/(kg·d),分2~3次口服,共4~5日。④静脉用免疫球蛋白:可阻断吞噬细胞破坏已被抗体致敏的红细胞,用量0.5~1g/kg,于6小时内静脉滴注,早期应用效果好。

(3) 换血疗法:换出部分血中游离抗体和致敏红细胞,减轻溶血;换出血中大量胆红素,防止发生胆红素脑病;纠正贫血,改善携氧,防止心力衰竭。

大部分Rh溶血病和个别严重的ABO溶血病需换血治疗。符合下列条件之一者即应换血:①出生胎龄35周以上的早产儿和足月儿可参照图5-6,在准备换血的同时先给予患儿强光疗4~6小时,若血清总胆红素水平未下降甚至持续上升,或对于免疫性溶血患儿在光疗后血清总胆红素下降幅度未达到2~3mg/dl(34~50μmol/L)立即给予换血。②严重溶血,出生时脐血胆红素>4.5mg/dl(76μmol/L),血红蛋白<110g/L,伴有水肿、肝脾大和心力衰竭。③已有急性胆红素脑病的临床表现者不论胆红素水平是否达到换血标准或血清总胆红素在准备换血期间已明显下降,都应换血。

血源的选择和换血量:Rh不合溶血症,采用Rh血型与母亲相同、ABO血型与患儿相同的供血;ABO不合溶血症,采用AB型血浆和O型红细胞的混合血。换血以新鲜血为宜,换血量一般为患儿全血量的2倍(150~180ml/kg)。一般选用脐静脉或其他较大静脉进行换血,最好选用动、静脉同步换血。

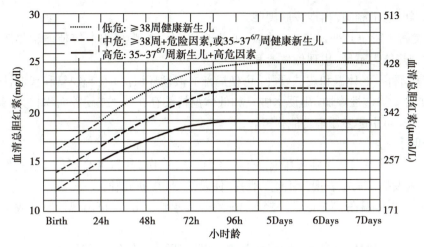

图 5-6　胎龄 35 周以上早产儿及足月儿换血参考标准

【预防】

备孕女性怀孕之前可检测 ABO、Rh 血型，也可在孕妇妊娠 8～12 周建档时首次检测。推荐检测频次为：妊娠 <28 周，每 4 周检测 1 次；妊娠 28 周至分娩，每 2 周检测 1 次，首次抗体效价可作为抗体基础水平。Rh 阴性孕妇在娩出的 Rh 阳性婴儿 3 天内应肌内注射抗 Rh（D）IgG 300μg，此剂量至少可中和 10ml 胎血，以避免孕妇被致敏；Rh 阴性妇女在流产、羊膜穿刺后、产前出血或宫外孕输过 Rh 阳性血时，也应用同样剂量预防。

第九节　新生儿寒冷损伤综合征

 案例分析

案例 5-7

患儿，女，2 天，因"早产，皮肤硬肿 1 天"就诊。出生体重 2 000g，无窒息抢救史，生后 1 天出现双下肢外侧皮肤硬肿，体温波动于 35～36℃之间，拒乳，哭声弱，无呕吐、腹泻，无抽搐。

体格检查：T 35.6℃，P 135 次 /min，R 55 次 /min，BP 65/35mmHg。神清，反应差，双下肢外侧皮肤硬肿，触之似橡皮样感，不能移动。全身未见出血点或瘀点瘀斑。两肺呼吸音粗，未闻及干湿啰音。心率 135 次 /min，律齐，心音有力，各瓣膜区未闻及病理性杂音。腹部平软，肝脏肋下 1.5cm，质地柔软。脾肋下未触及。双下肢无水肿。神经系统查体无异常。

分析：

1. 该患儿最可能的诊断是什么？

2. 该病的处理原则是什么？

新生儿寒冷损伤综合征（neonatal cold injury syndrome）因多有皮肤硬肿，亦称新生儿硬化病（sclerema neonatorum），是由于寒冷和 / 或多种疾病所致。主要表现为低体温和皮肤硬肿，重症可发生多器官功能损害，甚至衰竭。冬季出生的早产儿多见。是新生儿死亡的主要原因之一。

【病因和发病机制】

1. 寒冷和保温不足　新生儿尤其是早产儿发生低体温和皮肤硬肿的原因有以下几种：①体温调节中枢不成熟。②体表面积相对较大，皮肤薄，血流丰富，易于失热。③体内储存热量少，对失热耐受能力差。④缺乏寒战反应。⑤棕色脂肪储存少。⑥皮下脂肪中饱和脂肪酸含量多，熔点高,低体温时易于凝固,出现皮肤硬肿。

2. 某些疾病 新生儿严重感染、缺氧、心力衰竭、休克、颅内出血等使能源物质消耗增高,摄入不足,故产热能力不足,出现低体温和硬肿。

3. 多器官损害 低体温和皮肤硬肿,可使局部血液循环淤滞,引起缺氧和代谢性酸中毒,导致皮肤毛细血管壁渗透性增加,出现水肿。如低体温持续存在和/或硬肿面积扩大,缺氧和酸中毒将进一步加重,可引起多器官功能损害。

【临床表现】

主要发生于寒冷季节或重症感染时,有早产、窒息、产伤、热量供给不足等病史发生率更高。多于生后1周内发病。典型表现为不吃、不哭、体温低下、皮肤硬肿。

1. 低体温 指体温在35℃以下。轻者30～35℃,重症<30℃,可出现四肢甚或全身冰冷,常伴心率减慢。

2. 皮肤硬肿 多发生在皮下脂肪积聚部位,皮肤紧贴皮下组织,不能移动,按之似橡皮样,呈暗红,伴水肿者,压之轻度凹陷。早期皮肤呈红色或暗红色,严重者呈青紫色。硬肿常呈对称性。发生顺序是:小腿→大腿外侧→臀部→面颊→上肢→全身。硬肿面积计算:头颈部20%,双上肢18%,前胸及腹部14%,背及腰骶部14%,臀部8%,双下肢26%。新生儿硬肿病的分度见表5-5。

表5-5 新生儿硬肿病分度表

程度	硬肿范围	体温	腋-肛温差	休克、肺出血、DIC
轻度	<30%	>34℃	正值	无
中度	30%～50%	30～34℃	0或正值	无或轻
重度	>50%	<30℃	负值	有

3. 多器官功能受损 早期常有微循环障碍,严重时可导致休克、心力衰竭、弥散性血管内凝血(DIC)、肺出血、急性肾衰竭等多器官功能衰竭(MOF)。

【辅助检查】

可根据病情选择血常规、动脉血气分析、血糖、血电解质、尿素氮、肌酐、血小板、凝血酶原时间、凝血时间、纤维蛋白原等检测。必要时可进行心电图和胸部X线片检查。

【诊断和鉴别诊断】

1. 诊断要点 ①寒冷季节,环境温度低和保温不足。②有可诱发本病的疾病。③有体温降低,皮肤硬肿,即可诊断。并根据表5-5进行病情分度。

2. 鉴别诊断

(1)新生儿水肿:①局限性水肿:常发生于女婴会阴部,数日内可自愈。②早产儿水肿:下肢常见凹陷性水肿,有时延及手背、眼睑或头皮,大多数可自行消退。

(2)新生儿皮下坏疽:常由金黄色葡萄球菌感染所致,多见于寒冷季节,有难产或产钳分娩史。常发生于身体受压部位或受损部位,表现为局部皮肤变硬、略肿、发红、边界不清楚并迅速蔓延,病变中央初期较硬以后软化,先呈暗红色以后变为黑色,重者可有出血和溃疡形成,亦可融合成大片坏疽。

【治疗】

1. 复温(rewarming) 逐渐复温是治疗本病的关键。目的是在体内产热不足的情况下,通过提高环境温度(减少失热或外加热),以恢复和保持正常体温。临床上根据体温下降程度,采用不同的复温方法。

新生儿腋窝部皮下含有较多棕色脂肪,寒冷时氧化产热,使局部温度升高,此时腋温高于或等于肛温。正常状态下,棕色脂肪不产热,腋-肛温差<0;重症新生儿寒冷损伤综合征,因棕色脂肪

耗尽,故腋-肛温差也<0;新生儿寒冷损伤综合征初期,棕色脂肪代偿产热增加,则腋-肛温差≥0。因此,腋-肛温差可作为判断棕色脂肪产热状态的指标。目前我国通用的复温方法如下:

(1)肛温>30℃,产热良好(腋-肛温差为正值)的轻、中度患儿,可放入预热至中性温度的暖箱内,根据婴儿体温恢复情况,一般于6～12小时内可恢复正常体温。

(2)肛温<30℃,或产热衰竭(腋-肛温差为负值)的重度患儿,应将患儿置于比肛温高1～2℃的暖箱中开始复温,每小时提高箱温0.5～1℃,但最高不超过34℃,于12～24小时内恢复正常体温。

(3)若无上述条件可采用热水袋、热炕、电热毯或母怀取暖,要防止烫伤及闷捂综合征。

复温时应记录生命体征、出入液量、体温、环境温度,并进行必要的实验室检查。

2. 热量和液量供给 供给足够热量有利于婴儿产生热量、恢复正常体温。不能吸吮者,用滴管或胃管插管喂养,入量不足或呕吐严重者宜静脉滴注葡萄糖溶液。热量开始按每日209kJ/kg计算,待体温回升后应增加到418kJ/(kg·d)。液体可按0.24ml/kJ计算,有酸中毒时可给予1.4%碳酸氢钠溶液。有条件者可输血或血浆、小儿氨基酸等。

3. 控制感染 根据血培养和药敏结果选用抗生素。

4. 纠正器官功能紊乱 对心力衰竭、休克、凝血障碍、DIC、肾衰竭和肺出血等,应给予相应治疗与抢救。

【预防】

做好围生期保健(尤其是农村)和宣教,加强产前检查,防治妊娠并发症;避免早产、低出生体重儿及窒息、产伤;冬季做好保暖,产房温度不宜低于24℃,出生后应立即擦干皮肤,用预热的被毯包裹;小早产儿生后应一直在暖箱中保温,待体重大于1 800g或室温下体温稳定后置于婴儿床中;尽早开始喂养,保证供给足够热量;积极治疗引起新生儿硬肿病的基础疾病,如感染、颅内出血、畸形、窒息、产伤等。

第十节 新生儿败血症

案例分析

案例5-8

患儿,女,5天,因"发热2天,伴反应差"就诊,患儿2天前无明显诱因出现发热,体温最高38.7℃,无抽搐、咳嗽、腹泻、呕吐。

辅助检查:白细胞计数19.2×10⁹/L,中性粒细胞百分比78%,血红蛋白153g/L,C反应蛋白105mg/L。

分析:

1. 该患儿最可能的诊断是什么?

2. 该病的处理原则是什么?

新生儿败血症(neonatal septicemia)是指病原体侵入新生儿血液循环生长繁殖并产生毒素、发生全身炎症反应的综合征。常见病原体为细菌,也可为真菌、病毒或原虫等。本节主要阐述细菌性败血症。其发病率及病死率较高,在存活新生儿中的发病率为4.5‰～9.7‰,尤其是早产儿。早期易误诊,如果治疗不及时,可导致败血症休克(septic shock)及多脏器功能不全(multiple organ dysfunction syndrome,MODS)。

【病因】

1. 病原菌 因不同地区和年代而异,葡萄球菌(主要为金黄色葡萄球菌)及大肠埃希菌属最常见，我国近年来 B 族链球菌在早发型败血症中检出率增高。因静脉留置针、呼吸机及广谱抗生素的应用，一些机会致病菌（表皮葡萄球菌、铜绿假单胞菌）、厌氧菌（脆弱类杆菌、产气荚膜梭菌）及耐药菌有增加趋势。其他如肺炎链球菌、变形杆菌和李斯特菌等则较少见。

2．免疫功能低下　新生儿特异免疫及非特异免疫功能均不成熟，脐部未愈合时可成为细菌侵入的门户；皮肤黏膜薄嫩，屏障功能差，易破损感染；淋巴结发育不全，不能将感染局限在局部淋巴结；血清补体浓度低；中性粒细胞产生及储备均少，吞噬和杀菌能力不足，致使细菌侵入时机体抵抗力不足，因而易扩散发展成为败血症；早产儿体内来自母体的 IgG 少；IgA、IgM 分子量大，不能通过胎盘，新生儿体内含量极低，IgM 低较易患革兰氏阴性菌感染；分泌型 IgA 低则使新生儿易患呼吸道及消化道感染，病原菌并能经此侵入血液循环；巨细胞及自然杀伤细胞活性低。

3．感染途径与分型　根据发病时间分为以下两型。

（1）早发型败血症（early-onset sepsis，EOS）：①生后 7 天内起病。②感染发生在出生前或出生时，常由母亲垂直传播引起，病原菌以大肠埃希菌等革兰氏阴性杆菌为主。③常呈暴发性多器官受累，病死率高。

（2）晚发型败血症（late-onset sepsis，LOS）：①出生 7 天后起病。②感染发生在出生时或出生后，病原菌以金黄色葡萄球菌、机会致病菌为主。③常有脐炎、肺炎、脑膜炎等局灶性感染，发病率较早发型低。

【临床表现】

1．早期症状　新生儿败血症的早期症状常不典型，早产儿尤其如此。表现为进奶量减少或不吃、溢乳、嗜睡或烦躁不安、哭声低、体温不稳（发热或体温不升）、反应低下、面色苍白或灰暗、神萎、嗜睡、体重不增等症状。

2．体征　出现以下表现时应高度怀疑败血症发生：①黄疸：有时可为败血症的唯一表现，表现为生理性黄疸消退延迟、黄疸迅速加深或黄疸退而复现，无法用其他原因解释。②肝脾肿大：出现较晚，一般为轻至中度肿大。③出血倾向：皮肤黏膜瘀点、瘀斑、紫癜、针眼处流血不止、呕血、便血、肺出血，严重时发生 DIC。④休克：一般认为毛细血管再充盈时间 >3 秒作为休克的一个指征。面色苍灰，皮肤花纹，血压下降，尿少或无尿。⑤其他：呼吸窘迫、呼吸暂停（其中早发型败血症可以呼吸暂停或呼吸窘迫为首要表现且持续超过 6 小时）、呕吐、腹胀、中毒性肠麻痹。⑥可合并脑膜炎、坏死性小肠结肠炎、化脓性关节炎和骨髓炎等。

【辅助检查】

1．周围血象　白细胞总数 $<5.0×10^9/L$ 或出生 3 天后 $>20×10^9/L$，中性粒细胞杆状核细胞所占比例 $≥0.2$，粒细胞内出现中毒颗粒或空泡，白细胞计数减少比增高更有价值，血小板计数 $<100×10^9/L$。

2．细菌培养　①血培养：诊断败血症的金标准。应在使用抗生素之前做血培养，同时做 L 型细菌和厌氧菌培养可提高阳性率。②脑脊液培养：约有 23% 的败血症病例合并化脓性脑膜炎，故做腰穿者均应做脑脊液培养。③尿培养：可采用清洁导尿或从耻骨上膀胱穿刺取标本，以免污染。④其他：胃液、外耳道分泌物、咽拭子、皮肤拭子、脐残端、肺泡灌洗液等均可作细菌培养，若培养出的细菌与血培养一致则意义更大。因新生儿抵抗力低下，故即使血中培养出机会致病菌也应予以重视，阴性结果不能排除败血症。

3．急性时相反应蛋白　临床上常用的急性时相反应蛋白包括 C 反应蛋白（CRP）和降钙素原。CRP 在炎症、组织损伤时迅速增高，最高可达正常值数百倍。治疗过程中，一旦炎症被控制，C 反应蛋白在血中浓度迅速下降，故可用于新生儿败血症的早期诊断和对治疗效果的判断。6 小时龄内 CRP≥3mg/L 提示异常，6～24 小时龄≥5mg/L 提示异常，>24 小时龄≥10mg/L 提示异常。在出生后或者怀疑感染后 6～24 小时，以及再延 24 小时后连续 2 次测定，如均正常，对败血症（包括 EOS 和 LOS）的阴性预测值达到 99.7%，可以作为停用抗菌药物的指征。降钙素原≥0.5mg/L 提示异常。

4. 其他实验室检查　有条件可做病原菌抗原检测和分子生物学检测。疑有泌尿系统感染时可做尿常规检查。有条件的单位亦可做病原菌抗原检测和分子生物学检测。

【诊断】

1. 新生儿 EOS

（1）疑似诊断为 3 日龄内有下列任何一项：①异常临床表现；②母亲有绒毛膜羊膜炎；③早产胎膜早破≥18 小时。如无异常临床表现，血培养阴性，间隔 24 小时的连续 2 次血非特异性检查 <2 项阳性，则可排除败血症。

（2）临床诊断为有临床异常表现，同时满足下列条件中的任何一项：①血非特异性检查≥2 项阳性；②脑脊液检查为化脓性脑膜炎改变；③血中检出致病菌 DNA。

（3）确定诊断为有临床表现，血培养或脑脊液（或其他无菌腔液）培养阳性。

2. 新生儿 LOS　临床诊断和确定诊断均为 >3 日龄，其余条件分别同新生儿 EOS。

【治疗】

1. 抗生素治疗　用药原则：①早用药，对临床拟诊败血症的新生儿，立即应用抗生素。②合理、联合用药，病原菌未明确前一般宜联合使用青霉素和第三代头孢菌素，可结合当地菌种流行病学特点和耐药菌株情况决定，病原菌明确后可根据药敏试验用药（表 5-6）。③静脉给药，因肝肾功能不成熟，给药次数宜减少，1 周以内的新生儿尤其是早产儿每 12～24 小时给药 1 次，1 周后每 8～12 小时给药 1 次。④疗程要足，一般为 10～14 天，有并发症者应治疗 3 周以上。⑤注意药物毒副作用，头孢曲松钠和头孢他啶易影响凝血机制，使用时要警惕出血发生；氨基苷类易产生耳毒性，不宜使用。

表 5-6　新生儿抗菌药物的选择及剂量

抗菌药物	每次剂量（mg/kg）	每日次数 <7 天	每日次数 ≥7 天	主要指征
青霉素	5 万～10 万 U	2	3	肺炎球菌、链球菌、对青霉素敏感的葡萄球菌、革兰氏阴性（G⁻）球菌
氨苄西林	50	2	3	流感嗜血杆菌、G⁻ 杆菌、革兰氏阳性（G⁺）球菌
苯唑西林钠	25～50	2	3～4	耐青霉素酶的葡萄球菌
羧苄西林	100	2	3～4	铜绿假单胞菌、变形杆菌、多数大肠埃希菌、沙门菌
哌拉西林	50～100	2	3	铜绿假单胞菌、变形杆菌、大肠埃希菌、肺炎球菌
头孢拉啶	50～100	2	3	金黄色葡萄球菌、链球菌、大肠埃希菌
头孢呋辛	50	2	3	G⁻ 杆菌、G⁺ 球菌
头孢噻肟	50	2	3	G⁻ 菌、G⁺ 菌、需氧菌、厌氧菌
头孢曲松	50～100	1	1	G⁻ 菌、耐青霉素葡萄球菌
头孢他啶	30～50	2	3	铜绿假单胞菌、脑膜炎双球菌、G⁻ 杆菌、G⁺ 厌氧球菌
红霉素	10～15	2	3	G⁺ 菌、衣原体、支原体、螺旋体、立克次体
万古霉素（稳可信）	10～15	2	3	金黄色葡萄球菌、链球菌
亚胺培南/西司他丁（泰能）	20～30	2	3	对绝大多数 G⁻、G⁺ 需氧和厌氧菌有强大杀菌作用
甲硝唑（灭滴灵）	7.5	2	2	厌氧菌

2. 治疗严重并发症　及时纠正休克：周围循环不良时及时扩容，可给全血或血浆，使用血管活性药物多巴胺及多巴酚丁胺维持血压；纠正酸中毒及低氧血症；积极治疗脑水肿及DIC。

3. 清除感染灶　对局部有溃疡及化脓性感染灶时，及时清除。

4. 支持疗法　保持适宜的环境温度，维持水电解质平衡，保证充足的热量供应。

5. 免疫疗法　静脉注射免疫球蛋白每日400mg/kg，每日1次，连用5日；对重症患儿可行交换输血，换血量100～150ml/kg。

第十一节　新生儿细菌性脑膜炎

 案例分析

案例5-9

　　患儿，男，2天，因"发热1天，抽搐1次"入院，患儿1天前出现发热，最高体温38.5℃，今晨突然抽搐，意识丧失。

　　体格检查：T 38.4℃，P 140次/min，R 55次/min，前囟饱满，肌张力增高，尖叫。双眼凝视，肢体抖动，脐部可见脓性分泌物，心率140次/min，肺部未闻及啰音，腹软，肝右肋下1cm。

　　分析：

　　1. 该患儿最可能的诊断是什么？

　　2. 该病的处理原则是什么？

　　新生儿细菌性脑膜炎（neonatal bacterial meningitis）是新生儿期由细菌引起的最常见的一种颅内感染性疾病，活产儿的发病率为0.1%～0.4%，其中早产儿占1.4%～5%，病情凶险，但治疗及时能够见效。因此，早期诊断和及时处理对新生儿细菌性脑膜炎十分重要。绝大多数病例与新生儿败血症有关，病原菌绝大多数由血型播散至中枢神经系统，与败血症的细菌相同。少数病例细菌可从脊柱裂、脑脊膜膨出处入侵，或者由头颅血肿继发感染、中耳炎等邻近组织的感染蔓延所致。早产儿更易发病。早发型新生儿脑膜炎的常见致病菌有大肠埃希菌、B族溶血性链球菌和其他革兰氏阴性杆菌等；晚发型新生儿脑膜炎的常见致病菌有肺炎克雷伯菌、肠杆菌、窄食单胞菌、不动杆菌等。

【临床表现】

　　新生儿细菌性脑膜炎的临床表现无特异性，早期诊断困难。任何患败血症的新生儿均需除外化脓性脑膜炎。早期症状与败血症相似，表现为拒乳、嗜睡、喂养困难、体温不稳定、呼吸暂停、呕吐、腹胀和腹泻等。神经系统异常表现最常见为激惹和抑制交替，其他包括惊厥、前囟饱满、颅缝增宽、四肢强直、颅神经征、昏迷、角弓反张和脑膜刺激征（抬头屈颈时哭吵）等。当患儿出现多尿、低钠血症、低渗透压时要考虑存在抗利尿激素分泌失调综合征（syn-drome of inappropriate secretion of antidiuretic hormone，SIADH）。SIADH可使脑水肿加重，病情恶化，应予以及时处理。主要并发症有脑室管膜炎、脑梗死、脑膜下积液和脑积水等。

【诊断】

　　有母亲围生期感染史、绒膜羊膜炎、早产、胎膜早破等高危因素，可有皮肤黏膜、呼吸道、消化道、中耳等感染灶，并出现上述临床表现，脑脊液检查异常，尤其是找到细菌能够明确诊断。对任何疑有败血症的新生儿，即使当时无神经系统症状，均应做脑脊液检查。新生儿脑脊液的细胞数、蛋白和糖含量均高于其他年龄组，且变异大。化脓性脑膜炎时脑脊液压力增高[正常 <80mmH$_2$O（0.79kPa）]，白细胞数超过30×10^6/L，糖降低，蛋白增高。脑脊液培养和图片染色

可发现细菌,获得与血培养一致的细菌时即可考虑为病原菌。血培养阳性结果有助于脑膜炎的诊断。头部影像学检查CT、MRI和B超可表现为脑实质水肿和脑膜增强,对诊断脑室管膜炎、脑梗死、脑脓肿、硬膜下积液和脑积水等并发症有较大价值。

【治疗】

早期诊断和及时有效的治疗对于减少病死率和后遗症的发生有重要意义。

1. 抗生素治疗　药物选用原则同新生儿败血症,由于血-脑脊液屏障的存在,还应注意选择通过血-脑脊液屏障较好的抗生素。临床中经验性选择氨苄西林+三代头孢菌素,院内感染选择万古霉素+美罗培南。一旦明确致病菌及抗生素药敏结果,就要对经验性抗生素治疗做出调整。

2. 对症处理　止痉使用苯巴比妥钠;颅内压增高时用甘露醇、呋塞米等脱水;出现SIADH时限制低渗液体的摄入和补充适当的电解质。

3. 支持疗法　保证水、电解质平衡和能量的供给;因患儿多伴有不同程度的脑水肿,每日补液量宜在60～80ml/kg,若伴有休克时,可适当增加补液量,并根据"边补边脱"原则来调整脱水剂和补液的速度;在使用脱水剂时,易引起低钠、低钾血症,宜每天监测血电解质1～2次;给予新鲜血浆、静脉注射免疫球蛋白(IVIg)有利于增强机体免疫力。

4. 糖皮质激素　对年长儿细菌性脑膜炎早期使用可减少炎症渗出,减轻脑水肿和后遗症发生。新生儿可酌情使用。

第十二节　新生儿感染性肺炎

案例分析

案例5-10

患儿,男,5天,因"呛奶后发热1天"入院,患儿1天前出现呛奶后,开始发热,体温最高38.5℃,精神欠佳,无咳嗽、流涕及抽搐。

体格检查:T 38.6℃,P 148次/min,R 53次/min,BP 68/46mmHg,经皮动脉血氧饱和度87%(未吸氧)。精神差,皮肤轻度黄染。前囟1.5cm×1.5cm,平坦。呼吸稍急促,可见鼻翼翕动,两肺呼吸音粗糙,未闻及明显干、湿啰音。心音有力,心律齐,未闻及杂音。腹部软,肝脏肋下2.0cm。毛细血管再充盈时间2秒,四肢肌张力好。

分析:

1. 该患儿最可能的诊断是什么?

2. 该病的处理原则是什么?

新生儿感染性肺炎(neonatal infectious pneumonia)是新生儿常见的感染性疾病,可发生在产前、产时或产后,常由细菌、病毒或原虫等病原体引起,是新生儿死亡的重要原因之一。

【病因】

宫内感染常发生在孕母受感染后,病原体通过胎盘屏障经血行传给胎儿,或吸入因胎膜早破等原因而污染的羊水发生肺部感染。常见病原体为巨细胞病毒、弓形虫、大肠埃希菌、金黄色葡萄球菌、克雷伯菌、李斯特菌和支原体等。分娩过程感染发生在分娩时,胎儿吸入了母亲产道内细菌污染的分泌物所致。常见病原体为大肠埃希菌、肺炎球菌、克雷伯菌、李斯特菌和B族链球菌等。出生后感染病原体主要通过婴儿呼吸道、血行或者医源性途径传播。常见病原体为金黄色葡萄球菌、大肠埃希菌、克雷伯菌、假单胞菌、表皮葡萄球菌、沙眼衣原体、真菌、呼吸道合胞病毒、腺病毒、解脲支原体等。

【临床表现】

1. 宫内感染性肺炎 常有窒息,复苏后呼吸快、呻吟,体温不稳定,肺部听诊可发现呼吸音粗糙、降低或闻及啰音,严重病例可发生呼吸衰竭。合并心力衰竭者心脏扩大、心率快、心音低钝、肝大。可发生抽搐、昏迷,或并发 DIC、休克和持续性肺动脉高压等。周围血象白细胞大多正常,也可减少或增加。脐血 IgM>200~300mg/L 或特异性 IgM 增高者对产前感染有诊断意义。X 线表现在病毒性肺炎多显示为间质性肺炎改变,细菌性肺炎则多为支气管肺炎征象。

2. 分娩过程感染性肺炎 发病时间因不同病原体而异,一般在出生数日至数周后发病,细菌性感染在生后 3~5 天发病,Ⅱ型疱疹病毒感染多在生后 5~10 天,而衣原体则长达 3~12 周。生后立即进行胃液涂片找白细胞和病原体,或取血标本、气管分泌物等进行涂片、培养和对流免疫电泳等检测有助于病原学诊断。

3. 出生后感染性肺炎 可有发热、少吃、反应低下等全身症状。呼吸系统表现有咳嗽、气促,或呼吸不规则、鼻翼翕动、发绀、三凹征、湿啰音、呼吸音降低等。呼吸道合胞病毒肺炎可表现为喘息,肺部听诊可闻及哮鸣音。衣原体肺炎病前或同时有眼结膜炎。金黄色葡萄球菌肺炎易并发脓气胸。鼻咽部分泌物细菌培养、病毒分离和荧光抗体、血清特异性抗体检查有助于病原学诊断。X 线在不同的病原感染时有所不同,细菌性肺炎表现为两肺弥漫性模糊影,或点片状浸润影,病毒性肺炎以间质病变或肺气肿多见。

【治疗】

1. 呼吸道管理 雾化吸入,体位引流,定时翻身、拍背,及时洗净口鼻分泌物,保持呼吸道通畅。

2. 供氧 有低氧血症时可用鼻导管、面罩、头罩吸氧。氧气需经过温湿化后供给。呼吸衰竭时可使用人工呼吸机辅助呼吸,维持血气在正常范围。

3. 抗病原体治疗 细菌性肺炎可参照新生儿败血症选用抗生素。重症或耐药菌感染者可选用 3 代头孢菌素;李斯特菌感染可用氨苄西林;衣原体肺炎首选红霉素;病毒性肺炎可采用利巴韦林及干扰素雾化吸入治疗。

4. 支持治疗 纠正循环障碍及水、电解质平衡紊乱,输液勿过多过快,以免发生心力衰竭和肺水肿;保证能量及营养的供给;静脉输注血浆、白蛋白及免疫球蛋白等提高机体免疫能力。

第十三节 新生儿坏死性小肠结肠炎

 案例分析

案例 5-11

患儿,女,12 天。因"吃奶差,伴呕吐及便血 2 天"入院。患儿胎龄 38^{+3} 周,无窒息抢救史,生后给予维生素 K 治疗,其于生后 30 分钟纯母乳喂养,入院前 2 天无明显诱因出现吃奶明显减少,呕吐及便血。

体格检查:T 36.2℃,P 120 次/min,R 30 次/min,体重 3 200g。神志清,精神稍差,无发绀,前囟平软,颈软无抵抗,两肺呼吸音粗,未闻及干湿啰音,心律齐,心音有力,心前区未闻及杂音,腹部膨隆,腹壁静脉稍显露,肠鸣音弱。

分析:

1. 该患儿最可能的诊断是什么?

2. 该患儿进一步的检查是什么?

新生儿坏死性小肠结肠炎（neonatal necrotizing enterocolitis，NEC）是以腹胀、呕吐、便血为主要临床表现的急性坏死性胃肠道疾病。在 NICU，NEC 的发病率为 2%～5%，病理以回肠远端、结肠广泛或局限性坏死为特点，多见于早产儿，尤其出生体重低于 1 500g 的极低出生体重儿。本病发病急、进展快，超低出生体重儿死亡率可高达 50%。

【病因和发病机制】

该病发病机制复杂，目前不十分明确，可能与下列因素有关：

1. 感染　是产生 NEC 的最主要原因。细菌及其毒素可直接侵入已遭受缺氧等损伤的肠黏膜或间接通过增加炎症介质如血小板活化因子（PAF）、白细胞介素（IL）、肿瘤坏死因子（TNF）等的释放，引起肠黏膜损伤；并且肠道内细菌过度繁殖造成的肠胀气又可加重肠损伤。较常见的细菌有大肠埃希菌、梭状芽孢杆菌、铜绿假单胞菌、沙门菌、克雷伯菌、产气荚膜梭菌、金黄色葡萄球菌等。此外，还可见于病毒和真菌感染引起。

2. 肠黏膜缺氧缺血　在围生期窒息、严重心肺疾病、严重呼吸暂停、低体温、红细胞增多症、休克及脐动脉插管等情况下，机体血液重新分配，以保证心、脑等重要脏器的供应，此时肠系膜血管收缩、肠道血流可减少至正常的 35%～50%，如缺血持续存在或缺血后再灌注发生，则可引起肠黏膜损伤。

3. 肠功能失调　异常蠕动和多变的肠功能也可引起肠黏膜损伤，并导致功能性肠梗阻。早产儿胃酸分泌少，胃肠动力差，蛋白酶活性低，消化道黏膜通透性高，消化吸收和局部免疫反应低下，肠壁神经细胞和肌肉发育不成熟，因此，在感染、肠壁缺血缺氧、不适当的肠道喂养等致病因素作用下易导致肠道损伤引发本病。

4. 摄入高渗乳及高渗溶液　早产儿经口、经胃或经肠摄入渗透压过高（>400mmol/L）的配方乳，以及渗透压较高的药物如维生素 E、茶碱、吲哚美辛等，大量液体由血管转入肠腔，影响肠血流灌注而损伤肠黏膜，高渗乳及高渗溶液也可直接损伤未成熟的肠黏膜。另外，增加奶量过多或增奶速度过快可加剧乳糖及蛋白质吸收不良，奶量过多膨胀使肠腔内压力升高，导致黏膜血流减少而损伤肠黏膜。

【病理】

肠道病变以弥漫性或斑点状肠壁坏死及肠壁内积气为特征。病变范围不一。最常受侵犯的部位为回肠远端及近端升结肠，重者可累及全胃肠道。十二指肠较少受累。主要改变为肠腔充气，黏膜呈斑片状或大片坏死，肠壁不同程度积气、出血及坏死。严重时肠壁全层坏死和穿孔。

【临床表现】

本病多见于早产儿、足月小于胎龄儿，大多于生后 2～14 天发病。常有表现体温不稳、呼吸暂停、心动过缓、嗜睡等全身表现，同时或相继出现不同程度的胃潴留、腹胀及呕吐喂养不耐受症状，呕吐物中含有胆汁或咖啡样物。继之出现腹泻，先为水样便，一日 5～10 次不等，1～2 天后出现血便，可为咖啡色、黑色、果酱状或为鲜血。进而全身状况迅速恶化，体温不升、皮肤出现花纹，肢端厥冷，反复发生呼吸暂停。查体可见肠型、腹壁发红、右下腹包块、肠鸣音减弱或消失。严重者常并发败血症、肠穿孔和腹膜炎等。最后发展为呼吸衰竭、休克、DIC 而死亡。

【辅助检查】

1. 腹部 X 线检查　对本病诊断有重要意义。早期主要表现为麻痹性肠梗阻；病情进展如肠内气体进入肠壁则出现肠壁囊样积气；较重病例因肠内气体进入门静脉可见门静脉充气征；严重者可见肠袢固定（肠坏死）、气腹（肠穿孔）和腹腔积液（腹膜炎）。肠壁囊样积气和门静脉充气征为本病的特征性表现。

2．床旁腹部超声检查　超声无创、无辐射、可床旁动态监测，已在临床广泛应用，对诊断门静脉积气、肠壁积气的敏感性高于腹部 X 线检查。

3．粪便检查　镜检见多量红细胞、白细胞，潜血试验阳性，大便培养多半细菌阳性。

4．血液学检查　白细胞增高，重症也可减少，有核左移，血小板多减少，粒细胞减少。

【诊断】

同时具备以下三项者，即可确诊：

1．全身中毒表现　如体温不稳、面色苍白、呼吸不规则和心动过缓等。

2．胃肠道表现　胃潴留、呕吐、肉眼血便、腹胀及肠鸣音消失。

3．腹部 X 线表现　肠梗阻和肠壁积气。

【治疗】

1．绝对禁食　新生儿出现呕吐、腹胀、胃潴留等喂养不耐受且怀疑本病时均应进食。确诊病例禁食时间一般为 8～14 天。重症时间更长。待腹胀消失，大便潜血转阴，X 线异常征象消失，临床一般情况好转后可开始恢复饮食。恢复喂养要从水开始，再喂糖水、稀释奶，根据病情逐步增加稀释奶浓度。不可开奶过早或增奶过快，否则都易复发甚至使病情恶化。

2．胃肠减压　禁食期间需进行胃肠减压，用鼻胃管持续抽吸排空胃内容物。当肠麻痹缓解，腹部 X 线检查不再显示肠壁积气时即可停止。

3．抗感染　疑似及确诊患儿常规使用抗生素。①抗生素选择：每位患儿均应送血、大便培养，根据细菌培养及药敏试验选择抗生素应用。细菌不明时可用氨苄西林、哌拉西林或第三代头孢菌素；如为厌氧菌首选甲硝唑；金黄色葡萄球菌可选用万古霉素、新型青霉素 Ⅱ 等。②疗程：确诊病例 7～14 天，重症时间更长。

4．支持疗法　禁食期间予以静脉营养，维持能量及水电解质平衡，每日供给能量 378～462kJ，液体量 120～150ml/kg。有凝血机制障碍时可输新鲜冷冻血浆。出现休克时给予抗休克治疗。出现呼吸衰竭时可用呼吸机机械通气。也可予丙种球蛋白以增强免疫功能。

5．外科治疗　有明显肠梗阻、腹膜炎或肠穿孔者均需手术治疗，首选剖腹探查术，对于无法耐受剖腹探查术的患儿考虑腹腔引流术。有时虽无上述明显迹象，但多次大量便血或严重休克、经内科积极治疗效果不明显者，也要考虑外科手术治疗。

第十四节　先天性梅毒

 案例分析

案例 5-12

患儿，生后 4 小时。其母为梅毒患者，患儿胎龄 37 周，出生体重 2 450g，无窒息病史，羊水清，脐带、胎盘情况无特殊。

分析：

1．该患儿有可能患何病？

2．该病的处理原则是什么？

先天性梅毒（congenital syphilis）是指梅毒螺旋体由母体经胎盘进入胎儿血液循环所致的感染。近年来，我国先天性梅毒发病率已有明显上升趋势。

在妊娠的任何阶段梅毒螺旋体都可能通过胎盘感染胎儿,妊娠4个月后最容易发生,未经治疗的初期及二期梅毒孕妇传播率极高,几乎100%。其中50%胎儿发生流产、早产、死胎或在新生儿期死亡。存活者在出生后不同的年龄出现临床症状。

【临床表现】

2岁以内发病者为早期梅毒,主要是感染和炎症的直接结果;2岁后为晚期梅毒,主要为早期感染遗留的畸形或慢性损害。

2/3的新生儿在出生时没有临床感染征象,可由常规产前筛查检出,常于生后2~3周逐渐出现症状。常见的症状有:

1. 肝脾及全身淋巴结肿大　几乎所有患儿均有肝大,其中1/3伴有梅毒性肝炎,出现黄疸、肝功能受损,可持续数月至半年之久;50%患儿有全身淋巴结肿大,无触痛,滑车上淋巴结肿大有诊断价值。

2. 皮肤、黏膜损害　发生率为15%~60%,常见为梅毒性鼻炎,鼻炎为早期特征,于生后1周出现,可持续3个月之久,表现为鼻塞、分泌物早期清,继之呈脓性、血性,含大量病原体,极具传染性,当鼻黏膜溃疡累及鼻软骨时形成"鞍鼻",累及喉部引起声嘶。皮疹常于生后2~3周出现,初为粉红、红色多形性斑丘疹,以后变为棕褐色,并有细小脱屑,掌、跖部还可见梅毒性天疱疮。其分布形态更具特征性,最常见于口周、鼻翼和肛周,皮损数月后呈放射状皲裂。

3. 骨损害　占80%~90%,但多数无临床体征,少数可因剧痛而致"假瘫"。主要表现为长骨多发性、对称性损害,X线表现为骨、软骨骨膜炎改变。

4. 血液系统　表现为贫血,白细胞减少或增多,血小板减少,及溶血性贫血(Coombs试验阴性)。

5. 其他　多为早产、小于胎龄儿;新生儿期中枢神经系统症状罕见,多在生后3~6个月时出现神经系统受累症状,表现为急性化脓性脑膜炎症状,脑脊液淋巴细胞增高,蛋白增高,糖正常;生后2~3个月时尚可见以肾小球病变为主的肾损伤。

晚期梅毒表现为结节性梅毒疹和梅毒瘤、基质性角膜炎、神经性耳聋、楔状齿,其他有马鞍鼻、马刀胫、惊厥、智力低下等。

【诊断】

诊断主要根据母亲病史、临床表现、实验室检查及X线检查进行综合分析。确诊可根据:

1. 取胎盘、羊水、皮损等易感部位标本,在暗视野显微镜下查找梅毒螺旋体。

2. 性病研究实验室(VDRL)试验　简便、快速、敏感性极高,但有假阳性,可作为筛查试验。

3. 荧光密螺旋体抗体吸收试验(FTA-ABS)　特异性强,常用于确诊。

【治疗和预防】

治疗包括药物治疗及床旁隔离。药物首选青霉素,该药能使梅毒螺旋体自溶酶造成的细胞壁破坏持续进行,直至死亡而不能修复。为避免因大剂量青霉素杀死螺旋体而释放出异性蛋白质所致不良反应,应从小剂量开始,每次5万U/kg,每12小时1次,静脉滴注,共7天,以后改为每8小时1次,共10~14天。或用普鲁卡因青霉素,每日5万U/kg,肌内注射,共10~14天。青霉素过敏者,可用红霉素每日15mg/kg,连用12~15天,口服或注射。疗程结束后应在2、4、6、9、12个月时追踪监测VDRL试验,直至其滴度持续下降,最终呈阴性。及时、正规治疗孕妇梅毒,是减少先天性梅毒发病率的最有效措施。

第十五节　新生儿低血糖、高血糖

案例分析

案例5-13

患儿，女，4天，因"生后持续血糖低"入院。患儿胎龄36周，出生体重2600g，无窒息病史，生后反复出现低血糖，经喂养、静脉滴注葡萄糖注射液等治疗后无好转，血糖最低时达1.6mmol/L。病程中患儿无呼吸暂停，无气促、青紫，无发热，无呕吐，无嗜睡、反应低下，无惊厥发作。

体格检查：T 36.9℃，P 100次/min，R 40次/min，BP 65/42mmHg。神清，反应可，呼吸平稳，皮肤无黄染，未见出血点或瘀点、瘀斑。前囟平软，大小约2.0cm×2.0cm。双肺呼吸音清，未闻及明显干湿啰音。心率（HR）100次/min，律齐，心音尚有力，未及杂音。腹部平软，肝脏肋下1.0cm，质地柔软。脾未触及。双下肢无水肿。吸吮反射正常，觅食、握持、拥抱反射稍减弱。

辅助检查：血糖2.0mmol/L。

分析：

1. 该患儿最可能的诊断是什么？

2. 该病的处理原则是什么？

一、新生儿低血糖

新生儿低血糖（neonatal hypoglycemia）是指新生儿出生后全血葡萄糖低于2.2mmol/L（40mg/dl），不考虑出生体重、胎龄和日龄。是新生儿时期最常见的代谢问题之一，多见于早产儿及小于胎龄儿，新生儿人群中存在低血糖高危因素者达30%，有高危因素的新生儿，其低血糖的发生率高达51%。近年来研究发现，持续的低血糖水平及血糖波动较大均可导致永久性脑损伤。

【病因和发病机制】

新生儿低血糖有暂时性和持续性之分。

1. 暂时性低血糖　指低血糖持续时间较短，不超过新生儿期。

（1）葡萄糖储存不足或消耗增加：主要见于以下几种情况。①早产儿：肝糖原储存主要发生在妊娠的最后3个月，因此，胎龄越小，糖原储存越少。②小于胎龄儿：除糖原储存少外，糖异生途径中的酶活力也低。③围生期应激：低氧、寒冷、严重感染、酸中毒等对儿茶酚胺分泌增多，刺激肝糖原分解增加，加之无氧酵解使葡萄糖利用增多。④其他：如出生后延迟喂养或热量摄入不足，而葡萄糖利用增加所致。

（2）高胰岛素血症：主要见于以下两种情况。①糖尿病母亲婴儿：由于胎儿在宫内高胰岛素血症，而出生后母亲供给突然中断所致。②Rh溶血病：红细胞破坏致谷胱甘肽释放，刺激胰岛素浓度增加。

2. 持续性低血糖　指低血糖持续至婴儿或儿童期。

（1）先天性高胰岛素血症：主要与基因缺陷有关。

（2）内分泌缺陷：如先天性垂体功能不全、皮质醇缺乏、胰高血糖素缺乏、生长激素缺乏等。

（3）遗传代谢性疾病：①糖类疾病：如糖原贮积病Ⅰ型、Ⅲ型。②脂肪酸代谢性疾病：如中链酰基辅酶 A 脱氢酶缺乏。③氨基酸代谢缺陷：如支链氨基酸代谢障碍、亮氨酸代谢缺陷等。

【临床表现】

大多数低血糖者无临床症状；少数可出现喂养困难、阵发性青紫、呼吸暂停、嗜睡、哭声异常、颤抖、震颤，甚至惊厥等非特异性症状，也可出现面色苍白、多汗、体温不升、心动过速等，多见于出生后 24～72 小时。

【辅助检查】

血糖测定：高危儿应在生后 1～2 小时常规筛查血糖，以后根据血糖恢复程度复查，直至血糖浓度稳定。纸片法检测简便、快速、无创，可作为高危儿的筛查工具。确诊需依据化学法（如葡萄糖氧化酶）测定的血清葡萄糖值。取标本后应及时测定，避免室温下放置过久葡萄糖分解导致血糖下降。

【治疗】

由于并不能确定引起脑损伤的低血糖阈值，因此不管有无症状，出现低血糖者均应及时治疗。

1. 无症状性低血糖并能进食者可先进食，并密切监测血糖，低血糖不能纠正者可静脉输注葡萄糖，按 6～8mg/(kg·min) 速率输注，每小时监测血糖 1 次，4～6 小时后根据血糖测定结果调节输糖速率，稳定 24 小时后逐渐停用。

2. 症状性低血糖　可先给予一次剂量的 10% 葡萄糖 200mg/kg（2ml/kg），按每分钟 1.0ml 静脉滴注；以后改为 6～8mg/(kg·min) 维持，以防低血糖反跳。每 4～6 小时监测血糖 1 次，并根据血糖值调节输糖速率，正常 24 小时后逐渐减慢输注速率，48～72 小时停用。低血糖持续时间较长者可加用氢化可的松 5mg/kg，静脉注射，每 12 小时 1 次；或泼尼松（强的松）1～2mg/(kg·d)，口服，共 3～5 天，可诱导糖异生酶活性增高。极低体重早产儿对糖耐受性差，输糖速率大于 6～8mg/(kg·min) 易致高血糖症。

3. 持续性低血糖　葡萄糖输注速率常需提高至 20～30mg/(kg·min) 才能维持血糖浓度在正常范围。还可采取如下措施：①静脉注射胰高血糖素 0.02mg/kg，间断给药或每小时 1～20μg/kg 静脉维持。②高胰岛素血症首选二氮嗪（diazoxide），每日 5～20mg/kg，分 3 次口服。胰岛细胞增生症则须做胰腺次全切除，先天性代谢缺陷患儿应给予特殊饮食疗法。

【预防】

1. 避免可预防的高危因素（如寒冷损伤），生后宜早期开奶，高危儿定期监测血糖。

2. 不能经胃肠道喂养者可予 10% 葡萄糖静脉滴注，足月适于胎龄儿按 3～5mg/(kg·min)、早产适于胎龄儿以 4～6mg/(kg·min)、小于胎龄儿以 6～8mg/(kg·min) 速率输注，可达到近似内源性肝糖原产生率。

二、新生儿高血糖

新生儿高血糖（neonatal hyperglycemia）是指新生儿全血血糖大于 7.0mmol/L（125mg/dl），血浆或血清糖 >8.40mmol/L（150mg/dl）。

【病因和发病机制】

1. 应激性高血糖　是新生儿尤其是极低出生体重儿高血糖的常见病因。窒息、缺氧、创伤、寒冷或败血症等疾病可引起儿茶酚胺、皮质醇等发生改变，从而影响胰高血糖素、糖异生及胰岛素反应改变导致高血糖，内毒素也可直接影响胰岛素反应引起高血糖。多为一过性。

2. **医源性高血糖** 输注高浓度的葡萄糖或脂肪乳,可引起高血糖。但新生儿对葡萄糖的耐受个体差异很大,胎龄越小、体重越轻,对糖的耐受越差,极低体重儿即使输糖速率在 4～6mg/(kg·min)时亦易发生高血糖。

3. **药物的作用** 氨茶碱能引起 cAMP 浓度升高,促进糖原分解,升高血糖;麻醉诱导剂及镇静剂可抑制胰岛素的作用,致使血糖升高。

4. **新生儿糖尿病** 十分罕见,可以是如下情况:①暂时性(持续 3～4 周);②暂时性以后复发;③永久性糖尿病,约 1/3 患儿有糖尿病家族史,多见于小于胎龄儿。

【临床表现】

轻者可无症状;血糖增高显著者表现为脱水、烦渴、多尿、体重下降,严重者可因高渗血症致脑室内出血。新生儿糖尿病可出现尿糖阳性,尿酮体阴性或阳性。

【治疗】

轻度、短暂(24～48 小时)高血糖可减慢葡萄糖输注速率,极低体重儿用 5% 的葡萄糖;治疗原发病、纠正脱水及电解质紊乱;高血糖不易控制者可给予胰岛素,开始每小时 0.01U/kg,逐渐增至 0.05～0.1U/kg 输注,但应密切监测血糖(每 30 分钟监测血糖 1 次),以防低血糖发生,血糖正常后停用。

第十六节   新生儿脐部疾病

案例分析

案例 5-14

患儿,女,生后 10 天,因"出现脐部分泌物 2 天"入院,脐窝处见脓性分泌物,黄绿色,量多,脐带已脱落,吸乳可,无恶心呕吐,无哭闹不安。

体格检查:T 36.7℃,P 125 次/min,R 35 次/min,身高 50cm,体重 3 650g。精神差,前囟 2.0cm×2.0cm,双肺呼吸音清晰,心音有力、无杂音,腹软,肠鸣音正常。

分析:

1. 该患儿最可能的诊断是什么?
2. 该病的治疗要点是什么?

一、脐   炎

脐炎(omphalitis)是指出生时或断脐后未行消毒的脐残端被细菌入侵、繁殖所引起的急性炎症。金黄色葡萄球菌最常见,其次为大肠埃希菌、铜绿假单胞菌、溶血性链球菌等。

【临床表现】

轻者脐周皮肤轻度红肿,可伴有少量浆液脓性分泌物。重者脐部或脐周明显红肿发硬,分泌物呈脓性且量多,常有臭味。可向周围皮肤或组织扩散,引起腹壁蜂窝织炎、皮下坏疽、腹膜炎、败血症、门静脉炎,以后可发展为门静脉高压症、肝硬化。正常新生儿生后 12 小时脐部除金黄色葡萄球菌外,还可有表皮葡萄球菌、大肠埃希菌、链球菌集落生物,局部分泌物培养阳性并不表示存在感染,必须具有脐部的炎症表现。

【治疗】

轻者局部用 3% 过氧化氢溶液或碘伏清洗,每日 2～3 次;重者需根据药敏试验选用适当的抗生素静脉注射；如有脓肿形成，则需行切开引流。

【预防】

新生儿娩出断脐时行无菌操作，生后至脐带脱落脐窝干燥前每日用碘伏脐部消毒。

二、脐　疝

脐疝（umbilical hernia）是由腹腔脏器经脐环处向外突出到皮下形成的突起。是一种先天性发育缺陷，多见于低出生体重儿。

【病因】

胎儿出生后脐血管在数周之内逐渐闭塞萎缩，脐环成为腹壁薄弱点之一。新生儿两侧腹直肌及其前后鞘在脐部尚未闭合。在各种因素如咳嗽、排便困难、剧烈哭闹等致使腹腔压力增高时，腹腔脏器经尚未闭合的疝环突出形成脐疝。

【临床表现】

脐部突出，呈圆形或卵圆形，直径大小不等，多在 1cm 左右，少数超过 3～4cm，皮肤颜色正常。咳嗽、哭闹时突出明显，安静时以手加压后突出可还纳入腹腔。脐疝婴儿一般无痛苦，不影响胃肠道蠕动功能，基本不形成嵌顿及肠梗阻。

【治疗】

脐疝在 1cm 以下者，出生后 1 年内腹肌逐渐发达，多数疝环逐渐狭窄缩小，自然闭合，预后良好。疝囊较大且 2 岁以上仍未愈合者可手术修补。

三、脐 肉 芽 肿

脐肉芽肿（umbilical granuloma）是指断脐后脐孔创面受异物刺激（如爽身粉、血痂）或感染，在局部形成小的肉芽组织增生。脐肉芽组织表面湿润，有少许黏液或黏液脓性渗出物，可用碘伏一日数次清洁肉芽组织表面，预后良好。顽固肉芽组织增生者，呈灰红色，表面有脓血性分泌物，可用硝酸银烧灼或搔刮局部。

新生儿及新生儿
疾病 - 视频

（王　吉）

？ **复习思考题**

1. 简述正常足月儿与早产儿外观特点的区别。
2. 新生儿生理性黄疸与病理性黄疸如何鉴别？
3. 简述新生儿胆红素脑病的临床表现。
4. 简述新生儿败血症的抗菌药物治疗原则。

扫一扫，测一测

第六章　消化系统疾病

学习目标

掌握口炎、胃炎、小儿腹泻、急性坏死性肠炎、肠套叠的临床表现及诊治要点；熟悉口炎、胃炎、小儿腹泻、急性坏死性肠炎、肠套叠的病因；了解小儿消化系统的解剖特点。

第一节　小儿消化系统解剖生理特点

一、口　腔

正常足月新生儿出生时已具有较完善的吸吮和吞咽功能，颊部有坚厚的脂肪垫，舌短而宽，有助于吸吮，早产儿则较差。小婴儿口腔黏膜薄嫩，血管丰富，唾液腺发育不够完善，唾液分泌少，口腔黏膜干燥，易受损伤和感染。3个月以下小儿唾液中淀粉酶低下，不宜喂淀粉类食物。3～4个月时唾液分泌开始增多，5～6个月时明显增多，由于小婴儿口底浅，不能及时吞咽所分泌的全部唾液，常出现生理性流涎。

二、食　管

新生儿食管长8～10cm，1岁时12cm，5岁时16cm，学龄儿童20～25cm，成人25～30cm。婴儿胃管管径为0.6～0.8cm，幼儿为1cm，学龄儿童为1.2～1.5cm。新生儿和婴儿食管呈漏斗状，腺体较少，弹力组织及肌层尚不完善；食管下端贲门括约肌发育不成熟，常发生胃食管反流，出现呕吐，一般在8～10个月时症状消失。新生儿食管有3个狭窄部位，其中通过膈部的狭窄相对较窄。

三、胃

婴儿胃呈水平位，当开始站立行走时才逐渐变为垂直位。由于贲门和胃底部肌张力低，幽门括约肌发育较好，加上吮奶时常吞咽过多空气，易发生溢乳和呕吐。婴儿胃黏膜有丰富的血管，但腺体和杯状细胞较少，盐酸和胃蛋白酶等各种消化酶的分泌均较成人少且酶活性低，消化功能差。新生儿胃淀粉酶不足，3～4个月后才逐渐增多，故3～4个月前的婴儿不宜过早添加淀粉类食物；胃液中有较丰富的凝乳酶、蛋白酶等，适合乳汁消化。新生儿胃容量为30～60ml，1～3个月为90～150ml，1岁为250～300ml。因哺乳不久幽门开放，胃内容物逐渐流入十二指肠，实际哺乳量常超过上述胃容量。胃排空时间随食物种类不同而异，稠厚含乳凝块大的乳汁排空慢；水为1.5～2小时，母乳为2～3小时，牛乳为3～4小时；早产儿胃排空更慢，易发生胃潴留。

四、肠

小儿肠管相对较长，一般为身长的 5～7 倍（成人仅为 4 倍），分泌面积和吸收面积都较大，黏膜血管丰富，有利于消化吸收营养物质；然而因肠壁薄，通透性高，屏障功能差，肠内毒素、消化不全产物和过敏原等可经肠黏膜进入体内，引起全身感染和变态反应性疾病。小儿肠黏膜肌层发育差，肠系膜柔软而长，黏膜下组织松弛，升结肠与后壁固定差，肠活动度大，易发生肠套叠和肠扭转。由于小儿大脑皮质功能发育不完善，进食时常引起胃 - 结肠反射，产生便意，所以大便次数多于成人。

五、肝

年龄越小，肝脏相对越大。婴幼儿正常肝脏可在右肋下触及 1～2cm，柔软、无压痛，6 岁后肋下不易触及。小儿肝脏血管丰富，在心力衰竭时肝脏发生淤血而增大；在感染、缺氧、中毒等情况下易发生肝充血肿大和变性，影响其正常生理功能；肝糖原储存相对较少，易因饥饿发生低血糖症。由于肝内结缔组织发育较差，肝细胞再生能力强，故较少发生肝硬化。婴儿时期胆汁分泌较少，故对脂肪的消化、吸收功能较差。

六、胰　腺

胰腺分为内分泌和外分泌两部分，前者分泌胰岛素，主要控制糖代谢；后者分泌胰液，内含各种消化酶，与胆盐及小肠内分泌物相互作用，共同参与对蛋白质、脂肪及糖类的消化。出生时胰腺分泌量少，3～4 个月时增多，但胰淀粉酶、胰脂肪酶的活性较低，1 岁后胰腺外分泌生长迅速，为出生时的 3 倍，接近成人。胰液分泌量随年龄增长而增多，至成人每日可分泌 1～2L。婴幼儿时期胰腺液及其消化酶的分泌极易受炎热气候和各种疾病的影响而被抑制，常引起消化不良。

七、肠 道 细 菌

胎儿消化道内无细菌，出生后细菌很快从口、鼻、肛门侵入肠道，大多数集中在结肠和直肠内，胃内几乎无菌，十二指肠和小肠上部也较少。肠道菌群受食物成分影响，母乳喂养儿以双歧杆菌占绝对优势，人工和混合喂养儿肠道内大肠埃希菌、嗜酸杆菌、双歧杆菌及肠球菌所占比例几乎相等。正常肠道菌群对侵入肠道的致病菌有一定的拮抗作用，并参与代谢过程，如维生素 K、叶酸及生物素的合成等。婴幼儿肠道正常菌群脆弱，易受许多内、外界因素影响而致菌群失调，引起消化功能紊乱。

知识链接

肠道细菌知多少

人类的肠道中，以结肠为中心寄生着 400 多种数以百兆计的细菌，称为肠道菌群。肠道中的细菌大致可分为三类：一类是有益细菌，如双歧杆菌、乳酸杆菌等，数量最多，是维持人体健康不可缺少的；另一类细菌为中间类型，如大肠埃希菌、肠球菌等，正常情况下，它们益多害少；还有一类细菌为致病菌，如产气荚膜梭菌、假单胞菌等，它们害多利少，但数量较少，一般情况下不会致病。当各种原因造成肠道菌群紊乱时，后两类细菌的数量超过正常范围，可对人体造成危害。

八、正常小儿粪便

1. 胎粪　新生儿最初排出的墨绿色、糊状、质黏稠、无臭味大便，称胎粪。胎粪是由肠道分泌物、浓缩的胆汁、消化液、脱落的上皮细胞及吞入的羊水组成，多数生后 12 小时内开始排便，若喂乳充分，2～3 天后逐渐过渡为黄色糊状便。如出生后 24 小时内仍无胎便排出，应注意检查有无肛门闭锁等消化道畸形。

2. 母乳喂养儿粪便　呈金黄色，均匀糊状，偶有细小乳凝块，有酸味，不臭，每日2～4次。

3. 人工喂养儿粪便　呈淡黄色，多成形，含乳凝块较多、较大，呈碱性或中性反应，量多，较臭。每日1～2次，易发生便秘。

4. 混合喂养儿粪便　与喂牛乳者相似，但质地较软，颜色较黄。添加谷类、蛋、肉及蔬菜等辅食后，粪便性状逐渐接近成人，量较多、臭，每日 1 次。

在食物量及种类没有改变的情况下，大便次数突然增加、变稀，应视为异常。

第二节　口　　炎

案例分析

案例 6-1

患儿，女，生后22天，因发热应用抗生素治疗 10 余天，今日护士喂奶时见其口腔颊黏膜有乳凝块样附着物，不易擦掉，强行擦去，下面有红色创面。患儿吃奶好，哭声响，体温正常。

分析：

1. 该患儿最可能的诊断是什么？

2. 该病的处理措施是什么？

口炎是指口腔黏膜的炎症，可单独发病，也可继发于急性感染、腹泻、营养不良，以及维生素 B、维生素 C 缺乏等全身性疾病，可由病毒、细菌、真菌引起，亦可因局部受理化刺激引起，若病变仅局限于舌、牙龈、口角，亦可称为舌炎、牙龈炎、口角炎。婴幼儿时期口腔黏膜薄嫩、血管丰富，唾液分泌少，口腔黏膜较干燥，有利于微生物繁殖；不注意食具及口腔卫生、不适当擦拭口腔、食物过高温度刺激或各种疾病导致机体抵抗力下降等因素均可导致口炎的发生。

一、鹅　口　疮

ER-6-3

唇炎和口角炎
图片

鹅口疮（thrush）亦称雪口病，为白念珠菌感染所致的口炎。多见于新生儿和婴幼儿，营养不良、腹泻、长期应用广谱抗生素或肾上腺皮质激素的小儿易患此病，新生儿多由产道感染或哺乳时乳头不洁及奶具污染所致。

【**临床表现**】

在口腔黏膜上出现白色乳凝块样小点或小片状物，常见于颊黏膜，可逐渐融合成大片，略高于黏膜表面，不易拭去，强行擦拭剥离后，局部黏膜潮红、粗糙，可有溢血。患处不痛，不流涎，一般不影响吃奶，也无全身症状。重者口腔全部被白膜覆盖，甚至蔓延至咽、喉、食管、气管、肺等处，出现低热、拒食、吞咽困难、声音嘶哑或呼吸困难等。取患处白膜涂片，加 1 滴 10% 氢氧化钠，在显微镜下可见真菌的菌丝和孢子。

【治疗】

一般不需口服抗真菌药物。要去除诱因，除治疗伴发疾病外，用 2% 的碳酸氢钠溶液于哺乳前后清洗口腔，动作应轻、快、准，以免引起呕吐。局部可涂抹 10 万～20 万 U/ml 制霉菌素溶液，每日 2～3 次。预防应注意哺乳卫生，加强营养，适当补充维生素 B_2 和维生素 C。

二、疱疹性口炎

疱疹性口炎由单纯疱疹病毒 I 型感染所致。多见于 1～3 岁小儿，发病无明显季节差异，传染性强，常在托幼机构引起小流行。

【临床表现】

起病时发热，体温可达 38～40℃，1～2 天后唇红部及邻近口周皮肤和口腔黏膜出现散在或成簇的小疱疹，直径 2～3mm，周围有红晕，可很快破裂形成浅溃疡，溃疡表面覆盖黄白色膜样渗出物，多个小溃疡可融合成不规则的大溃疡。局部疼痛明显，出现流涎、拒食、烦躁，伴颌下淋巴结肿大。发热常于 3～5 天后恢复正常，病程约 1～2 周，局部淋巴结肿大可持续2～3 周。

本病应与疱疹性咽峡炎鉴别，后者由柯萨奇病毒引起，多发生于夏秋季，常骤起发热及咽痛，疱疹主要发生在咽部和软腭，有时见于舌面，但不累及齿龈和颊黏膜。

【治疗】

保持口腔清洁，多饮水，食物以微温或凉的流质为宜，避免摄入刺激性食物。局部可涂碘苷（疱疹净），亦可喷洒西瓜霜、锡类散、冰硼散等。为预防感染可涂 2.5%～5% 金霉素鱼肝油软膏。疼痛重者可在进食前用 2% 利多卡因涂抹局部。发热时应给予降温，继发感染时应用抗生素。

三、溃疡性口炎

溃疡性口炎（ulcerative stomatitis）由链球菌、金黄色葡萄球菌、肺炎链球菌、铜绿假单胞菌、大肠埃希菌等感染引起，主要表现为假膜形成，又称假膜性口炎。多见于婴幼儿，常发生于急性感染、长期腹泻等体弱患儿，在口腔不洁时有利于细菌繁殖而致病。

【临床表现】

起病急，全身症状明显，如全身不适、烦躁、发热（体温可达 39～40℃）、白细胞增高，严重者可出现脱水及酸中毒。起病初期口腔黏膜充血、水肿，继而在舌、唇内及颊黏膜处形成大小不等、界线清楚的糜烂和浅溃疡，溃疡表面有纤维素性炎症渗出物形成的灰白色或黄色假膜，易拭去，拭去后遗留溢血的创面，但不久又被假膜覆盖。患处疼痛，哭闹、流涎、拒食，局部淋巴结肿大。外周血象中白细胞总数和中性粒细胞增高，创面渗出液涂片染色可见细菌。数日后体温恢复正常。病程约 7～10 天。

【治疗】

1. 抗感染治疗　以 0.1%～0.3% 依沙吖啶（利凡诺）溶液漱口，每日 1～2 次。局部涂抹 0.2%甲硝唑溶液或 5% 金霉素鱼肝油软膏。全身症状明显者，给予抗生素。

2. 对症治疗　疼痛明显，可局部涂 2% 利多卡因。对发热者给予降温处理，烦躁者可酌情给予镇静剂，有脱水、酸中毒者应予以积极纠正。

3. 保证营养和水分　给予温凉半流食或流食，富含足够营养和 B 族维生素及维生素 C，有利于疮口愈合,避免刺激性食物及饮料。

第三节 胃 炎

胃炎是指由各种物理性、化学性或生物性有害因素引起的胃黏膜炎性病变。根据病程分为急性和慢性两种,以慢性发病率较高。

【病因和发病机制】

1. 急性胃炎 多为继发性。由严重感染(败血症)、休克、颅内损伤、严重烧伤、手术后、呼吸衰竭及其他危重疾病所致的应激反应;误服腐蚀剂或毒性物质;摄入由细菌及其毒素污染的食物;服用对胃黏膜有损害的药物(如阿司匹林、乙醇或刺激性食物);情绪影响和各种因素所致的变态反应等均能引起胃黏膜的急性炎症。

2. 慢性胃炎 是有害因素长期、反复作用于胃黏膜,引起的慢性炎症性改变。幽门螺杆菌(Hp)所致的胃内感染是胃炎的主要病因,其次为胆汁反流,不良饮食习惯、持续精神紧张及全身性慢性疾病的影响等均与发病有关。

小儿慢性胃炎中以浅表性胃炎最常见,占90%~95%,萎缩性胃炎极少。

【病理】

1. 急性胃炎 表现为上皮细胞变性、坏死,固有膜大量中性粒细胞浸润,无或极少有淋巴细胞、浆细胞,腺体细胞呈不同程度变性坏死。

2. 慢性胃炎 浅表性胃炎见黏膜明显水肿,上皮细胞变性,小凹上皮细胞增生,固有膜炎症细胞主要为淋巴细胞、浆细胞浸润。萎缩性胃炎主要为固有腺体萎缩,肠腺化生及炎症细胞浸润。

【临床表现】

1. 急性胃炎 发病急骤,轻者仅有食欲减退、腹痛、恶心、呕吐;严重者可出现呕血、黑便、脱水、电解质及酸碱平衡紊乱,有细菌感染者常伴有发热等全身中毒症状。

2. 慢性胃炎 常见症状为反复发作的无规律性腹痛,疼痛经常出现于进食过程中或餐后,多数位于上腹部、脐周,部分患儿部位不固定;轻者为间歇性隐痛或钝痛,严重者为剧烈绞痛;常伴有食欲减退、恶心、呕吐、腹胀,继而影响营养状况及生长发育。黏膜糜烂者伴呕血、黑便。

【辅助检查】

1. 纤维胃镜检查 可直接观察胃黏膜病变,根据病变程度不同,可见黏膜广泛充血、水肿、糜烂、出血,有时可见黏膜表面的黏液斑或反流的胆汁。Hp感染胃炎时,还可见到胃窦黏膜疣状的结节样改变。同时可取病变部位组织进行Hp检查。

2. X线钡餐造影 多数胃炎病变在黏膜表层,钡餐造影难有阳性发现;胃窦部有浅表炎症者有时可呈现胃窦部激惹症,黏膜纹理增粗、迂曲、锯齿状,幽门前区呈半收缩状态,可见不规则痉挛收缩。气、钡双重造影效果较好。

3. 幽门螺杆菌检测 可行胃黏膜组织切片染色与培养;尿素酶试验;血清学检测抗Hp-IgG抗体;^{13}C尿素呼气试验等。

【诊断和鉴别诊断】

根据病史、临床表现、纤维胃镜和病理学检查,基本可以确诊。由于引起小儿腹痛的病因很多,急性发作的腹痛必须注意与外科急腹症,肝、胆、胰、肠等腹内脏器的器质性疾病,以及腹型过敏性紫癜鉴别。慢性反复发作的腹痛应与肠道寄生虫、肠痉挛、腹型癫痫、消化性溃疡、反流性食管炎等疾病鉴别。

【治疗】

1. 急性胃炎　去除病因,积极治疗原发病,避免服用一切刺激性食物和药物,及时纠正水、电解质紊乱;有上消化道出血者应卧床休息,保持安静,监测生命体征及呕吐与黑便情况,静脉滴注 H_2 受体拮抗剂,如西咪替丁、雷尼替丁或质子泵抑制剂奥美拉唑,以及黏膜保护剂,可用局部黏膜止血的方法,输血、血浆;细菌感染者应用有效抗生素。

2. 慢性胃炎

(1) 去除病因:积极治疗原发病。

(2) 饮食疗法:养成良好的饮食习惯和生活规律。饮食定时定量,避免服用刺激性食物和对胃黏膜有损害的药物。

(3) 药物治疗:①黏膜保护剂:如枸橼酸铋钾、硫糖铝、谷氨酰胺呱仑酸钠颗粒、蒙脱石散(思密达)等;② H_2 受体拮抗剂:如西咪替丁、雷尼替丁;③胃肠动力药:多潘立酮(吗丁啉)、西沙必利等;④有幽门螺杆菌感染者应进行规范的抗幽门螺杆菌(如枸橼酸铋钾、阿莫西林、克拉霉素、甲硝唑等)治疗;⑤抗酸药:氢氧化铝、复方碳酸钙、铝碳酸镁。药物治疗时间视病情而定。

第四节　小儿腹泻

案例分析

案例 6-2

患儿,男,12 个月,因"呕吐、腹泻 3 天"入院。患儿 3 天前无明显诱因出现呕吐,每天 3～5 次,为胃内容物,非喷射性,继而腹泻,大便每日 8～10 次,为黄色稀水便,蛋花汤样,无黏液及脓血,无特殊臭味,伴有发热,体温 38℃左右。病后食欲差,尿量明显减少。

体格检查:T 38.2℃,P 130 次/min,R 35 次/min,BP 80/50mmHg,体重 9kg,身长 75cm。精神萎靡,口唇干燥,皮肤弹性差,眼窝凹陷,哭时泪少,神经系统检查无异常。

辅助检查:粪便常规偶见白细胞,血钠 138mmol/L,血钾 4.0mmol/L。

分析:

1. 该患儿初步诊断及诊断依据是什么?

2. 该患儿治疗原则是什么?

小儿腹泻是一组由多病原、多因素引起的以大便次数增多和大便性状改变为特点的消化道综合征,严重者可引起脱水和电解质紊乱,是造成婴幼儿营养不良、生长发育障碍的原因之一。多见于 6 个月至 2 岁婴幼儿,1 岁以内占半数。一年四季均可发病,以夏、秋季节发病率高。腹泻是发展中国家儿童患病和死亡的主要病种之一,也是导致儿童营养不良、生长迟缓和认知发育障碍的主要原因之一。

临床上根据腹泻的病因分为感染性腹泻和非感染性腹泻;根据病程分为急性腹泻(病程在 2 周以内,最多见)、迁延性腹泻(病程在 2 周至 2 个月)和慢性腹泻(病程在 2 个月以上);根据病情分为轻型腹泻和重型腹泻。

【病因和发病机制】

1. 易感因素

(1) 消化系统特点:婴幼儿消化系统发育尚不完善,胃酸和消化酶分泌少、酶活性低,不能适应食物质和量的较大变化；小儿生长发育又较快，需要营养物质相对较多，消化道负担重，容易发生消化道功能紊乱。

（2）胃肠道防御功能较差：①婴幼儿胃酸偏低，胃排空较快，对进入胃内的细菌杀灭能力较弱。②体液及细胞免疫功能差，血清免疫球蛋白（尤其是 IgM、IgA）和胃肠道分泌型 IgA 均较低。③正常肠道菌群建立不完善（新生儿出生后尚未建立正常肠道菌群），对入侵的致病微生物的拮抗作用弱，或由于使用抗生素等引起肠道菌群失调，均易患肠道感染。

（3）人工喂养：母乳中含有的大量体液因子（分泌型 IgA、乳铁蛋白）和巨噬细胞及粒细胞等有很强的抗肠道感染作用。牛乳中虽可含有上述成分，但在加热过程中被破坏，而且人工喂养的食物和食具易受污染，故人工喂养儿肠道感染发生率明显高于母乳喂养儿。

2. 感染因素　可由病毒、细菌、寄生虫和真菌引起，以轮状病毒和致腹泻大肠埃希菌最常见。病原微生物多随污染的食物或饮水进入消化道，亦可通过污染的日用品、手、玩具或带菌者传播。在机体防御功能下降时，病原微生物侵入并大量繁殖、产生毒素，引起腹泻。

（1）病毒性肠炎：病毒侵入肠道后，在小肠绒毛顶端的柱状上皮细胞上复制，使细胞发生空泡变性和坏死，微绒毛肿胀，排列紊乱和变短，受累的肠黏膜上皮细胞脱落，致使小肠黏膜回吸收水分和电解质的能力受损，肠液在肠腔内大量积聚而引起水样腹泻。同时，发生病变的肠黏膜细胞分泌双糖酶不足且活性降低，使食物中糖类消化不全而积滞在肠腔内，并被细菌分解成小分子的短链有机酸，使肠液的渗透压增高。另外，微绒毛破坏亦造成载体减少，上皮细胞钠转运功能障碍，两者造成水和电解质进一步丧失，如图 6-1 所示。

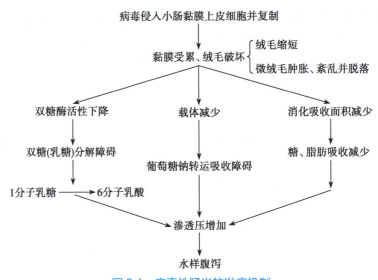

图 6-1　病毒性肠炎的发病机制

（2）细菌性肠炎

1）肠毒素性肠炎：各种产生肠毒素的细菌感染可引起分泌性腹泻，如霍乱弧菌、产毒性大肠埃希菌等。病原体侵入肠道后，一般仅在肠腔内繁殖，黏附在肠上皮细胞刷状缘，不侵入肠黏膜，并释放不耐热肠毒素（LT）和耐热肠毒素（ST），LT 可与小肠上皮细胞膜上的受体结合后激活腺苷酸环化酶，使三磷酸腺苷（ATP）转变为环磷酸腺苷（cAMP），使 cAMP 增多；ST 通过激活鸟苷酸环化酶，使三磷酸鸟苷（GTP）转变为环磷酸鸟苷（cGMP），使 cGMP 增多；两者都抑制小肠绒毛上皮细胞吸收 Na^+、Cl^- 和水，并促进肠腺分泌 Cl^-，导致小肠液总量增多，超过结肠的吸收限度时，排出大量水样便，出现脱水和电解质紊乱，如图 6-2 所示。

2）侵袭性肠炎：各种侵袭性细菌感染可引起渗出性腹泻，如志贺菌属、沙门菌属、侵袭性大肠埃希菌、空肠弯曲菌、耶尔森菌和金黄色葡萄球菌等，均可直接侵袭小肠或结肠肠壁，使肠黏膜发生充血、水肿、渗出，甚至发生溃疡，大便中可有大量白细胞和红细胞，甚至出现脓血便。结肠不能充分吸收来自小肠的液体，加上某些致病菌的肠毒素作用，也可出现水样便。患儿一般都有发热、腹痛，甚至里急后重的表现，如图6-3所示。

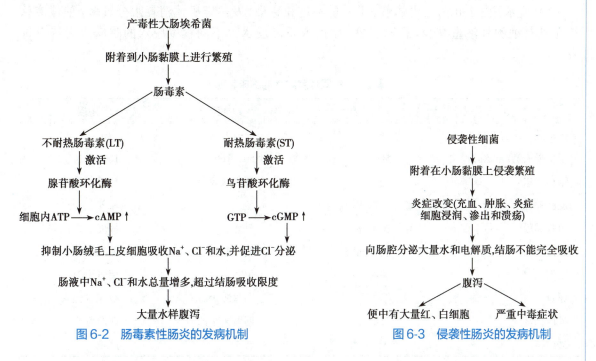

图6-2 肠毒素性肠炎的发病机制

图6-3 侵袭性肠炎的发病机制

3. 非感染因素　主要由饮食不当引起。当食物质和量的改变超过消化道的承受能力时，食物不能被充分消化吸收而积滞在小肠上部，使局部酸度降低，有利于肠道下部的细菌上移和繁殖，使食物发酵和腐败，造成内源性感染和消化功能紊乱，食物分解产生的短链有机酸使肠腔内渗透压增高，加之腐败性毒性产物如胺类等刺激肠道，使肠蠕动增加导致腹泻，进而发生脱水和电解质紊乱，如图6-4所示。

【临床表现】

1. 轻型腹泻　多为肠道外感染和非感染因素引起，以胃肠道症状为主。主要表现为食欲减退，可有溢乳或呕吐，大便次数增多，每日数次至十余次，每次大便量不多，呈黄色、黄绿色或蛋花汤样，常见白色或黄白色奶瓣，少量黏液和泡沫，有酸臭味。大便镜检可见大量脂肪球和少量白细胞。排便前常因腹痛而哭闹不安，便后恢复安静。一般无脱水，全身中毒症状轻，偶有低热，体重不增或稍降，多于数日内痊愈。

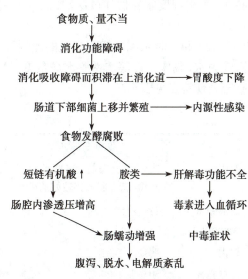

图6-4 饮食不当引起腹泻的发生机制

2. 重型腹泻　多由肠道内感染所致，除有较重的消化道症状外，多伴有中度以上的脱水、电解质紊乱及发热等明显的全身中毒症状。具体表现为：

（1）胃肠道症状：食欲明显低下，常有呕吐，有时进水即吐，严重者可吐出咖啡渣样液体。腹泻频繁，每日大便可达10次至数十次，呈黄绿色水样，每次量多，可有少量黏液。大便镜检可见脂肪球及少量白细胞，少数患儿可有少量血便。由于频繁的大便刺激，肛周皮肤可发红或糜烂。

（2）全身中毒症状：发热或体温不升、面色青灰、精神萎靡、烦躁不安或嗜睡，甚至惊厥、昏迷等。

（3）水、电解质及酸碱平衡紊乱症状

1）脱水：由于吐泻丢失体液、摄入量不足和感染、发热等机体消耗水分过多，使体液总量尤其是细胞外液量减少，引起轻度、中度或重度脱水。不同程度脱水的临床表现特点见表6-1。

表6-1　不同程度脱水的临床表现

	轻度	中度	重度
失水量占体重百分比（%）	<5	5～10	>10
累积损失量（ml/kg）	50	50～100	100～120
精神状态	稍差	烦躁或萎靡	昏睡或昏迷
皮肤弹性	正常或稍差	差	极差
口腔黏膜	稍干燥	干燥	极度干燥
眼窝、前囟	轻度凹陷	明显凹陷	深凹陷
眼泪	哭时有泪	哭时泪少	哭时无泪
尿量	略减少	明显减少	少尿或无尿
外周循环	尚好	四肢末梢凉	四肢厥冷
酸中毒	无	有	严重

营养不良患儿因皮下脂肪少，皮肤弹性较差，容易把脱水程度估计过高；肥胖患儿皮下脂肪多，脱水程度常易估计过低，加之体液占体重比例小，在脱水量相同的情况下，更易产生严重后果。

由于腹泻时水和电解质丧失的比例不同，引起现存体液渗透压的改变，造成等渗、低渗或高渗性脱水，临床上以等渗性脱水最常见，其次为低渗性脱水，高渗性脱水少见。不同性质脱水的临床表现特点见表6-2。

表6-2　不同性质脱水的临床表现

	等渗性脱水	低渗性脱水	高渗性脱水
原因	失水等于失盐，常见于病程较短、营养状态比较好的患儿	失盐大于失水，常见于病程较长，营养不良和重度脱水患儿	失水大于失盐，常见于起病初期、高热及大汗患儿
血清钠浓度（mmol/L）	130～150	<130	>150
口渴	明显	不明显	极明显
皮肤弹性	稍差	极差	变化不明显
血压	下降	明显下降	正常或稍低
尿量	减少	正常（休克时减少）	明显减少
神志	精神萎靡	嗜睡或昏迷	烦躁或惊厥

等渗性脱水为一般脱水表现。低渗性脱水除一般脱水表现外，由于细胞外液呈低渗状态，水分渗入细胞内造成细胞外液容量进一步减少，其脱水症状比其他两种类型严重，容易出现循环衰竭，发生休克。高渗性脱水由于细胞外液呈高渗状态，水从细胞内向细胞外转移，使细胞内脱水

明显，患儿烦渴、高热、烦躁，肌张力增强，甚至惊厥；而细胞外液容量却得到部分补偿，在失水量相等的情况下，其脱水症状比其他两种类型轻。

2）代谢性酸中毒：由于腹泻丢失大量碱性物质；进食少及肠吸收不良，摄入热量不足，体内脂肪分解增加，产生大量酮体；脱水时血液浓缩，循环缓慢，组织灌注不足和缺氧，致乳酸堆积；脱水时肾血流量不足，尿量减少，体内酸性代谢产物潴留等。中、重度脱水患儿多有不同程度代谢性酸中毒，脱水越重，酸中毒越重。根据二氧化碳结合力（CO_2CP）将酸中毒分为轻、中、重三度（表6-3）。

表6-3　代谢性酸中毒的分度

	轻度	中度	重度
CO_2CP（mmol/L）	18～13	13～9	<9
精神状态	正常	精神萎靡、烦躁不安	昏睡、昏迷
呼吸改变	呼吸稍快	呼吸深大	呼吸深快、节律不整、有烂苹果味
口唇颜色	正常	樱桃红	发绀

当pH在7.20以下时，心率减慢，心排出量减少导致血压偏低，心力衰竭，甚至出现室颤。新生儿及小婴儿因呼吸代偿功能较差，常可仅有精神萎靡、拒乳、面色苍白等一般表现，而呼吸改变并不典型。

3）低钾血症：由于腹泻、呕吐丢失大量钾盐；进食少，钾摄入不足；肾保钾功能比保钠差，在缺钾时尿中仍有一定量的钾继续排出，故腹泻患儿都有不同程度的缺钾，尤其是久泻及营养不良的患儿。但在脱水未纠正前，由于血液浓缩，酸中毒时钾由细胞内向细胞外转移；以及尿少而致钾排出量减少等原因，血钾浓度多数仍正常。当输入不含钾的溶液时，随着脱水的纠正，血钾被稀释；酸中毒被纠正和输入的葡萄糖合成糖原（每合成1g糖原需钾0.36mmol）等，使钾由细胞外向细胞内转移；利尿后钾排出增加；腹泻继续失钾等，因此使血钾迅速下降。

当血钾低于3.5mmol/L时出现神经、肌肉兴奋性降低，精神萎靡，反应低下，躯干和四肢肌肉无力，腱反射减弱，腹胀、便秘，肠鸣音减弱，甚至出现肠、膀胱麻痹，呼吸肌麻痹，腱反射消失。低钾对心脏功能亦有严重影响，出现心率增快，心肌收缩无力，心音低钝，甚至血压降低，心脏扩大，心律不齐，可危及生命。心电图示T波低平、双向或倒置，Q-T间期延长，S-T段下降，出现U波（>0.1mV），逐渐增高，在同一导联中U波>T波，心律失常等。

4）低钙、低镁血症：见于久泻、营养不良或有活动性佝偻病的患儿。由腹泻丢失钙、镁；进食少、吸收不良引起。但在脱水和酸中毒时，由于血液浓缩和离子钙增加，可不出现低钙症状；输液后血钙被稀释和酸中毒被纠正，血清钙转低，离子钙减少，易出现手足搐搦或惊厥。少数患儿可有低镁，表现为震颤、手足搐搦或惊厥；有效补钙无效时，应考虑低镁血症的可能。

3. 几种常见急性感染性肠炎的临床特点

（1）轮状病毒肠炎：好发于秋季，又称秋季腹泻，见于6～24个月的婴幼儿。潜伏期1～3天，起病急，常伴有发热和上呼吸道感染症状，病初即可发生呕吐，大便次数多，每日可几次至几十次，量多，黄色或淡黄色，呈水样或蛋花汤样，无腥臭味，常并发脱水、酸中毒。本病为自限性疾病，数日后呕吐渐停，腹泻减轻，不喂乳类的患儿恢复更快，3～8天自行恢复。大便镜检偶有少量白细胞。

　　（2）大肠埃希菌肠炎：多发生在5月至8月气温较高季节，可在新生儿室、托儿所甚至病房内流行。营养不良、人工喂养或更换饮食时更易发病。①致病性大肠埃希菌肠炎和产毒性大肠埃希菌肠炎：大便呈蛋花汤样或水样，混有黏液，常伴呕吐，严重者可伴发热、脱水、电解质紊乱和酸中毒。②侵袭性大肠埃希菌肠炎：可排出痢疾样黏液脓血便，常伴恶心、呕吐、腹痛和里急后重，可出现严重的全身中毒症状甚至休克。③出血性大肠埃希菌肠炎：开始为黄色水样便，后转血水便，有特殊臭味，伴腹痛，大便镜检有大量红细胞，一般无白细胞。④黏附-集聚性大肠埃希菌肠炎：多见于婴幼儿，发热，腹泻，大便为黄色稀水样。

　　（3）空肠弯曲菌肠炎：多发生于夏季，可散发或暴发流行，6个月～2岁婴幼儿多见，为人畜共患病，以侵袭性感染为主。发病急，症状与细菌性痢疾相似，恶心、呕吐、腹痛，可有发热、头痛，大便次数增多，排黏液便、脓血便，有腥臭味，大便镜检有大量白细胞及数量不等的红细胞。

　　（4）耶尔森菌小肠结肠炎：多发生于冬春季节，常累及婴儿和较大儿童，以粪-口途径传播为主，可散发或暴发流行；5岁以下患儿以急性水泻起病，可有黏液便、脓血便伴里急后重，大便镜检有红细胞、白细胞。5岁以上患儿除腹泻外，可伴有发热、头痛、呕吐和腹痛，需与阑尾炎鉴别。由产生肠毒素菌株引起者，可出现频繁水泻和脱水，严重病例可发生肠穿孔和腹膜炎。

　　（5）鼠伤寒沙门菌小肠结肠炎：夏季发病率高，多见于2岁以下婴幼儿，尤其是新生儿和1岁以内的婴儿，易在新生儿室流行。发病急，发热、腹泻，大便性状多样易变，为黄绿色或深绿色，水样、黏液样或脓血样，镜检有大量白细胞和数量不等的红细胞。

　　（6）抗生素诱发的肠炎：多继发于长期使用广谱抗生素使肠道正常菌群被抑制，而继发肠道内耐药金黄色葡萄球菌、变形杆菌、梭状芽孢杆菌或白念珠菌等大量繁殖引起的肠炎。多发生在持续用药2～3周后，也有在用药数日内发病。病情与耐药菌株的不同及菌群失调的程度有关，婴幼儿病情多较重。

　　1）真菌性肠炎：多为白色念珠菌所致，2岁以下婴幼儿多见。常并发于其他感染或肠道菌群失调时。大便次数增多，黄色稀便，泡沫较多，带黏液，有时可见豆腐渣样细块（菌落）。病程迁延，常伴鹅口疮。大便镜检有真菌孢子和假菌丝，真菌培养阳性。

　　2）金黄色葡萄球菌肠炎：由耐药性金黄色葡萄球菌引起，以腹泻为主要症状，伴有腹痛和中毒症状，甚至休克。典型大便为黄或暗绿色似海水样，量多带黏液，少数为血便，有腥臭味。大便镜检有大量脓细胞和成簇的G^+球菌，培养有葡萄球菌生长，凝固酶阳性。

　　3）假膜性小肠结肠炎：由难辨梭状芽孢杆菌引起，除万古霉素和胃肠道外用的氨基糖苷类抗生素外，几乎各种抗生素均可诱发本病。可在用药1周内或迟至停药后4～6周发病。亦见于外科手术后或患有肠梗阻、肠套叠、巨结肠等病的体弱患者。主要症状为腹泻，轻症每日大便数次，停用抗生素后很快痊愈。重症腹泻频繁，黄绿色水样便，可有假膜（为坏死毒素致肠黏膜组织坏死所形成的假膜）排出。假膜脱落后，黏膜下层暴露，可大便带血。可出现脱水、电解质紊乱和酸中毒,伴有腹痛、腹胀和全身中毒症状,甚至休克。大便厌氧菌培养或组织培养法检测细胞毒素可协助确诊。

4. 迁延性腹泻和慢性腹泻 病因复杂,感染、食物过敏、酶缺陷、免疫缺陷、药物因素,以及先天畸形等均可引起,以急性腹泻未彻底治疗或治疗不当最为常见。营养不良婴幼儿患病率高,其原因为:①营养不良时胃黏膜萎缩,胃液酸度降低,使胃杀菌屏障作用明显减弱,有利于消化道下部细菌上移与繁殖。②营养不良时肠绒毛萎缩、变性,细胞脱落增加,双糖酶尤其是乳糖酶活性降低,小肠吸收面积减少,引起各种营养物质的消化吸收不良。③营养不良患儿常有肠动力的改变。④长期滥用抗生素引起肠道菌群失调。⑤营养不良患儿免疫功能缺陷,SIgA、吞噬细胞功能和补体水平均降低,增加了对病原的易感性,同时降低了对食物蛋白抗原的口服耐受。故营养不良婴儿患腹泻时易迁延不愈,持续腹泻又加重了营养不良,两者互为因果,最终引起免疫功能愈发低下,继发感染,形成恶性循环,可导致多脏器功能异常。

【辅助检查】

1. 外周血检查 细菌感染时白细胞总数及中性粒细胞增多;寄生虫感染和过敏性腹泻时嗜酸性粒细胞增多。

2. 粪便常规检查 肉眼检查大便的性状,如外观、颜色、是否有黏液脓血等。镜检无或偶见白细胞,多为非侵袭菌感染;有较多的白细胞,多为各种侵袭菌感染所致。

3. 病原学检查 可采取培养、免疫分析和分子生物学方法检测细菌、病毒和寄生虫,细菌性肠炎大便培养可检出致病菌;真菌性肠炎大便涂片可见真菌孢子和假菌丝;疑为病毒感染者可做病毒分离等检查。

4. 血生化检查 血钠测定可了解脱水性质,血钾测定可反映体内缺钾的程度,血气分析可了解体内酸碱平衡紊乱的程度和性质,重症患儿可检测血钙、镁、尿素氮等。

【诊断和鉴别诊断】

根据发病季节、病史(包括喂养史和流行病学资料)、临床表现和大便性状比较容易作出临床诊断。必须判定有无脱水(程度和性质)、电解质紊乱和酸碱失衡。注意寻找病因,从临床诊断和治疗需要考虑,可根据大便常规有无白细胞将腹泻分为两组。

1. 大便无或偶见少量白细胞者 为侵袭性细菌以外的病因(如病毒、非侵袭性细菌感染或喂养不当)引起的腹泻,多为水泻,有时伴脱水症状,应与下列疾病鉴别。

(1)生理性腹泻:多见于6个月以内婴儿,外观虚胖,常有湿疹,生后不久即出现腹泻,除大便次数增多外,无其他症状,食欲好,不影响生长发育。近年来发现此类腹泻可能为乳糖不耐受的一种特殊类型。添加辅食后,大便逐渐转为正常。

(2)导致小肠消化吸收功能障碍的各种疾病:如乳糖酶缺乏、葡萄糖-半乳糖吸收不良、过敏性腹泻等,可根据各自疾病特点加以鉴别。

2. 大便有较多的白细胞者 提示结肠和回肠末端有侵袭性炎症病变,常由各种侵袭性细菌感染所致,仅凭临床表现难以区别,应进行大便细菌培养,需与下列疾病鉴别。

(1)细菌性痢疾:常有流行病学病史,起病急,全身症状重。大便次数多,量少,排脓血便伴里急后重,大便镜检有较多脓细胞、红细胞和吞噬细胞,大便细菌培养有痢疾杆菌生长。

(2)坏死性肠炎:中毒症状较严重,腹痛、腹胀、频繁呕吐、高热,大便初为黄色稀便或水样便,随后转为暗红色糊状,渐出现典型的赤豆汤样血便,有腐败腥臭味,常伴休克。腹部立、卧位X线摄片呈小肠局限性充气扩张,肠间隙增宽,肠壁积气等。

知识链接

使用抗生素引起的腹泻

　　肠道外感染时长期、大量地使用广谱抗生素可引起肠道菌群紊乱，肠道正常菌群减少，耐药性金黄色葡萄球菌、变形杆菌、绿脓杆菌、难辨梭状芽孢杆菌或白色念珠菌等可大量繁殖，引起药物较难控制的肠炎，称为抗生素相关性肠炎。

【治疗】

　　治疗原则为调整饮食，加强护理，合理用药，预防和纠正水、电解质紊乱，预防并发症。

　　1. 调整饮食　根据患儿病情，合理安排饮食，以减轻胃肠道负担，恢复消化功能。除严重呕吐者暂禁食4～6小时（不禁水）外，均应继续进食，暂停辅食。人工喂养者，可喂以等量米汤或稀释的牛奶。病毒性肠炎不宜用蔗糖，对可疑病例暂停乳类，改为豆制代乳品或发酵乳，以减轻腹泻、缩短病程。整个腹泻期间，母乳喂养儿应当继续采用母乳喂养，暂停喂不易消化和脂肪类食物。恢复饮食时，应由少到多，由稀到稠，逐步过渡到正常饮食。

　　2. 加强护理　对感染性腹泻应注意消毒隔离，护理患儿前后认真洗手，防止交叉感染。勤换尿布，每次便后洗臀部，以预防上行尿路感染、尿布皮炎。勤翻身，预防继发肺炎。注意喂水和口服补液，掌握静脉输液速度，加强口腔护理，注意呕吐、排便和排尿情况。

　　3. 药物治疗

　　（1）控制感染

　　1）水样腹泻患儿多为病毒及非侵袭性细菌所致，一般不用抗生素，应合理使用液体疗法，选用微生态制剂和黏膜保护剂。如伴有明显中毒症状不能用脱水解释者，尤其是对重症患儿、新生儿、小婴儿和衰弱患儿应选用抗生素。

　　2）黏液、脓血便患儿多为侵袭性细菌感染，应根据临床特点，针对病原选用抗生素，再根据大便细菌培养和药敏试验结果进行调整。大肠埃希菌、空肠弯曲菌、耶尔森菌、鼠伤寒沙门菌所致感染常选用三代头孢菌素、阿奇霉素、诺氟沙星、环丙沙星、呋喃唑酮、复方磺胺甲噁唑等。金黄色葡萄球菌肠炎、假膜性肠炎、真菌性肠炎应立即停用原使用的抗生素，根据症状可选用万古霉素、苯唑西林、甲硝唑或抗真菌药物治疗。婴幼儿选用氨基苷类时应慎重。

　　（2）微生态疗法：有助于恢复肠道正常菌群的生态平衡，抑制病原菌定植和侵袭，有利于控制腹泻。常用双歧杆菌、嗜酸乳杆菌、粪链球菌、需氧芽孢杆菌、蜡样芽孢杆菌制剂可减少感染性或抗生素相关腹泻患儿的病情严重程度和腹泻持续时间。

　　（3）肠黏膜保护剂：能吸附病原体和毒素，维持肠细胞的吸收和分泌功能；与肠道黏液糖蛋白相互作用，可增强其屏障功能，阻止病原微生物的攻击，如蒙脱石粉。

　　（4）避免用止泻剂：如洛哌丁胺，因为它有抑制胃肠动力的作用，可增加细菌繁殖和毒素的吸收，对于感染性腹泻有时是很危险的。

　　（5）补锌治疗：在锌缺乏患病率高的地区和有营养不良征象的患儿中，口服锌制剂可减少6个月～5岁患儿腹泻的持续时间。对于急性腹泻患儿，年龄>6个月者，每日给予锌元素20mg；年龄<6个月者，每日给予锌元素10mg。疗程10～14天。

　　4. 液体疗法　液体疗法的目的是通过恢复血容量，纠正水、电解质和酸碱平衡紊乱，排泄毒素，补充部分热量，以恢复机体的生理功能。液体的补充包括累积损失量、继续丢失量和生理需要量三部分。补充液体的方法包括口服补液法和静脉补液法两种。

　　（1）口服补液：口服补液盐简称ORS，是世界卫生组织推荐的用于治疗急性腹泻合并脱水的一种口服补液，ORS是通过葡萄糖在小肠内主动吸收的同时伴随着钠、水和氯的被动吸收，从而起到纠正脱水的作用,适用于轻、中度脱水而无呕吐、腹胀患儿。其配方为:氯化钠 2.6g,枸橼酸钠 2.9g,氯化钾 1.5g,葡萄糖 13.5g,临用前加温开水 1 000ml 溶解即成。张力为 2/3 张,含钾浓度为 0.15%,用于低渗、等渗性脱水累积损失量的补充。如作为维持补液或高渗性脱水补液可采用 ORS"2:1 轮流法",即每 2 份 ORS 后再给 1 份白开水或米汤交替服用,使其张力降为 1/2 张。

1) 补充累积损失量:轻度脱水补液量为 50~80ml/kg,中度脱水为 80~100ml/kg,于 8~12 小时内少量分次喂完。

2) 继续损失量:根据排便次数和量而定,一般可按估计排便量的 1/2 喂给,鼓励患儿少量多次口服 ORS,并多饮水,防止高钠血症的发生。

3) 对于无脱水症状的腹泻患儿,可将 ORS 加等量水稀释,每天 50~100ml/kg,少量频服,以预防脱水。

(2) 静脉补液:静脉补液适用于严重呕吐、腹泻,伴中、重度脱水的患儿,主要用以快速纠正水、电解质平衡紊乱。在静脉补液的实施过程中要正确掌握"三定"(定量、定性、定速),遵循"三先"(先盐后糖、先浓后淡、先快后慢)及"三见"(见尿补钾、见惊补钙、见酸补碱)的原则。

1) 第一天补液

①补液总量:包含补充累积损失量、继续损失量和生理需要量三部分总和。

a. 补充累积损失量:即补充自发病以来丢失的水和电解质量。补液量根据脱水程度决定。轻度脱水补充 50ml/kg;中度脱水 50~100ml/kg;重度脱水 100~120ml/kg。补液的种类根据脱水性质决定。因脱水时细胞内液也有钾的损失,故细胞外液的钠在经消化道丢失的同时还有部分进入细胞内进行代偿,经补钾后,钠又重返细胞外,故补充的含钠液不宜过多。低渗性脱水补 2/3 张含钠液;等渗性脱水补 1/2 张含钠液;高渗性脱水补 1/5~1/3 张含钠液。若临床上判断脱水性质有困难时,可按等渗性脱水补给。

b. 补充继续损失量:指补液开始后,由于呕吐、腹泻等情况继续丢失的液体量。应按实际损失量予以补充,一般在严格饮食控制下,每日 10~30ml/kg。常用 1/3~1/2 张含钠液。

c. 补充生理需要量:主要供给基础代谢所需的水分,每日 60~80ml/kg。根据病情能口服者可口服生理需要量,如仍需静脉补充,可用 1/5~1/3 张含钠液(加 0.15% 氯化钾)。

以上三部分液体量合计,第 1 天即第 1 个 24 小时应供给的液体总量(包括累积损失量、继续损失量及生理需要量)为:轻度脱水 90~120ml/kg,中度脱水 120~150ml/kg,重度脱水 150~180ml/kg。学龄前儿童总量减少 1/4,学龄儿童减少 1/3。

②补液速度

a. 累积损失液体量(约等于总液量的 1/2),应在 8~12 小时内输完。输入速度为每小时 8~10ml/kg。对重度脱水或伴有休克的患儿应首先用 2:1 等渗含钠液 20ml/kg(总量不超过 300ml)于 30~60 分钟内快速静脉滴注或推注,以扩充血容量,改善血液循环和肾脏功能。高渗性脱水患儿因其神经细胞内液的渗透压较高,钠离子排出较慢,输液速度应适当减慢,以免在过多的钠尚未排出之前进入神经细胞内的水量过多,引起脑细胞水肿。

b. 继续损失量和生理需要量(约等于总液量的 1/2)在后 12~16 小时内输入,约为每小时 5ml/kg。液体可用 1/5~1/3 张含钠液,若脱水纠正、吐泻缓解,可酌情减少此部分液量或改为口服补液。

小儿腹泻第一天静脉补液的"三定""三先"见表 6-4。

③纠正酸中毒:因输入的混合溶液中已有一部分碱性溶液,输液后循环和肾脏功能改善,轻度酸中毒可随着补液而纠正。如酸中毒症状仍严重,可结合血气分析结果补充碱性液纠正,碳酸氢钠可作为首选药物。当 pH<7.3 时,即可使用碱性液。计算方法如下:

表6-4　小儿腹泻第一天静脉补液"三定""三先"

	定量[ml/(kg·d)]			定性（张力）			定速
累积损失	轻度 50	中度 50～100	重度 100～120	等渗 1/2	低渗 2/3	高渗 1/3	前8～12小时内输完（约为总量的1/2），8～10ml/(kg·h)
继续损失 生理需要	10～30 60～80			1/3～1/2 1/3～1/5			后12～16小时内输完（约为总量的1/2），5ml/(kg·h)
总量	轻度脱水 90～120	中度脱水 120～150	重度脱水 150～180	伴有休克时，用2:1等渗含钠液或1.4%碳酸氢钠，按20ml/kg（总量≤300ml）于30～60分钟内输完，以扩充血容量，剩余的累积损失量在8～12小时内补完			

a. 严重酸中毒患儿或无条件进行血气分析时，先用5%碳酸氢钠5ml/kg，可提高HCO_3^- 5mmol/L，必要时可间隔2～4小时重复应用。一般将碳酸氢钠稀释成1.4%的溶液输入；纠正酸中毒后钾离子进入细胞内，使血钾降低，游离钙也减少，故应注意补钾、补钙。

b. 根据血气分析结果，用剩余碱（BE）值按公式计算。所需补充的碱性溶液mmol数=剩余碱（BE）负值×0.3×体重（kg），因5%碳酸氢钠1ml=0.6mmol，故所需5%碳酸氢钠的ml数=（−BE）×0.5×体重（kg）。得出计算结果后，先给予计算量的1/2，复查血气后，根据病情变化、治疗后的反应等调整剂量。由于机体的调节作用，多数患儿未经全量碱性溶液治疗即可恢复。

c. 根据测得的HCO_3^-检测结果，所需补充的碱性溶液mmol数=（22−测量得的HCO_3^-）mmol/L×0.6×体重（kg），故所需5%碳酸氢钠的ml数=（22−测量得的HCO_3^-）mmol/L×1×体重（kg）。先给计算出的总需要量的1/2。

④纠正低钾血症：有尿或补液前6小时内排过尿应及时补钾。轻度低钾患儿可口服氯化钾每日200～300mg/kg。重度低钾血症需静脉补钾，全日总量一般为100～300mg/kg（即10%氯化钾1～3ml/kg）。输入时的稀释浓度为0.2%～0.3%（新生儿为0.15%～0.2%），每日补钾总量静脉输入时间不应少于6～8小时，应均匀分配于全日静脉输液中，切忌将钾盐静脉推入，那样会导致高钾血症，危及生命。补钾的时间一般要持续4～6天或更长，当饮食恢复至正常饮食的一半时，可停止补钾。静脉滴注含钾液体局部有刺激反应，应尽量避免溶液外渗。

⑤纠正低钙血症：出现低钙症状时，可用10%葡萄糖酸钙溶液5～10ml加等量5%或10%葡萄糖20～30ml稀释后，缓慢（10分钟以上）静脉推注。

⑥纠正低镁血症：低镁者用25%硫酸镁按每次0.1mg/kg深部肌内注射，每6小时1次，每日3～4次，症状缓解后停用。有肾功能不全者慎用。

⑦供给能量：在输液时还要注意供给热量，以维持基础代谢所需。正常情况下每小时每千克体重可代谢1g葡萄糖，若超过此数，血浆中葡萄糖浓度将上升，使有效渗透压增高。为提供能量使用葡萄糖时，浓度不宜过高（不超过15%），速度不宜过快，每小时每千克体重不超过1g。

2）入院第2天及以后的补液：经第1天补液后，脱水和电解质紊乱已基本纠正，第2天以后主要是补充生理需要量和继续损失量，继续补钾，供给热量。一般可改为口服补液。若腹泻仍频繁或口服量不足者，仍需静脉补充。补液量需根据吐泻和进食情况估算，一般继续损失量是丢多少补多少，用1/3～1/2张含钠液，生理需要量按每日60～80ml/kg，可用1/5张含钠液；这两部分总量为每日100～120ml/kg，于12～24小时内均匀静脉滴注，仍需注意继续补钾和纠正酸中毒。

第五节　急性坏死性肠炎

　　急性坏死性肠炎又称为急性出血性坏死性肠炎,是以小肠为主的特发性急性坏死性炎症,伴广泛性出血为主要表现。3~9岁儿童多见,亦可见于新生儿和婴儿。婴幼儿病情危重,年龄越小,病死率越高。以夏秋季多见,常为散发,我国南方农村发病率较高。

【病因】

　　病因尚未完全明确,多认为是由于C型产气荚膜梭状芽孢杆菌及其产生的可致组织坏死的毒素引起。消化不良或食物在肠内积滞利于细菌繁殖和产生毒素,该毒素易被肠内的胰蛋白酶分解破坏。当营养不良时可使胰蛋白酶分泌减少,进食花生、大豆、蚕豆等食物或有蛔虫的患儿致使胰蛋白酶活性减低,可导致发病。新生儿发病与缺氧、缺血、饮食及感染有关。

【临床表现】

　　起病急骤,以腹痛、呕吐、腹胀、腹泻、便血和毒血症为主要临床表现,严重患儿可出现中毒性休克,甚至危及生命。

　　1.腹痛　突然腹痛,逐渐加重,呈持续性钝痛伴阵发性加重,以脐周或上腹部明显,早期常与病变的部位相符。

　　2.呕吐　多出现于腹痛之后,重者可吐出咖啡渣样物。

　　3.腹泻、便血　腹痛不久即可出现腹泻,为黄色或蛋花汤样稀便。当黏膜有坏死出血时,转为血便,呈暗红色或赤豆汤样血水便,有特殊腥臭味,无脓,无里急后重。

　　4.脱水和电解质紊乱　即使有肠梗阻无大便排出时,由于大量体液和血液渗入肠腔和腹腔,也常有脱水、血容量减少、低钠、低钾或酸中毒出现。

　　5.腹部体征　①腹胀:早期或轻症患儿腹部柔软、稍胀,以后逐渐加重。②腹部压痛:初有轻压痛,无固定压痛点,以后压痛明显且出现固定压痛点。休克患儿虽有腹膜炎,而腹肌紧张和压痛可不太明显。③肠鸣音:早期亢进,晚期肠麻痹,肠鸣音减弱或消失。④其他:当肠管坏死累及浆膜或肠穿孔时,出现腹膜炎症状如腹胀、腹肌紧张、压痛、反跳痛等,肠穿孔者肝浊音界消失。

6. **毒血症** 由于肠壁坏死和毒素吸收,可有发热、精神萎靡、烦躁、嗜睡、面色灰白等毒血症症状。严重患儿可出现休克,并常伴发弥散性血管内凝血(DIC)和败血症。

【辅助检查】

1. **血液检查** 周围血白细胞总数和中性粒细胞增多,核左移,有中毒颗粒。血小板常减少。血培养可有非特异性细菌生长。

2. **大便检查** 大便隐血试验呈强阳性,镜检有少量白细胞和大量红细胞。厌氧菌培养多数可分离到产气荚膜梭菌。大便胰蛋白酶活性显著降低。

3. **X线检查** 表现为动力性肠梗阻或机械性肠梗阻的征象,典型者可见肠壁间积气、"双轨征"。肠穿孔后出现气腹。忌做钡餐或钡剂灌肠检查。

【诊断】

根据临床表现突然腹痛、呕吐、腹胀、腹泻、便血,伴有毒血症表现或早期中毒性休克等应考虑本病,结合X线及实验室检查即可诊断。

【治疗】

原则是抢救休克,改善中毒症状,控制感染,增强机体抵抗力,减轻消化道负担,并促进其正常功能恢复。

1. **禁食** 是早期重要的治疗措施。待大便隐血阴性、腹胀消失、腹痛减轻后逐渐开始谨慎进食,从流质、半流质、少渣饮食逐渐恢复到正常饮食。腹胀时应早期做胃肠减压。

2. **维持水、电解质、酸碱平衡和静脉补充营养** 禁食期间静脉补液,纠正脱水、电解质紊乱、酸中毒。供应热量,静脉给营养。

3. **抗休克治疗** 休克多为失血和感染中毒所致的混合型休克,是导致本病死亡的主要原因,应积极抗休克治疗。

4. **其他** 控制感染可选用头孢菌素等抗生素;甲硝唑对控制厌氧杆菌效果较好;胰蛋白酶可分解破坏产气荚膜梭菌的毒素;产气荚膜梭菌抗毒血清静脉注射疗效较好。

5. **手术治疗指征** 完全性肠梗阻;明显的腹膜炎症状或疑有肠穿孔者;多次大量便血,保守治疗效果不明显者;中毒性休克内科疗法效果不佳者;腹部症状迅速恶化。出现上述情况应考虑手术治疗。

第六节 肠 套 叠

肠套叠(intussusception)是指部分肠管及其肠系膜套入邻近肠腔所致的一种绞窄性肠梗阻,是婴幼儿时期最常见的急腹症之一。60% 本病患儿的年龄在 1 岁以内,但新生儿罕见。80% 患儿年龄在 2 岁以内,男孩发病率多于女孩,比例约为 4:1。健康肥胖儿多见,发病季节与胃肠道病毒感染流行相一致,以春秋季多见。

【病因】

肠套叠分为原发和继发两种。95% 为原发性,多为婴幼儿,病因迄今尚未完全清楚,有人认为婴儿回盲部系膜尚未完全固定、活动度较大是引起肠套叠的原因。5% 继发性病例多为年长儿,发生肠套叠的肠管可见明显的机械原因,如肠息肉、肠肿瘤、肠重复畸形、腹型过敏性紫癜致肠壁血肿等均可牵引肠壁而发生肠套叠。有些促发因素可导致肠蠕动的节律发生紊乱,从而诱发肠套叠,如饮食改变、腹泻及其病毒感染等均与之有关。

【病理】

肠套叠多为近端肠管套入远端肠腔内,依据其套入部位不同可分为以下几种:①回盲型:回盲瓣是肠套叠头部,带领回肠末端进入升结肠,盲肠、阑尾也随着翻入结肠内,此型最常见,约占总数的 50%～60%。②回结型:回肠从距回盲瓣几厘米处起,套入回肠最末端,穿过回盲瓣进入结肠,约占 30%。③回回结型:回肠先套入远端回肠内,然后整个再套入结肠内,约占10%。④小肠型:小肠套入小肠,少见。⑤结肠型:结肠套入结肠,少见。⑥多发型:回结肠套叠和小肠套叠合并存在。肠套叠多为顺行性套叠,与肠蠕动方向相一致,套入部随着肠蠕动不断继续前进,该段肠管及其肠系膜也一并套入鞘内,颈部束紧不能自动退出。由于鞘层肠管持续痉挛,致使套入部肠管发生循环障碍,初期静脉回流受阻,组织充血水肿,静脉曲张,黏膜细胞分泌大量黏液,进入肠腔内,与血液及粪质混合成果酱样胶冻状排出,肠壁水肿、静脉回流障碍加重,使动脉受累,供血不足,导致肠壁坏死并出现全身中毒症状,严重者可并发肠穿孔和腹膜炎。

【临床表现】

1.急性肠套叠

(1)腹痛:腹痛为阵发性规律性发作,表现为突然发生剧烈的阵发性绞痛,患儿哭闹不安、屈膝蜷腹、面色苍白,持续数分钟或更长时间后腹痛缓解,患儿安静入睡,间隔 10～20 分钟后伴随肠蠕动时又反复发作。阵发性腹痛系肠系膜受牵拉和肠套鞘部强烈收缩所致。

(2)呕吐:为早期症状,初为反射性,含乳块和食物残渣,晚期可吐粪便样液体,说明有肠管梗阻。

(3)血便:为肠套叠特征性表现,出现症状的最初几小时大便可正常,以后大便少或无便。约 85% 的病例在发病后 6～12 小时排出典型的红果酱样黏液血便,或直肠肛门指检时发现血便。

(4)腹部包块:多数病例在右上腹季肋下可触及有轻微触痛的套叠肿块,呈腊肠样,光滑不太软,稍可移动。晚期病例发生肠坏死或腹膜炎时,出现腹胀、腹腔积液、腹肌紧张和压痛,不易扪及肿块,有时腹部扪诊和直肠指检双合检查可触及肿块。

(5)全身情况:早期患儿一般情况良好,体温正常,无全身中毒症状。随着病情延长,病情加重,并发肠坏死或腹膜炎时,全身情况恶化,常有脱水、高热、嗜睡、昏迷、休克等中毒症状及腹膜炎体征。

2.慢性肠套叠　年龄越大,发病过程越缓慢。主要表现为阵发性腹痛,腹痛时上腹或脐周可触及肿块,不痛时腹部平坦、柔软、无包块,病程有时长达 10 余日。由于年长儿肠腔较宽阔,可无梗阻现象,肠管不易坏死。呕吐少见,便血发生也较晚。

【辅助检查】

1.腹部 B 超检查　在套叠部位横断扫描可见同心圆或靶环状肿块图像,纵断扫描可见"套筒征"。

2.B 超监视下水压灌肠　经肛门插入 Foley 管并将气囊充气 20～40ml。将 T 形管一端接Foley 管,侧管接血压计监测注水压力,另一端为注水口,注入 37～40℃等渗盐水匀速推入肠内,可见靶环状块影退至回盲部,"半岛征"由大到小,最后消失,诊断治疗同时完成。

3.空气灌肠　由肛门注入气体,在 X 线透视下可见杯口阴影,能清楚看见套叠头的块影,并可同时进行复位治疗。

4.钡剂灌肠　可见套叠部位充盈缺损和钡剂前端的杯口影,以及钡剂进入鞘部与套入部之间呈现的线条状或弹簧状阴影。只用于慢性肠套叠疑难病例。

【诊断和鉴别诊断】

凡健康婴幼儿突然发生阵发性腹痛或阵发性哭闹、呕吐、便血,腹部扪及腊肠样肿块时可确诊。肠套叠早期在未排出血便前应做直肠指检。本病应与以下疾病鉴别。

1. 细菌性痢疾　多于夏季发病。大便次数多，含黏液、脓血，里急后重，多伴有高热等感染中毒症状。粪便检查可见脓细胞，细菌培养阳性。但必须注意菌痢和肠套叠可同时存在或肠套叠继发于细菌性痢疾后。

2. 梅克尔憩室出血　大量血便，常为无痛性，亦可并发肠套叠。

3. 过敏性紫癜　有阵发性腹痛，呕吐、便血。由于肠管有水肿、出血、增厚，有时左右下腹可触及肿块，但绝大多数患儿有出血性皮疹、关节肿痛，部分病例有肾脏病变。该病由于肠功能紊乱和肠壁血肿，亦可并发肠套叠。

4. 蛔虫性肠梗阻　症状与肠套叠相似，婴儿少见，无便血。腹部肿块呈条状，多在脐周及脐下。

【治疗】

急性肠套叠是急症，其复位是一个紧急的过程，一旦确诊需立即进行。

1. 非手术疗法　灌肠疗法。

（1）适应证：肠套叠在48小时内，全身情况良好，腹部不胀，无明显脱水及电解质紊乱。

（2）方法：包括B超监视下水压灌肠、空气灌肠和钡剂灌肠复位三种方法。

（3）注意事项：灌肠复位时应做如下观察：①拔出肛管后排出大量带臭味的黏液血便和黄色粪水；②患儿很快入睡，不再哭闹及呕吐；③腹部平软，触不到原有包块；④灌肠复位后给予0.5～1g活性炭口服，6～8小时后应有炭末排出，表示复位成功。

（4）禁忌证：①病程已超过48小时，全身情况差，如有脱水、精神萎靡、高热、休克等症状者，对3个月以下婴儿更应注意；②高度腹胀，腹膜刺激征X线腹部平片可见多数液平面者；③套叠头部已达脾曲，肿物硬且张力大者；④多次复发疑有器质性病变者；⑤小肠型肠套叠。

2. 手术治疗　肠套叠超过48～72小时，或虽时间不长但病情严重疑有肠坏死或穿孔者，以及小肠型肠套叠均需手术治疗。根据患儿全身情况及套叠肠管的病理变化进行肠套叠复位，选择肠切除吻合术或肠造瘘术等。5%～8%患儿可有肠套叠复发。灌肠复位比手术复位的复发率高。

（于海红）

ER-6-4

扫一扫，测一测

？　复习思考题

1. 简述三种常见口炎的临床表现特点及治疗要点。

2. 简述慢性胃炎的治疗要点。

3. 轻、中、重度脱水失水各占体重的百分之几？

4. 轮状病毒肠炎的主要临床表现有哪些？

5. 简述小儿腹泻的病因及治疗原则。

6. 简述急性坏死性肠炎的临床表现。

7. 简述急性肠套叠的临床表现。

第七章　呼吸系统疾病

PPT课件

　　掌握支气管肺炎和支气管哮喘的临床表现、诊治要点；熟悉急性上呼吸道感染、急性支气管炎的诊治要点；了解小儿呼吸系统的解剖特点。

知识导览

第一节　小儿呼吸系统解剖生理特点

　　小儿呼吸系统的解剖、生理、免疫特点与小儿时期易患呼吸道疾病密切相关。呼吸系统以环状软骨下缘为界划分为上、下呼吸道。上呼吸道包括鼻、鼻窦、咽、咽鼓管、会厌及喉；下呼吸道包括气管、支气管、毛细支气管、呼吸性毛细支气管、肺泡管及肺泡。

一、解 剖 特 点

1. 上呼吸道

（1）鼻：鼻腔相对短小，鼻道狭窄，婴幼儿黏膜柔嫩并血管丰富，感染时黏膜肿胀，易造成堵塞而发生呼吸与吮奶困难。

（2）鼻窦：新生儿上颌窦和筛窦极小，2 岁以后迅速增大，至 12 岁才充分发育。额窦 2～3 岁开始出现，12～13 岁时才发育。蝶窦 3 岁时才与鼻腔相通，6 岁时很快增大。由于鼻窦黏膜与鼻腔黏膜相连续，鼻窦口相对大，故急性鼻炎常累及鼻窦，易发生鼻窦炎。

（3）鼻泪管和咽鼓管：婴幼儿鼻泪管短，开口接近于内眦部，且瓣膜发育不全，故鼻腔感染常易侵入结膜引起炎症。咽鼓管较宽、直、短，呈水平位，故鼻咽炎时易致中耳炎。

（4）咽部：咽部较狭窄而垂直。咽扁桃体 6 个月内已发育，腭扁桃体至 1 岁末逐渐增大，4～10 岁发育达高峰，青春期逐渐退化，故扁桃体炎常见于年长儿，婴儿则较少见。

（5）喉：小儿喉部呈漏斗形，喉腔较窄，声门狭小，软骨柔软，黏膜柔嫩而富有血管及淋巴组织，故轻微炎症即可引起声音嘶哑和呼吸困难。

2. 下呼吸道

（1）气管、支气管：婴幼儿的气管、支气管较成人短且较狭窄，黏膜柔嫩，血管丰富，软骨柔软，因缺乏弹力组织而支撑作用差，因黏液腺分泌不足而气道较干燥，因纤毛运动较差而清除能力差。故婴幼儿容易发生呼吸道感染，而一旦感染易于发生充血、水肿导致呼吸道阻塞。左支气管细长，由气管向侧方伸出，而右支气管短而粗，为气管直接延伸，故异物较易进入右支气管。

（2）肺：肺泡数量较少而且面积较小，弹力纤维发育较差，血管丰富，间质发育旺盛，致肺含血量多而含气量少，易于感染。感染时易致黏液阻塞，引起间质炎症、肺气肿和肺不张等。

3. 胸廓　婴幼儿胸廓较短，前后径相对较长，呈桶状；肋骨呈水平位，膈肌位置较高，胸腔小而肺脏相对较大;呼吸肌发育差。因此在呼吸时,肺不能充分地扩张、通气和换气,易致缺氧和二氧化碳潴留而出现发绀。小儿纵隔体积相对较大,周围组织松软,在胸腔积液或气胸时易致纵隔移位。

二、生 理 特 点

1. 呼吸频率与节律　小儿呼吸频率快,年龄越小,频率越快。新生儿呼吸频率为40~44次/min,生后28天~1岁为30~40次/min,2~3岁为25~30次/min,4~7岁为20~25次/min,8~14岁为18~20次/min。婴儿期呼吸中枢调节能力差,易出现节律不整,尤以早产儿、新生儿最为明显。

2. 呼吸类型　婴幼儿呼吸肌发育不全,胸廓活动范围小,呼吸时肺向膈肌方向移动,呈腹膈式呼吸。随年龄增长,呼吸肌逐渐发育,开始行走时,膈肌和腹腔脏器下降,肋骨由水平位逐渐倾斜,遂出现胸腹式呼吸。

3. 呼吸功能特点

(1)肺活量:小儿肺活量为50~70ml/kg。在安静时,年长儿仅用肺活量的12.5%来呼吸,而婴儿则需用30%左右,说明婴幼儿的呼吸潜在力较差。小儿发生呼吸障碍时其代偿呼吸量最大不超过正常的2.5倍,而成人可达10倍,因此易发生呼吸衰竭。

(2)潮气量:年龄越小,潮气量越小;无效腔/潮气量比值大于成人。

(3)每分通气量和气体弥散量:前者按体表面积计算与成人相近;后者按单位肺容积计算与成人相近。

(4)气道阻力:由于气道管径细小,小儿气道阻力大于成人,随年龄增大气道管径逐渐增大,从而阻力递减。

4. 血气分析　新生儿和婴儿的肺功能不易检查,但可做血气分析以了解氧饱和度水平及血液酸碱平衡状态,为诊断治疗提供客观依据。小儿血气分析正常值见表7-1。

表7-1　小儿血气分析正常值

项目	新生儿	生后28天~2岁	>2岁
pH	7.35~7.45	7.35~7.45	7.35~7.45
PaO_2(kPa)	8~12	10.6~13.3	10.6~13.3
$PaCO_2$(kPa)	4.00~4.67	4.00~4.67	4.67~6.00
HCO_3^-(mmol/L)	20~22	20~22	22~24
BE(mmol/L)	-6~+2	-6~+2	-4~+2
SaO_2(%)	90~97	95~97	96~98

三、呼吸道免疫特点

小儿呼吸道的非特异性及特异性免疫功能均较差。新生儿及婴幼儿咳嗽反射及气道平滑肌收缩功能差,纤毛运动功能亦差,难以有效清除吸入尘埃及异物颗粒。婴幼儿的IgA、IgG和IgM含量均低,而SIgA更低。SIgA是呼吸道黏膜免遭细菌、病毒侵害的重要物质。此外,肺泡巨噬细胞功能不足,乳铁蛋白、溶菌酶、干扰素、补体等的数量及活性不足,故易患呼吸道感染。

第二节　急性上呼吸道感染

案例分析

案例 7-1

　　患儿，女，3 岁，因"鼻塞、流涕、咳嗽 3 天，发热半天"入院。患儿于 3 天前因淋雨受凉后出现鼻塞、流涕、咳嗽，晚上咳嗽较白天频繁，痰少，见白色泡沫样稀痰。于半天前出现发热，波动在 38.0～38.9℃。精神可，饮食、睡眠可。

　　体格检查：T 38.6℃，P 100 次/min，R 36 次/min，扁桃体Ⅰ度肿大，双肺呼吸音增粗，未闻及干、湿啰音。

　　辅助检查：白细胞计数 $13×10^9$/L，中性粒细胞百分比 80%；X 线胸片显示双肺未见明显异常。

　　分析：

　　1. 该患儿最可能的诊断是什么？

　　2. 该病如何治疗？

　　急性上呼吸道感染简称上感，俗称"感冒"，系由各种病原体引起的上呼吸道急性感染，是小儿最常见的疾病。它主要侵犯鼻、鼻咽和咽部，导致急性鼻咽炎、急性咽炎、急性扁桃体炎等，常统称为上呼吸道感染。

【病因】

　　各种病毒和细菌均可引起，但 90% 以上为病毒，主要有鼻病毒、呼吸道合胞病毒、流感病毒、副流感病毒、腺病毒、柯萨奇病毒、埃可病毒、冠状病毒、单纯疱疹病毒、EB 病毒等。病毒感染后可继发细菌感染，最常见的为溶血性链球菌，其次为肺炎链球菌、流感嗜血杆菌等。肺炎支原体亦可引起上呼吸道感染。

　　婴幼儿时期由于上呼吸道解剖和免疫特点而易患此病。如果儿童有营养障碍性疾病，如维生素 D 缺乏性佝偻病，亚临床维生素 A、锌或铁缺乏症等，或有免疫缺陷病、被动吸烟、护理不当，气候改变或环境不良等因素，则易发生反复上呼吸道感染或使病程迁延。

【临床表现】

　　本病症状轻重不一，与年龄、病原和机体抵抗力有关，年长儿症状较轻，而婴幼儿较重。

　　1. 一般类型上感　婴幼儿局部症状不显著而全身症状重，多骤然起病，高热、咳嗽、食欲差，可伴有呕吐、腹泻、烦躁甚至高热惊厥。年长儿症状较轻，常于受凉后 1～3 天出现鼻塞、流涕、喷嚏、干咳、咽痛、发热等；有些在发病早期可有阵发性脐周疼痛，与发热所致阵发性肠痉挛或肠系膜淋巴结炎有关。

　　体检可见咽部充血、扁桃体肿大、颌下淋巴结肿大触痛等；肺部呼吸音正常，肠病毒感染者可见不同形态的皮疹。病程为 3～5 天，预后良好。如体温升高持续不退或病情加重，应考虑感染可能侵袭其他部位。

　　2. 特殊类型上感

　　（1）疱疹性咽峡炎：由柯萨奇 A 组病毒所致，传染性强，好发于夏秋季。表现为起病急，高热、咽痛、流涎、畏食、呕吐等。体检可见咽部充血明显，咽腭弓、腭垂、软腭处有直径 2～4mm 的疱疹，周围有红晕，1～2 天后破溃形成小溃疡。病程 1 周左右。

（2）咽眼结合膜热：由腺病毒3、7型引起，春夏季多见，婴幼儿多见，可造成小范围的流行。以发热、咽炎、结膜炎三联征同时存在为特征。临床表现为高热、咽痛、眼部刺痛，体检可见咽充血、一侧或双侧滤泡性结膜炎，颈部、耳后等淋巴结肿大，病程1～2周。

【并发症】

婴幼儿多见。病变向邻近器官或向下蔓延可引起中耳炎、鼻窦炎、咽后壁脓肿、颈淋巴结炎、喉炎、气管炎、支气管肺炎等。年长儿若是溶血性链球菌感染可引起急性肾炎、风湿热等。

【辅助检查】

病毒感染者血白细胞计数正常或偏低，中性粒细胞减少，淋巴细胞计数相对增高。鼻咽分泌物病毒分离、抗原及血清学检测可明确病原。细菌感染者白细胞及中性粒细胞可增高，咽拭子培养可检出致病菌。链球菌感染者血中ASO滴度可增高。

【诊断和鉴别诊断】

根据临床症状、体征不难诊断，但需与以下疾病鉴别。

1. 流行性感冒　简称流感，由流感病毒引起，根据病毒内部的核苷酸和基质蛋白抗原性的不同分为A（甲）、B（乙）、C（丙）3型。患者和隐性感染者是流感的主要传染源，潜伏期为1～4天。流感有明显的流行病史，局部症状较轻，全身症状较重，主要症状为发热，体温可达39～40℃，多伴头痛、四肢肌肉酸痛，乏力，少部分出现恶心、呕吐、腹泻，儿童消化道症状多于成人。婴幼儿流感的临床症状往往不典型。新生儿流感少见，但如患流感易合并肺炎。大多数无并发症的流感患儿症状在3～7天缓解，但咳嗽和体力恢复常需1～2周。流感可以口服磷酸奥司他韦治疗，最佳给药时间是症状出现的48小时内。

2. 急性传染病早期　上感常为各种传染病的前驱症状，如麻疹、流行性脑脊髓膜炎、百日咳、猩红热等，应结合流行病史、临床表现及实验室资料等综合分析，并观察病情演变加以鉴别。

3. 变应性鼻炎　某些学龄前或学龄儿童"感冒"症状，如流涕、打喷嚏持续超过2周或反复发作，而全身症状较轻，则应考虑变应性鼻炎的可能，鼻拭子涂片嗜酸性粒细胞增多有助于诊断。

在排除上述疾病后，尚应对上呼吸道感染的病因进行鉴别，以便指导治疗。

【治疗】

1. 一般治疗　注意休息，居室通风，多饮水。注意呼吸道隔离，防止交叉感染及并发症。

2. 抗感染治疗　对病毒感染多采用中药治疗，细菌感染则用抗菌药物。

（1）抗病毒药物：急性上呼吸道感染以病毒感染多见，单纯的病毒性上呼吸道感染属于自限性疾病。普通感冒目前尚无特异性抗病毒药物，部分中药制剂有一定的抗病毒疗效。若为流感病毒感染，可用磷酸奥司他韦口服，每次2mg/kg，每日2次。

（2）抗菌药物：细菌性上呼吸道感染或病毒性上呼吸道感染继发细菌感染者可选用抗生素治疗。常选用青霉素类、头孢菌素类或大环内酯类抗生素。

3. 对症治疗

（1）高热可予对乙酰氨基酚或布洛芬，亦可采用物理降温，如冷敷或温水浴。

（2）发生热性惊厥者可予地西泮或水合氯醛镇静、止惊等处理。

（3）鼻塞者可酌情给予减充血剂，咽痛可予咽喉含片。

【预防】

加强体格锻炼、增强抵抗力，提倡母乳喂养，防止佝偻病及营养不良，避免去人多拥挤的公共场所。

第三节 急性毛细支气管炎

急性毛细支气管炎即急性感染性细支气管炎，是一种婴幼儿较常见的下呼吸道感染，多见于2岁以内，尤其2～6个月的婴儿，以咳嗽、阵发性喘息、气促和三凹征为主要临床特点。约1/3～1/2患儿日后会继发气道高反应性疾病。

【病因】

主要是呼吸道合胞病毒（RSV），副流感病毒、鼻病毒、人偏肺病毒、博卡病毒、某些腺病毒和肺炎支原体亦可引起本病。病变主要侵犯直径75～300μm的毛细支气管，造成管腔狭窄甚至堵塞；炎症还可波及肺泡及肺间质，出现通气和换气功能障碍。

【临床表现】

全身中毒症状较轻，少见高热。阵发性呼气性呼吸困难、呼气相延长伴喘息，严重发作者可面色苍白、烦躁不安、口唇及口周发绀。呼吸浅快，60～100次/min，伴鼻翼翕动和三凹征，肺叩诊可呈过清音，听诊呼气相哮鸣音，可闻及中细湿啰音；心率加快，150～200次/min；可触及肝脾。重度喘憋者可有PaO_2降低，$PaCO_2$升高。本病高峰在呼吸困难发生后48～72小时，病程约1～2周。

【诊断和鉴别诊断】

根据本病发生在小婴儿，具有典型的喘息和哮鸣音，一般诊断不难，但须与以下疾病相鉴别。

1. 支气管哮喘 婴儿的第一次感染性喘息发作多为毛细支气管炎。如有反复多次喘息发作，亲属有哮喘及变应性疾病史，则有哮喘的可能。

2. 肺结核 血行播散型肺结核有时呈发作性喘息，但一般听不到啰音，支气管淋巴结结核患儿肿大的淋巴结压迫气道，可出现喘息，需根据结核接触史、结核中毒症状、结核菌素试验和胸部X线片改变予以鉴别。

3. 其他疾病 如纵隔占位、心源性喘息、异物吸入及先天性气管支气管畸形等均可发生喘息，应结合病史和体征及相应的检查作出鉴别。

【治疗】

毛细支气管炎的治疗主要为氧疗、控制喘息、病原治疗等。

1. 氧疗 海平面、呼吸空气条件下，睡眠时血氧饱和度持续低于88%，或清醒时血氧饱和度低于90%者需要吸氧。可采用不同方式吸氧，如鼻前庭导管、面罩或氧帐等。

2. 控制喘息

（1）支气管舒张剂：可雾化吸入β_2受体激动剂或联合应用M受体阻滞剂。

（2）糖皮质激素：可以选用雾化吸入糖皮质激素（如布地奈德混悬液等）。不推荐常规使用全身糖皮质激素治疗，对于严重喘憋者，应用甲泼尼龙1～2mg/（kg·d）。

3. 抗感染治疗 利巴韦林为广谱抗病毒药物，毛细支气管炎多为RSV感染所致，但并不推荐常规应用利巴韦林，包括雾化吸入途径给药，偶用于严重的RSV感染或有高危因素的RSV感染患儿。支原体感染者可应用大环内酯类抗生素。继发细菌感染者应用抗菌药物。

4. 其他 保持呼吸道通畅，保证液体摄入量、纠正酸中毒，及时发现和处理呼吸衰竭及其他生命体征危象等。

第四节　急性感染性喉炎

案例分析

案例 7-2

患儿，女，2 岁。因"流涕、发热 2 天，伴声嘶 1 天"入院。患儿于 2 天前无明显诱因出现流涕、发热，为不规则热，体温 38℃，无寒战，无抽搐，无呕吐、腹痛，无呻吟。于 1 天前咽喉部干燥、刺痒、异物感，声嘶，声音粗涩、低沉、沙哑逐渐加重，伴有呈哮吼样咳嗽，夜间症状加重。

体格检查：T 38.8℃，P 129 次 /min，R 40 次 /min，BP 80/60mmHg，精神差。声音粗涩、低沉、沙哑，全身表浅淋巴结不肿大。咽充血、扁桃体Ⅰ度肿大，颈软，无抵抗。双肺呼吸音粗，未闻及明显啰音。心率 129 次 /min，心音略低、有力，节律齐，各瓣膜听诊区未闻及杂音。

辅助检查：血常规示，血红蛋白（Hb）112g/L，红细胞计数（RBC）4.2×10^{12}/L，白细胞计数（WBC）13.0×10^9/L，中性粒细胞百分比（N）78%，淋巴细胞百分比（L）22%。X 线胸片示双肺野中下部小斑片状模糊阴影，右肺较为明显。

分析：

1. 该患儿初步诊断为何病？
2. 该病的治疗原则是什么？

急性感染性喉炎是指喉部黏膜急性弥漫性炎症。以犬吠样咳嗽、声嘶、喉鸣、吸气性呼吸困难为临床特征。冬春季多发，且多见于婴幼儿。

【病因】

大多为病毒或细菌感染引起，也可并发于麻疹、百日咳、流感等急性传染病。常见病毒为副流感病毒、流感病毒和腺病毒，常见细菌为金黄色葡萄球菌、溶血性链球菌和肺炎链球菌。由于小儿喉腔狭小、黏膜血管丰富等解剖特点，炎症时充血、水肿出现喉梗阻。

【临床表现】

起病急，症状重。可有发热、犬吠样咳嗽、声嘶、吸气性喉鸣和三凹征。严重者可出现发绀、烦躁不安、面色苍白、心率加快。白天症状较轻，入睡后因喉部肌肉松弛，分泌物阻塞，同时刺激喉部发生喉痉挛，致夜间症状加重。喉梗阻者不及时抢救，可窒息死亡。查体咽部充血。间接喉镜检查见喉部、声带不同程度的充血、水肿。

按吸气性呼吸困难的轻重，将喉梗阻分为四度：

Ⅰ度：只在活动后出现吸气性喉鸣及呼吸困难，肺呼吸音和心率无改变；

Ⅱ度：安静时也出现吸气性喉鸣及呼吸困难，肺部听诊可闻及喉传导音或管状呼吸音，心率较快；

Ⅲ度：除上述喉梗阻症状外，患儿因缺氧而出现烦躁不安，口唇发绀，恐惧及出汗，肺部呼吸音明显减低，心率快，心音低钝；

Ⅳ度：渐呈衰竭、昏睡状态，由于无力呼吸，三凹征可不明显，面色苍白发灰，肺部听诊呼吸音几乎消失，仅有气管传导音，心律不齐，心音钝弱。

【诊断和鉴别诊断】

根据急性犬吠样咳嗽、声嘶、喉鸣、吸气性呼吸困难等临床表现不难诊断，但应与白喉、喉痉挛、急性喉气管支气管炎、支气管异物等所致的喉梗阻鉴别。

【治疗】

1. 保持呼吸道通畅 可用 1%～3% 麻黄碱和糖皮质激素超声雾化吸入,促进黏膜水肿消退。

2. 控制感染 及时静脉输入足量抗生素,一般给予青霉素、大环内酯类或头孢菌素类等。严重者联合两种以上抗生素。

3. 糖皮质激素 有抗炎和抑制变态反应等作用,能及时减轻喉头水肿,缓解喉梗阻。病情较轻者可口服泼尼松,Ⅱ度以上喉梗阻患儿应给予静脉滴注地塞米松、氢化可的松或甲泼尼龙。吸入型糖皮质激素,如布地奈德混悬液雾化吸入可促进黏膜水肿的消退。布地奈德混悬液雾化吸入初始剂量为 1～2mg,此后可每 12 小时雾化吸入 1mg,也可以每次 2mg,每 12 小时 1 次,最多用 4 次。

4. 对症治疗 缺氧者予吸氧;烦躁不安者予异丙嗪,有镇静和减轻喉头水肿作用;痰多者可止咳祛痰,必要时直接喉镜吸痰。因氯丙嗪和吗啡使喉肌松弛,加重呼吸困难,故不宜使用。

5. 气管插管 经上述处理仍有严重缺氧征象或有Ⅲ度以上喉梗阻者,需气管插管,呼吸机辅助通气治疗,必要时行气管切开。

第五节 急性支气管炎

急性支气管炎是指由于各种致病原引起的支气管黏膜感染,是婴幼儿时期的常见病、多发病,往往继发于上呼吸道感染之后,也常为肺炎的早期表现。本病多同时累及气管,故应称为急性气管支气管炎。

【病因】

病原体为各种病毒或细菌,或为混合感染。能引起上呼吸道感染的病原体均可引起支气管炎。患儿免疫功能低下、特应性体质、营养不良、佝偻病等均为本病的易感因素。

【临床表现】

大多数先有上呼吸道感染症状,之后以咳嗽为主要症状。病初为单声干咳,以后咳嗽加剧,有痰,婴幼儿常将痰咽下。婴幼儿症状较重,常有发热,还可出现呕吐、腹泻等消化道症状。一般全身症状不明显。体检两肺呼吸音粗糙,可闻及干啰音和不固定的、散在的粗、中湿啰音,一般无气促、发绀。

婴幼儿期伴有喘息的支气管炎,年龄多见于 2 岁以下,虚胖,往往有湿疹或其他过敏病史。少数可发展为支气管哮喘。

【辅助检查】

周围血白细胞数正常或稍高,由细菌引起或合并细菌感染时可明显升高。胸片显示正常,或肺纹理增粗,或肺门阴影增深。

【诊断】

1. 诊断要点 ①有受凉、身体免疫力下降等病史或具有易患因素;②上感后出现发热、咳嗽、咳痰或喘息等症状;③体检双肺有散在的干、湿性啰音等;④血液及 X 线胸片检查有相应改变等即可诊断。

2. 鉴别诊断 须与急性上呼吸道感染、支气管异物、支气管肺炎、肺结核等鉴别。

【治疗】

1. 一般治疗 同上呼吸道感染,经常变换体位,多饮水,保持适当的湿度,使呼吸道分泌物易于咳出。

2. 控制感染　由于病原体多为病毒，一般不采用抗菌药物，怀疑有细菌感染者则应用抗菌药物，如系支原体感染，则应予以大环内酯类抗菌药物。

3. 对症治疗　一般不用镇咳药物，以免影响痰液咳出，痰液黏稠时可用祛痰药物，如氨溴索、N- 乙酰半胱氨酸等。喘憋严重可应用支气管舒张剂，如雾化吸入沙丁胺醇或硫酸特布他林等 β_2 受体激动剂。也可吸入糖皮质激素如布地奈德混悬液，喘息严重者可加服泼尼松 3～5 天。

第六节　支气管哮喘

案例分析

案例 7-3

患儿，女，5 岁半，因"咳嗽 2 天，气促 1 天"入院。患儿于 2 天前接触猫后出现咳嗽，先刺激性干咳，后咳痰，痰液稀薄，以夜间和清晨为重。于 1 天前活动后出现呼吸急促、烦躁不安。家族史中母亲有"支气管哮喘"病史。

体格检查：T 37.2℃，P 120 次 /min，R 40 次 /min，BP 90/65mmHg，可见"三凹征"，肺部可闻及中量呼气相为主的哮鸣音，心率 120 次 /min，心律齐，心脏各听诊区未闻及异常。

辅助检查：胸部 X 线检查未见明显异常；肺功能检查：第 1 秒用力呼气容积（FEV_1）65%，雾化吸入沙丁胺醇 15 分钟后测 FEV_1 90%。

分析：

1. 该患儿最可能患有何病？
2. 该病治疗的目标是什么？

支气管哮喘（bronchial asthma）简称哮喘，是儿童时期最常见的慢性呼吸道疾病，发病率近年呈上升趋势，以 1～6 岁小儿多见。哮喘是由嗜酸性粒细胞、肥大细胞、T 淋巴细胞、中性粒细胞及气道上皮细胞等多种细胞共同参与的气道慢性炎症性疾病。这种慢性炎症导致气道反应性增加，当接触物理、化学、生物等刺激因素时，发生广泛多变的可逆性气流受限，临床表现为反复发作的喘息、呼吸困难、胸闷和咳嗽等症状，常在夜间和 / 或清晨发作或加剧，多数患儿经治疗可缓解或自行缓解。儿童哮喘若不及时诊治，随着病程的延长，可引起气道不可逆性狭窄和重塑。因此，早期防治至关重要。

【病因和发病机制】

哮喘的发病机制至今尚未完全明确，目前主要认为，免疫机制、神经调节机制和遗传机制等多种机制共同参与了气道炎症的启动、慢性炎症持续过程及气道重塑。

1. 免疫因素　气道慢性炎症被认为是哮喘的本质。

2. 神经、精神和内分泌因素　哮喘患儿的 β 肾上腺素能受体功能低下和迷走神经张力亢进，或同时伴有肾上腺素能神经反应性增强，从而发生气道高反应性。某些患儿哮喘发作与情绪有关，其原因不明。多数患儿于青春期哮喘症状完全消失，在月经期、妊娠期和患甲状腺功能亢进时症状加重，这些均提示哮喘的发病可能与内分泌功能紊乱有关，但其具体机制不明。

3. 遗传学背景　哮喘具有明显的遗传倾向，患儿及其家庭成员患过敏性疾病和有特异性体质的发生率明显高于正常人群。

4. 神经信号通路　研究发现，在哮喘患儿体内存在丝裂原活化蛋白激酶（MAPK）等神经信号通路调控着细胞因子、黏附因子和炎症介质对机体的作用，参与气道炎症和气道重塑。

【病理生理】

气道高反应性是哮喘的基本特征之一,指气道对多种刺激因素,如过敏原、理化因素、运动和药物等呈现高度敏感状态,在一定程度上反映了气道炎症的严重性。气道炎症通过气道上皮损伤、细胞因子和炎症介质的作用引起气道高反应性。

哮喘死亡患儿的肺组织呈肺气肿,大、小气道内填满黏液栓。黏液栓由黏液、血清蛋白、炎症细胞和细胞碎片组成。显微镜显示支气管和毛细支气管上皮细胞脱落,管壁嗜酸性粒细胞和单核细胞浸润,血管扩张和微血管渗漏,基底膜增厚,平滑肌增生肥厚,杯状细胞和黏膜下腺体增生。

气流受阻是哮喘病理改变的核心,支气管痉挛、管壁炎症性肿胀、黏液栓形成和气道重塑均是造成患儿气流受阻的原因。

1. 支气管痉挛 急性支气管痉挛为速发型哮喘反应,是 IgE 依赖型介质释放所致,包括肥大细胞释放组胺、前列腺素和白三烯等。

2. 管壁炎症性肿胀 抗原对气道刺激后 6～24 小时内发生的气道直径减小,是微血管通透性和漏出物增加导致气道黏膜增厚和肿胀所致,伴随或不伴随平滑肌收缩,为即刻反应。

3. 黏液栓形成 主要引起迟发型哮喘。黏液分泌增多,形成黏液栓。重症病例黏液栓广泛阻塞细小支气管,引起严重呼吸困难,甚至发生呼吸衰竭。

4. 气道重塑 因慢性和反复的炎症损害,可以导致气道重塑,表现为气道壁增厚和基质沉积、胶原沉积,上皮下纤维化,平滑肌增生和肥大,肌成纤维细胞增殖及黏液腺杯状细胞化生及增生,上皮下网状层增厚,微血管生成。

【临床表现】

起病或急或缓,婴幼儿发病前往往有 1～2 日的上呼吸道感染,与一般支气管炎类似。年长儿起病比较急,且多在夜间。典型哮喘发作时,患儿烦躁不安、面色苍白、鼻翼翕动、口唇青紫、大汗淋漓、表情恐惧痛苦,可伴有咳嗽,早期为刺激性干咳,后可有稀薄痰液。年长儿多端坐,婴幼儿则哭闹不安。呼吸急促,呼气时间延长,可伴喘鸣声。咳嗽和喘息呈阵发性发作,以夜间和清晨为重。

体格检查可见桶状胸、三凹征,肺部满布哮鸣音,严重者气道广泛阻塞,哮鸣音反可消失,称"闭锁肺",是哮喘最危险的体征。肺部粗湿啰音时现时隐,在剧烈咳嗽后或体位变化时可消失,提示湿啰音的产生是位于气管内的分泌物所致。严重哮喘患儿可出现心率增快、奇脉、胸腹部矛盾运动和青紫等。一些患儿有过敏史及家族过敏史。慢性持续期哮喘患儿可无体征。

哮喘发作在合理应用常规缓解药物治疗后,仍有严重或进行性呼吸困难者,称为哮喘持续状态。

哮喘的发作呈阵发性,以夜间及清晨为重。青少年可出现运动时胸闷、咳嗽或呼吸困难,称为运动性哮喘。

知识链接

诱发哮喘的常见危险因素

①吸入过敏原(室内:尘螨、动物毛屑及排泄物、蟑螂、真菌等;室外:花粉、真菌等)。②食入(牛奶、鱼、虾、鸡蛋和花生等)。③呼吸道感染(尤其是病毒及支原体感染)。④强烈的情绪变化。⑤运动和过度通气。⑥冷空气。⑦药物(如阿司匹林等)。⑧职业粉尘及气体。以上为诱发哮喘症状的常见危险因素,有些因素只引起支气管痉挛,如运动及冷空气;有些因素可突然引起哮喘的致死性发作,如药物及职业性化学物质。

【辅助检查】

1．胸部 X 线检查　哮喘患儿均应摄胸部 X 线片以除外肺实质病变、先天异常、直接或间接的异物征象。哮喘急性发作时胸片可正常或呈间质性改变，可有肺气肿或肺不张。

2．肺功能检查　适用于 5 岁以上患儿，是诊断哮喘的重要手段，也是评估哮喘控制水平和病情严重程度的重要依据。肺通气功能检测的主要指标是 FEV_1 占预计值的百分比（正常为 ≥80% 预计值）、FEV_1/用力肺活量（forced vital capacity, FVC）、呼气流量峰值（PEF），以了解有无气流受限。FEV_1<80% 预计值，FEV_1/FVC<0.8 提示气流受限，可作为儿童哮喘气流受限的重要指标。吸入支气管扩张剂 15～20 分钟后增加 12% 或更多，表明为可逆性气流受限，是诊断哮喘的有力依据。PEF 的日间变异率是诊断哮喘和反映哮喘严重程度的重要指标。如日间变异率>13%、使用支气管扩张剂后变异率增加 12% 可以诊断为哮喘。

3．血气分析　血气分析是测量哮喘病情的重要实验室检查，特别对合并低氧血症和高碳酸血症的严重病例，可用来指导治疗。哮喘发作间歇期可为正常；哮喘发作期 PaO_2 常降低。发作早期因过度通气可出现 $PaCO_2$ 降低；哮喘持续发作状态时 PaO_2 明显降低，$PaCO_2$ 升高，当 PaO_2<50mmHg、$PaCO_2$>50mmHg 时提示呼吸衰竭。

4．过敏原测试　用多种吸入性变应原或食物性变应原提取液所做的变应原皮肤试验是诊断变态反应的首要工具，提示患者对该过敏原过敏与否。目前常用皮肤点刺试验法和皮内试验法。血清特异性 IgE 测定也很有价值，但血清总 IgE 测定并无诊断意义。怀疑过敏时，还可取痰或鼻分泌物找嗜酸性粒细胞。

5．支气管镜检查　反复喘息或咳嗽的患儿，经规范哮喘治疗无效，怀疑其他疾病，或哮喘合并其他疾病，如气道异物、气道内膜结核、先天性呼吸系统畸形等，应考虑予支气管镜检查以进一步明确诊断。

【诊断】

1．诊断标准

（1）儿童哮喘诊断标准：哮喘的诊断主要依据呼吸道症状、体征及肺功能检查，证实存在可变的呼气气流受限，并排除可引起相关症状的其他疾病。

1）反复喘息、咳嗽、气促、胸闷，多与接触变应原、冷空气，物理、化学性刺激，呼吸道感染、运动，以及过度通气（如大笑和哭闹）等有关，常在夜间和/或凌晨发作或加剧。

2）发作时双肺可闻及散在或弥漫性、以呼气相为主的哮鸣音，呼气相延长。

3）上述症状和体征经抗哮喘治疗有效，或自行缓解。

4）除外其他疾病所引起的喘息、咳嗽、气促和胸闷。

5）临床表现不典型者（如无明显喘息或哮鸣音），应至少具备以下 1 项：①证实存在可逆性气流受限：a. 支气管舒张试验阳性：吸入速效 β_2 受体激动剂（如沙丁胺醇压力定量气雾剂 200～400μg）15 分钟后，FEV_1 增加≥12%；b. 抗炎治疗后肺通气功能改善：给予吸入糖皮质激素和/或抗白三烯药物治疗 4～8 周，FEV_1 增加≥12%。②支气管激发试验阳性。③ PEF 日间变异率（连续监测 2 周）≥13%。

符合 1）～4）条或 4）、5）条者，可以诊断为哮喘。

（2）咳嗽变异性哮喘诊断标准：咳嗽变异性哮喘（CVA）是儿童慢性咳嗽最常见的原因之一，以咳嗽为唯一或主要表现，不伴明显喘息。其诊断依据如下：

1）咳嗽持续>4 周，常在运动、夜间和/或凌晨发作或加重，以干咳为主，不伴有喘息。

2）临床上无感染征象，或经较长时间抗生素治疗无效。

3）抗哮喘药物诊断性治疗有效。

4）排除其他原因引起的慢性咳嗽。

5）支气管激发试验阳性和/或 PEF 每日变异率（连续监测 1～2 周）≥13%。

6）个人或一二级亲属有过敏性疾病史，或变应原检测阳性。

以上1）～4）项为诊断基本条件。

2. **哮喘的分期和病情的评价** 哮喘可分为急性发作期、慢性持续期及临床缓解期。哮喘急性发作严重程度评估见表7-2。

表7-2 哮喘急性发作期病情严重程度的分级

临床特点	轻度	中度	重度	危重度
气促	走路时	稍事活动时	休息时	
体位	可平卧	喜坐位	前弓位	
讲话能力	能成句	成短句	说单字	难以说话
精神意识	可能有焦虑、烦躁	焦虑、烦躁	焦虑、烦躁	嗜睡，意识模糊
出汗	无	轻微	大汗淋漓	
呼吸频率	轻度增加	增加	明显增加	减缓或暂停
辅助呼吸肌活动及三凹征	一般没有	通常有	通常有	胸腹反常运动
哮鸣音	散在，呼气末出现	响亮、弥漫	响亮、弥漫	减弱乃至消失
脉搏（次/min，>8岁）	<100	100～120	>120	减慢或不规则
吸入速效β_2激动剂后PEF占正常预计值或本人最佳值的百分比（%）	>80	60～80	<60或β_2激动剂作用持续时间<2h	
PaO_2（吸入空气，kPa）	正常	>8.0	<8.0，可能有呼吸衰竭	
$PaCO_2$（kPa）	<6.0	≤6.0	≥6.0	
SaO_2（吸入空气，%）	>0.95	0.91～0.95	<0.90	
pH				降低

【鉴别诊断】

以喘息为主要症状的儿童哮喘应注意与毛细支气管炎、肺结核、气道异物、先天性气管支气管畸形和先天性心血管疾病相鉴别，咳嗽变异性哮喘应注意与支气管炎、鼻窦炎、胃食管反流和嗜酸性粒细胞支气管炎等疾病相鉴别。

【治疗】

哮喘治疗的目标：①有效控制急性发作症状，并维持最轻症状，甚至无症状；②防止症状加重或反复；③尽可能将肺功能维持在正常或接近正常水平；④防止发生不可逆的气流受限；⑤保持正常活动（包括运动）能力；⑥避免药物不良反应。⑦防止因哮喘而死亡。

抗变态反应性炎症治疗应越早越好。要坚持长期、持续、规范、个体化治疗原则，具体治疗包括以下两大方面。①发作期快速缓解症状：抗炎、平喘；②缓解期防止症状加重或反复：抗炎、降低气道高反应性、防止气道重塑、避免触发因素、做好自我管理。

哮喘常用药物原则上可分为长期控制药物和快速缓解药物两大类：哮喘控制性药物有糖皮质激素、长效 β_2 受体激动剂、白三烯调节剂、缓释茶碱及色甘酸钠等；而快速缓解药物常用的有短效 β_2 受体激动剂、茶碱及抗胆碱能药物。

1. 哮喘急性发作期的治疗

（1）β_2 受体激动剂：是目前临床应用最广泛的支气管舒张剂，尤其是气雾吸入广泛用于哮喘急性发作的治疗。可分为短效和长效两大类，后者还可分为速效和缓慢起效两种。吸入型速效 β_2 受体激动剂是缓解哮喘急性发作的首选药物，疗效可维持4～6小时。药物剂量：每次沙丁胺醇 2.5～5mg 或特布他林 2.5～5mg。严重者第1小时可每20分钟吸入1次，以后每2～4小时可重复吸入。急性发作病情较轻时也可短期口服短效 β_2 受体激动剂如沙丁胺醇片和特布他林片等。

（2）糖皮质激素：急性发作病情较重的患儿应早期口服泼尼松1～7天以防止病情恶化，每日 1～2mg/kg（总量不超过40mg），分2～3次。但因长期口服糖皮质激素副作用大，尤其是正在生长发育的儿童，应尽量避免长期使用。对严重哮喘发作（重度）应及早静脉给药，常用甲泼尼龙 1～2mg/kg，或琥珀酸氢化可的松 5～10mg/kg，每日2～3次，一般短期应用，2～5天内停药。全身用糖皮质激素如连续使用10天以上者，不宜骤然停药，应减量维持，以免复发。

（3）抗胆碱能药物：吸入型抗胆碱能药物如溴化异丙托品，舒张支气管的作用比 β_2 受体激动剂弱，起效也较慢，但长期使用不易产生耐药，不良反应少。

（4）短效茶碱：茶碱类药物平喘作用的强度和速度远不及 β_2 受体激动剂，抗炎作用弱于吸入型糖皮质激素，因此主张将其作为哮喘综合治疗方案中的一部分，而不主张单独应用治疗哮喘。长时间使用者，最好监测茶碱的血药浓度。

2. 哮喘慢性持续期的治疗

（1）吸入型糖皮质激素：吸入型糖皮质激素是哮喘长期控制的首选药物，其优点是通过吸入，药物直接作用于气道黏膜，局部抗炎作用强，全身不良反应少。通常需要长期、规范吸入才能起到预防作用。目前临床常用的药物有丙酸倍氯米松、布地奈德和丙酸氟替卡松3种，其中后2种的全身不良反应较少，且作用较强。每3个月应评估病情，调整治疗方案。

（2）长效 β_2 受体激动剂：可降低气道高反应性；与糖皮质激素联用可减少后者用量，具协同作用；不易产生耐药性；对心血管作用极少。常用沙美特罗、福莫特罗、丙卡特罗、班布特罗等。

（3）缓释茶碱：主要协助吸入型糖皮质激素抗炎，每日分1～2次服用，以维持昼夜的稳定血药浓度，多用于预防夜间哮喘发作和夜间咳嗽。

（4）白三烯调节剂：白三烯调节剂可分为白三烯受体拮抗剂（孟鲁司特、扎鲁司特）和白三烯合成酶抑制剂。主要用于过敏原（变应原）、运动及阿司匹林诱发的哮喘。该药耐受性好，副作用轻，服用方便。孟鲁司特：6～12岁 5mg，每日1次；2～5岁 4mg，每日1次。扎鲁司特：7～11岁 10mg，每日2次。

（5）肥大细胞膜稳定剂：色甘酸钠是一种非皮质激素类抗炎药，适用于轻度哮喘的长期治疗。也可作用于预防运动性哮喘，防止干冷空气等诱发的喘息发作。副作用极小，可长期安全使用。

3. 哮喘危急状态的处理

（1）体位：患儿取半卧位，以利于呼吸，另可采用体位引流协助患儿排痰。

（2）氧气吸入：所有危重哮喘患儿均存在低氧血症，需用密闭面罩或双鼻导管提供高浓度湿化氧气，初始氧浓度以40%为宜，流量4～5L/min。定时进行血气分析，及时调整氧流量，使 PaO_2 保持在70～90mmHg。

（3）补液：纠正酸中毒，注意维持水、电解质平衡，纠正酸碱紊乱。

（4）糖皮质激素：全身应用糖皮质激素为儿童危重哮喘治疗的一线药物，应尽早使用。病情严重时不能以吸入治疗替代全身糖皮质激素治疗，以免延误病情。

（5）支气管扩张剂：①吸入型速效 β_2 受体激动剂；②抗胆碱能药物；③静脉滴注氨茶碱；④皮下注射肾上腺素。

（6）镇静剂：可用水合氯醛灌肠，慎用或禁用其他镇静剂。

（7）抗生素：如伴有下呼吸道细菌感染者，可选用病原体敏感的抗生素。

（8）机械辅助通气：指征为：①持续严重的呼吸困难；②呼吸音减弱或几乎听不到哮鸣音及呼吸音；③因过度通气和呼吸肌疲劳而使胸廓运动受限；④意识障碍、烦躁或抑制，甚至昏迷；⑤ $PaCO_2 \geq 65mmHg$；⑥吸氧状态下，发绀进行性加重。

【预防】

1. 避免危险因素　避免接触变应原，积极治疗和清除感染灶，去除各种诱发因素，如吸烟、呼吸道感染等。

2. 哮喘的教育与管理　哮喘患儿的教育与管理是提高疗效、减少复发、提高患儿生活质量的重要措施。通过对患儿及家长进行哮喘基本防治知识的教育及教会他们正确使用儿童哮喘控制测试等儿童哮喘控制问卷，以判断哮喘控制水平。

3. 多方式教育　通过门诊教育、集中教育、媒体宣传等多种方式向哮喘患儿及家属宣传哮喘基本知识。

第七节　肺　炎

案例分析

案例 7-4

患儿，男，7 个月，因"发热、咳嗽 5 天，加重并出现喘憋 1 天"入院。患儿人工喂养，平时经常"感冒"。5 天前因受凉后出现发热、咳嗽，当地医院给予退热、止咳处理后，病情无好转，1 天来病情加重，出现喘憋，现来就诊。

体格检查：精神差，T 39.2℃，P 150 次 /min，R 55 次 /min，呼吸急促，口唇发绀，鼻翼翕动，心音低钝，双肺可闻及密集的中细湿啰音。

辅助检查：血常规示，WBC $15 \times 10^9/L$，N 0.85；X 线胸片显示双肺下野点片状阴影。

分析：

1. 该患儿初步诊断是什么？

2. 简述该病的治疗方法。

3. 该病的并发症有哪些？

肺炎是各种病原体和其他因素等导致的肺部炎症，主要临床表现有发热、咳嗽、气促、呼吸困难和肺部固定的细湿啰音，严重者可累及中枢神经系统、循环系统和消化系统，出现相应的临床表现。肺炎是儿科的常见病和多发病，占 5 岁以下小儿死亡总数的 1/4～1/3，四季均见，尤其多发于冬春季节或季节交换之际。

【分类】

无统一分类方法，目前常用以下几种分类方法。

1. 病理分类　大叶性肺炎、支气管肺炎、间质性肺炎。

2. 病因分类　细菌性肺炎、病毒性肺炎、支原体肺炎、衣原体肺炎、真菌性肺炎、吸入性肺炎、过敏性肺炎、嗜酸性粒细胞性肺炎等。

3. 临床病程分类 急性肺炎（病程<1个月）、迁延性肺炎（病程1~3个月）和慢性肺炎（病程>3个月）。

4. 病情分类 ①轻症：呼吸系统症状为主，其他系统仅轻微受累，无全身中毒症状；②重症：除呼吸系统受累严重外，其他系统亦受累，全身中毒症状明显。

5. 按肺炎发生地点分类 ①社区获得性肺炎：指无明显免疫抑制的患儿在院外或住院48小时内发生的肺炎；②医院获得性肺炎：指住院48小时后发生的肺炎。

6. 按临床表现典型与否分类 ①典型肺炎：由肺炎链球菌、流感嗜血杆菌、金黄色葡萄球菌、革兰氏阴性杆菌、厌氧菌等引起的肺炎；②非典型肺炎：常见的病原体为肺炎支原体、衣原体、军团菌、病毒等。

临床上若病原体明确，则按病因分类，以便指导治疗，否则按病理或其他方法分类。

【病因】

肺炎的病原体细菌和病毒最常见，也可由病毒、细菌"混合感染"。发达国家中小儿肺炎病原体以病毒为主，发展中国家则以细菌为主。细菌感染仍以肺炎链球菌多见，近年来肺炎支原体和流感嗜血杆菌有增多趋势。病原体常由呼吸道入侵，少数经血行入肺。

【病理生理】

主要变化是由于支气管、肺泡炎症引起通气和换气障碍，导致低氧血症和二氧化碳潴留，从而造成一系列病理生理改变。

1. 呼吸功能不全 由于呼吸道和肺泡病变影响通气和换气功能，通气不足引起PaO_2和SaO_2降低（低氧血症）及$PaCO_2$增高（高碳酸血症），换气障碍则主要引起低氧血症，因此低氧血症是支气管肺炎病理生理的核心。为代偿缺氧，患儿通过加快呼吸次数以增加每分通气量，当SaO_2<85%、还原血红蛋白>50g/L时，则出现发绀；为增加呼吸深度，辅助呼吸肌参与活动，出现鼻翼翕动和三凹征；血气分析提示PaO_2<50mmHg、$PaCO_2$>50mmHg时即为呼吸衰竭。

2. 循环系统 缺氧可引起肺小动脉反射性收缩，肺循环压力增高，致右心负荷加重。心肌受病原体毒素损害，易出现中毒性心肌炎。肺动脉高压和中毒性心肌炎是诱发心力衰竭的主要原因。少数病例因严重毒血症和低氧血症而发生微循环障碍、休克。

3. 神经系统 严重缺氧和CO_2潴留使血与脑脊液pH降低，高碳酸血症使脑血管扩张、血流减慢、血管通透性增加，致使颅内压增加。严重缺氧使脑细胞无氧代谢增加，造成乳酸堆积、ATP生成减少和钠钾离子泵转运功能障碍，引起脑细胞内钠、水潴留，形成脑水肿。病原体毒素作用亦可引起脑水肿。

4. 胃肠道功能紊乱 低氧血症和病原体毒素可引起胃肠黏膜糜烂、出血、上皮细胞坏死脱落等应激反应，导致黏膜屏障功能破坏，胃肠功能紊乱，出现腹泻、呕吐，甚至发生中毒性肠麻痹。如毛细血管通透性增高，可致消化道出血。

5. 酸碱平衡紊乱 低氧血症时酸性代谢产物增加，加上进食不足、发热、呕吐、腹泻等因素，常可发生代谢性酸中毒，而二氧化碳潴留又可导致呼吸性酸中毒，因此重症肺炎时常见混合型酸中毒；部分患儿呼吸急促，由于过度通气也可发生呼吸性碱中毒。

【临床表现】

发病前数日多先有上呼吸道感染，起病多数较急。

1. 轻症肺炎

（1）症状：①发热：多为不规则发热，亦可为弛张热或稽留热。需注意新生儿、重度营养不良患儿体温可不升甚至低于正常。②咳嗽：较频繁，在早期为刺激性干咳，以后有痰，新生儿、早产儿则表现为口吐白沫。③气促：多在发热、咳嗽后出现。④全身症状：烦躁不安、精神不振、食欲减退，轻度腹泻或呕吐。

（2）体征：①呼吸增快：40～80 次 /min，并可见鼻翼翕动和三凹征。②发绀：口周、鼻唇沟和指趾端发绀，轻症可无发绀。③肺部啰音：早期不明显，可有呼吸音增强、减低，以后可闻及较固定的中、细湿啰音，以背部两侧下方及脊柱两旁较多，于深吸气末更为明显。肺部叩诊多正常，若病灶融合扩大累及部分或整个肺叶时，可出现肺实变体征。

2. 重症肺炎　重症肺炎由于严重的缺氧及毒血症，除呼吸系统改变外，可发生循环、神经和消化系统功能障碍。

（1）循环系统：常见为心肌炎和心力衰竭。心肌炎表现为面色苍白、心率增快、心音低钝，严重者可闻及奔马律。心力衰竭表现：①安静状态下心率突然超过 180 次 /min。②安静状态下突然呼吸加快，超过 60 次 /min。③突然极度烦躁不安，明显发绀，面色苍白或发灰，指（趾）甲微血管再充盈时间延长。以上 3 项不能用发热、肺炎本身和其他并发症解释者。④心音低钝、奔马律、颈静脉怒张。⑤肝脏在肋缘下 3cm 以上或肝脏迅速增大。⑥尿少或无尿，眼睑或双下肢水肿。具备前 5 项可诊断为心力衰竭。此病北方多、南方少。亦有学者认为不存在此病，这些症状只是肺炎本身的一些表现。

（2）神经系统：轻度缺氧表现烦躁、嗜睡；脑水肿时出现意识障碍、惊厥、呼吸不规则、球结膜水肿、瞳孔对光反射迟钝或消失、前囟隆起，有时有脑膜刺激征，脑脊液检查除压力增高外，其余均正常。

（3）消化系统：轻症食欲减退、呕吐和腹泻，重症发生中毒性肠麻痹时表现为严重腹胀，肠鸣音减弱或消失，还可呕吐咖啡样物，大便潜血阳性或柏油样便。由于腹胀时膈肌升高，导致呼吸困难加重。

3. 几种不同病原体所致肺炎临床特点

（1）呼吸道合胞病毒肺炎：呼吸道合胞病毒是急性下呼吸道感染最常见的病原，可引起间质性肺炎和毛细支气管炎。临床特点：①多见于 2 岁以内，尤以 2～6 个月婴儿为多。②初期可见咳嗽、鼻塞等上呼吸道感染症状，随后出现发作性喘憋和呼吸困难，喘憋为本病突出表现。轻症病例呼吸困难不明显，中、重症有较明显的呼吸困难、喘憋、口唇青紫、鼻翼翕动及三凹征。③体温高低不一，多为中度发热，发热的程度与病情严重程度无关。④肺部听诊双肺广泛的喘鸣音，可闻及细湿啰音。⑤胸部 X 线为两肺可见小点片状、斑片状阴影，部分患儿有不同程度的肺气肿和支气管周围炎影。⑥外周血白细胞总数大多正常。

（2）腺病毒性肺炎：3、7 型腺病毒为腺病毒性肺炎的主要病原。临床特点：①多见于 6 个月～2 岁的小儿，冬春季好发。②中毒症状重：精神萎靡或嗜睡，面色苍白或发灰；一般急骤发热，可达 39℃ 以上，多呈稽留热或弛张热，热程长，可持续 2～3 周。③咳嗽频繁，呈阵发性喘憋，轻重程度不等的呼吸困难和发绀。可伴随呕吐、腹泻。严重病例常并发心力衰竭、心肌炎和中毒性脑病。④体征：肺部体征出现较迟，初期听诊多为呼吸音粗或干啰音，湿啰音于发热 4～5 天后出现，肺部病变融合时可出现肺实变体征。⑤胸部 X 线改变较肺部啰音出现早；可有大小不等的片状病灶或融合性病灶，肺气肿多见；少数患儿在极期可有胸膜反应，或有积液；病灶吸收缓慢，需数周或数月。⑥白细胞总数正常或稍低，但腺病毒易继发细菌感染，继发细菌感染时外周血白细胞明显升高。

（3）金黄色葡萄球菌肺炎：本病大多并发于葡萄球菌败血症，也可经呼吸道入侵，多见于幼婴及新生儿。以广泛的出血性坏死、多发性小脓肿为其特点。临床特点：①起病急骤，病情严重，进展快，全身中毒症状明显。②发热多呈弛张热，但新生儿则可低热或无热。肺炎发展迅速，表现为呼吸和心率增快、呻吟、咳嗽、青紫，重症可发生休克。③有时可有猩红热样或荨麻疹样皮疹。④肺部体征出现较早，双肺可闻及中、细湿啰音或有肺实变体征。由于病变发展迅速，组织破坏严重，故易形成肺脓肿、脓胸、脓气胸、肺大疱，并可引起迁移性化脓灶，如化脓性心包炎、脑膜炎、肝脓肿、骨髓炎等。⑤可合并消化道症状，如呕吐、腹泻、腹胀等。还可合并循环、神经系统症状。

⑥胸部 X 线检查：临床症状与胸片所见不一致。病初临床症状已很重，而 X 线仅表现为肺纹理重或小片浸润影；当临床症状已趋明显好转时，在胸片上却可见明显病变如肺脓肿和肺大疱等现象。胸片上病灶阴影持续时间较一般细菌性肺炎为长，在 2 个月左右阴影仍不能完全消失。⑦外周血白细胞多数明显升高，中性粒细胞升高，可见中毒颗粒，白细胞总数减少提示病情危重。

（4）肺炎支原体肺炎：肺炎支原体是介于细菌和病毒之间的一种微生物，为已知独立生活的病原微生物中的最小者，无细胞壁。本病主要通过呼吸道飞沫传播，平时见散发病例，全年均有发病，以冬季较多。临床特点：①多见于 5 岁及以上儿童，但 5 岁以下儿童亦可发病。②起病缓慢，婴幼儿起病可急。③病初有全身不适、乏力、头痛，2～3 天后出现发热，体温常达 39℃ 左右，可持续 1～3 周，可伴有咽痛和肌肉酸痛。④咳嗽为本病突出表现，初期干咳，继而顽固性剧咳，常有黏稠痰液，偶带血丝，有时阵咳似百日咳。一般无呼吸困难表现，但婴儿患者可有喘鸣及呼吸困难。可持续 1～4 周。⑤肺部体征多不明显，体征与剧咳、发热等临床表现不一致。⑥部分患儿可伴发多系统、多器官损害，肺外表现如肝功能损害、溶血性贫血、多发性神经根炎、脑膜脑炎、心肌炎及心包炎等。⑦胸部 X 线或 CT 主要表现为支气管血管周围纹理增粗、增多、支气管壁增厚，可有磨玻璃影、"树芽征"、小叶间隔增厚、网格影等。肺泡炎性改变可有磨玻璃样阴影、斑片状、节段乃至大叶性实变，肺不张，可伴有肺门影增大，重者可合并胸腔积液。单侧病变较双侧多见，病灶内可伴或不伴支气管充气征，肺实变时呈现中 - 高密度阴影，实变面积越大、受累肺叶越多则密度越高。多种形态、大小不等和密度不均的病灶可混合出现。可伴有黏液嵌塞征。⑧白细胞高低不一，大多正常，有时偏高。血清中支原体 IgM 抗体检测有诊断意义，红霉素治疗有效。

【并发症】

早期合理治疗者并发症较少，细菌性肺炎尤其是金黄色葡萄球菌肺炎和某些革兰氏阴性杆菌肺炎可引起肺脓肿、脓胸、脓气胸、肺大疱等，患儿表现为高热不退，呼吸困难加重，烦躁不安，一侧呼吸运动受限，听诊呼吸音减弱，胸部 X 线常有提示。细菌性肺炎还可合并心包炎、败血症、脑膜炎等。痰液引流不畅者可发生肺不张，肺炎反复发作，可导致支气管扩张和肺源性心脏病。

【辅助检查】

1. 外周血检查 病毒性肺炎白细胞数多正常或低下，细菌性肺炎患儿白细胞总数多增高，中性粒细胞比例在 60% 以上，但疾病严重时白细胞可不高或降低。C 反应蛋白（CRP）有助于细菌和病毒感染的鉴别，一般来说，急性细菌感染 CRP 升高，而病毒感染则正常或轻度升高。降钙素在细菌感染时可升高，抗菌药物治疗有效时，可迅速下降。

2. 病原学检查 应于起病早期取气管吸出物、胸腔积液等进行细菌培养和病毒分离，可明确病原学诊断。有条件者可做病原特异性的抗原检测（对流免疫电泳、乳胶凝集试验、免疫荧光技术等）及病原特异性抗体检测等。

3. X 线检查 早期肺纹理增粗，以后可见大小不等的斑片状浸润阴影，以两下肺、中内带较多，小斑片影可融合成大片浸润影。可有肺气肿和肺不张。合并胸腔积液时常见患侧肋膈角变钝，随着积液量的增加，可见患侧致密阴影，纵隔和心脏向健侧移位；并发气胸时，在病灶处看不到肺纹理的存在；肺大疱则见完整的薄壁大疱，多无液平面。

【诊断和鉴别诊断】

肺炎的诊断并不难，一般有发热、咳嗽、气促等症状，肺部可闻及固定的中、细湿啰音，X 线检查有肺炎的改变即可诊断为支气管肺炎。重要的是应进一步作出病情（轻、重型）和病原学判断，以指导正确有效的治疗。

需与以下疾病进行鉴别：

1. 急性支气管炎 临床表现同肺炎，一般无呼吸急促，肺部可闻及干湿啰音，以不固定的中湿啰音为主。胸部 X 线检查仅有肺纹理增粗。但重症支气管炎和肺炎早期难以鉴别，应按肺炎处理。

2. 支气管异物 有异物吸入史，突然剧烈呛咳和呼吸困难，可有肺不张和肺气肿，可帮助诊断。但有的病程迁延，可继发感染，需注意鉴别，支气管镜检查有助于诊断。

3. 肺结核　常起病缓慢，有低热、盗汗、食欲减退和体重下降等结核中毒症状，有结核接触史，肺部体征不明显，结核菌素试验、影像学检查等有助于鉴别。

【治疗】

采用综合措施，改善通气功能，积极控制感染，对症治疗，防治并发症。

1. 一般治疗　保持室内空气流通，室温维持在20℃左右，湿度以60%为宜。饮食清淡易消化，富含维生素和蛋白质，且少量多餐。重症不能进食者，可给予肠道外营养。经常更换体位，以减少肺部淤血，促进炎症吸收。注意隔离，以防交叉感染。

2. 抗感染治疗

（1）抗生素治疗：对明确细菌感染或病毒继发细菌感染者应使用抗生素。使用原则：①有效和安全是选择抗菌药物的首要原则。②在使用抗菌药物前应采集合适的呼吸道分泌物或血标本进行细菌培养和药物敏感试验，以指导治疗；在未获培养结果前，可根据经验选择敏感药物。③选用的药物在肺组织中应有较高的浓度。④轻症患者口服抗菌药物有效且安全，对重症肺炎或因呕吐等致口服难以吸收者，可考虑胃肠道外抗菌药物治疗。⑤适宜剂量、合适疗程。⑥重症患儿宜静脉联合用药。

1）抗生素选择：①肺炎链球菌：青霉素敏感者首选青霉素或阿莫西林；青霉素低度耐药者仍选青霉素，剂量加大，也可选用第1或第2代头孢菌素；青霉素过敏者选用大环内酯类。②金黄色葡萄球菌：首选苯唑西林钠或氯唑西林钠，耐药者选用万古霉素或联用利福平。③流感嗜血杆菌：首选阿莫西林/克拉维酸、氨苄西林/舒巴坦。④大肠埃希菌和肺炎克雷伯菌：不产超广谱β-内酰胺酶（ESBL）首选头孢他啶、头孢哌酮；产ESBL首选亚胺培南、美罗培南。⑤铜绿假单胞菌（绿脓杆菌）首选替卡西林/克拉维酸。⑥卡他莫拉菌：首选阿莫西林/克拉维酸。⑦肺炎支原体和衣原体：首选大环内酯类抗菌药物，如阿奇霉素、红霉素及罗红霉素等。

2）用药时间：一般用至热退且平稳、全身症状明显改善、呼吸道症状部分改善后3～5天。金黄色葡萄球菌肺炎在体温正常后2～3周可停药，一般总疗程≥6周。肺炎链球菌肺炎疗程7～10天，支原体肺炎、衣原体肺炎疗程平均10～14天，个别严重者可适当延长。

（2）抗病毒治疗：①利巴韦林：可雾化吸入、肌内注射和静脉滴注，肌内注射和静脉滴注的剂量为10～15mg/（kg·d）；②α-干扰素：早期使用效果更佳，雾化吸入较肌内注射效果更佳，疗程3～5天。

3. 对症治疗

（1）氧疗：当缺氧症状明显时可采用氧疗。多用鼻前庭法，氧流量0.5～1L/min，氧浓度不超过40%。缺氧严重或不合作的患儿可采用面罩或头罩法给氧，面罩法氧流量2～4L/min，氧浓度50%～60%。若出现呼吸衰竭，则应用人工呼吸机机械通气。

知识链接

纤维支气管镜介入治疗

纤维支气管镜检查和介入治疗在小儿重症、难治性或复杂性肺炎的诊断和治疗中得到确认。通过其直接判断是否存在支气管畸形、阻塞、异物等情况；直接对病变部位进行冲洗，达到清除炎性物质，疏通气道，缓解病情的目的；可通过采集支气管肺泡灌洗液进行病原学检查，为抗生素使用提供最精确的依据。经支气管镜局部注入高浓度抗生素，可在病变周围形成药物浓度的高峰，配合静脉应用抗生素，加强抗感染的效果；局部注入激素，也可抑制炎症、缓解支气管痉挛。还可进行气道支架置入、球囊扩张、激光、冷冻治疗等。但介入治疗为侵入性和有创性操作，其安全问题成为临床医生和患儿家长关心的焦点。

（2）保持呼吸道通畅：及时清除鼻腔分泌物和吸痰，气道的湿化有助于痰液的排出。雾化吸入有助于解除支气管痉挛和水肿。同时应注意经常变换体位，减少肺淤血，以利炎症吸收及痰液的排出。咳嗽痰多者，给予止咳祛痰剂，如 N- 乙酰半胱氨酸、氨溴索和一些中药制剂，慎用镇咳剂。喘憋严重者可雾化吸入沙丁胺醇等 β₂ 受体激动剂，或短期应用糖皮质激素，如口服泼尼松 1mg/（kg·d），3～5 天。也可采用雾化吸入吸入型糖皮质激素（如布地奈德等）。

（3）腹胀的治疗：伴低钾血症者，及时补钾。如系中毒性肠麻痹，应禁食、胃肠减压，亦可使用酚妥拉明每次 0.3～0.5mg/kg 加 5% 葡萄糖 20ml 静脉滴注，最大量≤10mg/ 次。

（4）心力衰竭的治疗：镇静、吸氧、利尿、强心、用血管活性药物。①利尿剂：可用呋塞米或氢氯噻嗪等；②强心剂：可使用地高辛或毛花苷丙静脉注射；③血管活性药物：常用酚妥拉明每次 0.5～1mg/kg，最大量每次≤10mg，肌内注射或静脉滴注，必要时 1～4 小时重复使用。

（5）中毒性脑病的治疗：脱水疗法、改善通气、止痉、用糖皮质激素。有脑水肿时，首选 20% 甘露醇降颅压，每次 0.5～1.0g/kg，于 15～30 分钟内静脉注射或快速滴注，每 4～8 小时 1 次。

（6）其他：高热者给予退热处理，烦躁不安者给予镇静处理。

4. 糖皮质激素的应用　糖皮质激素可减少炎性渗出物，解除支气管痉挛，改善血管通透性，降低颅内压和改善微循环。应用指征：①严重喘憋或呼吸衰竭；②全身中毒症状明显；③合并感染性休克；④出现脑水肿；⑤胸腔短期有较大量渗出。以上情况可短期应用激素，可用甲泼尼龙 1～2mg/（kg·d）、琥珀酸氢化可的松 5～10mg/（kg·d）或地塞米松 0.1～0.3mg/（kg·d）加入瓶中静脉滴注，疗程 3～5 天。

5. 并发症的治疗　并发脓胸、脓气胸者应及时抽脓排气，必要时采用胸腔闭式引流。

【预防】

增强体质，注意卫生，避免交叉感染。减少被动吸烟，室内通风，积极防治营养不良、贫血和佝偻病等。疫苗预防接种可有效降低儿童肺炎患病率。目前已有的疫苗包括：肺炎链球菌疫苗、B 型流感嗜血杆菌结合疫苗、流感病毒疫苗等。

（韩慧珺）

？ 复习思考题

1. 诱发哮喘的危险因素有哪些？
2. 急性毛细支气管炎的临床表现有哪些？
3. 简述急性感染性喉炎的临床表现及喉梗阻分度。
4. 支气管哮喘典型发作时的临床表现是什么？
5. 简述在治疗肺炎中抗菌药物的使用原则。

第八章　循环系统疾病

PPT 课件

掌握先天性心脏病、病毒性心肌炎患儿的临床表现和诊治要点；熟悉临床常见先天性心脏病的检查方法及诊断；了解小儿循环系统解剖生理特点。

知识导览

第一节　小儿循环系统解剖生理特点

一、胎儿血液循环及出生后的改变

（一）胎儿正常血液循环

胎儿时期的营养及气体代谢是通过脐血管和胎盘与母体之间以弥散方式进行交换的。由胎盘来的动脉血经脐静脉进入胎儿体内，在肝脏下缘分两支，一支入肝与门静脉血流汇合，另一支直接经静脉导管进入下腔静脉，与下腔静脉血混合，共同流入右心房。由于下腔静脉瓣的作用，加之下腔静脉入口与卵圆孔相对，使来自下腔静脉的混合血（以动脉血为主）入右心房后，1/3～1/2 经卵圆孔入左心房，再经左心室入主动脉，主要供应心脏、头部及上肢。从上腔静脉回流的静脉血，入右心房后大部分流入右心室，再流入肺动脉。由于胎儿时期肺脏处于萎缩状态，故肺动脉的血绝大部分经动脉导管流入降主动脉（此时的血是以静脉血为主），供应腹腔脏器及下肢，同时经过脐动脉回至胎盘，换取营养及氧气。降主动脉的血一部分至躯体下部及内脏后经下腔静脉回流右心房，其余的血经过腹下动脉流至脐动脉然后回流至胎盘，血液回流至胎盘换取营养物质及氧气后流经下腔静脉至右心房。由此可见胎儿时期左右两侧心脏都向全身输送血液（图 8-1）。

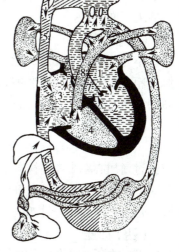

□ 动脉血	▨ 混合血 （动脉血较多）
▨ 静脉血	▨ 混合血 （动脉血较少）

图 8-1　正常胎儿血液循环

胎儿血液循环有以下特点：

1. 胎儿营养与气体交换是通过胎盘与脐血管完成的。
2. 只有体循环，几乎无肺循环。
3. 胎儿体内脏器绝大部分血是混合血（肝脏是纯动脉血）。
4. 存在着三个特殊通道：静脉导管、卵圆孔及动脉导管。
5. 胎儿时期脏器的血氧含量不一致，肝血含氧量最高，心、脑、上肢次之，而下半身血的含氧量最低。

（二）生后血液循环的改变

1. 脐血管　出生脐带结扎后即血流停止而废用，脐胎循环改为肺循环，脐静脉变成肝圆韧带，脐动脉变成膀胱脐韧带。

2. 卵圆孔　由于呼吸建立、肺泡扩张，进行气体交换，使一个循环变成了两个循环，即体循环和肺循环。由于肺脏扩张，肺循环压力降低，从右心室流入肺的血增多，而肺静脉流入左心房的血亦增多，左心房压力增高，当两房压力相等或左房压力超过右心房时，卵圆孔瓣膜先在功能上关闭，至生后 5～7 个月解剖上关闭。

3. 动脉导管　出生后由于肺循环压力降低和体循环压力升高，使动脉导管内血流逆转。另外，又因动脉血氧含量增高，刺激缓激肽释放，而使动脉导管逐渐收缩、闭塞，最后血流停止，成为动脉韧带。足月儿约 80% 在生后 24 小时形成功能性关闭。约 80% 在生后 3 个月内，95% 在生后 1 年内形成解剖上关闭。若动脉导管持续未闭，可认为畸形存在。

二、小儿心脏、血管、心率、血压特点

（一）心脏

1. 心脏重量及容积　新生儿心脏重量为 20～25g（相对比成人大），1 岁时心脏是出生时的 2 倍，5 岁时是出生时的 4 倍，青春期是出生时的 12～14 倍，与成人相同。四个心腔的容积出生时为 20～22ml，至 1 岁时达 2 倍，2 岁半时增加到 3 倍，7 岁时增至 5 倍（100～110ml），以后增长相当缓慢，20 岁左右时为 240～250ml。

2. 心脏位置　小于 2 岁时心脏为横位，心尖冲动点位于胸骨左缘第 4 肋间锁骨中线外 1～2cm，以后随着年龄的增长，胸廓和肺的发育及横膈的下降，心脏逐渐转为斜位。

3. 心室的增长　心脏与体重平行增长，但左右心室增长不平衡。胎儿期因右心室负荷大，故出生新生儿左右室壁厚度几乎相等，为 4～5mm。出生后随着生长发育，体循环范围的扩大，压力的升高，左心室负荷增加而迅速发育，至 6 岁时室壁的厚度达 10mm（约为新生儿时的 2 倍），而此时右心室壁的厚度不及 6mm，15 岁时左心室壁的厚度增至出生时的 2.5 倍，但右心室仅增长原来厚度的 1/3。

（二）血管

小儿动脉相对比成人粗。动、静脉内径之比在新生儿为 1∶1，成人为 1∶2。10 岁以前肺动脉较粗，到青春期主动脉直径超过肺动脉。婴儿期肺、肾、肠及皮肤的毛细血管比成人粗大，冠状动脉相对宽，因此这些器官供血良好，对生长发育、新陈代谢有良好作用。

（三）心率

小儿心脏神经以交感神经占优势，且心搏出量有限，为满足生长发育及旺盛的新陈代谢，只有通过增加心率来提高排血量，故小儿心率快，随着年龄的增长心率逐渐减慢。新生儿心率每分钟 120～140 次，1 岁以内每分钟 110～130 次，2～3 岁每分钟 100～120 次，4～7 岁每分钟 80～100 次，8～14 岁每分钟 70～90 次。

（四）血压

动脉血压：动脉血压的高低取决于心搏出量及外周血管的阻力，婴幼儿心搏出量较少，外周血管口径相对较粗，动脉壁柔软，阻力低，故动脉血压较低，以后随着年龄的增长而升高。推算公式：收缩压 =（年龄 ×2）+80mmHg（新生儿收缩压平均 70mmHg），舒张压 = 收缩压的 2/3。收缩压高于或低于此标准 20mmHg 可考虑为高血压或低血压，一般收缩压低于 80mmHg 为低血压，收缩压高于 120mmHg，舒张压高于 80mmHg 为高血压。

第二节　儿童心血管病检查方法

一、病史和体格检查

在儿童心血管病的诊断中，尽管有多种影像学检查手段，病史和体格检查仍具有不容忽视的价值。仔细的病史询问和体格检查，可以对许多心血管病作出大致判断，缩小鉴别诊断的范围，使进一步的影像学检查更具针对性。

（一）病史询问

小儿时期，尤其是 3 岁以内婴幼儿的心血管疾患以先天性心脏病（先心病）最常见。心脏杂音、青紫及心功能不全是先心病患者最常见的就诊原因，其出现时间及演变对疾病的诊断、治疗决策、预后判断有重要意义。反复的肺炎、心功能不全、生长发育迟缓是大量左向右分流的证据；左房或肺动脉扩张压迫喉返神经可引起声音嘶哑。婴幼儿的心功能不全以呼吸浅促、喂养困难、易出汗更突出。有青紫者应注意排除呼吸系统疾病，还要询问有无蹲踞、缺氧发作。一些后天获得性心血管疾病如川崎病主要见于 3 岁以下小儿，临床上的皮肤、黏膜、淋巴结等的表现独特。风湿性心脏病多见于年长儿，注意有无咽痛、游走性关节痛、舞蹈病等病史。对胸闷、心悸、心前区疼痛者应注意心律失常、心肌疾病。病史询问中还要注意母亲孕早期有无病毒感染、放射线接触、有害药物应用史及有无家族遗传病史。许多先天性心脏病与遗传性疾病有关，肥厚性心肌病常有阳性家族史。

（二）体格检查

1. 全身检查　评价生长发育，注意特殊面容及全身合并畸形、精神状态、体位和呼吸频率。检查口唇、鼻尖、指（趾）端等毛细血管丰富部位有无发绀，青紫 6 个月至 1 年后，可出现杵状指（趾）。皮肤黏膜瘀点是感染性心内膜炎血管栓塞的表现；皮下小结、环形红斑是风湿热的主要表现之一。注意颈动脉搏动，肝颈静脉回流征，肝脾大小、质地及有无触痛，下肢有无水肿。

2. 心脏检查

（1）视诊：心前区有无隆起，心尖冲动的位置、强弱及范围。心前区隆起者多示心脏扩大，应注意与佝偻病引起的鸡胸相鉴别。正常 <2 岁的小儿，心尖冲动见于左第 4 肋间，其左侧最远点可达锁骨中线外 1cm，5～6 岁时在左第 5 肋间，锁骨中线上。正常的心尖冲动范围不超过 2～3cm^2，若心尖冲动强烈、范围扩大提示心室肥大。左心室肥大时，心尖冲动最强点向左下偏移；右心室肥大时，心尖冲动弥散，有时扩散至剑突下。心尖冲动减弱见于心包积液和心肌收缩力减弱。右位心的心尖冲动则见于右侧。消瘦者心尖冲动易见，而肥胖者相反。

（2）触诊：进一步确定心尖冲动的位置、强弱及范围，心前区有无抬举冲动感及震颤。左第 5～6 肋间锁骨中线外的抬举感为左室肥大的佐证，胸骨左缘第 3～4 肋间和剑突下的抬举感提示右室肥大。震颤的位置有助于判断杂音的来源。

（3）叩诊：可粗略估计心脏位置及大小。

（4）听诊：注意心率快慢、节律是否整齐，第一、二心音的强弱，是亢进、减弱还是消失，有无分裂，特别是肺动脉瓣区第二音（P_2）意义更大。P_2 亢进提示肺动脉高压，而减弱则支持肺动脉狭窄的诊断；正常儿童在吸气时可有生理性 P_2 分裂，P_2 固定性分裂是房间隔缺损的独特体征。杂音对鉴别先天性心脏病的类型有重要意义，需注意其位置、性质、响度、时相及传导方向。

3. 周围血管征　比较四肢脉搏及血压，如股动脉搏动减弱或消失，下肢血压低于上肢，提示主动脉缩窄。脉压增宽，伴有毛细血管搏动和股动脉枪击音，提示动脉导管未闭或主动脉瓣关闭不全等。

二、特　殊　检　查

（一）普通 X 线检查

包括胸部透视和摄片，透视可动态地观察心脏和大血管的搏动、位置、形态，以及肺血管的粗细、分布，但不能观察细微病变。摄片可弥补这一缺点，并留下永久记录，常规拍摄正位片，必要时辅以心脏三位片。分析心脏病 X 线片时，应注意以下几点：

1．摄片质量要求　理想的胸片应为吸气相拍摄，显示肺纹理清晰，对比良好，心影轮廓清晰，心影后胸椎及椎间隙可见。

2．测量心胸比值　年长儿应小于 50%，婴幼儿小于 55%，呼气相及卧位时心胸比值增大。

3．肺血管阴影　是充血还是缺血，有无侧支血管形成。

4．心脏的形态、位置及各房室有无增大，血管有无异位，肺动脉段是突出还是凹陷，主动脉结是增大还是缩小。

5．确定有无内脏异位症　注意肝脏、胃泡及横膈的位置，必要时可拍摄增高电压（100～140kV）胸片，以观察支气管形态。

（二）心电图

心电图对心脏病的诊断有一定帮助，特别对各种心律失常，心电图是确诊的手段。对心室肥厚、心房扩大、心脏位置及心肌病变有重要参考价值，24 小时动态心电图及各种负荷心电图可提供更多的信息。有些先天性心脏病有特征性心电图，如房间隔缺损 V_1 导联常呈不完全性右束支阻滞。在分析小儿心电图时应注意年龄的影响：

1．年龄越小，心率越快，各间期及各波时限较短，有些指标正常值与成人有差别。

2．QRS 综合波以右室占优势，尤其新生儿及婴幼儿，随着年龄增长逐渐转为左室占优势。

3．右胸前导联 T 波在不同年龄有一定改变，如生后第 1 天，V_1 导联 T 波直立，4～5 天后 T 波转为倒置或双向。

（三）超声心动图

超声心动图是一种无创检查技术，不仅可以提供详细的心脏解剖结构信息，还能提供心脏功能及部分血流动力学信息，有以下几种。

1．M 型超声心动图　能显示心脏各层结构，特别是瓣膜的活动，常用于测量心腔、血管内径，结合同步记录的心电图和心音图可计算多种心功能指标。

2．二维超声心动图　是目前各种超声心动图的基础，可实时地显示心脏和大血管各解剖结构的活动情况，以及它们的空间毗邻关系。经食管超声使解剖结构显示更清晰，已用于心脏手术和介入性导管术中，进行监护及评估手术效果。

3．多普勒超声　有脉冲波多普勒、连续波多普勒及彩色多普勒血流显像三种，可以检测血流的方向及速度，并换算成压力阶差，可用于评估瓣膜、血管的狭窄程度，估算分流量及肺动脉压力，评价心功能等。

4．三维超声心动图　成像直观、立体感强、易于识别，较二维超声心动图可提供更多的解剖学信息；还可对图像进行任意切割，充分显示感兴趣区，为外科医师模拟手术进程与切口途径选择提供了丰富的信息，显示了极大的临床应用价值与前景。

超声心动图检查已经能为绝大多数先天性心脏病作出准确的诊断并为外科手术提供足够的信息，已部分取代了心脏导管和造影术，而且能在胎儿期作出部分先天性心脏病的诊断。

（四）心导管检查

心导管检查是先天性心脏病进一步明确诊断和决定手术前的一项重要检查方法，根据检查部位不同分为右心导管、左心导管检查两种。右心导管检查系经皮穿刺股静脉，插入不透 X 线的导管，经下腔静脉、右心房、右心室至肺动脉；左心导管检查时，导管经股动脉、降主动脉逆行至左心室。检查时可探查异常通道,测定不同部位的心腔、大血管的血氧饱和度、压力,进一步计算心排出量、分流量及血管阻力。通过肺小动脉楔压测定可以评价肺高压患者的肺血管床状态,对左房入口及出口病变、左室功能等有一定意义。连续压力测定可评价瓣膜或血管等狭窄的部位、类型、程度。此外,经心导管还可进行心内膜活检、电生理测定。

（五）心血管造影

心导管检查时,根据诊断需要将导管顶端送到选择的心腔或大血管,并根据观察不同部位病损的要求,采用轴向（成角）造影,同时进行快速摄片或电影摄影,以明确心血管的解剖畸形,尤其对复杂性先天性心脏病及血管畸形,心血管造影仍是主要检查手段。数字减影血管造影（DSA）的发展及新一代造影剂的出现降低了心血管造影对人体的伤害,使诊断更精确。

（六）放射性核素心血管造影

常用的放射性核素为 ^{99m}锝（^{99m}Tc）,静脉注射后,应用 γ 闪烁照相机将放射性核素释放的 γ射线最终转换为点脉冲,所有的数据均由计算机记录、存储,并进行图像重组及分析。常用的心脏造影有初次循环心脏造影及平衡心脏血池造影。主要用于左向右分流及心功能检查。

（七）磁共振成像

磁共振成像（MRI）具有无电离辐射损伤、多剖面成像能力等特点,有多种技术选择,包括自旋回波技术（SE）、电影 MRI、磁共振血管成像（MRA）及磁共振三维成像技术等。常用于诊断主动脉弓等血管病变,可很好地显示肺血管发育情况。

（八）计算机断层扫描

电子束计算机断层扫描（EBCT）和螺旋 CT 已应用于心血管领域。对下列心脏疾病有较高的诊断价值:大血管及其分支的病变;心脏瓣膜、心包和血管壁钙化,心腔内血栓和肿块;心包缩窄、心肌病等。

第三节 先天性心脏病

一、总 论

先天性心脏病（congenital heart disease,CHD）简称先心病,是胎儿时期受某些因素影响致心脏及大血管发育异常或胎儿时期特有的通道出生后未闭合而导致的心脏先天畸形,是小儿常见的心脏病。各类先天性心脏病中以室间隔缺损最多见,其次为房间隔缺损、动脉导管未闭和肺动脉瓣狭窄。法洛四联症是存活的发绀型先天性心脏病中最常见者。

近年来随着科学技术的不断发展,先天性心脏病微创介入治疗,如关闭动脉导管、房间隔缺损和室间隔缺损封堵术,应用球囊导管扩张狭窄的瓣膜（如肺动脉瓣狭窄）和血管等技术的发展为先天性心脏病的治疗开辟了崭新的途径。心脏外科手术方面,体外循环、深低温麻醉下心脏直视手术的发展,以及带瓣管道的使用不仅使大多数常见先天性心脏病根治手术效果大为提高,而且对某些复杂的心脏畸形亦能在婴儿期,甚至新生儿期进行手术,因此先天性心脏病的预后已大为改观。

【病因】

先天性心脏病的病因尚不清楚,可能是遗传因素和环境因素相互作用的结果。

1. **遗传因素** 可为单基因缺陷、多基因缺陷和染色体异常引起。但大多数为多基因。

2. **环境因素** 主要为宫内感染,特别是妊娠早期的病毒感染（风疹、流行性感冒、腮腺炎和柯萨奇病毒感染等）;其他如妊娠早期酗酒、吸毒、孕母缺乏叶酸、接触放射线、服用药物史（抗癌药、抗癫痫药等）、代谢紊乱性疾病（如糖尿病等）及宫内缺氧等均可能与发病有关。

绝大多数先天性心脏病患者的病因尚不清楚,目前认为 85% 以上先天性心脏病的发生可能是胎儿周围环境因素与遗传因素相互作用的结果。因此,加强孕妇的保健特别是在妊娠早期适量补充叶酸，积极预防风疹、流感等病毒性疾病，以及避免与发病有关的因素接触，保持健康的生活方式等都对预防先天性心脏病具有积极意义。现代医学技术可以在怀孕的早、中期通过胎儿超声心动图及染色体、基因诊断等手段对先天性心脏病进行早期诊断、早期干预。

【分类】

先天性心脏病的种类很多，且可有两种以上畸形并存，临床根据心脏左右两侧及大血管之间有无异常通道及血液分流的方向分为三大类：

1．左向右分流型（潜伏青紫型）　正常情况下由于左心压力高于右心、体循环高于肺循环，故血从左向右分流，动脉血氧饱和度正常而不出现青紫。当剧烈啼哭、屏气或任何病理情况下致肺动脉或右心室压力增高并超过左心室时，则可使血液自右向左分流出现暂时性青紫。此类型常见先天性心脏病有室间隔缺损、动脉导管未闭和房间隔缺损等。

2．右向左分流型（青紫型）　因某些原因（如右心室流出道狭窄）致使右心压力增高并超过左心，使血液经常从右向左分流，或因大动脉起源异常，使大量静脉血流入体循环，均可出现持续性青紫。此型常见的有法洛四联症、完全性大血管错位等。

3．无分流型（无青紫型）　因心脏左、右两侧或动、静脉之间无异常通道，故血液无异常分流，常见的有肺动脉狭窄、主动脉缩窄和右位心等。

【诊断和鉴别诊断】

1．详细询问病史　活动后或哭闹时有无气急、乏力、多汗及青紫，青紫持续的长短，是否易患呼吸道感染及心力衰竭等。

2．全面体格检查　有无生长发育落后、消瘦、心尖冲动弥散、心界扩大、心前区器质性杂音等。

3．必要的辅助检查　心脏X线片、超声心动图，必要时做心导管检查、心血管造影或磁共振成像等，以详细了解心脏畸形的部位和严重程度。

4．几种常见的先天性心脏病诊断及鉴别诊断见表8-1。

表8-1　常见的先天性心脏病诊断及鉴别诊断

		房间隔缺损	室间隔缺损	动脉导管未闭	法洛四联症
分类		左向右分流			右向左分流
症状		一般发育落后，乏力，活动后心悸气短，咳嗽，晚期出现肺动脉高压时青紫	同左	同左	发育落后，乏力，青紫（吃奶及哭闹时加重），蹲踞，可伴阵发性晕厥
心脏体征	杂音部位	胸骨左缘第2、3肋间	胸骨左缘第3、4肋间	胸骨左缘第2肋间	胸骨左缘第2、3肋间
	杂音性质和响度	Ⅱ～Ⅲ级收缩期吹风样杂音，传导范围小	Ⅱ～Ⅴ级粗糙全收缩期吹风样杂音，传导范围广	Ⅱ～Ⅳ级连续性机器样杂音，向颈部传导	Ⅱ～Ⅳ级喷射性收缩期杂音，传导范围较广
	P_2	亢进，分裂固定	亢进	亢进	减低
	震颤	无	有	有	可有
X线表现	房室增大	右房、右室大	左、右室大，左房可大	左室及左房大	右室大，心尖上翘，呈靴形
	肺动脉段	凸出	凸出	凸出	凹陷
	肺野	充血	充血	充血	清晰，侧支循环形成时呈网状影
	肺门舞蹈	有	有	有	无
心电图检查		不完全性右束支传导阻滞，右室肥大	正常，左室或左、右室肥大	左室肥大，左心房可肥大	右室肥大

二、临床常见的几种先天性心脏病

案例 8-1

患儿,男,2 岁。出生后不久即出现喂养困难,面色苍白,近一年来经常患呼吸道感染,活动后气促、发绀。

体格检查:面色略苍白,胸骨左缘第 3～4 肋间闻及Ⅲ～Ⅳ级粗糙全收缩期杂音,肺动脉瓣区第二心音亢进。心电图提示左心房及左、右心室肥大。

分析:

1. 该患儿最可能的诊断是什么?

2. 为了确诊,首选的辅助检查是什么?

（一）房间隔缺损

房间隔缺损(atrial septal defect, ASD)约占先天性心脏病的 5%～10%,是小儿常见先天性心脏病。是房间隔在胚胎发育过程中发育不良所致。女性较多见,男女性别比例为 1:2。由于小儿时期症状较轻,不少患者到成人时期才被发现。

房间隔缺损根据解剖病变部位不同,可分为以下四个类型:第一孔型(原发孔)房间隔缺损、第二孔型(继发孔)房间隔缺损、静脉窦型房间隔缺损和冠状静脉窦型房间隔缺损,临床上以第二孔型(原发孔)房间隔缺损最常见。房间隔缺损可单独存在,也可合并其他畸形,较常见为肺静脉异常回流、肺动脉瓣狭窄及二尖瓣缺损等。

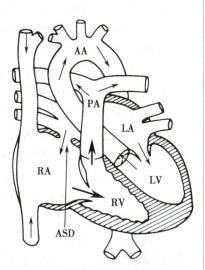

【病理生理】

出生后左心房压高于右心房,房间隔缺损时则出现左向右分流,分流量取决于缺损大小、心室的相对顺应性和体、肺循环的相对阻力。新生儿及婴儿早期,左、右心室充盈压相似,通过房间隔缺损的分流量受到限制。随年龄增长,肺血管阻力及右心室压力下降,右心室充盈阻力也较左心室低,心房水平自左向右分流量增加。由于右心血流量增加,舒张期负荷加重,故右房、右心室增大(图 8-2)。肺循环血量增加,压力增高,晚期可导致肺小动脉肌层及内膜增厚,管腔狭窄,引起肺动脉高压,使左向右分流减少,甚至出现右向左分流,临床出现发绀(图 8-2)。

图 8-2　房间隔缺损的病理生理

RA: 右心房　RV: 右心室　LA: 左心房
LV: 左心室　AA: 主动脉　PA: 肺动脉
ASD: 房间隔缺损

【临床表现】

1. 症状　房间隔缺损的症状随缺损大小而有区别。婴儿期房间隔缺损大多无症状,仅在常规体格检查或闻及杂音而发现此病。儿童期可表现为乏力、活动后气促,易患呼吸道感染。大型缺损者因体循环血量减少而影响生长发育,患儿体格瘦小、乏力、多汗和活动后气促,并因肺循环充血而易患支气管炎或肺炎。当哭闹、患肺炎或心力衰竭时,右心房压力可超过左心房,出现暂时性右向左分流而呈现青紫。

2. 体征　多数患儿在婴幼儿期无明显体征,2～3 岁后心脏增大,前胸隆起,触诊心前区有抬举搏动感,一般无震颤,少数大缺损分流量大者可出现震颤。听诊有以下四个特点:①第一心音亢进,肺动脉第二心音增强。②由于右心室容量增加,收缩时喷射血流时间延长,肺动脉瓣关闭更落后于主动脉瓣,出现不受呼吸影响的第二心音固定分裂。③由于右心室增大,大量的血流通过正常肺动脉瓣时(形成相对狭窄)在左第二肋间近胸骨旁可闻及Ⅱ~Ⅲ级喷射性收缩期杂音。④当肺循环与体循环血流量之比至少在2:1时,则在胸骨左下第4~5肋间隙处出现三尖瓣相对狭窄的短促与低频的舒张早中期杂音,吸气时更响,呼气时减弱。随着肺动脉高压的进展,左向右分流逐渐减少,第二心音增强,固定性分裂消失,收缩期杂音缩短,舒张期杂音消失,但可出现肺动脉瓣及三尖瓣关闭不全的杂音。

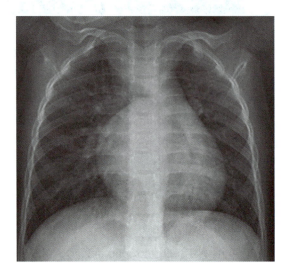

图 8-3　房间隔缺损典型 X 线特征

【辅助检查】

1. X 线检查　对分流较大的房间隔缺损具有诊断价值。心脏外形轻至中度增大,以右心房及右心室为主,心胸比大于 0.5。肺动脉段突出,肺叶充血明显,主动脉影缩小。透视下可见肺动脉总干及分支随心脏搏动而一明一暗的"肺门舞蹈"征,心影略呈梨形(图 8-3)。

2. 心电图　电轴右偏,平均额面电轴在 +95°~+170° 之间。右心房和右心室肥大。P-R 间期延长,V_1 及 V_{3R} 导联呈 rSr' 或 rsR' 等不完全性右束支传导阻滞的图形。原发孔未闭者,常有电轴左偏及左室肥大。

3. 超声心动图　M 型超声心动图可以显示右心房、右心室增大及室间隔的矛盾运动。二维超声可以显示房间隔缺损的位置及大小,结合彩色多普勒超声可以提高诊断的可靠性并能判断分流的方向,应用多普勒超声可以估测分流量的大小,估测右心室收缩压及肺动脉压力。年龄较大的肥胖患者经胸超声透声较差者,可选用经食管超声心动图进行诊断。而动态三维超声心动图可以从左心房侧或右心房侧直接观察到缺损的整体形态,观察缺损与毗邻结构的立体关系及其随心动周期的动态变化,有助于提高诊断的正确率。

4. 心导管检查　一般不需要做心导管检查,当合并肺动脉高压、肺动脉瓣狭窄或肺静脉异位引流时可行右心导管检查。右心导管检查时导管易通过缺损由右心房进入左心房,右心房血氧含量高于腔静脉血氧含量,右心室和肺动脉压力正常或轻度增高,并按所得数据可计算出肺动脉阻力和分流量大小。合并肺静脉异位引流者应探查异位引流的肺静脉。

【预后和并发症】

继发孔性房间隔缺损儿童期耐受较好,通常到 20 岁左右出现症状。肺动脉高压、房性心律失常、三尖瓣或二尖瓣关闭不全及心力衰竭是该病晚期表现。感染性心内膜炎较少见。

【治疗】

小于 3mm 的房间隔缺损多在 3 个月内自然闭合,大于 8mm 的房间隔缺损一般不会自然闭合。房间隔缺损分流量较大时一般可在 3~5 岁时选择体外循环下手术治疗。反复呼吸道感染、发生心力衰竭或合并肺动脉高压者应尽早手术治疗。房间隔缺损也可通过介入性心导管术,如应用双面蘑菇伞(Amplatzer 装置)关闭缺损,适应证为:①继发孔型房间隔缺损;②直径小于 30mm;③房间隔缺损边缘距肺静脉、腔静脉、二尖瓣口及冠状静脉窦口的距离大于 5mm;④房间隔的伸展径要大于房间隔缺损直径 14mm 以上,等等。

(二)室间隔缺损

室间隔缺损(ventricular septal defect, VSD)是由胚胎期室间隔(流入道、小梁部和流出道)

发育不全所致,是最常见的先天性心脏病,约占我国先心病的50%。单独存在者约占25%,其他近2/3多为复杂性先天性心脏病合并室间隔缺损。室间隔缺损分类的种类很多,但趋向于与外科手术切口结合起来,更具实用性及直观性。最多见的为膜周部缺损,占60%~70%,位于主动脉下,由膜部向与之接触的三个区域(流入道、流出道或小梁肌部)延伸而成。肌部缺损,占20%~30%,又分为窦部肌肉缺损(即肌部流入道)、漏斗隔肌肉缺损(过去统称为嵴上型或干下型)及肌部小梁部缺损。

【病理生理】

正常情况下,由于左室压力高于右室,故血液自左心室向右心室分流,分流量多少取决于缺损面积、心室间压差及肺小动脉阻力,缺损大致可分为3种类型:

1. 小型室间隔缺损(Roger病)　缺损直径小于5mm或缺损面积 <0.5~1.0cm²/m² 体表面积。缺损小,心室水平左向右分流量少,血流动力学变化不大,可无症状。

2. 中型室间隔缺损　缺损直径5~15mm或缺损面积为 0.5~1.0cm²/m² 体表面积。缺损较大,分流量较多,肺循环血流量可达体循环的1.5~3.0倍,但因肺血管床有很丰富的后备容受量,肺动脉收缩压和肺血管阻力可在较长时期不增高。

3. 大型室间隔缺损　缺损直径大于15mm或缺损面积 >1.0cm²/m² 体表面积。缺损巨大,缺损口本身对左向右分流量不构成阻力,血液在两心室自由交通,即非限制性室间隔缺损。大量左向右分流量使肺循环血流量增加,当超过肺血管床的容量限度时,出现容量性肺动脉高压,肺小动脉痉挛,肺小动脉中层和内膜层渐增厚,管腔变小、梗阻。随着肺血管病变进行性发展则渐变为不可逆的阻力性肺动脉高压。当右心室收缩压超过左心室收缩压时,左向右分流逆转为双向分流或右向左分流,出现发绀,即艾森门格综合征(图8-4)。

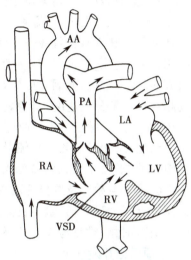

图8-4　室间隔缺损的病理生理

RA:右心房　RV:右心室　LA:左心房
LV:左心室　AA:主动脉　PA:肺动脉
VSD:室间隔缺损

【临床表现】

1. 症状　临床表现取决于缺损大小、肺动脉血流量和肺动脉压力。中型及大型室间隔缺损在新生儿后期及婴儿期可出现体循环供血不足表现,如生长发育落后,呼吸急促,多汗,吃奶费劲、常要间歇,消瘦、苍白、乏力,反复呼吸道感染,出生后半年内常发生充血性心力衰竭。

2. 体征　心界增大,心尖冲动弥散,胸骨左缘第3、4肋间可闻及Ⅲ~Ⅳ级粗糙的全收缩期吹风样杂音,向心前区及后背传导,杂音最响部位可触及震颤。肺血流量大于体循环1倍以上时,在心尖部伴随较短的舒张期隆隆样杂音(系二尖瓣相对狭窄所致)。随年龄增加,肺动脉瓣区第二心音增强,提示肺动脉高压。当有明显肺动脉高压或为艾森门格综合征者,患儿呈现持续青紫,并逐渐加重,此时心脏杂音往往减轻,肺动脉瓣区第二心音显著亢进。

小型室间隔缺损多无临床症状,一般活动不受限制,生长发育不受影响,往往在体格检查时,因闻及胸骨左缘第3、4肋间粗糙的全收缩期杂音伴震颤而被诊断。

【辅助检查】

1. X线检查　小型缺损时,心肺无明显改变。中型缺损心影轻度到中度增大,左、右心室增大,以左室增大为主,主动脉弓影较小,肺动脉段扩张,肺野充血。大型缺损心影中度以上增大,呈二尖瓣型,左、右心室增大,多以右心室增大为主,肺动脉段明显突出,肺野明显充血。当肺动脉高压转为双向或右向左分流时,出现艾森门格综合征,主要特点为肺动脉主支增粗,而肺外周血管影很少,宛如枯萎的秃枝,心影可基本正常或轻度增大(图8-5)。

2. 心电图　小型缺损心电图可正常或表现为轻度左心室肥大;中型缺损主要为左心室舒张期负荷增加表现,RV_5、V_6 升高伴深 Q 波,T 波直立高尖对称,以左心室肥厚为主;大型缺损为双心室肥厚或右心室肥厚。症状严重、出现心力衰竭时,可伴有心肌劳损。

3. 超声心动图　可解剖定位和测量大小,但 <2mm 的缺损可能不被发现。二维超声可从多个切面显示缺损直接征象——回声中断的部位、时相、数目与大小等。彩色多普勒超声可显示分流束的起源、部位、数目、大小及方向。频谱多普勒超声可测量分流速度,计算跨隔压差和右室收

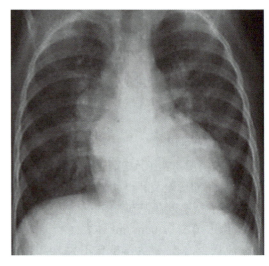

图8-5　室间隔缺损典型 X 线特征

缩压,估测肺动脉压。还可通过测定肺动脉瓣口和二尖瓣口血流量计算肺循环血流量(Qp);测定主动脉瓣口和三尖瓣口血流量计算体循环血流量(Qs),正常时 Qp/Qs≈1,此值增高≥1.5 提示为中等量左向右分流,≥2.0 为大量左向右分流。

4. 心导管检查及选择性左心室造影　进一步证实诊断及进行血流动力学检查,评价肺动脉高压程度、计算肺血管阻力及体肺分流量等。造影可示心腔形态、大小及心室水平分流束的起源、部位、时相、数目与大小,除外其他并发畸形等。

【预后和并发症】

室间隔缺损于出生后 1 年内可逐渐变小或自然愈合,25%～40% 小型室间隔缺损可能在 3～4 岁自行关闭。心内膜炎、充血性心力衰竭和继发性肺动脉漏斗部狭窄是常见的并发症。

【治疗】

婴儿期发生心力衰竭时,应用洋地黄、利尿剂及扩血管药物等内科治疗。大中型缺损和有难以控制的充血性心力衰竭者,肺动脉压力持续升高超过体循环压的 1/2 或肺循环/体循环血流量之比大于 2:1 时,或年长的儿童合并主动脉脱垂或返流等,应及时手术治疗。

(三)动脉导管未闭

动脉导管未闭(patent ductus arteriosus,PDA)亦为小儿先天性心脏病常见类型之一,占先天性心脏病总数的 15% 左右。胎儿时期动脉导管被动开放是血液循环的重要通道,出生后大约 15 小时即发生功能性关闭,80% 在生后 3 个月解剖性关闭。到出生后 1 年,在解剖学上应完全关闭。若持续开放,并产生病理生理改变,即称动脉导管未闭。动脉导管未闭大都单独存在,但有 10% 的病例合并其他心脏畸形,如主动脉缩窄、室间隔缺损、肺动脉狭窄。未闭的动脉导管的大小、长短和形态不一,一般分为三型:管型、窗型和漏斗型,临床以管型多见。

【病理生理】

动脉导管未闭引起的病理生理学改变主要是通过导管引起的分流。分流量的大小与导管的粗细及主、肺动脉的压差有关。由于主动脉在收缩期和舒张期的压力均超过肺动脉,因而通过未闭动脉导管的左向右分流的血液连续不断,使肺循环及左心房、左心室、升主动脉的血流量明显增加,左心负荷加重,其排血量达正常时的 2～4 倍,部分患者左心室搏出量的 70% 可通过大型动脉导管进入肺动脉,导致左心房扩大,左心室肥厚扩大,甚至发生充血性心力衰竭。长期大量血流向肺循环的冲击,肺小动脉可有反应性痉挛,形成动力性肺动脉高压;继之管壁增厚硬化导致梗阻性肺动脉高压,此时右心室收缩期负荷过重,右心室肥厚甚至衰竭。当肺动脉压力超过主

动脉时，左向右分流明显减少或停止，产生肺动脉血流逆向分流入主动脉，患儿呈现差异性发绀，下半身青紫，左上肢有轻度青紫，右上肢正常（图 8-6）。

【临床表现】

1. 症状　症状的轻重取决于动脉导管的粗细及主动脉、肺动脉压力阶差。动脉导管细小者临床上可无症状。导管粗、分流量较大者，可出现生长发育迟缓、消瘦、气急、咳嗽、乏力、多汗、心悸等，偶有声音嘶哑（扩大肺动脉压迫喉返神经）。

2. 体征　心尖冲动弥散，心前区隆起，胸骨左缘第 2 肋间有一粗糙响亮的连续性"机器"样杂音，占整个收缩期与舒张期，于收缩末期最响，杂音最响处可触及震颤。杂音向左锁骨下、颈部和背部传导，肺动脉瓣区第二音增强，可有分裂。婴幼儿期、合并肺动脉高压或心力衰竭时，因肺动脉压力较高，主、肺动脉压力差在舒张期不明显，因而往往只能听到单一收缩期杂音。分流量大者因相对性二尖瓣狭窄而在心尖部可闻及较短的舒张期隆隆样杂音。由于主动脉的血液分流到肺动脉，使动脉舒张压降低，可出现类似主动脉瓣关闭不全的周围血管征，如毛细血管搏动、水冲脉及股动脉枪击音等，有显著肺动脉高压者，出现下半身青紫。

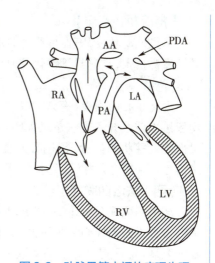

图 8-6　动脉导管未闭的病理生理

RA: 右心房　RV: 右心室　LA: 左心房
LV: 左心室　AA: 主动脉　PA: 肺动脉
PDA: 动脉导管未闭

早产儿动脉导管未闭时，出现周围动脉搏动宏大，锁骨下或肩胛间闻及收缩期杂音（偶闻及连续性杂音），心前区搏动明显，肝脏增大，气促，并易发生呼吸衰竭而依赖机械辅助通气。

【辅助检查】

1. X 线检查　心影正常或左房、左室增大，肺动脉段突出，肺野充血，肺门血管影增粗，搏动增强。主动脉结增大，这一特征与室间隔缺损和房间隔缺损不同，有鉴别意义。有肺动脉高压时，右心室亦增大（图 8-7）。

2. 心电图　分流量大者可有不同程度的左心室肥大，偶有左心房肥大，肺动脉压力显著增高者，左、右心室肥厚，严重者甚至仅见右心室肥厚。

3. 超声心动图　对诊断极有帮助。二维超声心动图可以直接探查到未闭合的动脉导管，常选用胸骨旁肺动脉长轴观或胸骨上主动脉长轴观。脉冲多普勒在动脉导管开口处可探测到典型的收缩期与舒张期连续性湍流频谱。叠加彩色多普勒可见红色流柱出自降主动脉，通过未闭导管沿肺动脉外侧壁流动；

图 8-7　动脉导管未闭典型 X 线特征

在重度肺动脉高压时，当肺动脉压超过主动脉时，可见蓝色流柱自肺动脉经未闭导管进入降主动脉。

4. 心导管检查　当肺血管阻力增加或疑有其他合并畸形时有必要施行心导管检查。右心导管可发现肺动脉血氧含量高于右心室。右心室压力正常或有不同程度的升高。部分患者导管从未闭的动脉导管，由肺动脉进入降主动脉。

5. 心血管造影　逆行主动脉造影对复杂病例的诊断有重要价值，在主动脉根部注入造影剂可见主动脉与肺动脉同时显影，未闭动脉导管也能显影。

【预后和并发症】

感染性动脉炎、充血性心力衰竭、心内膜炎等是常见并发症。少见的并发症有肺动脉和动脉导管瘤样扩张、动脉导管钙化及血栓形成。

【治疗】

为防止心内膜炎,有效治疗和控制心功能不全及肺动脉高压,不同年龄、不同大小动脉导管均应手术或经介入方法予以关闭。早产儿动脉导管未闭的处理视分流大小、呼吸窘迫综合征情况而定。症状明显者,需抗心力衰竭治疗。生后 1 周内使用吲哚美辛,但仍有 10% 的患者需手术治疗。采用介入疗法,选择弹簧圈、蘑菇伞等关闭动脉导管。

(四)法洛四联症

法洛四联症(tetralogy of Fallot, TOF)是 1 岁以后小儿常见的青紫型先天性心脏病,其发病率约占各类先天性心脏病的 10%,1888 年法国医生 Etienne Fallot 详细描述了该病的病理改变及临床表现,故而得名。法洛四联症由四种畸形组成:①右心室流出道狭窄;②室间隔缺损;③主动脉骑跨;④右心室肥厚。以右心室流出道狭窄最为重要,是决定患儿病理生理改变及临床严重程度的主要因素。

本病可合并其他心血管畸形,如 25% 的法洛四联症患儿为右位型主动脉弓;其他如左上腔静脉残留、冠状动脉异常、房间隔缺损、动脉导管未闭、肺动脉瓣缺如等。

【病理生理】

临床症状出现的时间、发绀的严重性和右室肥厚程度取决于肺动脉血流梗阻程度。血流动力学改变主要取决于心室灌注主动脉及灌注肺血管阻力的关系,因此,右心室流出道的梗阻具有决定性意义。由于室间隔缺损为非限制性,左右心室压力基本相等。右心室流出道狭窄程度不同,心室水平可出现左向右、双向甚至右向左分流。肺动脉狭窄较轻至中度者,可有左向右分流,此时患者可无明显青紫;肺动脉狭窄严重时,出现明显的右向左分流,临床出现明显的青紫(青紫型法洛四联症)。临床上的杂音由右心室流出道梗阻所致而非室间隔缺损。右心室流出道的梗阻使右心室后负荷加重,引起右心室代偿性肥厚。

由于主动脉骑跨于两心室之上,主动脉除接受左心室的血液外,还直接接受一部分来自右心室的静脉血,输送到全身各部,因而出现青紫;同时因肺动脉狭窄,肺循环进行气体交换的血流减少,更加重了青紫的程度。此外,由于进入肺动脉的血流减少,增粗的支气管动脉与肺血管之间形成侧支循环。

在动脉导管关闭前,肺循环血流量减少程度较轻,青紫可不明显,随着动脉导管的关闭和漏斗部狭窄的逐渐加重,青紫日益明显,并出现杵状指(趾)。由于缺氧,刺激骨髓代偿性产生过多的红细胞,血液黏稠度高,血流缓慢,可引起脑血栓,若为细菌性血栓,则易形成脑脓肿(图 8-8)。

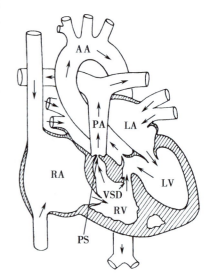

图 8-8　法洛四联症的病理生理

RA: 右心房　RV: 右心室　LA: 左心房
LV: 左心室　AA: 主动脉　PA: 肺动脉
VSD: 室间隔缺损　PS: 肺动脉狭窄

【临床表现】

1. 青紫　是主要表现,其轻重和出现早晚与肺动脉狭窄程度有关,常见于毛细血管丰富的部位,如唇、指(趾)甲床及球结膜等。因血氧含量下降,活动耐力差,稍一活动如哭闹、情绪激动、体力活动、寒冷等,即可出现气急及青紫加重。

2. 蹲踞症状　患儿多有蹲踞症状,每行走一段距离或游戏时,常主动下蹲片刻。因为蹲踞时下肢屈曲,使静脉回心血量减少,减轻心脏负荷,同时下肢动脉受压,体循环阻力增加,使右向左分流量减少,而进入肺动脉的血增多,使缺氧症状暂时性缓解。不会行走的小婴儿,常喜欢被大人抱起，双下肢呈屈曲状。

3. 阵发性缺氧发作　婴幼儿期易发生，发生的诱因为吃奶、哭闹、情绪激动、贫血、感染等。表现为阵发性呼吸困难，严重者可引起突然昏厥、抽搐，甚至死亡。其原因是在肺动脉漏斗部狭窄的基础上，突然发生该处肌部痉挛，引起一时性肺动脉梗阻，使脑缺氧加重所致。年长儿常诉头痛、头昏。

4. 杵状指（趾）　由于患儿长期处于缺氧状态，导致指（趾）末端毛细血管增生扩张，局部软组织及骨组织也增生肥大，表现为指（趾）端膨大如鼓槌状。

5. 体征　患儿生长发育一般均较迟缓，智能发育亦可能稍落后于正常儿。心前区略隆起，胸骨左缘第2、3、4肋间可闻及Ⅱ～Ⅲ级粗糙喷射性收缩期杂音，此为肺动脉狭窄所致，一般无收缩期震颤。肺动脉第2心音减弱。部分患儿可听到亢进的第2心音，乃由右跨的主动脉传来。狭窄极严重者或在阵发性呼吸困难发作时，可听不到杂音。有时可听到侧支循环的连续性杂音。发绀持续6个月以上，出现杵状指（趾）。

【辅助检查】

1. X线检查　心影大小属正常范围，典型者前后位心影呈"靴状"，即心尖圆钝上翘，肺动脉段凹陷，上纵隔较宽，肺门血管影缩小，两侧肺纹理减少，透亮度增加。年长儿可因侧支循环形成，肺野呈网状纹理，25%的患儿可见到右位主动脉弓阴影（图8-9）。

2. 心电图　典型病例示电轴右偏，右心室肥大，狭窄严重者往往出现心肌劳损，可见右心房肥大。

3. 超声心动图　二维超声左室长轴切面可见到主动脉内径增宽，骑跨于室间隔之上，室间隔中断，并可判断主动脉骑跨的程度；大动脉短轴切面可见到右心室流出道及肺动脉狭窄。此外，右心室、右心房内径增大，左心室内径缩小，彩色多普勒血流显像可见右心室直接将血液注入骑跨的主动脉内。

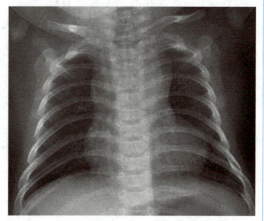

图8-9　法洛四联症典型X线特征

4. 心导管检查　右心室压力明显增高，可与体循环压力相等，而肺动脉压力明显降低，心导管从肺动脉向右心室退出时的连续曲线显示明显的压力阶差。可根据连续曲线的形态来判断狭窄的类型，心导管较容易从右心室进入主动脉或左心室，说明主动脉右跨与室间隔缺损的存在。导管不易进入肺动脉，说明肺动脉狭窄较重。股动脉血氧饱和度降低，常小于89%，说明右向左分流的存在。

5. 心血管造影　典型表现是造影剂注入右心室后可见到主动脉与肺动脉几乎同时显影。通过造影剂能见到室间隔缺损的位置，增粗的主动脉阴影，且位置偏前，稍偏右。了解肺动脉狭窄部位、程度，以及肺动脉分支形态。选择性左心室及主动脉造影可进一步了解左心室发育的情况及冠状动脉的走向。此外，通过造影可发现伴随畸形，这对制定手术方案和估测预后至关重要。

6. 血液检查　周围血红细胞计数和血红蛋白浓度明显增高，红细胞可达$(5.0～8.0)×10^{12}$/L，血红蛋白170～200g/L，血细胞比容也增高。血小板降低，凝血酶原时间延长。

【预后和并发症】

法洛四联症患者易发生以下几种并发症：由红细胞增多引起的栓塞，其中尤以脑栓塞多见。2岁以上者可发生脑脓肿。细菌性心内膜炎多发生在右室漏斗部、肺动脉瓣或主动脉瓣。

【治疗】

1. 一般护理　平时应经常饮水，预防感染，及时补液，防治脱水和并发症。婴幼儿则需特别注意护理，以免引起阵发性缺氧发作。

2. 缺氧发作的治疗　发作轻者使其取胸膝位即可缓解，重者应立即吸氧，给予去氧肾上腺素（新福林）每次 0.05mg/kg 静脉滴注，或普萘洛尔（心得安）每次 0.1mg/kg。必要时也可皮下注射吗啡每次 0.1～0.2mg/kg。纠正酸中毒，给予 5% 碳酸氢钠 1.5～5.0ml/kg 静脉滴注，经常有缺氧发作者，可口服普萘洛尔 1～3mg/（kg·d）。平时应去除引起缺氧发作的诱因，如贫血、感染，尽量保持患儿安静，经上述处理后仍不能有效控制发作者，应考虑急诊外科手术修补。

3. 外科治疗　近年来外科手术不断进展，本病根治术的死亡率在不断下降。轻症患者可考虑于 5～9 岁行一期根治手术，但稍重的患儿应尽早行根治术。年龄过小的婴幼儿可先行姑息分流手术，对重症患儿也宜先行姑息手术，年长后一般情况改善，肺血管发育好转后，再行根治术。目前常用的姑息手术有：锁骨下动脉 - 肺动脉吻合术，上腔静脉 - 右肺动脉吻合术（Glenn手术）等。

知识链接

心血管疾病介入治疗适应证

1. 动脉导管未闭堵闭术适应证　单纯动脉导管未闭及动脉导管未闭结扎术后再通者。

2. 房间隔缺损闭合术适应证　①有手术指征的继发孔型房间隔缺损（直径 <30mm，房间隔边缘 >4mm，房间隔大于缺损口最大延伸直径的 2 倍）。②卵圆孔未闭。③外科手术后残余分流的房间隔缺损。④二尖瓣球囊扩张术后遗留明显的心房水平分流。

3. 室间隔缺损闭合术适应证　适用于肌部或部分膜部室间隔缺损。Rashkind 法适用于室间隔缺损 <8mm，体重 >12kg。要求：①缺口上缘距主动脉瓣的距离应大于缺口最大伸展直径 1/2。②缺口边缘距三尖瓣的距离应大于室间隔缺损最大伸展直径的 1/2。③不伴右向左分流的肺动脉高压者。

4. 人工心脏起搏术适应证　①任何水平永久性或间歇性三度或二度Ⅱ型房室传导阻滞。②持续性或间歇性三束支阻滞。③病态窦房结综合征。④颈动脉窦高敏综合征等。

第四节　病毒性心肌炎

案例分析

案例 8-2

患儿，女，9 岁，因"发热 7 天，心悸、乏力 1 天"入院。患者 7 天前无明显诱因出现发热，体温 38～39℃，口服退热药、消炎药（具体不详）无明显好转。1 天前出现心悸、乏力来诊。病中无咳嗽咳痰、恶心呕吐、腹痛腹泻，无皮疹，无抽搐，无昏迷。2 周前曾患"感冒"。

体格检查：T 38.5℃，R 20 次 /min，P 108 次 /min，BP 90/60mmHg，精神萎靡，面色苍白，呼吸平稳，双瞳孔等大等圆，直径 3mm，对光反射灵敏，浅表淋巴结未及肿大，双肺呼吸音清，心界向左下稍大，心率 108 次 /min，心音低钝，未闻及杂音，腹软，肝脾未及，神经系统检查未见异常。

辅助检查：X 线检查示心影向左下扩大。心电图示 ST 段偏移，T 波低平。心肌酶谱示CK-MB 80.24ng/ml。

分析：

1. 该患儿的初步诊断是什么？诊断依据是什么？

2. 该患儿应进一步做什么检查？治疗原则是什么？

病毒性心肌炎(viral myocarditis)是由多种病毒侵犯心脏引起的以心肌炎性病变为主要表现的疾病,有的可伴有心包炎或心内膜炎。临床发病以3～10岁小儿常见。其临床表现轻重不一,轻者可无明显的自觉症状,只出现心电图改变;重者心律失常、心脏扩大,少数发生心源性休克或急性心力衰竭,甚至猝死。本病如能及早诊断和治疗,预后大多良好。部分患儿因治疗不及时或病后调养失宜,可迁延不愈而致顽固性心律失常。

【病因和发病机制】

流行病学资料显示,儿童中可引起心肌炎的病毒有柯萨奇病毒(A组及B组)、埃可病毒、脊髓灰质炎病毒、腺病毒、鼻病毒、流感和副流感病毒、麻疹病毒、风疹病毒、单纯疱疹病毒,以及流行性腮腺炎病毒等。值得注意的是新生儿期柯萨奇病毒B组感染可导致群体流行,其死亡率可高达50%以上。

本病的发病机制尚不完全清楚。但随着分子病毒学、分子免疫学的发展,揭示出病毒性心肌炎发病机制涉及病毒对被感染的心肌细胞直接损害和病毒触发人体自身免疫反应而引起的心肌损害。病毒性心肌炎急性期,柯萨奇病毒和腺病毒通过心肌细胞的相关受体侵入心肌细胞,在细胞内复制,并直接损害心肌细胞,导致变性、坏死和溶解。机体受病毒的刺激,激活细胞和体液免疫反应,产生抗心肌抗体、白细胞介素-Ⅰα、肿瘤坏死因子α和γ干扰素等诱导产生细胞黏附因子,促使细胞毒性T细胞(CD8+)有选择地向损害心肌组织黏附、浸润和攻击。

【临床表现】

1. 症状　临床表现轻重不一,取决于年龄和感染的急性或慢性过程。预后大多良好,部分患儿起病隐匿,有乏力、活动受限、心悸、胸痛等症状,少数重症患儿可发生心力衰竭并发严重心律失常、心源性休克,甚至猝死。少部分患者呈慢性进程,演变为扩张型心肌病。新生儿患病时病情进展快,常见高热、反应低下、呼吸困难和发绀,常有神经系统、肝脏和肺的并发症。

2. 体征　心脏有轻度扩大,伴心动过速、心音低钝及奔马律,可导致心力衰竭及昏厥等。反复心力衰竭者,心脏明显扩大,肺部出现湿啰音及肝、脾大,呼吸急促和发绀,重症患者可突然发生心源性休克,脉搏细弱,血压下降。

【辅助检查】

1. 心电图　可见严重心律失常:包括各种期前收缩、室上性和室性心动过速、房颤和室颤,Ⅱ度或Ⅲ度房室传导阻滞。心肌受累明显时可见T波降低、ST-T段改变,但是心电图缺乏特异性,强调动态观察的重要性。

2. 心肌损害血生化指标

(1) 血清肌酸激酶(CPK)在早期多有增高,其中以来自心肌的肌酸激酶同工酶(CK-MB)为主。血清乳酸脱氢酶(SLDH)同工酶增高在心肌炎早期诊断中有提示意义。

(2) 近年来通过随访观察发现心肌肌钙蛋白(cTnI或cTnT)的变化对心肌炎诊断的特异性更强。

3. 心动图检查　可显示心房、心室扩大,心室收缩功能受损程度,探查有无心包积液及瓣膜功能。

4. 病毒学诊断　疾病早期可从咽拭子、咽冲洗液、粪便、血液中分离出病毒,但需结合血清抗体测定才更有意义。恢复期血清抗体滴度比急性期有4倍以上增高、病程早期血中特异性IgM抗体滴度在1:128以上,利用聚合酶链反应或病毒核酸探针原位杂交自血液或心肌组织中查到病毒核酸可作为某一型病毒存在的依据。

5. 心肌活检　仍被认为是诊断的金标准,但由于取样部位的局限性,阳性率仍然不高。

【诊断】

参考《儿童心肌炎诊断建议(2018年版)》诊断标准。

1. 心肌炎的临床诊断

（1）主要临床诊断依据：①心功能不全、心源性休克或心脑综合征。②心脏扩大。③血清心肌肌钙蛋白 T 或 I，或血清肌酸激酶同工酶（CK-MB）升高，伴动态变化。④显著心电图改变（心电图或 24 小时动态心电图）。⑤心脏磁共振成像（CMR）呈现典型心肌炎症表现。

在上述心肌炎主要临床诊断依据"④"中，"显著心电图改变"包括：以 R 波为主的 2 个或 2 个以上主要导联（Ⅰ、Ⅱ、aVF、V5）的 ST-T 改变持续 4 天以上伴动态变化，新近发现的窦房、房室传导阻滞，完全性右或左束支传导阻滞，窦性停搏，成联律、成对、多形性或多源性期前收缩，非房室结及房室折返引起的异位性心动过速，心房扑动、心房颤动，心室扑动、心室颤动，QRS 低电压（新生儿除外），异常 Q 波等。

在上述心肌炎主要临床诊断依据"⑤"中，"CMR 呈现典型心肌炎症表现"指具备以下 3 项中至少 2 项。a. 提示心肌水肿：T_2 加权像显示局限性或弥漫性高信号。b. 提示心肌充血及毛细血管渗漏：T_1 加权像显示早期钆增强。c. 提示心肌坏死和纤维化：T_1 加权像显示至少 1 处非缺血区域分布的局限性晚期延迟钆增强。

（2）次要临床诊断依据：①前驱感染史，如发病前 1~3 周内有上呼吸道或胃肠道病毒感染史。②胸闷、胸痛、心悸、乏力、头晕、面色苍白、面色发灰、腹痛等症状（至少 2 项），小婴儿可有拒乳、发绀、四肢凉等。③血清乳酸脱氢酶（LDH）、α- 羟丁酸脱氢酶（α-HBDH）或天冬氨酸转氨酶（AST）升高。④心电图轻度异常。⑤抗心肌抗体阳性。

在上述心肌炎次要临床诊断依据"③"中，若在血清 LDH、α-HBDH 或 AST 升高的同时，亦有 cTnI、cTnT 或 CK-MB 升高，则只计为主要指标，该项次要指标不重复计算。

在上述心肌炎次要临床诊断依据"④"中，"心电图轻度异常"指未达到心肌炎主要临床诊断依据中"显著心电图改变"标准的 ST-T 改变。

（3）心肌炎临床诊断标准

1）心肌炎：符合心肌炎主要临床诊断依据≥3 条，或主要临床诊断依据 2 条加次要临床诊断依据≥3 条，并除外其他疾病，可以临床诊断心肌炎。

2）疑似心肌炎：符合心肌炎主要临床诊断依据 2 条，或主要临床诊断依据 1 条加次要临床诊断依据 2 条，或次要临床诊断依据≥3 条，并除外其他疾病，可以临床诊断疑似心肌炎。

凡未达到诊断标准者，应给予必要的治疗或随诊，根据病情变化，确诊或除外心肌炎。

在诊断标准中，应除外的其他疾病包括：冠状动脉疾病、先天性心脏病、高原性心脏病，以及代谢性疾病（如甲状腺功能亢进症及其他遗传代谢病等）、心肌病、先天性房室传导阻滞、先天性完全性右或左束支传导阻滞、离子通道病、直立不耐受、β 受体功能亢进及药物引起的心电图改变等。

2. 病毒性心肌炎的诊断

（1）病毒性心肌炎病原学诊断依据：①病原学确诊指标：自心内膜、心肌、心包（活体组织检查、病理）或心包穿刺液检查发现以下之一者可确诊。a. 分离到病毒。b. 用病毒核酸探针查到病毒核酸。②病原学参考指标：有以下之一者结合临床表现可考虑心肌炎由病毒引起。a. 自粪便、咽拭子或血液中分离到病毒，且恢复期血清同型抗体滴度较第 1 份血清升高或降低 4 倍以上。b. 病程早期血清中特异性 IgM 抗体阳性。c. 用病毒核酸探针从患儿血液中查到病毒核酸。

（2）病毒性心肌炎诊断标准：在符合心肌炎诊断的基础上，①具备病原学确诊指标之一，可确诊为病毒性心肌炎。②具备病原学参考指标之一，可临床诊断为病毒性心肌炎。

3. 心肌炎病理学诊断标准　心肌炎病理诊断主要依据心内膜心肌活检结果：活检标本取样位置至少 3 处，病理及免疫组织化学结果≥14 个白细胞 $/mm^2$，包含 4 个单核细胞 $/mm^2$ 并 $CD3^+T$ 淋巴细胞≥7 个细胞 $/mm^2$。心内膜心肌活检阳性结果可以诊断，但阴性结果不能否定诊断。

4．分期

（1）急性期：新发病，症状及检查存在明显阳性发现且多变，一般病程在半年以内。

（2）迁延期：临床症状反复出现，客观检查指标迁延不愈，病程多在半年以上。

（3）慢性期：进行性心脏增大，反复心力衰竭或心律失常，病情时轻时重，病程在1年以上。

【治疗】

本病尚无特效的治疗方法，可根据病情采取综合性治疗措施。

1．休息　急性期需卧床休息，减轻心脏负荷，心脏情况好转后再逐渐增加活动量。

2．药物治疗

（1）对于仍处于病毒血症阶段的早期患者，可选用抗病毒治疗，但疗效不确定。

（2）改善心肌营养：1,6二磷酸果糖可益改善心肌能量代谢，促进受损细胞的修复，常用剂量为100～250mg/kg，静脉滴注，疗程10～14天。同时可选用大剂量维生素C、泛醌（CoQ_{10}）、维生素E和复合维生素B。中药生脉饮、黄芪口服液等亦可选用。

（3）大剂量丙种球蛋白：通过免疫调节作用减轻心肌细胞损害，剂量2g/kg，2～3天内静脉滴注。

（4）糖皮质激素：通常不主张使用。对重型患者合并心源性休克、致死性心律失常（Ⅲ度房室传导阻滞、室性心动过速）、心肌活检证实慢性自身免疫性心肌炎症反应者应足量、早期应用，可用氢化可的松10mg/（kg·d）。

（5）抗心力衰竭治疗：可根据病情联合应用利尿剂、洋地黄和血管活性药物，应特别注意用洋地黄时饱和量应较常规剂量减少，并注意补充氯化钾，以避免洋地黄中毒。

（6）抗心律失常治疗：病毒性心肌炎发生心律失常，治疗同一般常用药物，但在急性病毒性心肌炎1年后仍反复出现偶发期前收缩（无论室上性还是室性），而无明显症状时不必治疗。β受体阻滞剂在急性病毒性心肌炎早期能够产生一定的疗效。

（于海红）

？　复习思考题

1．简述胎儿血液循环的特点。

2．简述室间隔缺损的主要临床表现。

3．简述动脉导管未闭的主要临床表现。

4．简述法洛四联症的主要临床表现。

扫一扫，测一测

第九章　泌尿系统疾病

学习目标

掌握急性肾小球肾炎、肾病综合征、尿路感染的临床表现、诊治要点；熟悉儿童原发性肾小球疾病的分类标准；了解小儿泌尿系统感染的易感因素及发病机制。

第一节　小儿泌尿系统解剖生理特点

一、解剖特点

1. 肾脏　小儿年龄越小，肾脏相对越重。新生儿双肾重量约占体重的1/125，成人双肾重量约占体重的1/220。婴儿肾脏位置较低，肾脏下极可低至髂嵴以下第4腰椎水平，2岁以后达髂嵴以上。由于右肾上方有肝脏，故右肾位置略低于左肾。由于婴儿肾脏相对较大，位置又低，加之腹壁肌肉薄而松弛，故2岁以内健康小儿腹部触诊时容易扪及肾脏。由于胚胎发育残留痕迹，婴儿肾脏表面呈分叶状，分叶常于2～4岁时消失。

2. 输尿管　婴幼儿输尿管长而且弯曲，管壁肌肉及弹力纤维发育不完善，易受压变形和扭曲形成梗阻，易发生尿潴留而诱发感染。

3. 膀胱及尿道　婴儿膀胱位置较年长儿高，膀胱充盈时，其顶部常高于耻骨联合，顶入腹部而容易触及。随年龄增长逐渐下降至盆腔内。新生女婴尿道短，长约1cm（性成熟期3～5cm），外口暴露且接近肛门，易受细菌污染。男婴尿道虽较长，但因常有包皮过长或尿垢堆积而致上行性细菌感染。

二、生理特点

肾脏有许多重要功能：①排泄体内代谢终末产物如尿素、有机酸等。②调节机体水、电解质、酸碱平衡，维持内环境相对稳定。③内分泌功能，产生激素和生物活性物质如促红细胞生成素、肾素、前列腺素等。肾脏完成其生理活动，主要通过肾小球滤过和肾小管重吸收、分泌及排泄。儿童肾脏虽具备大部分成人肾的功能，但其发育是由未成熟逐渐趋向成熟。在胎龄36周时肾单位数量（每肾85万～100万）已达成人水平，出生后上述功能已基本具备，但调节能力较弱，贮备能力差，一般在1～2岁时接近成人水平。

1. 胎儿肾功能　胎儿于12周末，由于近曲小管刷状缘的分化及小管上皮细胞开始运转，已能形成尿液。但此时主要通过胎盘来完成机体的排泄和调节内环境稳定，故无肾的胎儿仍可存活和发育。

2. 肾小球滤过率　新生儿出生时肾小球滤过率（GFR）平均约20ml/(min·1.73m²)，早产儿更低，出生1周为成人的1/4，3～6个月为成人1/2，6～12个月时为成人的3/4，故不能有效地排出过多的水分和溶质。2岁时肾小球滤过率达成人水平[青年男性：130ml/(min·1.73m²)；青年女性：120ml/(min·1.73m²)]。

血肌酐作为反映肾小球滤过功能的常用指标,由于身高和肌肉发育等影响,不同年龄有不同的正常参考值,见表9-1、表9-2。

表9-1　足月和极低出生体重新生儿最初几周血清肌酐平均值

体重(g)	血清肌酐(µmol/L)			
	生后1~2天	生后8~9天	生后15~16天	生后22~23天
1 001~1 500	95	64	49	35
1 501~2 000	90	58	50	30
2 001~2 500	83	47	38	30
足月	66	40	30	27

表9-2　儿童血清肌酐参考值

年龄(岁)	血清肌酐(µmol/L)	血清肌酐(mg/dl)
2	35~40	0.4~0.5
2~8	40~60	0.5~0.7
9~18	50~80	0.6~0.9

3. 肾小管重吸收及排泄功能　新生儿葡萄糖肾阈较成人低,静脉输入或大量口服葡萄糖时易出现糖尿。氨基酸和磷的肾阈也较成人低。新生儿血浆中醛固酮浓度较高,但新生儿近端肾小管回吸收钠较少,远端肾小管回吸收钠相应增加,生后数周近端肾小管功能发育成熟,大部分钠在近端肾小管回吸收,此时醛固酮分泌也相应减少。新生儿排钠能力较差,如输入过多钠,容易发生钠潴留和水肿。低体重儿排钠较多,如输入不足,可出现钠负平衡而致低钠血症。生后头10天的新生儿,钾排泄能力较差,故有血钾偏高。

4. 浓缩和稀释功能　新生儿及幼婴由于髓袢短、尿素形成量少(婴儿蛋白合成代谢旺盛),以及抗利尿激素分泌不足,使浓缩尿液功能不足,在应激状态下保留水分的能力低于年长儿和成人。婴儿每由尿中排出 1mmol 溶质时需水分 1.4~2.4ml,成人仅需 0.7ml。脱水时幼婴尿渗透压最高不超过 700mmol/L,而成人可达 1 400mmol/L,故入量不足时易发生脱水甚至诱发急性肾功能不全。新生儿及幼婴尿稀释功能接近成人,可将尿稀释至 40mmol/L,但因 GFR 较低,大量水负荷或输液过快时易出现水肿。

5. 酸碱平衡　新生儿及婴幼儿易发生酸中毒,主要原因有:①肾保留 HCO_3^- 的能力差,碳酸氢盐的肾阈低,仅为 19~22mmol/L。②泌 NH_3 和泌 H^+ 的能力低。③尿中排磷酸盐量少,故排出可滴定酸的能力受限。

6. 肾脏的内分泌功能　新生儿的肾脏已具有内分泌功能,其血浆肾素、血管紧张素和醛固酮均等于或高于成人,生后数周内逐渐降低。新生儿肾血流量低,因而前列腺素合成速率较低。由于胎儿血氧分压较低,故胚肾合成促红细胞生成素较多,生后随着血氧分压的增高,促红细胞生成素合成减少。婴儿血清 1,25-$(OH)_2D_3$ 水平高于儿童期。

7. 小儿排尿及尿液特点

(1)排尿次数:93% 新生儿在生后 24 小时内,99% 在 48 小时内排尿。生后头几天内,因摄入量少,每日排尿仅 4~5 次;1 周后因新陈代谢旺盛,进水量较多而膀胱容量小,排尿突增至每日 20~25 次;1 岁时每日排尿 15~16 次,至学龄前和学龄期每日 6~7 次。

(2)排尿控制:正常排尿机制在婴儿期由脊髓反射完成,以后建立脑干 - 大脑皮质控制,至 3 岁已能控制排尿。在 1.5~3 岁时,儿童主要通过控制尿道外括约肌和会阴肌控制排尿,若

3 岁后仍保持这种排尿机制，不能控制膀胱逼尿肌收缩，则出现不稳定膀胱，表现为白天尿频尿急，偶然尿失禁和夜间遗尿。

（3）每日尿量：儿童尿量个体差异较大，新生儿生后 48 小时正常尿量一般每小时为 1～3ml/kg，2 天内平均尿量为 30～60ml/d，3～10 天为 100～300ml/d，～2 个月为 250～400ml/d，～1 岁为 400～500ml/d，～3 岁为 500～600ml/d，～5 岁为 600～700ml/d，～8 岁为 600～1 000ml/d，～14 岁为 800～1 400ml/d，>14 岁为 1 000～1 600ml/d。若新生儿尿量每小时 <1.0ml/kg 为少尿，每小时 <0.5ml/kg 为无尿。学龄儿童每日排尿量少于 400ml，学龄前儿童少于 300ml，婴幼儿少于 200ml 时为少尿；每日尿量少于 50ml 为无尿。

（4）尿的性质

1）尿色：生后头 2～3 天尿色深，稍混浊，放置后有红褐色沉淀，此为尿酸盐结晶。数日后尿色变淡。正常婴幼儿尿液黄淡透明，但在寒冷季节放置后可有盐类结晶析出而变混，尿酸盐加热后，磷酸盐加酸后可溶解，尿液变清，可与脓尿或乳糜尿鉴别。

2）酸碱度：生后头几天因尿内含尿酸盐多而呈强酸性，以后接近中性或弱酸性，pH 多为 5～7。

3）尿渗透压和尿比重：新生儿尿渗透压平均为 240mmol/L，尿比重为 1.006～1.008，随年龄增长逐渐增高；婴儿尿渗透压为 50～600mmol/L，1 岁后接近成人水平；儿童通常为 500～800mmol/L，尿比重范围为 1.003～1.030，通常为 1.011～1.025。

4）尿蛋白：正常小儿尿中仅含微量蛋白，通常 ≤100mg/(m²·24h)，定性为阴性，一次随意尿的尿蛋白（mg/dl）/ 尿肌酐（mg/dl）≤0.2。若尿蛋白含量 >150mg/d 或 >4 mg/(m²·h)，或 >100mg/L，定性检查阳性为异常。尿蛋白主要来自血浆蛋白，2/3 为白蛋白，1/3 为 T-H 糖蛋白（Tamm-Horsfall 蛋白）和球蛋白。

5）尿细胞和管型：正常新鲜尿液离心后沉渣显微镜检查，红细胞 <3 个 /HP，白细胞 <5 个 /HP，偶见透明管型。12 小时尿细胞计数：红细胞 <50 万、白细胞 <100 万、管型 <5 000 个为正常。

第二节　小儿肾小球疾病的临床分类

（一）原发性肾小球疾病

1. 肾小球肾炎

（1）急性肾小球肾炎（AGN）：急性起病，多有前驱感染，以血尿为主，伴不同程度蛋白尿，可有水肿、高血压或肾功能不全，病程多在 1 年内。可分为以下两种。①急性链球菌感染后肾小球肾炎（APSGN）：有链球菌感染的血清学证据，起病 6～8 周内有血补体低下。②非链球菌感染后肾小球肾炎。

（2）急进性肾小球肾炎（RPGN）：起病急，有尿改变（血尿、蛋白尿、管型尿）、高血压、水肿，并常有持续性少尿或无尿，进行性肾功能减退。若缺乏积极有效的治疗措施，预后不佳。

（3）迁延性肾小球肾炎：指有明确急性肾炎病史，血尿和 / 或蛋白尿迁延达 1 年以上，或没有明确急性肾炎病史，但血尿和蛋白尿超过半年，不伴肾功能不全或高血压。

（4）慢性肾小球肾炎：病程超过 3 个月，或隐匿起病，有不同程度的肾功能不全或肾性高血压的肾小球肾炎。

2. 肾病综合征诊断标准　①大量蛋白尿：1 周内 3 次尿蛋白定性（+++）～（++++），或随机或晨尿尿蛋白 / 尿肌酐（mg/mg）≥2.0；24 小时尿蛋白定量 ≥50mg/kg。②低蛋白血症：血浆白蛋白低于 30g/L。③高脂血症：血浆胆固醇超过 5.7mmol/L。④不同程度的水肿。

以上 4 项中以①和②为诊断的必要条件。

（1）依临床表现分为两型：单纯型肾病和肾炎型肾病。凡具有以下四项之一或多项者属于肾炎型肾病：①2 周内分别 3 次以上离心尿检查 RBC≥10 个 /HPF，并证实为肾小球源性血尿者。②反复或持续高血压，学龄儿童≥130/90mmHg，学龄前儿童≥120/80mmHg，并除外糖皮质激素等原因所致。③肾功能不全，并排除由于血容量不足等所致。④持续低补体血症。

（2）按糖皮质激素反应分为以下几种。①激素敏感型肾病：以泼尼松足量治疗≤8 周尿蛋白转阴者。②激素耐药型肾病：以泼尼松足量治疗 8 周尿蛋白仍阳性者。③激素依赖型肾病：对激素敏感，但减量或停药 1 个月内复发，重复 2 次以上者。④肾病复发与频复发：复发（包括反复）是指尿蛋白由阴转阳 >2 周；频复发是指肾病病程中半年内复发≥2 次或 1 年内复发≥3 次。

3. 孤立性血尿或蛋白尿　指仅有血尿或蛋白尿，而无其他临床症状、化验改变及肾功能改变者。

（1）孤立性血尿：指肾小球源性血尿，分为持续性和再发性。

（2）孤立性蛋白尿：分为体位性和非体位性。

（二）继发性肾小球疾病

1. 紫癜性肾炎。

2. 狼疮性肾炎。

3. 乙肝病毒相关性肾炎。

4. 其他　毒物、药物中毒，或其他全身性疾患所致的肾炎及相关性肾炎。

（三）遗传性肾小球疾病

1. 先天性肾病综合征　指生后 3 个月内发病，临床表现符合肾病综合征，可除外继发所致者（如 TORCH 或先天性梅毒等），分为以下两类：

（1）遗传性：芬兰型、法国型（弥漫性系膜硬化）。

（2）原发性：指生后早期发生的原发性肾病综合征。

2. 遗传性肾炎（Alport 综合征）。

3. 家族性复发性血尿。

4. 其他　如指甲 - 髌骨综合征。

第三节　急性肾小球肾炎

案例分析

案例 9-1

患儿，男，7 岁，以"晨起眼睑水肿两天，茶色尿两次"就诊。患儿家属述其近期乏力、食欲低下、头晕，两周前患过感冒，前日突然晨起眼睑水肿，今晨肉眼血尿。无呕吐腹泻，无抽搐，既往无特殊病史。

体格检查：BP 130/80mmHg，颜面及四肢明显水肿，非凹陷性水肿，心率 126 次 /min，律齐，心音稍低钝，心尖部闻及 1/6 收缩期杂音，两肺呼吸音粗，腹软，肝右肋缘下可触及 1.5cm，质软，有轻压痛。其他未见明显异常。

辅助检查：尿常规示，尿蛋白 +++，RBC 5～10 个 /Hp，WBC 3～5 个 /Hp；血液检测示，红细胞和血红蛋白轻度下降，抗链球菌溶血素 O（ASO）试验 500U，尿素氮（BUN）7.1mmol/L，C3 减少；胸片提示肺纹理增多，心影稍大。

分析：

1. 该患儿初步诊断为何病？诊断依据是什么？

2. 该患儿进一步应做什么检查？处理原则是什么？

急性肾小球肾炎（AGN）简称急性肾炎，是指一组病因不一，临床表现为急性起病，多有前驱感染，以血尿为主，伴不同程度蛋白尿，可有水肿、高血压，或肾功能不全等特点的肾小球疾患。急性肾炎可分为急性链球菌感染后肾小球肾炎（APSGN）和非链球菌感染后肾小球肾炎，本节急性肾炎主要是指前者。小儿急性肾炎多为急性链球菌感染后肾小球肾炎。

本病多见于儿童和青少年，多发年龄为5～14岁，小于2岁少见，男女比例为2∶1。

【病因】

尽管本病有多种病因，但绝大多数的病例属A组乙型溶血性链球菌急性感染后引起的免疫复合性肾小球肾炎。溶血性链球菌感染后，肾炎的发生率一般在20%以内。急性咽炎（主要为12型）感染后肾炎发生率为10%～15%，脓皮病与猩红热后发生肾炎者约为1%～2%。

呼吸道及皮肤感染为主要前期感染，全国105所医院儿科泌尿系统疾病住院患者调查，急性肾炎患儿抗链球菌溶血素O试验升高者占61.2%。各地区均以上呼吸道感染或扁桃体炎最常见，占51%，脓皮病或皮肤感染次之，占25.8%。

除A组乙型溶血性链球菌之外，其他细菌如绿色链球菌、肺炎球菌、金黄色葡萄球菌、伤寒杆菌、流感杆菌等，病毒如柯萨奇病毒B_4型、埃可病毒（ECHO病毒）9型、麻疹病毒、腮腺炎病毒、乙型肝炎病毒、巨细胞病毒、EB病毒、流感病毒等，还有疟原虫、肺炎支原体、白色念珠菌、丝虫、钩虫、血吸虫、弓形虫、梅毒螺旋体、钩端螺旋体等也可导致急性肾炎。

【发病机制】

目前认为急性肾炎主要与A组溶血性链球菌中的致肾炎菌株感染有关，所有致肾炎菌株均有共同的致肾炎抗原性，包括菌壁上的M蛋白内链球菌素和"肾炎菌株协同蛋白"（NSAP）。主要发病机制为抗原抗体免疫复合物引起肾小球毛细血管炎症病变，包括循环免疫复合物和原位免疫复合物形成学说。此外，某些链球菌株可通过神经氨酸苷酶的作用或其产物如某些菌株产生的唾液酸酶，与机体的免疫球蛋白（IgG）结合，改变其免疫原性，产生自身抗体和免疫复合物而致病。另有人认为链球菌抗原与肾小球基膜糖蛋白间具有交叉抗原性，可使少数病例呈现抗肾抗体型肾炎。急性链球菌感染后肾炎发病机制见图9-1。

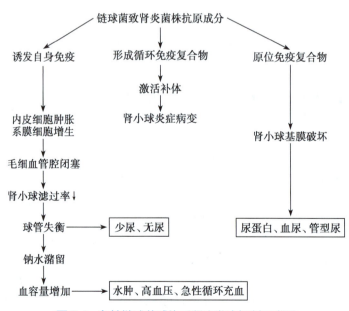

图9-1　急性链球菌感染后肾炎发病机制示意图

【病理】

急性链球菌感染后肾小球肾炎典型病理表现是毛细血管内增生性肾小球肾炎改变，光镜下肾小球为不同程度的弥漫性增生性炎症及渗出性病变。可见肾小球体积增大，内皮细胞及系膜细胞增生，炎症细胞浸润，毛细血管腔狭窄或闭塞。肾小球囊内出现红细胞、球囊上皮细胞增生，严重时肾小球囊壁层细胞增生致新月体形成，使肾小球囊腔变窄。肾小管病变较轻，呈上皮细胞变性，间质水肿及炎症细胞浸润。

电镜检查可见内皮细胞胞质肿胀呈连拱状改变，使内皮孔消失。电子致密物在上皮细胞下沉积，呈散在的圆顶状驼峰样分布。基膜有局部裂隙或中断。

免疫荧光检查在急性期可见弥漫一致性纤细或粗颗粒状的 IgG、C3 和备解素沉积，主要分布于肾小球毛细血管祥和系膜区，也可见到 IgM 和 IgA 沉积。系膜区或肾小球囊腔内可见纤维蛋白原和纤维蛋白沉积。

【临床表现】

急性肾炎临床表现轻重悬殊，轻者全无临床症状仅发现镜下血尿，重者可呈急进性过程，短期内出现肾功能不全。

1. 前驱感染　绝大多数病例有链球菌的前驱感染，以呼吸道感染及皮肤感染为主。在前驱感染后经 1～3 周无症状的间歇期而急性起病。咽炎为诱因者病前 6～12 天（平均 10 天）多有发热、颈淋巴结大及咽部渗出，多在秋冬季节。皮肤感染见于病前 14～28 天（平均 20 天），夏秋季节多见。

2. 典型表现　急性期常有全身不适、疲乏、发热、头痛、头晕、食欲减退、气急、咳嗽、呕吐、腹胀及鼻出血等。

（1）水肿：是最常见表现，一般仅累及眼睑及颜面部，重者 2～3 天蔓延至下肢或全身，水肿程度与水钠摄入量有关。由于水肿形成快且间质蛋白含量高，水肿为非凹陷性。水肿同时伴尿少。水肿持续 1 周后逐渐减退。

（2）血尿：肉眼血尿占 50%～70%，血尿颜色因尿的酸碱度而异，酸性尿呈茶褐色，中性或弱碱性尿则呈鲜红色或洗肉水样。肉眼血尿持续 1～2 周转为镜下血尿。

（3）蛋白尿：轻重不等。有 20% 可达肾病水平。

（4）高血压：30%～80% 患儿有高血压，偶见剧烈头痛、恶心、呕吐。常在 1～2 周内随尿量增加而逐渐恢复正常。

3. 严重表现　在急性肾小球肾炎 2 周内少数患儿可出现下列表现：

（1）严重循环充血：常发生在起病 1 周内，因水钠潴留，血容量增加，导致循环充血。当肾炎患儿出现呼吸急促及肺部闻及湿啰音，应警惕循环充血的可能性，严重时患儿可出现呼吸困难、端坐呼吸、颈静脉怒张、频咳、吐粉红色泡沫痰、两肺满布湿啰音、心脏扩大，甚至出现奔马律、肝大而硬、水肿加剧。少数可突然发生，病情急剧恶化。

（2）高血压脑病：因血管痉挛，引起缺血、缺氧、血管渗透性增高而致脑水肿。常发生在疾病早期，血压突然上升之后，血压一般在 150～160/100～110mmHg 以上。临床表现为剧烈头痛、烦躁、呕吐、视力障碍，严重者可发生惊厥、昏迷。

（3）急性肾功能不全：多见于疾病早期，由于尿少尿闭，导致一过性氮质血症、电解质紊乱和代谢性酸中毒，持续时间为 3～5 天，一般不超过 10 天。

4. 非典型表现

（1）无症状性急性肾炎：只有镜下血尿或血清补体 C3 降低，无其他临床表现。

（2）肾外症状性急性肾炎：有水肿、高血压表现，并有严重循环充血及高血压脑病，也有链球菌前驱感染，血清补体 C3 水平降低，但尿改变轻微甚至尿常规正常。

（3）以肾病综合征表现的急性肾炎：某些患儿以急性肾炎特点起病，但以水肿和蛋白尿突出，并伴轻度高胆固醇血症和低蛋白血症，临床表现类似肾病综合征。

【辅助检查】

1. 尿液检查　尿蛋白 +～+++，且与血尿的程度相平行，尿沉渣红细胞 ++～+++，白细胞 +～++；可有透明、颗粒或红细胞管型，疾病早期可见较多的白细胞和上皮细胞，并非感染。

2．血常规及红细胞沉降率检查　血红蛋白、红细胞轻度减少。白细胞增高或正常，红细胞沉降率加快。

3．抗链球菌抗体检查　前驱期为咽炎病例，其抗链球菌溶血素O（ASO）往往增加，10～14天开始升高，3～5周时达高峰，3～6个月后恢复正常。另外咽炎后APSGN者，抗双磷酸吡啶核苷酸酶滴度升高。皮肤感染后APSGN者，ASO升高者不多，抗脱氧核糖核酸酶B和抗透明质酸酶滴度升高。

4．血清补体　在急性期大多数患儿血清补体C3下降，8周内恢复正常。

5．肾功能检查　尿量明显减少者，血尿素氮和肌酐增高，肾小管功能正常。持续性少尿、无尿时，内生肌酐清除率降低，血肌酐升高，还可影响尿浓缩功能。尿量增加后，多在短时间恢复正常。

【诊断和鉴别诊断】

1．诊断　急性肾炎根据以下几点可以诊断：①有前期链球菌感染史，急性起病。②具备血尿、蛋白和管型尿、水肿及高血压等特点。③急性期血清ASO滴度升高，C3浓度降低。肾穿刺活检只在考虑有急进性肾炎或临床、化验不典型或病情迁延者才进行以确定诊断。

2．鉴别诊断

（1）其他病原体感染的急性肾炎：如病毒性肾炎，临床表现以血尿为主，无明显蛋白尿、水肿和高血压，ASO、血清补体、肾功能均正常。

（2）IgA肾病：以血尿为主要症状，表现为反复发作性肉眼血尿，常发生在上呼吸道感染后1～2天，多无水肿、高血压，且有复发倾向，血清补体C3正常，确诊须做肾活检。

（3）慢性肾炎急性发作：既往肾炎史不详，无明显前期感染，除有肾炎症状外，常有贫血，肾功能异常，低比重尿或固定低比重尿，尿改变以蛋白增多为主。

（4）原发性肾病综合征：有肾病综合征表现的急性肾炎应与原发性肾病综合征鉴别。若患儿呈急性起病，有明确的链球菌感染的证据，血清C3降低，肾活体组织检查病理为毛细血管内增生性肾炎者有助于急性肾炎的诊断。

（5）继发性肾炎：如紫癜性肾炎、狼疮性肾炎等。

（6）尿路感染：有发热及感染中毒症状，但无水肿、高血压；清洁中段尿离心沉渣中白细胞>10个/HP，中段尿培养菌落数≥10^5/ml；血清补体C3不降低，抗链球菌溶血素O不升高。

知识链接

肾小球性血尿诊断步骤

1．根据伴随症状及体征　①伴水肿、高血压、管型和蛋白尿，应考虑原发性或继发性肾小球疾病。②新近有皮肤感染、上呼吸道感染后出现血尿，首先要考虑急性链球菌感染后肾小球肾炎，其次为IgA肾病。③伴夜尿增多、贫血应考虑慢性肾小球肾炎。④伴听力异常，应考虑Alport综合征。⑤伴血尿家族史，应考虑薄基底膜疾病。⑥伴感觉异常，应考虑Fabry病。⑦伴肺出血应考虑肺出血-肾炎综合征。⑧伴紫癜，应考虑紫癜性肾炎。⑨伴高度水肿，应考虑肾病综合征。

2．根据特异性标志物　①血ASO和C3下降可诊断为急性链球菌感染后肾炎。②血HBsAg（+），提示有乙肝病毒相关性肾炎可能，若肾组织中有乙肝病毒抗原沉积，则可诊断。③血清补体持续性下降，应考虑原发性膜增生性肾炎、狼疮性肾炎、乙肝病毒相关性肾炎。④ANA（+）、Anti-dsDNA（+）、ANCA（+）可考虑狼疮性肾炎。⑤血清免疫球蛋白：IgA增高，提示IgA肾病可能；IgG、IgM、IgA均增高，可考虑狼疮性肾炎、慢性肾炎。

3．肾活检分析　肾活检病理检查对血尿的病因诊断具有重要价值，如IgA肾病、局灶节段性肾小球硬化、狼疮性肾炎、肝炎相关性肾小球肾炎、薄基底膜疾病、Alport综合征等。

【治疗】

本病无特异治疗。

1．休息 急性期应卧床休息2～3周，当水肿消退，肉眼血尿消失，血压正常后可下床轻微活动。红细胞沉降率正常可上学，但仅限于完成课堂作业。3个月内应避免较重的体力活动。恢复体力活动则要尿沉渣细胞绝对计数正常以后。

2．饮食 对水肿、少尿、高血压患儿应限制盐、水的摄入量，食盐控制在60mg/(kg·d)为宜。水分通常按不显性失水加尿量计算。氮质血症者应限蛋白，可给优质蛋白0.5g/(kg·d)。

3．抗感染 针对链球菌感染病灶，用青霉素10～14天，对青霉素过敏者改用红霉素。

4．对症治疗

（1）利尿：经控制水、盐入量仍水肿、少尿者可用氢氯噻嗪1～2mg/(kg·d)，分2～3次口服。尿量增多时可加用螺内酯2mg/(kg·d)口服。无效时需用呋塞米，口服剂量2～5mg/(kg·d)，注射剂量为每次1～2mg/kg，每日1～2次，静脉注射剂量过大时可有一过性耳聋。

（2）降压：凡经休息，控制水、盐摄入、利尿而血压仍高者均应给予降压药。①硝苯地平：系钙通道阻滞剂。开始剂量为0.25mg/(kg·d)，最大剂量1mg/(kg·d)，分3次口服或舌下含服。在成人此药有增加心肌梗死发生率和死亡率的危险，一般不单独使用。②卡托普利：系血管紧张素转换酶抑制剂。初始剂量为0.3～0.5mg/(kg·d)，最大剂量5～6mg/(kg·d)，分3次口服，与硝苯地平交替使用降压效果更佳。

5．重症病例的治疗

（1）严重循环充血：应限制水钠入量，并使用呋塞米注射使血容量恢复正常。有肺水肿表现的患儿还可加用硝普钠，在5%葡萄糖溶液100ml中加入硝普钠5～20mg，按1μg/(kg·min)速度静脉滴注，用药过程中严密监测血压情况，及时调节静脉滴注速度，每分钟不超过8μg/kg，以防发生低血压。输液系统应用黑纸包裹遮光，以免药物遇光分解。重症患儿可用腹膜透析或血液透析治疗。

（2）高血压脑病：原则为选用降血压效力强而迅速的药物。

1）首选硝普钠治疗，方法同上。通常用药后1～5分钟内可使血压明显下降，抽搐立即停止，并同时每次静脉滴注呋塞米2mg/kg。

2）有惊厥者应及时止痉。持续抽搐者首选地西泮，按每次0.3mg/kg，总量不大于10mg，缓慢静脉注射。如在静脉注射苯巴比妥钠后再静脉注射地西泮，应注意发生呼吸抑制的可能。

（3）急性肾衰竭：主要是注意少尿期的治疗。

1）去除病因和治疗原发病：肾前性急性肾衰竭应注意及时纠正全身循环血流动力学障碍，包括补液、输注血浆和白蛋白、控制感染等。避免接触肾毒性物质，严格掌握肾毒性抗生素的用药指征，并根据肾功能调节用药剂量，密切监测尿量和肾功能变化。

2）饮食和营养：应选择高糖、低蛋白、富含维生素的食物，尽可能供给足够的能量。供给热量210～250J/(kg·d)，蛋白质0.5g/(kg·d)，应选择优质动物蛋白，脂肪占总热量的30%～40%。

3）控制水和钠摄入：坚持"量入为出"的原则，严格限制水、钠摄入，有透析支持则可适当放宽液体入量。每日液体量控制在：尿量＋显性失水（呕吐、大便、引流量）＋不显性失水－内生水。无发热患儿每日不显性失水为300ml/m²，体温每升高1℃，不显性失水增加75ml/m²；内生水在非高分解代谢状态为250～350ml/m²。所用液体均为非电解质液。髓袢利尿剂（呋塞米）对少尿型急性肾衰竭可短期试用。

4）纠正代谢性酸中毒：轻、中度代谢性酸中毒一般无须处理。当血浆HCO_3^-<12mmol/L或动脉血pH<7.2，可补充5%碳酸氢钠5ml/kg，提高CO_2CP 5mmol/L。纠正酸中毒时宜注意防治低钙

性抽搐。

5）纠正电解质紊乱：包括高钾血症、低钠血症、低钙血症和高磷血症的处理。

6）透析治疗：凡上述保守治疗无效者，均应尽早进行透析。透析的指征：①严重水潴留，有肺水肿、脑水肿的倾向；②血钾≥6.5mmol/L 或心电图有高钾表现；③严重酸中毒，血浆 HCO_3^-<12mmol/L 或动脉血 pH<7.2；④严重氮质血症，血浆尿素氮 >28.6mmol/L，或血浆肌酐 >707.2μmol/L，特别是高分解代谢的患儿。目前透析指征有放宽的趋势。透析的方法包括腹膜透析、血液透析和连续动静脉血液滤过三种技术，儿童，尤其是婴幼儿以腹膜透析为常用。

【预后】

急性链球菌感染后肾小球肾炎大多预后良好，95% 的患儿能完全恢复，小于 5% 的患儿可有持续尿异常，死亡病例 1% 以下。目前主要死因是急性肾衰竭。

【预防】

防治感染是预防急性肾炎的根本。减少呼吸道及皮肤感染，对急性扁桃体炎、猩红热及脓疱患儿应尽早、彻底地用青霉素或其他敏感抗生素治疗。A 组溶血性链球菌感染后 1～3 周内应定期检查尿常规，及时发现和治疗本病。

第四节　肾病综合征

案例分析

案例 9-2

患儿，男，5 岁，因"尿少 1 周"就诊。近期食欲减退、乏力，但无恶心、呕吐，平时身体健康。

体格检查：BP 105/75mmHg，眼睑、面部、全身水肿，水肿为凹陷性，水肿最明显部位为颜面、下肢及阴囊部。

辅助检查：尿蛋白（++++），尿中红细胞 0～4 个 /HP，白细胞 3～5 个 /HP；血清白蛋白 20g/L，血胆固醇：7.6mmol/L，尿素氮：4.1mmol/L。

分析：

1. 该患儿初步诊断为何病？诊断依据是什么？

2. 该患儿进一步应做什么检查？处理原则是什么？

ER-9-3

儿童肾病综合征
的诊断思路

肾病综合征（nephrotic syndrome，NS）是一组由多种原因引起的肾小球基底膜通透性增加，导致血浆内大量蛋白质从尿中丢失的临床综合征。临床有以下四大特点：①大量蛋白尿；②低白蛋白血症；③高脂血症；④明显水肿。其中，前两项为必备条件。

肾病综合征在儿童肾脏疾病中发病率仅次于急性肾炎。男女比例为 3.7∶1。发病年龄多为学龄前儿童，3～5 岁为发病高峰。肾病综合征按病因可分为原发性、继发性和先天性三种类型。本节主要叙述原发性肾病综合征（PNS），约占儿童时期肾病综合征总数的 90%。

【病因和发病机制】

原发性肾病综合征的病因及发病机制目前尚不明确。近年研究已证实下列事实：①肾小球毛细血管壁结构或电化学改变可导致蛋白尿。实验动物模型及人类肾病的研究看到微小病变时肾小球滤过膜多阴离子丢失，致静电屏障破坏，使大量带阴电荷的中分子血浆白蛋白滤出，形成高选择性蛋白尿。也可因分子滤过屏障损伤，尿中丢失大中分子量的多种蛋白，形成低选择性蛋白尿。②非微小病变型常见免疫球蛋白和 / 或补体成分肾内沉积，局部免疫病理过程可损伤滤过膜正常屏障作用而发生蛋白尿。③微小病变型肾小球未见以上沉积，其滤过膜静电屏障损伤原因可能与细胞免疫失调有关。④患者外周血淋巴细胞培养上清液经尾静脉注射可致小鼠发生大量蛋白尿和肾病综合征的病理改变，表明 T 淋巴细胞异常参与本病的发病。

肾病综合征的发病具有遗传基础。另外，本病还有家族性表现，且绝大多数是同胞患病。流行病学调查发现，黑人患肾病综合征症状表现重，对糖皮质激素反应差，提示肾病综合征发病与人种及环境有关。

【病理生理】

1. 蛋白尿 原发性肾损害使肾小球通透性增加引起蛋白尿，而低蛋白血症、高脂血症及水肿是继发的病理生理改变。其中大量蛋白尿是 NS 最主要的病理生理改变，也是导致本病其他三大特点的根本原因。

2. 低蛋白血症 低蛋白血症是 NS 病理生理改变的中心环节。血浆蛋白由尿中大量丢失和从肾小球滤出后被肾小管吸收分解是造成肾病综合征低蛋白血症的主要原因；肝脏合成蛋白的速度和蛋白分解代谢率的改变也使血浆蛋白降低。患儿胃肠道也可有少量蛋白丢失。

3. 高脂血症 高脂血症是 NS 的实验室特征。患儿血清总胆固醇、甘油三酯、低密度脂蛋白、极低密度脂蛋白增高。其主要机制是低蛋白血症促进肝脏合成脂蛋白增加，其中的大分子脂蛋白难以从肾脏排出而蓄积于体内，导致了高脂血症。血中胆固醇和低密度脂蛋白，尤其 α 脂蛋白持续升高，而高密度脂蛋白却正常或降低，促进了动脉硬化的形成；持续高脂血症，脂质从肾小球滤出，可导致肾小球硬化和肾间质纤维化。

4. 水肿 水肿是 NS 的主要临床表现。水肿的发生与下列因素有关：①低蛋白血症使血浆胶体渗透压降低，当血浆白蛋白低于 25g/L 时，液体将在间质区潴留；低于 15g/L 则可有腹水或胸水形成。②血浆胶体渗透压降低使血容量减少，刺激渗透压和容量感受器，促使抗利尿激素和肾素血管紧张素醛固酮分泌增加，心钠素减少，使远端肾小管钠、水吸收增加，导致钠、水潴留。③低血容量使交感神经兴奋性增高，近端肾小管 Na^+ 吸收增加。④某些肾内因子改变了肾小管管周体液平衡机制，使近曲小管 Na^+ 吸收增加。

5. 其他 ①患儿体液免疫功能降低与血清 IgG 和补体系统 B、D 因子从尿中大量丢失有关，也与 T 淋巴细胞抑制 B 淋巴细胞 IgG 合成转换有关。②抗凝血酶Ⅲ丢失，而Ⅳ、Ⅴ、Ⅶ因子和纤维蛋白原增多，使患儿处于高凝状态。③由于钙结合蛋白降低，血清结合钙也降低；当 $25(OH)D_3$ 结合蛋白同时丢失时，使游离钙也降低。④另一些结合蛋白降低，可使结合型甲状腺素（T_3、T_4），血清铁、锌和铜等微量元素降低，转铁蛋白减少则可发生低色素小细胞性贫血。

【病理】

原发性肾病综合征有多种病理类型。包括微小病变、局灶性节段性肾小球硬化、膜性增生性肾小球肾炎、单纯系膜增生、增生性肾小球肾炎等，其中儿童最常见的病理变化是微小病变型（76.4%）。

【临床表现】

一般起病隐匿，常无明显诱因。约 1/3 的病例，患儿起病前有病毒或细菌感染史，上呼吸道感染也可导致微小病变型 NS 复发。肾病复发者 70% 与病毒感染有关。主要表现为水肿，病初晨起眼睑水肿；然后逐渐遍及全身，水肿呈凹陷性。严重患儿伴腹腔积液和胸腔积液。可伴尿量减少及颜色变深。偶见短暂的镜下血尿。大多数患儿血压正常，约 15% 的患儿有轻度高血压。由于血容量减少，约 1/3 患儿出现一过性肌酐清除率下降，肾功能大多正常，急性肾衰竭少见。

【并发症】

1. 感染　肾病患儿极易罹患各种感染。常见为呼吸道、皮肤、尿路感染和原发性腹膜炎等，其中尤以上呼吸道感染最多见。呼吸道感染中病毒感染常见。细菌感染中以肺炎链球菌为主，结核杆菌感染亦应引起重视。另外，肾病患儿的医院内感染不容忽视，以呼吸道感染和尿路感染最多见，致病菌以条件致病菌为主。

2. 电解质紊乱及低血容量　电解质紊乱多为低钠、低钾、低钙血症。患儿不恰当长期禁用食盐或长期食用不含钠的食盐代用品、过多使用利尿剂，以及感染、呕吐、腹泻等因素均可致低钠血症。其临床表现可有厌食、乏力、懒言、嗜睡、血压下降，甚至出现休克、抽搐等。另外由于低蛋白血症、血浆胶体渗透压下降、显著水肿而常有血容量不足，尤在各种诱因引起低钠血症时易出现低血容量性休克。

3. 血栓形成　肾病综合征高凝状态易致各种动、静脉血栓形成，以肾静脉血栓形成常见，表现为突发腰痛、出现血尿，或血尿加重、少尿，甚至发生肾衰竭。

4. 急性肾衰竭　微小病变型肾病综合征急性肾衰竭发生率约为5%。

5. 肾小管功能障碍　除原有肾小球的基础病可引起肾小管功能损害外，由于大量尿蛋白的重吸收，可导致肾小管（主要是近曲小管）功能损害。可出现肾性糖尿或氨基酸尿，严重者呈Fanconi综合征。

【辅助检查】

1. 尿液检查　尿常规检查尿蛋白定性常在3+以上，尿常规发现短暂镜下血尿约占15%，还可见透明管型和颗粒管型。24小时尿蛋白定量检查大于50mg/（kg·d）为肾病范围的蛋白尿。尿蛋白/尿肌酐（mg/mg）正常应在0.2以内，肾病>3.5。

2. 血液检查　血清总蛋白降低，血清白蛋白浓度降为25g/L（甚至更低）可诊断为NS的低白蛋白血症。由于肝脏合成增加，α_2、β球蛋白浓度增高，IgG降低，IgM、IgE增加。胆固醇>5.7mmol/L、甘油三酯增高，低密度脂蛋白（LDL）及极低密度脂蛋白（VLDL）升高，高密度脂蛋白（HDL）正常。肾功能（BUN、Cr）正常。

3. 血清补体测定　单纯性肾病综合征患儿血清补体正常，肾炎性肾病综合征者补体大多降低。

4. 感染依据检查　对新诊断病例应进行血清学检查寻找链球菌感染的证据，及其他病原学检查，如乙肝病毒感染等。

5. 系统性疾病的血清学检查　对新诊断的肾病患儿需检测抗核抗体（ANA）、抗-dsDNA抗体、Smith抗体。对具有血尿、补体减少并有临床表现的患儿尤其重要。

6. 高凝状态和血栓形成的检查　原发性肾病综合征大多有程度不等的高凝状态，血小板增加，血小板凝聚率增高，血浆纤维蛋白原增高，尿纤维蛋白裂解产物（FDP）升高。对可疑血栓形成者可行彩色多普勒B型超声检查以明确诊断，有条件者可行数字减影血管造影（DSA）。

7. 经皮肾穿刺组织病理学检查　多数儿童肾病综合征不需要进行诊断性肾活体组织检查。肾病综合征肾活体组织检查指征：①对糖皮质激素治疗耐药或频繁复发者。②对临床或实验室证据支持肾炎性肾病或继发性肾病综合征者。

【诊断和鉴别诊断】

1. 诊断　凡具备肾病"三高一低"的四大特点即可诊断肾病综合征，其中大量蛋白尿和低白蛋白血症为必备条件。

2. 鉴别诊断

（1）过敏性紫癜性肾炎：患儿除有水肿、血尿、蛋白尿等表现外，还有过敏性皮疹、关节肿痛、腹痛、便血等症状。

（2）急性肾炎：多见于溶血性链球菌感染之后。肾病综合征与急性肾炎均以浮肿及尿改变为主要特征，但肾病综合征以大量蛋白尿为主，且伴低白蛋白血症及高脂血症，浮肿多为凹陷性。急性肾炎则以血尿为主，浮肿多为非凹陷性。

知识链接

IgA 肾病

IgA 肾病（IgA nephropathy, IgAN）是指肾小球系膜区以 IgA 或 IgA 沉积为主，伴或不伴有其他免疫球蛋白在肾小球系膜区沉积的原发性肾小球疾病，在我国比较常见。病变类型包括局灶节段性病变、毛细血管内增生性病变、系膜增生性病变、新月体病变及硬化性病变等。临床表现为反复发作性肉眼血尿或镜下血尿，可伴有不同程度蛋白尿，部分患者可出现严重高血压或肾功能不全。约 1/2 患者人血清 IgA 水平升高。1/3～3/4 患者测到含有 IgA 的特异性循环免疫复合物。

IgA 肾病的诊断必须要有肾活检病理及免疫荧光或免疫组化的结果支持。其诊断特点是：光镜下常见弥漫性系膜增生或局灶节段增生性肾小球肾炎；免疫荧光可见系膜区 IgA 或以 IgA 为主的免疫复合物沉积，这是 IgA 肾病的诊断标志。

【治疗】

1. 一般治疗

（1）休息：病情轻者不需卧床休息，严重水肿、高血压或并发感染要卧床休息，需经常改变体位，防止引起血栓。

（2）饮食：显著水肿和严重高血压时应短期限制水钠摄入，病情缓解后不必继续限盐。病情活动期患儿摄盐量为 1～2g/d。蛋白质摄入量为 1.5～2g/（kg·d），以高生物价的动物蛋白（乳、鱼、蛋、禽、牛肉等）为宜。在应用糖皮质激素过程中每日应给予维生素 D 400U 及适量钙剂。

（3）利尿：对糖皮质激素耐药或未使用糖皮质激素，而水肿较重伴尿少者可配合使用利尿剂，但需密切观察出入水量、体重变化及电解质紊乱。

（4）防治感染。

（5）对家属的教育：应使父母及患儿很好地了解肾病的有关知识，积极配合随访和治疗。

（6）心理治疗：肾病患儿多具有内向、情绪不稳定或神经质个性倾向，出现明显的焦虑、抑郁、恐惧等心理障碍，应配合相应心理治疗。

2. 糖皮质激素

（1）初治病例诊断确定后应尽早选用泼尼松治疗。

1）短程疗法：泼尼松 2mg/（kg·d）（按身高标准体重，以下同），最大量 60mg/d，分次服用，共 4 周。4 周后不管效应如何，均改为泼尼松 1.5mg/kg 隔日清晨顿服，共 4 周，全疗程共 8 周，然后骤然停药。短程疗法易于复发，国内少用。

2）中、长期疗法：可用于各种类型的肾病综合征。先以泼尼松 2mg/（kg·d），最大量 60mg/d，分次服用。若 4 周内尿蛋白转阴，则自转阴后至少巩固 2 周方始减量，以后改为隔日 2mg/kg 早餐后顿服，继用 4 周，以后每 2～4 周减总量 2.5～5mg，直至停药。疗程必须达 6 个月（中程疗法）。开始治疗后 4 周尿蛋白未转阴者可继服至尿蛋白阴转后 2 周，一般不超过 8 周。以后再改为隔日 2mg/kg 早餐后顿服，继用 4 周，以后每 2～4 周减量一次，直至停药，疗程 9 个月（长程疗法）。

（2）复发和糖皮质激素依赖性肾病的其他激素治疗

1）调整糖皮质激素的剂量和疗程：糖皮质激素治疗后或在减量过程中复发者，原则上再次恢复到初始疗效剂量或上一个疗效剂量。或改隔日疗法为每日疗法，或将激素减量的速度放慢，延长疗程。同时注意查找患儿有无感染或影响糖皮质激素疗效的其他因素存在。

2）更换糖皮质激素制剂：对泼尼松疗效较差的病例，可换用其他糖皮质激素制剂，如曲安西龙（阿赛松）、曲安奈德（康宁克通 A）等。

3）甲泼尼龙冲击治疗：慎用，宜在肾脏病理基础上，选择适应证。

（3）激素治疗的副作用：长期超生理剂量使用糖皮质激素可见以下副作用：①代谢紊乱，可出现明显库欣貌、肌肉萎缩无力、伤口愈合不良、蛋白质营养不良、高血糖、尿糖、水钠潴留、高血压、尿中失钾、高尿钙和骨质疏松。②消化性溃疡和精神欣快感、兴奋、失眠，甚至呈精神病、癫痫发作等；还可发生白内障、无菌性股骨头坏死、高凝状态，生长停滞等。③易发生感染或诱发结核灶的活动。④急性肾上腺皮质功能不全，戒断综合征。

3．免疫抑制剂　主要用于肾病综合征频繁复发，糖皮质激素依赖、耐药或出现严重副作用者。在小剂量糖皮质激素隔日使用的同时可选用下列免疫抑制剂。

（1）环磷酰胺：一般剂量 2.0～2.5mg/（kg·d），分 3 次口服，疗程 8～12 周，总量不超过 200mg/kg。或用环磷酰胺冲击治疗，剂量 10～12mg/（kg·d），加入 5% 葡萄糖盐水 100～200ml 内静脉滴注 1～2 小时，连续 2 天为一疗程。用药日嘱多饮水，每 2 周重复一疗程，累积量 <150～200mg/kg。副作用有：白细胞减少，秃发，肝功能损害，出血性膀胱炎等，少数可发生肺纤维化。注意远期性腺损害。病情需要者可小剂量、短疗程、间断用药，避免青春期前和青春期用药。

（2）其他免疫抑制剂：可根据病例需要选用苯丁酸氮芥、环孢素、硫唑嘌呤、吗替麦考酚酯（霉酚酸酯）及雷公藤多苷片等。

4．抗凝及纤溶药物疗法　由于肾病往往存在高凝状态和纤溶障碍，易并发血栓形成，需加用抗凝和溶栓治疗。

（1）肝素钠 1mg/（kg·d），加入 10% 葡萄糖溶液 50～100ml 中静脉滴注，每日 1 次，2～4 周为一疗程。亦可选用低分子肝素。病情好转后改口服抗凝药维持治疗。

（2）尿激酶：有直接激活纤溶酶溶解血栓的作用。一般剂量 3 万～6 万 U/d，加入 10% 葡萄糖溶液 100～200ml 中静脉滴注，1～2 周为一疗程。

（3）口服抗凝药：双嘧达莫 5～10mg/（kg·d），分 3 次饭后服，6 个月为一疗程。

5．免疫调节剂　一般作为糖皮质激素辅助治疗，适用于常伴感染、频复发或糖皮质激素依赖者。左旋咪唑 2.5mg/kg，隔日用药，疗程 6 个月。副作用可有胃肠不适，流感样症状、皮疹、周围血液中性粒细胞下降，停药即可恢复。

6．血管紧张素转换酶抑制剂（ACEI）　对改善肾小球局部血流动力学，减少尿蛋白，延缓肾小球硬化有良好作用。尤其适用于伴有高血压的肾病综合征。常用制剂有卡托普利、依那普利、福辛普利等。

7．中医药治疗　肾病综合征属中医"水肿""阴水""虚劳"范畴。可根据辨证施治原则进行治疗。

【预后】

肾病综合征的预后转归与其病理变化和对糖皮质激素治疗的反应密切相关。微小病变型预后最好，但要注意严重感染或糖皮质激素的严重副作用；局灶节段性肾小球硬化预后最差。微小病变型 90%～95% 的病儿对首次应用糖皮质激素有效。其中 85% 可有复发，复发在第一年比以后更常见。3～4 年未复发者，其后有 95% 的机会不复发。局灶节段性肾小球硬化者如对糖皮质激素敏感，则预后可改善。

第五节 尿 路 感 染

案例分析

案例 9-3

患儿,女,6 岁,因"发热 3 天,伴寒战、排尿痛 1 天"入院。患儿 3 天前无明显诱因出现发热,体温在 39℃左右,不伴寒战,自服退热药效果不佳。1 天前发热伴寒战、不愿排尿诉疼痛。

体格检查:T 39.8℃,P 113 次/min,R 28 次/min。精神差,神志清楚,发育、营养中等。皮肤、黏膜无异常,双肺呼吸音稍粗,无干湿啰音,心脏(−),腹平软,双肾区叩击痛(+)。

辅助检查:白细胞计数 $20×10^9$/L,中性粒细胞比例 80%,血红蛋白 90g/L,红细胞沉降率 70mm/h,C 反应蛋白(+)。

分析:

1. 该患儿初步诊断为何病?诊断依据是什么?

2. 该患儿进一步应做什么检查?处理原则是什么?

尿路感染(urinary tract infection,UTI)是指病原体直接侵入尿路,在尿液中生长繁殖,并侵犯尿路黏膜或组织而引起损伤。按病原体侵袭的部位不同,分为肾盂肾炎、膀胱炎、尿道炎。肾盂肾炎又称上尿路感染,膀胱炎和尿道炎合称下尿路感染。由于小儿时期感染局限在尿路某一部位者较少,且临床上又难以准确定位,故常不加区别统称为尿路感染。可根据有无临床症状,分为症状性尿路感染和无症状性菌尿。

无论成人或儿童,女性尿路感染发病率普遍高于男性,但新生儿或婴幼儿早期,男性发病率却高于女性。无症状性菌尿是儿童尿路感染的一个重要组成部分,见于各年龄、性别儿童,甚至 3 个月以下的小婴儿,但以学龄女孩更常见。

【病因】

任何致病菌均可引起尿路感染,但绝大多数为革兰氏阴性杆菌,如大肠埃希菌、副大肠埃希菌、变形杆菌、克雷伯菌、铜绿假单胞菌,少数为肠球菌和葡萄球菌。大肠埃希菌是 UTI 中最常见的致病菌,占 60%~80%。初次患 UTI 的新生儿,所有年龄女孩和 1 岁以下的男孩,主要的致病菌仍是大肠埃希菌,而在 1 岁以上男孩主要致病菌多是变形杆菌。对于 10~16 岁女孩,白色葡萄球菌亦常见;克雷伯菌和肠球菌,多见于新生儿尿路感染。

【发病机制】

细菌引起 UTI 的发病机制错综复杂,其发生是宿主内在因素与细菌致病菌相互作用的结果。

1. 感染途径

(1)血源性感染:经血源途径侵袭尿路的致病菌主要金黄色葡萄球菌。

(2)上行性感染:致病菌从尿道口上行并进入膀胱,引起膀胱炎,膀胱内的致病菌再经输尿管移行至肾脏,引起肾盂肾炎,这是 UTI 最主要的途径。引起上行性感染的致病菌主要是大肠埃希菌,其次是变形杆菌或其他肠杆菌,膀胱输尿管反流(VUR)常是细菌上行性感染的直接通道。

(3)淋巴感染和直接蔓延:结肠内的细菌和盆腔感染可通过淋巴管感染肾脏,肾脏周围邻近器官和组织的感染也可直接蔓延。

2. 宿主内在因素

(1)尿道周围菌种的改变及尿液性状的变化,为致病菌入侵和繁殖创造了条件。

（2）细菌黏附于尿路上皮细胞（定植）是其在泌尿道增殖引起尿路感染的先决条件。

（3）尿路感染患者分泌型IgA的产生存在缺陷，使尿中分泌型IgA浓度减低，增加发生尿路感染的机会。

（4）先天性或获得性尿路畸形，增加尿路感染的危险性。

（5）新生儿和小婴儿抗感染能力差，易患尿路感染。尿布、尿道口常受细菌污染，且局部防卫能力差，易致上行感染。

（6）糖尿病、高钙血症、高血压、慢性肾脏疾病、镰刀状细胞贫血及长期使用糖皮质激素或免疫抑制剂的患儿，其尿路感染的发病率可增高。

3．细菌毒力   宿主无特殊易感染内在因素，如泌尿系结构异常者，微生物的毒力是决定细菌能否引起上行性感染的主要因素。

【临床表现】

1．急性尿路感染   临床症状随着患儿年龄组的不同存在着较大差异。

（1）新生儿：临床症状极不典型，多以全身症状为主，如发热、体温不升、皮肤苍白、呕吐、吃奶差、腹泻等。许多患儿有生长发育停滞，体重增长缓慢或不增，伴有黄疸者较多见。部分患儿可有嗜睡、烦躁甚至惊厥等神经系统症状。新生儿尿路感染常伴有败血症，但其局部排尿刺激症状多不明显，在30%的患儿中血和尿培养的致病菌一致。

（2）婴幼儿：临床症状也不典型，常以发热最突出。此外，拒食、呕吐、腹泻等全身症状也较明显。局部排尿刺激症状可不明显，但细心观察可发现有排尿时哭闹不安，尿布有臭味，可因尿频而致顽固性尿布皮炎，夜间原无遗尿而出现遗尿。

（3）年长儿：以发热、寒战、腹痛等全身症状突出，常伴有腰痛、肾区叩击痛、肋脊角压痛等。同时膀胱刺激症状明显，患儿可出现尿频、尿急、尿痛、尿液混浊，偶可见血尿。

2．慢性尿路感染   是指病程迁延或反复发作持续一年以上者。可间歇出现脓尿或菌尿，常伴有贫血、乏力、消瘦、生长迟缓、高血压或肾功能不全。

3．无症状性菌尿   在常规的尿过筛检查中，可以发现健康儿童存在着有意义的菌尿，但无任何尿路感染症状。这种现象可见于各年龄组，在儿童中以学龄女孩常见。无症状性菌尿患儿常同时伴有尿路畸形和既往有症状尿路感染史。病原体多数是大肠埃希菌。

【辅助检查】

1．尿常规检查及尿细胞计数   ①尿常规检查：如清洁中段尿离心沉渣中白细胞>10个/HP，即可怀疑为尿路感染。血尿也很常见。肾盂肾炎患儿有中等蛋白尿、白细胞管型尿及晨尿的比重和渗透压减低。②1小时尿白细胞排泄率测定，白细胞数>30×10^4/h为阳性，可怀疑尿路感染；<20×10^4/h为阴性，可排除尿路感染。

2．尿培养细菌学检查   尿细菌培养及菌落计数是诊断尿路感染的主要依据。通常认为中段尿培养菌落数≥10^5/ml可确诊。$10^4\sim10^5$/ml为可疑，<10^4/ml系污染。但结果分析应结合患儿性别、有无症状、细菌种类及繁殖力综合评价临床意义。由于粪链球菌一个链含有32个细菌，一般认为菌落数在$10^3\sim10^4$/ml间即可诊断。通过耻骨上膀胱穿刺获取的尿培养，只要发现有细菌生长，即有诊断意义。至于伴有严重尿路刺激症状的女孩，如果尿中有较多白细胞，中段尿细菌定量培养≥10^2/ml，且致病菌为大肠埃希菌类或腐物寄生球菌等，也可诊断为UTI，临床高度怀疑UTI而尿普通细菌培养阴性的，应作L型细菌和厌氧菌培养。

3．尿液直接涂片法找细菌   油镜下如每个视野都能找到一个细菌，表明尿内细菌数>10^5/ml。

4．亚硝酸盐试纸条试验（Griess试验）   大肠埃希菌、副大肠埃希菌和克雷伯菌呈阳性，产气杆菌、变形杆菌、铜绿假单胞菌和葡萄球菌为弱阳性，粪链球菌、结核菌为阴性。如采用晨尿，可提高其阳性率。

5．影像学检查   目的在于：①检查泌尿系有无先天性或获得性畸形；②了解以前由于漏诊或治疗不当所引起的慢性肾损害或瘢痕进展情况；③辅助上尿路感染的诊断。常用的影像学检查有 B 型超声检查、静脉肾盂造影加断层摄片(检查肾瘢痕形成)、排泄性膀胱尿路造影(检查膀胱输尿管反流)、动态及静态肾核素造影、CT 扫描等。

【诊断和鉴别诊断】

1. 诊断　①年长儿尿路刺激症状明显，结合实验室检查，可立即得以确诊。②婴幼儿特别是新生儿，由于尿路刺激症状不明显或缺如，而常以全身表现较为突出，易致漏诊。故对病因不明的发热患儿都应反复做尿液检查，争取在用抗生素治疗前进行尿培养、菌落计数和药敏试验；凡具有真性菌尿者，即清洁中段尿定量培养菌落数 ≥ 10^5/ml 或球菌 ≥ 10^3/ml，或耻骨上膀胱穿刺尿定性培养有细菌生长，即可确立诊断。

凡已确诊者，应进一步明确：①本次感染系初染、复发或再感。②确定致病菌的类型并做药敏试验。③有无尿路畸形如膀胱输尿管反流(VUR)、尿路梗阻等，如有 VUR，还要进一步了解"反流"的严重程度和有无肾脏瘢痕形成。④感染的定位诊断，即上尿路感染或下尿路感染。

2. 鉴别诊断　需与肾小球肾炎、肾结核及急性尿道综合征鉴别。急性尿道综合征的临床表现为尿频、尿急、尿痛、排尿困难等尿路刺激症状，但清洁中段尿培养无细菌生长或为无意义性菌尿。

【治疗】

治疗目的是控制症状，根除病原体，去除诱发因素，预测和防止再发。

1. 一般处理

(1) 急性期需卧床休息，鼓励患儿多饮水以增加尿量，女孩还应注意外阴部的清洁卫生。

(2) 鼓励患儿进食，供给足够的热能、丰富的蛋白质和维生素，以增强机体的抵抗力。

(3) 对症治疗：对高热、头痛、腰痛的患儿应给予解热镇痛剂缓解症状。对尿路刺激症状明显者，可用阿托品、山莨菪碱等抗胆碱药物治疗或口服碳酸氢钠碱化尿液。以减轻尿路刺激症状。

2. 抗菌药物治疗　选用抗生素的原则：①感染部位：肾盂肾炎应选择血浓度高的药物，膀胱炎应选择尿浓度高的药物。②感染途径：对上行性感染，首选磺胺类药物治疗。如发热等全身症状明显或属血源性感染，多选用青霉素类、氨基苷类或头孢菌素类单独或联合治疗。③根据尿培养及药敏试验结果，同时结合临床疗效选用抗生素。④药物在肾组织、尿液、血液中都应有较高的浓度。⑤选用的药物抗菌能力强，抗菌谱广，最好能用强效杀菌剂，且不易使细菌产生耐药菌株。⑥对肾功能损害小的药物。

(1) 症状性尿路感染的治疗：对单纯性尿路感染，在进行尿细菌培养后，初治首选复方磺胺甲噁唑，按复方磺胺甲噁唑 50mg/(kg·d)，甲氧苄啶 10mg/(kg·d)计算，分 2 次口服，连用 7～10 天。待尿细菌培养结果出来后，再选用相应的抗菌药物。

对上尿路感染或有尿路畸形患儿，在进行尿细菌培养后，一般选用两种抗菌药物。新生儿和婴儿用氨苄西林 75～100mg/(kg·d)静脉滴注，加头孢噻肟钠 50～100mg/(kg·d)静脉滴注，连用 10～14 天；1 岁后小儿用氨苄西林 100～200mg/(kg·d)分 3 次滴注，或用头孢噻肟钠，也可用头孢曲松钠 50～75mg/(kg·d)静脉缓慢滴注。疗程共 10～14 天。治疗开始后应连续 3 天送尿细菌培养，若 24 小时后尿培养阴转，表示所用药物有效，否则按尿培养、药敏试验结果调整用药。停药 1 周后再做一次尿培养。

(2) 无症状菌尿的治疗：单纯无症状菌尿一般无须治疗。但若合并尿路梗阻、VUR 或存在其他尿路畸形，或既往感染使肾脏留有陈旧性瘢痕者，则应积极选用上述抗菌药物治疗。疗程 7～14 天，继之给予小剂量抗菌药物预防，直至尿路畸形被矫治为止。

(3) 再发尿路感染治疗：再发尿路感染有两种类型，即复发和再感。复发是指原来感染的细菌未完全杀灭，在适宜的环境下细菌再度滋生繁殖。绝大多数患儿复发多在治疗后 1 个月内发生。再感染是指上次感染已治愈，本次是由不同细菌或菌株再次引发尿路感染。再感染多见于女孩。多在停药后6个月内发生。

如为再发尿路感染，应在进行尿细菌培养后选用2种抗菌药物治疗，疗程10～14天为宜，然后予以小剂量药物维持，以防再发。

3．积极矫治尿路畸形。

4．尿路感染局部治疗　常采用膀胱内药液灌注治疗，主要适用于顽固性慢性膀胱炎经全身给药治疗无效者。

【预后】

急性尿路感染经合理抗菌治疗后，大多数可在数日内症状消失、治愈，但有近50%患者可复发或再感染。再发病例多伴有尿路畸形，其中以VUR最常见。膀胱输尿管反流（VUR）与肾瘢痕关系密切，肾瘢痕的形成是影响儿童UTI预后的最重要因素。肾瘢痕在学龄期儿童最易形成，10岁后进展不明显。一旦肾瘢痕引起高血压，如不能被有效控制，最终将会发展至慢性肾衰竭。

【预防】

尿路感染是可以预防的，可从以下几方面入手：

1．注意个人卫生，不穿紧身内裤，勤洗外阴以防止细菌入侵。

2．及时发现和处理男孩包茎、女孩处女膜伞、蛲虫感染等。

3．及时矫治尿路畸形，防止尿路梗阻和肾瘢痕形成。

（王　墨）

ER-9-4
扫一扫，测一测

？　复习思考题

1．简述儿童泌尿系统的解剖特点。

2．简述急性链球菌感染后肾小球肾炎典型病例的临床表现。

3．简述急性链球菌感染后肾小球肾炎的诊断。

4．简述原发性肾病综合征的临床表现。

第十章　造血系统疾病

PPT 课件

知识导览

学习目标

　　掌握小儿贫血的分类和分度，营养性贫血的病因、临床表现、诊断和治疗；熟悉感染性贫血和免疫性血小板减少性紫癜的临床表现、诊断和治疗；了解小儿造血和血液特点。

第一节　小儿造血和血液特点

一、造血特点

　　小儿造血分为两个阶段（胚胎期造血和生后造血）、三个期（中胚叶造血期、肝脾造血期、骨髓造血期）。

　　1. 胚胎期造血　造血细胞的生成始自卵黄囊的血岛，然后依次出现在肝、脾等髓外造血，最后移至骨髓，形成 3 个不同的造血阶段，之间有重叠交替。

　　（1）中胚叶造血期：自胚胎第 3 周始出现卵黄囊造血，之后在中胚叶组织中出现广泛的原始造血成分，其中主要是原始的有核红细胞。胚胎第 6 周后，中胚叶造血开始减退。

　　（2）肝脾造血期：肝脏造血始于胚胎第 6～8 周，第 4～5 个月时达到高峰，并成为胎儿中期的主要造血部位，6 个月后肝脏造血逐渐衰退。肝脏主要生成红细胞，其次是少量粒细胞和巨噬细胞。脾脏约在胚胎 2 个月时开始参与造血，主要生成红细胞、粒细胞，之后出现单核细胞和淋巴细胞，至胎儿第 5 个月，造红细胞和粒细胞的功能逐渐消失，而造淋巴细胞的功能可持续终生。约从胎儿 4 个月开始，胸腺、淋巴结参与生成淋巴细胞，直至出生以后。

　　（3）骨髓造血期：约在胎儿 4 个月开始，6 个月后成为主要造血器官，生成各种造血细胞，是胎儿后期及生后主要造血场所。

　　2. 生后造血　分骨髓造血和骨髓外造血。

　　（1）骨髓造血：出生后主要是骨髓造血，产生红、粒、巨三系血细胞，随着血细胞不断衰老死亡，维持着数量和功能上的平衡。婴幼儿时期全身骨髓均为红骨髓，全部参与了造血。5～7 岁时长骨骨干部位的红骨髓逐渐被脂肪组织所代替，成为黄骨髓，至成人时期红骨髓仅存在于椎骨、胸骨、肋骨、肩胛骨、锁骨、颅骨、骨盆和长骨的近端。黄骨髓虽不造血，但具有潜在造血功能，当造血不能满足生理需要时，可转化为红髓而恢复造血能力。

　　（2）骨髓外造血：正常情况下，骨髓外造血非常少，淋巴组织是淋巴细胞成熟的场所。当婴幼儿遇到各种感染、贫血、溶血等需要增加造血时，肝、脾和淋巴结可以随时适应需要恢复到胎儿时期的造血状态。此时肝、脾和淋巴结肿大，周围血象可出现有核红细胞和 / 或中幼粒细胞，称为"骨髓外造血"。当感染及贫血纠正后即恢复正常，"骨髓外造血"是小儿时期造血器官的一种特殊反应。

二、血液特点

1. 红细胞数和血红蛋白量　由于胎儿在宫内处于相对缺氧状态，红细胞数和血红蛋白量均较高，出生时红细胞数为 $(5\sim7)\times10^{12}/L$，血红蛋白量为 $150\sim220g/L$。生后随着自主呼吸的建立、血氧分压升高、红细胞生成素减少、大量红细胞破坏、红细胞寿命短等原因，红细胞数及血红蛋白量逐渐减少，至 $2\sim3$ 个月时红细胞数降至 $3\times10^{12}/L$，血红蛋白量降至 $110g/L$ 左右，出现轻度贫血，称为"生理性贫血"。3 个月以后，红细胞数和血红蛋白量又逐渐上升，至 12 岁左右达成人水平。外周血网织红细胞生后 3 天约为 $4\%\sim6\%$，第 7 天降为 2%，以后随生理性贫血恢复而逐渐上升。

2. 血红蛋白种类　人胚胎期 12 周以后红细胞由三种血红蛋白（Hb）组成，即成人型血红蛋白（HbA 和 HbA_2）和胎儿型血红蛋白（HbF）。初生时的血红蛋白以 HbF 为主，占 70%，以后迅速下降，1 岁时不超过 5%，2 岁时仅 2%。成人的血红蛋白大部分是 HbA，约占 95%，HbA_2 占 $2\%\sim3\%$，$HbF<2\%$。了解血红蛋白的变化，对某些遗传性溶血性贫血的诊断有一定意义，如 β 型地中海贫血，HbF 升高是诊断的主要依据。

3. 白细胞数与分类　初生时白细胞数为 $(15\sim20)\times10^9/L$，生后 $6\sim12$ 小时达 $(21\sim28)\times10^9/L$，然后逐渐下降，1 周左右达 $12\times10^9/L$，婴儿期白细胞数在 $10\times10^9/L$ 左右，8 岁以后接近成人水平。

白细胞分为中性粒细胞、淋巴细胞、单核细胞、嗜酸性粒细胞、嗜碱性粒细胞等。初生时中性粒细胞约占 65%，淋巴细胞约占 $30\%\sim35\%$。生后 $4\sim6$ 天两者相等，出现第一次交叉。以后淋巴细胞比例上升，在整个婴幼儿期淋巴细胞约占 60%，中性粒细胞占 35%，至 $4\sim6$ 岁时两者又相等，形成第二次交叉。7 岁后白细胞分类与成人相似。

4. 血小板数　血小板数与成人相近，约为 $(100\sim300)\times10^9/L$。

5. 血容量　小儿血容量相对较成人多，新生儿血容量约 $85ml/kg$，占体重 10%，总血容量约为 300ml；儿童时期血容量约占体重的 $8\%\sim10\%$；成人血容量约占体重的 $6\%\sim8\%$，总血容量平均为 3 600ml。

第二节　小儿贫血的概述

一、贫血的定义

贫血是指外周血中单位容积内红细胞数和 / 或血红蛋白量低于正常。小儿的红细胞数和血红蛋白量随着年龄不同而有差异，世界卫生组织标准如下：血红蛋白（Hb）的低限值 $6\sim59$ 个月为 $110g/L$，血细胞比容（HCT）为 0.33；$5\sim11$ 岁 Hb 为 $115g/L$，HCT 为 0.34；$12\sim14$ 岁 Hb 为 $120g/L$，HCT 为 0.36，海拔每升高 1 000 米，正常血红蛋白上升 4%；低于此值为贫血。6 个月以下的婴儿，考虑到生理性贫血等因素，我国对 6 个月以下婴儿规定的贫血标准是：新生儿期血红蛋白 $<145g/L$，$1\sim4$ 个月血红蛋白 $<90g/L$，$4\sim6$ 个月血红蛋白 $<100g/L$ 者为贫血。

二、贫血的分类

贫血常根据病因和红细胞形态进行分类。

1. 病因分类　按贫血的原因将贫血分为 3 类：红细胞生成不足、溶血性（红细胞破坏增多）、失血性（红细胞丢失）贫血。

（1）红细胞生成不足：①造血原料缺乏，如缺铁性贫血、巨幼红细胞贫血、维生素 B_6 缺乏性贫血；②骨髓造血功能低下，如再生障碍性贫血；③慢性感染、慢性肾病、铅中毒等引起的贫血。

（2）溶血性贫血：有红细胞内在和外在两种因素导致的贫血。

1）红细胞内在因素：①红细胞膜缺陷，如遗传性球形红细胞增多症、遗传性椭圆形红细胞增多症等；②红细胞酶缺乏，如葡萄糖 -6- 磷酸脱氢酶缺乏症（G-6-PD）、丙酮酸激酶缺乏症等；③血红蛋白合成或结构异常，如地中海贫血等。

2）红细胞外在因素：①免疫因素，如新生儿溶血病、自身免疫性溶血性贫血等；②非免疫因素，如感染、理化因素、毒素、脾功能亢进等。

（3）失血性贫血：①急性失血：外伤所致失血、出血性疾病等；②慢性失血：如溃疡病、钩虫病、肠息肉、痔疮等。

2. 形态分类　根据红细胞数、血红蛋白量和血细胞比容计算红细胞平均容积（MCV）、红细胞平均血红蛋白量（MCH）和红细胞平均血红蛋白浓度（MCHC），并据此结果将贫血分为 4 类，见表 10-1。

表 10-1　贫血的细胞形态分类

	MCV（fl）	MCH（pg）	MCHC（%）
正常值	80～94	28～32	32～38
大细胞性	>94	>32	32～38
正细胞性	80～94	28～32	32～38
单纯小细胞性	<80	<28	32～38
小细胞低色素性	<80	<28	<32

三、贫血的分度

根据红细胞数或血红蛋白量将贫血分为轻、中、重和极重 4 度，见表 10-2。新生儿血红蛋白为 90～120g/L 者为轻度；60～90g/L 者为中度；30～60g/L 者为重度；<30g/L 者为极重度。

表 10-2　贫血程度分类

	轻度	中度	重度	极重度
血红蛋白（g/L）	90～120	60～90	30～60	<30
红细胞数（×10^{12}/L）	3～4	2～3	1～2	<1

第三节　营养性贫血

案例 10-1

患儿，男，7 个月，因"发现面色苍白 1 个月，加重伴食欲不振半月"入院。患儿系 G1P1，足月顺产，出生体重 3 000g。生后采用人工喂养，2 个月后开始加米粉；现以米粉喂养为主，牛奶喂养为辅。近 1 个月来患儿面色逐渐苍白，最近半月明显加重，且食欲减退，爱哭闹。现可坐稳，能抓玩具玩，会笑，能认生，不会发爸爸、妈妈等音。按要求预防接种。

体格检查：T 36.5℃，P 125 次 /min，R 32 次 /min；神萎，面色、口唇、睑结膜明显苍白，浅表淋巴结不大；心率 125 次 /min，律齐，心音有力，心尖区可闻及 2/6 级柔和吹风样收缩期杂音；肝肋下 2cm，质软，脾未及。

辅助检查：①全血细胞分析：红细胞计数 3.2×10^{12}/L，血红蛋白 70g/L，红细胞平均体积 64fl，平均红细胞血红蛋白含量 23pg，平均红细胞血红蛋白浓度 21%，网织红细胞 0.01，白细胞计数 10×10^{9}/L，中性粒细胞百分比 35%，淋巴细胞百分比 0.65%，血小板计数 150×10^{9}/L。②血涂片见红细胞大小不等，以小细胞为主，染色浅淡，中央苍白圈扩大。

分析：

1. 该患儿的初步诊断是什么？
2. 如何治疗？

一、缺铁性贫血

缺铁性贫血（iron deficiency anemia，IDA）是由于体内铁缺乏造成血红蛋白合成减少而引起的小细胞低色素性贫血。起病缓慢，多发生于 6 个月至 2 岁婴幼儿，以铁摄入不足为常见原因，因此主要是营养性缺铁性贫血，是我国儿童重点防治的"四病"之一。临床以小细胞低色素性贫血、血清铁蛋白减少和铁剂治疗有效为特点。

【**铁的代谢**】

1. 铁的来源及分布　主要来自食物，占人体铁摄入量的 1/3。动物性食物尤其是精肉、血、内脏含铁量高，吸收率达 10%～25%；母乳与牛乳含铁量均低，但母乳铁的吸收率较牛乳高。植物性食物如大豆、木耳、海带等铁的吸收率约为 1.7%～7.9%。体内红细胞衰老破坏后释放的血红蛋白铁，占人体铁摄入量的 2/3，几乎能全部被再利用。

人体内的铁约有 70% 为功能铁，主要是血红蛋白铁，其次是肌红蛋白铁，极少量在含铁的酶中；约有 30% 为储备铁，主要以铁蛋白及含铁血黄素形式存在。

2. 铁的吸收与转运　食物中的铁主要在十二指肠和空肠上段以亚铁形式被吸收，一部分暂时保存在肠黏膜细胞中，另一部分运送到需铁或贮铁组织供给机体利用或作为贮存备用。

肠腔内铁的吸收会受到一些因素的影响，如维生素 C、稀盐酸、果糖、氨基酸等还原物质可促进铁的吸收；而磷酸、草酸等可与铁形成不溶性铁酸盐，难以吸收；茶、咖啡、蛋、牛奶、植物纤维、抗酸药物等可抑制铁的吸收。

3. 铁的利用与储存　铁到达骨髓造血组织后即进入幼红细胞内，与原卟啉结合形成血红素，血红素与珠蛋白结合形成血红蛋白。此外，铁还被用于合成肌红蛋白和某些需铁的酶，如细胞色素 C、单胺氧化酶、过氧化物酶、过氧化氢酶、琥珀酸脱氢酶等。未被利用的铁以铁蛋白和含铁血黄素的形式贮存,当机体需要铁时,在还原酶的作用下,铁蛋白中的铁释放到需铁的组织被利用。

4. 铁的排泄　正常情况下,每日有极少量的铁排出体外。小儿每日排出量约为 15μg/kg,约 2/3 随脱落的肠黏膜细胞、红细胞、胆汁由肠道排出,其他经肾脏和汗腺排出,表皮细胞脱落也失去极微量的铁。

5. 铁的需要量　处于生长期的儿童,对铁的需要量相对比成人多。足月儿自生后 4 个月至 3 岁每天约需铁 1mg/kg,早产儿约为 2mg/kg,各年龄小儿每天摄入总量不宜超过 15mg。

【病因】

1. 先天储铁不足　胎儿从母体获得铁,尤其孕期最后 3 个月获得最多,足月儿从母体获得的铁足够其生后 4~5 个月内所需。但早产、多胎、胎儿失血和孕母严重缺铁等都会导致胎儿储铁减少。

2. 铁摄入量不足　是缺铁性贫血发生的主要原因。人奶、牛奶、谷类食物含铁量均低,且后两种食物铁的吸收率亦低,如不及时添加含铁丰富的辅食,易引起铁缺乏。年长儿如果偏食、挑食,摄入动物性食物较少,也容易发生缺铁性贫血。

3. 铁的需要量增加　婴幼儿生长发育迅速,体重增加快,血容量、血细胞相应增加,1 岁时血液循环中的血红蛋白增加 2 倍,早产儿体重和血红蛋白增加倍数更高,对铁的需要量增加;青春期是生长发育的第二个高峰,如果不及时补铁,也容易导致缺铁。

4. 铁的吸收障碍　食物搭配不合理可影响铁的吸收;慢性腹泻时铁的吸收减少,铁的排泄增加。

5. 铁的丢失过多　每 1ml 血中约含铁 0.5mg,如果长期慢性失血会导致铁的丢失增多。引起慢性失血的原因:消化道溃疡、肠息肉、梅克尔憩室、钩虫病等;饮用未经煮沸消毒的鲜牛奶因过敏而致肠出血;青春期少女初潮后因月经量过大也可造成铁丢失过多。

【发病机制】

1. 缺铁对血液系统的影响　铁是合成血红蛋白的重要原料,缺铁将导致血红蛋白生成减少,导致新生的红细胞内血红蛋白含量不足,细胞质减少,细胞变小;而缺铁对于细胞的增殖影响较小,故红细胞数量减少程度不如血红蛋白的减少明显,形成小细胞低色素性贫血。

从缺铁到贫血发生通常经过三个阶段:①铁减少期(iron depletion,ID):此阶段体内储存铁已减少,但供红细胞合成血红蛋白的铁尚未减少,表现为血清铁蛋白减少。②红细胞生成缺铁期(iron deficient erythropoiesis,IDE):此期储存铁进一步耗竭,红细胞生成所需的铁亦不足,但循环血中的红细胞尚未减少。此期表现为红细胞游离原卟啉增多。③缺铁性贫血期(iron deficiency anemia,IDA):此期血红蛋白合成减少,出现小细胞低色素性贫血,同时伴有非造血系统的表现。

2. 缺铁对其他系统的影响　缺铁可导致肌红蛋白合成不足,并使多种含铁的酶活性降低,引起相应的临床表现。这些酶与生物氧化、组织呼吸、神经介质分解与合成有关,故铁缺乏时造成细胞功能紊乱,产生一系列非造血系统的表现。如体力减弱、易疲劳、表情淡漠、注意力难以集中、记忆力减退和智力减低等。这些表现可发生在贫血不严重时或贫血表现出现之前。缺铁还可引起上皮细胞退变、萎缩,出现舌炎、口腔炎和反甲;引起胃酸缺乏、小肠黏膜变薄而致消化功能减退;引起细胞免疫及中性粒细胞功能下降致抗感染能力减低等。

【临床表现】

任何年龄均可发病,常见于 6 个月至 2 岁。起病缓慢、隐匿,贫血多为轻中度。症状的轻重取决于贫血的程度和贫血发生进展的速度。

1. 一般表现　皮肤黏膜逐渐苍白,以甲床、唇及口腔黏膜较明显,常有烦躁不安或精神不振，易疲乏，不爱活动，食欲减退；年长儿可自述乏力、头晕、眼前发黑、耳鸣等。

2．髓外造血表现　由于髓外造血，肝、脾、淋巴结轻中度肿大；年龄越小，病程越长，贫血越重，肝脾大越明显，但很少超过中度。

3．非造血系统表现

（1）消化系统表现：食欲减退、呕吐、腹泻；口腔炎、舌炎、舌乳头萎缩、舌面光滑；异食癖，如嗜吃泥土、墙皮、米等；严重者可出现萎缩性胃炎或吸收不良综合征。

（2）神经系统表现：常有烦躁不安或精神萎靡，年长儿精神不集中、注意力降低，记忆力减退，智力多数低于正常同龄儿。学龄儿童可以出现行为异常。

（3）心血管系统表现：明显贫血时心率增快，严重者心脏扩大甚至出现心力衰竭。

（4）其他：因细胞免疫功能降低，常合并感染；因上皮组织异常而出现反甲等。

【辅助检查】

1．外周血象　红细胞及血红蛋白均减少，血红蛋白减少更明显。血涂片可见红细胞大小不等，以小细胞居多，中央淡染区扩大，呈小细胞低色素性贫血改变。网织红细胞数正常或稍低。白细胞及血小板一般无改变。

2．铁代谢的检查　血清铁蛋白（SF）减少，$<12\mu g/L$，提示缺铁；血清铁（SI）减低，$<9.0\sim10.7\mu mol/L$ 有意义；总铁结合力（TIBC）增高，$>62.7\mu mol/L$ 有意义；转铁蛋白饱和度（TS）$<15\%$有诊断意义；红细胞游离原卟啉（FEP）$>0.9\mu mol/L$ 提示细胞内缺铁。

3．骨髓象　红系增生活跃，以中、晚幼红细胞增生为主，各期红细胞均较小，胞质少，染色偏蓝，胞质发育落后于胞核。粒细胞和巨核细胞系多无异常。

【诊断和鉴别诊断】

根据患儿发病年龄、喂养史、临床表现及血象特点，一般可作出初步诊断。进一步做有关铁代谢的生化检查有确诊意义。必要时可做骨髓检查。用铁剂治疗有效可证实诊断。诊断确定后需要注意寻找缺铁的原因，以利于防治。

诊断缺铁性贫血需要注意与地中海贫血、慢性感染性贫血、铁粒幼红细胞性贫血、肺含铁血黄素沉着症及铅中毒等鉴别。

【治疗】

主要原则是去除病因和铁剂治疗。

1．一般治疗　加强护理，保证休息和睡眠；避免感染，如伴有感染者积极控制感染；重度贫血者注意保护心脏功能；根据患儿消化能力，给予含铁质丰富的高营养高蛋白膳食，如蛋黄、瘦肉、豆制品等，注意饮食的合理搭配，以增加铁的吸收。

2．去除病因　尽可能查寻导致缺铁的原因和基础疾病，并采取相应措施去除病因。如饮食不当者应纠正不合理的饮食习惯和食物组成，有偏食习惯者应予纠正；及时添加辅食，添加铁剂强化食品；如有慢性失血性疾病，如钩虫病、肠道畸形等，应予以及时治疗。

3．铁剂治疗

（1）口服铁剂：铁剂是治疗缺铁性贫血的特效药，如无特殊原因，应采用口服给药法，副作用少，效果好。用二价铁，容易吸收。常用的口服药物有右旋糖酐铁（含元素铁35%）、多糖铁复合物（含元素铁46%）等。口服铁剂的剂量为元素铁每日 $4\sim6mg/kg$，分 3 次口服，一次量不应超过 $1.5\sim2mg/kg$。由于铁剂对胃肠道的刺激，可引起胃肠道不适、恶心、呕吐、便秘或腹泻，故服用铁剂时应从小剂量开始，并在两餐之间服用，可减轻反应。如无不良反应，可在 $1\sim2$ 日内加至全量；同时服用维生素 C、果糖、稀盐酸等促进铁剂吸收的物质；避免与牛奶、茶、咖啡等影响铁吸收的物质同服。

（2）注射铁剂：注射铁剂副作用较大，甚至可发生过敏导致死亡，故需慎用。适用于不能口服铁剂、口服铁剂吸收不良、胃肠不良反应严重或诊断明确但是口服铁剂无治疗反应者。常用的注射制剂包括：山梨醇枸橼酸铁复合物、右旋糖酐铁复合物、葡萄糖氧化铁等。

（3）铁剂治疗后反应：口服铁剂 12～24 小时后，细胞内含铁酶开始恢复，烦躁不安等精神症状减轻，食欲改善。网织红细胞在服药 2～3 天后开始上升，5～7 天达高峰，2～3 周后下降至正常。治疗 1～2 周后血红蛋白逐渐上升，通常于治疗 3～4 周达到正常。如果 3 周内血红蛋白上升不足 20g/L，注意寻找原因。如治疗效果满意，血红蛋白恢复正常后再用铁剂 6～8 周停药。

4. 输红细胞　一般不必输红细胞，但有下列情况可选择：①贫血严重，尤其发生心力衰竭；②合并感染；③急需外科手术。贫血越严重，每次输注量应越少。血红蛋白在 30g/L 以下者，应采用等量换血方法；血红蛋白在 30～60g/L 者，每次可输注浓缩红细胞 4～6ml/kg；血红蛋白在 60g/L 以上者，不必输红细胞。

【预防】

缺铁性贫血是可防可治的，通过卫生宣教工作，使全社会尤其是家长认识到缺铁对小儿的危害及做好预防工作的重要性，使之成为儿保工作中的重要内容。主要预防措施包括：①提倡母乳喂养。②及时添加含铁丰富的辅食，如瘦肉、动物血、蛋黄、鱼、内脏等，并注意膳食的合理搭配。③婴幼儿食品（谷类制品、牛奶制品等）应加入适量铁剂加以强化。④早产、双胎、多胎及低出生体重儿，由于出生时体内储铁量少，宜从 2 个月左右给予铁剂预防。

二、巨幼红细胞贫血

巨幼红细胞贫血是由于维生素 B_{12} 和 / 或叶酸缺乏所致的一种大细胞性贫血，又称营养性大细胞性贫血。主要临床特点是贫血、神经精神症状，红细胞胞体变大、骨髓中出现巨幼变的红系和粒系细胞，用维生素 B_{12} 和 / 或叶酸治疗有效。多见于 2 岁以内小儿。

【病因】

1. 摄入量不足　维生素 B_{12} 主要存在于动物性食物，如肝、肾、肉类、蛋类等；叶酸主要存在于新鲜蔬菜、水果、谷类、酵母和动物肝肾等中。引起维生素 B_{12} 和 / 或叶酸摄入量不足的原因有：①孕母缺乏维生素 B_{12} 或乳母长期素食，导致胎儿从母体获得的维生素 B_{12} 和叶酸量少。②生后单纯乳类（羊乳中叶酸含量更低）喂养而未及时添加辅食。③人工喂养不当或偏食、素食者，烹饪不当，如蔬菜烹煮时间过长会破坏叶酸。

2. 需要量增加　①婴儿生长发育快，需要量增多。②急慢性感染及维生素 C 缺乏时也可使维生素 B_{12} 和叶酸消耗增多。

3. 吸收或代谢障碍　摄入的维生素 B_{12} 在胃内与内因子结合后经回肠吸收，储存于肝脏；叶酸主要在十二指肠和空肠被吸收。①长期腹泻、小肠病变、小肠切除术后等可影响维生素 B_{12} 和叶酸的吸收。②长期应用广谱抗生素导致消化道菌群失调，也可影响肠内含叶酸的细菌被清除而减少叶酸供应。③某些药物（如甲氨蝶呤、苯妥英钠等）可影响叶酸代谢。

【发病机制】

体内叶酸经叶酸还原酶的作用和维生素 B_{12} 的催化作用下生成四氢叶酸，后者是 DNA 合成过程中必需的辅酶。维生素 B_{12} 或叶酸缺乏时均可导致四氢叶酸生成减少，引起 DNA 合成减少，使幼红细胞分裂和增殖速度减慢，而血红蛋白的合成不受影响，故导致胞核发育落后于胞质，形成巨幼红细胞。红细胞生成慢、巨幼红细胞易被破坏、生成进入血液循环的红细胞寿命缩短，从而造成贫血。粒细胞和血小板巨核细胞也因 DNA 合成不足而成熟障碍，出现巨大幼稚粒细胞和中性粒细胞分叶过多现象，可致血小板减少，出现巨大血小板。

维生素 B_{12} 还参与神经髓鞘脂蛋白形成，因而能保持含有神经髓鞘的神经纤维的功能完整性。当维生素 B_{12} 缺乏时，可导致中枢和外周神经髓鞘受损，出现神经精神症状。除此之外，维

生素 B_{12} 缺乏还可使中性粒细胞和巨噬细胞杀菌作用减弱,而易发生感染,特别是结核杆菌的感染,故维生素 B_{12} 缺乏患儿还易患结核病。叶酸缺乏主要引起情感改变,偶见深感觉障碍,其机制尚未明了。

【临床表现】

以 6 个月至 2 岁多见,起病缓慢。

1. 一般表现　多呈虚胖或颜面轻度水肿,毛发纤细稀疏、发黄,严重者皮肤有出血点或瘀斑。

2. 贫血及髓外造血表现　皮肤常呈蜡黄色,睑结膜、口唇、指甲等处苍白,偶有轻度黄疸;疲乏无力;常伴肝、脾大。

3. 神经精神症状　可出现烦躁不安、易怒等症状。维生素 B_{12} 缺乏者表现为表情呆滞,目光发直、反应迟钝,嗜睡、不认亲人,少哭不笑,智力、动作发育落后甚至退步。重症病例可出现不规则性震颤,手足无意识运动,甚至抽搐、感觉异常、共济失调、踝阵挛和巴宾斯基征阳性等。叶酸缺乏不发生神经系统症状,但可导致神经精神异常。

4. 其他　消化系统症状常出现较早,如厌食、恶心、呕吐、腹泻和舌炎等;贫血严重者可有心前区收缩期杂音、心脏扩大甚至心功能不全。

【辅助检查】

1. 外周血象　红细胞数和血红蛋白量均减少,红细胞数减少更明显;血涂片可见红细胞大小不等,以大细胞为主,中央淡染区不明显,可见巨幼变的有核红细胞;中性粒细胞分叶过多;白细胞、血小板计数常减少。

2. 骨髓象　增生活跃,以红细胞系增生为主,原红细胞及早幼红细胞均增加,且胞体变大;分叶粒细胞及巨核细胞均有核分叶过多现象。

3. 血清维生素 B_{12} 和叶酸测定　血清维生素 B_{12} <100ng/L,叶酸 <3μg/L。

【诊断】

根据发病年龄、喂养史、临床表现,结合血象特点可作出诊断,骨髓检查可以帮助诊断。在此基础上,如精神症状明显,则考虑为维生素 B_{12} 缺乏所致。有条件可测定血清维生素 B_{12} 和叶酸水平,以进一步确诊。

【治疗】

1. 一般治疗　注意营养,及时添加辅食;加强护理,防止感染;震颤明显而不能进食者可用鼻饲。

2. 去除病因　对引起维生素 B_{12} 和叶酸缺乏的原因应予去除。

3. 维生素 B_{12} 和叶酸治疗　有神经精神症状者以维生素 B_{12} 治疗为主,如单用叶酸反而有加重症状的可能。维生素 B_{12} 500～1 000μg,一次肌内注射;或每次肌内注射 100μg,每周 2～3 次,连用数周,直至临床症状好转,血象恢复正常为止;有神经系统受累表现者,可每日 1mg,连续肌内注射 2 周以上;若是维生素 B_{12} 吸收缺陷者,每月肌内注射 1mg,长期应用。

用维生素 B_{12} 治疗后 6～7 小时骨髓内巨幼红细胞可转为正常幼红细胞;一般精神症状 2～4 天后好转;网织红细胞 2～4 天开始增加,6～7 天达高峰,2 周后降至正常;神经精神症状恢复较慢。

叶酸口服剂量为 5mg,每日 3 次,连续数周至临床症状好转、血象恢复正常为止。同时口服维生素 C 有利于叶酸的吸收。服叶酸 1～2 天后食欲好转,骨髓中巨幼红细胞转为正常;2～4 天网织红细胞增加,4～7 天达高峰,2～6 周红细胞和血红蛋白恢复正常。因使用抗叶酸代谢药物而致病者,可用甲酰四氢叶酸钙治疗。先天性叶酸吸收障碍者,口服叶酸剂量应增至每日 15～50mg 才有效。

叶酸和维生素B$_{12}$的来源

人体所需的维生素B$_{12}$主要从食物中摄取,含维生素B$_{12}$丰富的食物一般是动物性食物,如肉类、动物内脏(肝、肾)、海产品、禽蛋等,而植物性食物一般不含维生素B$_{12}$。它的生理需要量:成人为2～3μg/d;婴儿为0.5～1μg/d。由于许多食物中含有维生素B$_{12}$,如日常饮食均衡,仅从食物中摄取的维生素B$_{12}$即可满足生理需要。

绿叶蔬菜、水果、果仁、酵母、谷类和动物内脏(肝、肾)等均含有丰富叶酸,但如经加热即被破坏。叶酸的生理需要量很少,为20～50μg/d,人乳和牛乳均可提供足够的叶酸,但羊乳内叶酸则明显不足。

治疗初期,由于红细胞大量新生,使细胞外钾转移至细胞内,可引起低血钾,应预防性补钾。

4. 输注红细胞　重度贫血者可予以红细胞输注。

【预防】

改善哺乳期母亲的营养,婴儿应及时添加辅食,注意饮食均衡,及时治疗肠道疾病,注意合理应用抗叶酸代谢药物。

第四节　感染性贫血

感染性贫血(又称婴儿营养性感染性贫血、雅克什综合征或雅克什贫血)多发生于婴幼儿时期,临床主要表现为贫血、肝脾大、外周血白细胞数增多并出现幼稚粒细胞和有核红细胞。

【病因和发病机制】

本病不是一个独立的疾病,而是婴幼儿时期机体对于贫血、感染的一种特殊反应。主要致病因素是营养缺乏(特别是造血物质)和慢性或反复感染,如呼吸道感染、皮肤化脓性感染、泌尿系统感染、肠道感染、结核病等。营养不良和佝偻病可使病情加重。

婴幼儿时期骨髓造血储备力较差,在发生营养性贫血及反复或慢性感染的情况下,一方面要求机体造血功能代偿增加,另一方面又因感染中毒使骨髓造血功能受到抑制,因此必须恢复骨髓外造血功能以代偿骨髓造血的不足。本病的肝脾大及特殊血象主要与骨髓外造血有关。

【临床表现】

本病多发生在6个月至2岁的婴幼儿。起病缓慢,面色逐渐苍白或蜡黄色,消瘦,精神萎靡;常由于反复感染而有不规则发热,有时可见皮肤出血点和水肿。肝脾逐渐肿大,以脾大为明显,常达脐下,全身浅表淋巴结轻度肿大。

【辅助检查】

1. 外周血象　贫血多在中等度以上,常呈营养性混合性贫血,网织红细胞轻度增加,血小板正常,偶可减少。白细胞数明显增多,可达(30～40)×10^9/L以上,分类中可见中性中幼粒及晚幼粒细胞,甚至可见少数原粒细胞。

2. 骨髓象　骨髓有核细胞增生活跃或明显活跃。细胞分类和形态所见与营养性贫血相似。少数病例呈增生低下,淋巴细胞相对增多,巨核细胞减少。

【诊断和鉴别诊断】

诊断主要根据婴幼儿期发病,有明显营养缺乏及反复或慢性感染史,肝脾大,血象白细胞数增多和出现幼稚粒细胞及有核红细胞,即可作出诊断。但应注意与下列疾病鉴别:

1. 急性白血病　急性白血病的病情发展迅速,有出血倾向,白细胞数多少不一,血小板减少。骨髓象有典型的白血病改变。

2. 类白血病反应　末梢血白细胞数增多并出现幼稚粒细胞,这与感染性贫血相似。但类白血病反应可查出原发病(如败血症、严重结核病等),脾大程度一般较轻,原发病控制后临床症状好转,血象恢复正常。

【治疗】

首先是控制感染,清除慢性感染灶,然后根据营养性贫血的性质,使用铁剂,维生素 B_{12} 或叶酸治疗。其他治疗如输血、改善营养等与营养性贫血相同。

第五节　免疫性血小板减少性紫癜

免疫性血小板减少性紫癜(immune thrombocytopenic purpura,ITP)又称特发性血小板减少性紫癜,是小儿常见的出血性疾病。其临床特点是皮肤、黏膜自发性出血、血小板减少、出血时间延长和血块收缩不良,骨髓巨核细胞发育受到抑制。

【病因和发病机制】

血小板、血管和凝血因子共同承担机体止凝血功能,血小板减少致凝血功能障碍,出血倾向发生。导致 ITP 的病因和发病机制尚未完全明了。

80% 患儿发病前有病毒感染史,预防接种也可诱发本病。目前认为,本病是一免疫性疾病,病毒感染或其他因素使机体产生血小板相关抗体,抗体与血小板膜发生交叉反应,结合了抗体的血小板被脾脏单核巨噬细胞吞噬和破坏,使血小板寿命缩短,血小板数量减少。在病毒感染清除后,此类抗体可继续存在,因而导致血小板长期减少,并作用于骨髓中巨核细胞,导致巨核细胞成熟障碍,巨核细胞生成和释放均受到严重影响,使血小板进一步减少。

脾是破坏血小板的主要器官;脾也是产生抗血小板抗体的主要器官。

【临床表现】

1. 急性型　本病见于小儿各年龄时期,以 1～5 岁多见,无性别差异,春季发病较多。

(1)病毒感染史:急性型患儿在发病前 1～3 周常有病毒感染史,如上呼吸道感染、流行性腮腺炎、水痘、风疹、麻疹、传染性单核细胞增多症等,偶亦见于免疫接种后。

(2)皮肤、黏膜出血:为本病的突出表现。患儿自发性皮肤和黏膜出血,多为针尖大小的皮内或皮下出血点,呈瘀斑或紫癜,少见皮肤出血斑和血肿。皮疹分布不均,通常以四肢为多,在易于碰撞的部位更多见。大多数患儿发疹前无任何症状,部分可有发热。

(3)其他部位出血:常伴有鼻衄或齿龈出血,胃肠道大出血少见,偶见肉眼血尿。青春期女性患者可有月经过多。少数可有结膜下和视网膜出血。颅内出血少见,一旦发生,则预后不良。

出血严重者可致贫血,肝脾偶见轻度肿大,淋巴结不肿大。大约 80%～90% 患儿于发病后 1～6 个月内痊愈,10%～20% 的患儿呈慢性病程。病死率约 0.5%～1%,主要致死原因为颅内出血。

2. 慢性型　病程超过 6 个月,多见于学龄期及学龄后的儿童,男女发病数比例为 1:3。常起病隐匿和缓慢,出血症状较急性轻,主要为皮肤黏膜出血,可为持续性或反复发作出血,每次发作可持续数月甚至数年。病程呈发作与间歇缓解交替出现,间歇期可自数周至数年,约 30% 患儿于发病数年后可自然缓解。反复发作者脾脏可轻度肿大。

【辅助检查】

1. 外周血象　血小板计数 $<100\times10^9$/L,出血轻重与血小板数多少有关。血小板 $<50\times10^9$/L 时可见自发性出血,$<20\times10^9$/L 时出血明显,$<10\times10^9$/L 时出血严重。慢性型者可见血小板大小

不等,染色较浅。失血较多时可致贫血,白细胞数正常。出血时间延长,血块收缩不良,血清凝血酶消耗不良。

2.骨髓象　为了确诊此病并排除白血病和再生障碍性贫血等血小板减少性疾病时需要进行骨髓检查。急性型巨核细胞总数正常或稍高,慢性型巨核细胞增多。幼稚巨核细胞增多,核分叶减少,核 - 浆发育不平衡,产生血小板的巨核细胞明显减少,其胞质中有空泡形成、颗粒减少和胞质量少等现象。

3.其他检查　①血小板抗体检查主要是血小板表面 IgG(PAIgG)增高,阳性率 66%～100%,但非本病特异性改变;②束臂试验阳性;③血小板寿命测定:用放射性核素测定血小板寿命,正常为 8～10 天,ITP 时血小板存活时间明显缩短,甚至仅为数小时,一般不作为常规检查。

【诊断和鉴别诊断】

临床以皮肤黏膜出血为主要表现;无明显肝、脾及淋巴结肿大;反复查血小板计数 <100×10⁹/L;骨髓巨核细胞分类中以成熟未释放血小板的巨核细胞为主,巨核细胞总数增加或正常;血清中检出抗血小板抗体;以上表现并排除其他引起血小板减少的疾病即可诊断。

临床上主要根据病程的长短将本病分为急性和慢性两型:≤6 个月为急性型,>6 个月为慢性型。

本病需与下列疾病相鉴别:

1.急性白血病　外周血白细胞不增高的急性白血病易与 ITP 相混淆,通过血涂片和骨髓检查见到白血病细胞即可确诊。

2.再生障碍性贫血　表现为发热、贫血、出血,肝、脾、淋巴结不肿大,与 ITP 合并贫血者相似。但再生障碍性贫血的患儿贫血较重,外周血白细胞数和中性粒细胞数减少,骨髓造血功能减低,巨核细胞减少有助于诊断。

3.过敏性紫癜　为出血性斑丘疹,对称分布,成批出现,多见于下肢和臀部,血小板数正常,一般易于鉴别。

4.继发性血小板减少性紫癜　严重细菌和病毒感染均可以引起血小板减少,化学药物、脾功能亢进、部分自身免疫性疾病(如系统性红斑狼疮等)、恶性肿瘤侵犯骨髓和某些溶血性贫血等均可导致血小板减少,应注意鉴别。

【治疗】

1.一般治疗　注意减少活动,避免创伤,防止感染,重度者卧床休息。忌服具有抑制血小板的药物(如阿司匹林),可静脉给予大量维生素 C 和口服维生素 P 等。

2.肾上腺皮质激素　可降低毛细血管通透性;抑制血小板抗体产生;抑制单核巨噬细胞系统破坏有抗体吸附的血小板。常用泼尼松 1.5～2mg/(kg·d),分 3 次口服;疗程 2～3 周。出血严重者,可用冲击疗法:地塞米松 0.5～2mg/(kg·d),或甲泼尼龙 15～30mg/(kg·d),静脉滴注,连用 3 天,症状缓解后改服泼尼松口服。用药至血小板数回升至接近正常水平时即可逐渐减量,疗程一般不超过 4 周。停药后如有复发,可再用泼尼松治疗。

3.大剂量静脉丙种球蛋白　多用于出血严重、血小板减少明显的急性患儿。用法:0.4g/(kg·d),连续 5 天静脉滴注;或每次 1g/kg,静脉滴注,必要时次日可再用 1 次;以后每 3～4 周 1 次。

4.血小板和红细胞输注　仅作为严重出血时的紧急治疗。因患儿血中存在抗血小板抗体,输入的血小板会很快被破坏,故通常不输血小板;只有在发生颅内出血或急性内脏大出血、危及生命时才输注血小板,但需同时予以较大剂量的肾上腺皮质激素,以减少输入血小板被破坏。因出血而致贫血时,可输给浓缩红细胞。

5.抗 D 免疫球蛋白　又称抗 Rh 球蛋白,其作用机制尚未完全清楚,主要作用是封闭网状内皮细胞的 Fc 受体。其升高血小板作用较激素和大剂量静脉丙种球蛋白慢,但持续时间长。常用剂量为每日 25～50µg/kg,静脉注射,连用 5 天为一疗程。主要副作用是轻度溶血性输血反应和 Coombs 试验阳性。

6.脾切除和部分性脾栓塞　绝大多数急性型不必脾切除,脾切除对慢性型的缓解率约为 70%。脾切除适用于病程超过 1 年,血小板 $<50\times10^9$/L(尤其是 $<20\times10^9$/L),有较严重的出血症状,内科治疗效果不好者。手术宜在 6 岁以后进行。10 岁以内发病的患者,其 5 年自然缓解机会较大,尽可能不做脾切除。骨髓巨核细胞数减少者不宜做脾切除。术前 PAIgG 极度增高者,脾切除的疗效亦较差。

部分性脾栓塞术是通过介入插导管至脾门部栓塞脾动脉,阻断脾外周皮质的供血动脉,使脾脏皮质缺血、坏死、液化并逐渐吸收,达到部分切除脾的目的。由于保留了脾的髓质即保留了脾的免疫功能,尤其适用于儿童期激素治疗无效的 ITP。

7.免疫抑制剂　慢性 ITP 患者经上述治疗无效、复发或难治时,可以考虑使用免疫抑制剂。如长春新碱、环磷酰胺和环孢素等,单药或联合化疗。免疫抑制剂的副作用较多,应用过程中应密切观察,常需要在儿童血液专科进行治疗随访。

8.其他　达那唑是一种合成的雄性激素,对部分病例有效;α-2b 干扰素对部分顽固病例有效。

(余测香)

复习思考题

1. 简述贫血的分类和分度。
2. 如何对营养性贫血和免疫性血小板减少性紫癜进行诊断和治疗?
3. 简述铁剂治疗的方法。

扫一扫,测一测

ER-10-3

第十一章 中枢神经系统疾病

> ## 学习目标
>
> 掌握化脓性脑膜炎、病毒性脑膜炎、脑性瘫痪的临床表现及治疗措施;熟悉癫痫的分型及各型的临床特点;了解小儿中枢神经系统症状的特点。

第一节 小儿神经系统解剖生理特点

在小儿生长发育过程中,神经系统发育最早,而且发育速度亦为前两年里各系统中最快的。胎儿的中枢神经系统由胚胎时期的神经管形成,周围神经系统的发育有不同的来源,但主要来自神经嵴。中枢神经系统包括脑和脊髓。小儿时期中枢神经系统的发育处于领先地位,但各部分的发育速度却不尽相同。

一、脑

脑位于颅腔,包括大脑、间脑、脑干(即中脑、脑桥、延髓)和小脑。出生时新生儿的皮质下系统如丘脑、苍白球在功能上已比较成熟,一些运动功能的发育与之有关。延髓在出生时发育已基本成熟,呼吸、循环、吸吮、吞咽等重要的生命中枢均在延髓。

小儿脑发育很快。新生儿脑的平均重量约为 370g,相当于体重的 10%～12%,达成人脑重的 25% 左右,此时神经细胞数目已与成人接近。到 6 个月时已达 700g 左右,1 岁时达 900g 左右,是成人脑重(约为 1 500g,相当于体重的 2.5%)的 60%。出生时新生儿脑在外部形态上已基本具备了成人大脑所具有的沟回,但脑沟较浅,脑回较宽,随着年龄增长脑沟和脑回逐渐加深和增厚,6 个月时已接近成人。新生儿脑皮质比较薄,皮质细胞分化不全,3 岁时细胞已大致分化完成,8 岁时已与成人无大区别。小儿出生后,皮质细胞的数目与成人相同,但其树突和轴突少而短,以后的变化主要是神经细胞体积的增大和树突的增多、加长及功能的日趋成熟、完善。

婴幼儿时期,大脑皮质发育不成熟,神经细胞功能分化不全,神经活动很不稳定,皮质下中枢兴奋性较高,神经纤维的髓鞘形成不全,兴奋、抑制易于扩散并产生泛化现象。因此,婴幼儿睡眠时间较长、肌肉张力较高,遇到强烈刺激易于出现昏睡、惊厥等。

二、脊 髓

脊髓位于椎管内,出生时脊髓的结构已较完善,功能发育也较成熟,2 岁时其结构已接近成人。出生时脊髓重 2～6g,至成人期可增加 4～5 倍。脊髓随年龄而增长。胚胎 3 个月时脊髓与椎管等长,从胚胎第 4 个月起,脊髓生长速度慢于椎管,新生儿脊髓末端位于第 2 腰椎下缘水平,4 岁时上移至第 1 腰椎水平。4 岁以前的小儿腰椎穿刺应在第 4～5 腰椎间隙进行,以免损伤脊髓。

婴幼儿时期，神经髓鞘发育不全(约4岁完成发育)，在外界刺激作用于神经而传入大脑的过程中，因无髓鞘的隔离，兴奋易传于邻近的纤维，在大脑皮质内不能形成一个确定的兴奋灶，同时刺激在无髓鞘的神经中传导也较慢，因此小儿对外来的刺激反应较慢且易于扩散、泛化。

三、脑脊液及其循环

脑和脊髓的表面由外向内包有硬膜、蛛网膜和软膜三层被膜。紧贴脊髓表面的软膜为软脊膜，软脊膜与蛛网膜之间宽阔的腔隙称为蛛网膜下腔，腔内充满无色透明的脑脊液(cerebral spinal fluid，CSF)。脊髓和马尾周围有CSF保护。CSF主要由各脑室的脉络丛分泌。CSF的循环途径：从侧脑室脉络丛产生的CSF，经过室间孔流至第3脑室，再经中脑水管流入第4脑室，在第4脑室，经外侧和正中孔出脑室，进入脊髓和脑的蛛网膜下腔，经蛛网膜流向大脑背面，由蛛网膜粒渗入上矢状窦归入静脉。

影响CSF分泌的因素很多，如内分泌、营养、年龄、液体出入量、体温、疾病和药物等。腰椎穿刺即是将针刺入蛛网膜下腔的下部，以获得CSF协助临床诊断。几种神经系统常见疾病的脑脊液改变特点见表11-1。

表11-1 神经系统常见疾病的脑脊液改变

疾病	压力 (kPa)	常规分析			生化分析		
		外观	Pandy 试验	白细胞数 (×10^6/L)	蛋白含量 (g/L)	糖含量 (mmol/L)	氯化物含量 (mmol/L)
正常	0.69~1.96 新生儿：0.29~0.78	清亮 透明	-	0~10 婴儿：0~20	0.2~0.4 新生儿：0.2~1.2	2.8~4.5 婴儿：3.9~5.0	117~127 婴儿：110~122
化脓性脑膜炎	增高	混浊，米汤样	+~+++	数百~数千，多核为主	增高或明显增高	明显降低	多数降低
结核性脑膜炎	不同程度增高	微浊，毛玻璃样	+~+++	数十~数百，淋巴为主	增高或明显增高	明显降低	多数降低
病毒性脑膜炎	不同程度增高	清亮，个别微浊	-~+	正常~数百，淋巴为主	正常或轻度增高	正常	正常
隐球菌性脑膜炎	高或很高	微浊，毛玻璃样	+~+++	数十~数百，淋巴为主	增高或明显增高	明显降低	多数降低
中毒性脑病	增高	清亮	-~+	正常	正常或轻度增高	正常	正常

四、神 经 反 射

小儿大脑皮质功能的发育比其形态学的发育要慢。小儿神经反射与神经系统的发育成熟程度有密切关系，小儿的神经反射活动过程很不稳定，某些神经反射在不同的年龄有不同的意义。

1. 小儿出生时就具有的特殊反射 如吸吮反射(sucking reflex)、拥抱反射(Moro reflex)、握持反射(grasp reflex)、觅食反射(rooting reflex)、颈肢反射(2个月出现)等是正常的生理反射，在生后3~6个月消失。

2.终生存在的反射

（1）出生时存在、终生不消失的反射：如角膜反射、瞳孔反射、结膜反射、咽反射、吞咽反射，这些反射若减弱或消失，表示神经系统有病理改变。

（2）出生时不存在、以后逐渐出现且终生存在的反射：如腹壁反射、提睾反射、腱反射等，在生后2～4个月出现。

3.病理反射　如巴宾斯基（Babinski）征2岁前可呈阳性；脑膜刺激征如布鲁津斯基（Brudzinski）征、克尼格（Kernig）征3～4个月前可呈阳性，仍为生理现象。

第二节　中枢神经系统感染

案例分析

案例 11-1

患儿，男，生后24天。近4天哭闹剧烈，拒乳，呕吐1天，抽搐3次。患儿生后无窒息史。体格检查：体温不升，反应差，消瘦，脐部见少量脓性分泌物，前囟饱满，双眼凝视，心肺正常，脑膜刺激征（－）。

分析：

1.该患儿初步诊断为何病？诊断依据是什么？

2.该患儿最常见的并发症是什么？为了明确是否发生了并发症应做何种检查？

一、急性细菌性脑膜炎

急性细菌性脑膜炎（bacterial meningitis，BM）也称为化脓性脑膜炎（purulent meningitis，简称化脑），是由各种化脓性细菌感染引起的急性中枢神经系统感染性疾病。临床以急性发热、头痛、呕吐、惊厥、意识障碍、颅内压增高、脑膜刺激征阳性及脑脊液化脓性改变为特征。本病是危及儿童生命的常见感染性疾病，多见于5岁以内儿童，尤其是婴幼儿，我国5岁以下BM的发病率为（6.95～22.30）/10万，30%～50%的BM患儿可出现神经系统并发症，如硬膜下积液、脑脓肿、脑神经麻痹等，以及在恢复期持续存在或出现的长期并发症（或称后遗症），如听力损失、癫痫、认知功能障碍和脑积水等。及时识别急性期并发症并给予合理治疗可缩短病程并改善预后。

【病因和发病机制】

1.病原菌　许多化脓菌都可引起本病。脑膜炎球菌、肺炎链球菌及流感嗜血杆菌最多见（占2/3）。新生儿、生后3个月内幼婴及免疫缺陷者以发生肠道革兰氏阴性菌（大肠埃希菌多见）和金黄色葡萄球菌感染为主，其次为变形杆菌、铜绿假单胞菌、产气杆菌等。3个月至3岁婴幼儿病原菌易从呼吸道感染侵入，以流感嗜血杆菌、脑膜炎球菌和肺炎链球菌致病者较多见；学龄前和学龄期儿童则以脑膜炎球菌和肺炎链球菌更为常见。与国外不同，我国很少发生B组乙型溶血性链球菌颅内感染。由脑膜炎球菌引起的脑膜炎呈流行性。

2.机体免疫状态与解剖缺陷　小儿易发生化脑的原因有：①小儿免疫功能低下，血 - 脑脊液屏障差。②新生儿的皮肤、脐部或胃肠道黏膜屏障功能差，病原菌易自此侵入血液。③长期使用肾上腺皮质激素、免疫抑制剂或免疫缺陷病等导致机体免疫功能低下。

3.感染途径　致病菌主要通过血流途径到达脑膜微血管而致病。也可由邻近组织感染，如鼻窦炎、中耳炎、乳突炎等感染扩散至脑膜而致病；还可与颅腔存在直接通道，如有颅骨骨折、神经外科手术、皮肤窦道或脑脊膜膨出,细菌可直接进入蛛网膜下腔。

【病理】

在细菌毒素和多种炎症相关细胞因子的作用下,形成以软脑膜、蛛网膜和表层脑组织为主的炎症反应,表现为广泛性血管充血、大量中性粒细胞浸润和纤维蛋白渗出,伴有弥漫性血管源性和细胞毒性脑水肿。在早期或轻型病例,炎症渗出物主要在大脑顶部表面,逐渐蔓延至大脑基底部和脊髓表面。严重者可有血管壁坏死和灶性出血,或发生闭塞性小血管炎而致灶性脑梗死。

【临床表现】

一年四季均可发生化脑,但肺炎链球菌以冬、春季多见,而脑膜炎球菌以春季、流感嗜血杆菌以秋季多见。多急性起病,部分患儿病前可有上呼吸道或胃肠道感染症状。90% 的化脓性脑膜炎患儿为 5 岁以下儿童。

不同病原菌所致化脑其临床表现具有共同特点,典型临床表现可简单概括为三方面:①感染中毒症状:发热、烦躁不安、进行性加重的意识障碍;随病情发展,患儿意识状态逐渐从精神萎靡、嗜睡、昏睡、昏迷到深度昏迷;约 30% 的患儿出现惊厥发作。②颅内压增高表现:可有头痛、喷射性呕吐,婴儿有前囟饱满或张力增高、头围增大等;严重者可出现呼吸不规则、突然意识障碍加重或瞳孔不等大等征象,提示合并脑疝。③脑膜刺激征:以颈项强直最常见,克尼格征和布鲁津斯基征阳性。

不同年龄的患儿,其化脑临床表现各有特点,随年龄增长临床表现趋于典型,须引起注意。

小于 3 个月婴幼儿和新生儿化脑临床特点:起病隐匿,发热可有可无,甚至体温不升。可出现哭声弱或尖叫、少动或不动、吸吮力差和拒乳、吐奶、发绀、呼吸不规则、肌张力低下等非特异症状。惊厥表现常不典型。体格检查可见前囟张力增高,脑膜刺激征不明显。

不同病原菌所致化脓性脑膜炎的特点:

1. 脑膜炎球菌性脑膜炎　多发于 3～15 岁小儿,以冬末春初多见。常继发于上呼吸道感染,起病急骤,进展快,暴发型常有休克、皮肤出血点或瘀斑。CSF 呈混浊、米汤样,可找到革兰氏阴性双球菌。

2. 肺炎链球菌性脑膜炎　多发于 1 岁以内婴儿,以冬、春季多见。常继发于呼吸道感染,表现不典型,早期脑膜刺激征不明显,易发生硬脑膜下积液、脑脓肿、脑积水等并发症。CSF 呈黏稠、脓性,极易找到革兰氏阳性双球菌。

3. 流感嗜血杆菌性脑膜炎　多见于 2 个月至 3 岁小儿,以秋、冬季多见。病变常累及脑实质发生脑膜脑炎,常并发硬脑膜下积液。CSF 呈脓性、较黏稠,涂片容易找到革兰氏阴性杆菌,血培养阳性率较高。

4. 金黄色葡萄球菌性脑膜炎　较少见。多发生于新生儿和学龄期儿,以夏季多见,常继发于化脓性感染、中耳炎、败血症等。多伴有脓毒败血症,常见猩红热样皮疹、荨麻疹样皮疹或小脓疱等。CSF 较黏稠,易找到革兰氏阳性球菌。

5. 大肠埃希菌性脑膜炎　较少见。多见于 2 个月以内婴儿和新生儿,一年四季均可发病,常继发于皮肤黏膜(脐部)损伤、呼吸道及消化道等感染。临床表现不典型。CSF 较臭,可找到革兰氏阴性杆菌。

【辅助检查】

1. 脑脊液检查

(1) CSF 常规检查:是确诊本病的重要依据。典型化脑 CSF 压力增高,外观浑浊似米汤样或脓性;白细胞总数显著增多,多数病例≥1 000×10⁶/L,分类以中性粒细胞为主;蛋白显著增多,定量 >1g/L;糖含量明显降低,常 <1.11mmol/L。

(2) CSF 病原学检查:①涂片革兰氏染色检查细菌简便易行,细菌检出阳性率可达 70%～

90%，高于细菌培养；②细菌培养应争取在抗生素治疗前，药物敏感试验可指导临床用药；③特异性抗原检测：利用乳胶颗粒凝集法、对流免疫电泳法等免疫学诊断方法，可快速检测 CSF 中致病菌的特异性抗原，以确定致病菌。

若颅内高压比较明显，应先给予甘露醇快速静脉滴注降低颅内压，30 分钟后再谨慎行腰椎穿刺，以防发生脑疝。

2．外周血象 白细胞总数大多明显增高，可达 $(20 \sim 40) \times 10^9/L$，分类以中性粒细胞为主。

3．头颅 CT、MRI 扫描 出现局灶性神经系统异常体征，或疑有并发症的患儿，应进行 CT 或 MRI 检查，以帮助明确诊断。

4．其他

（1）血培养：对所有疑似化脑的病例均应做血培养。血培养是明确致病菌的重要方法，虽不一定获得阳性结果，但检测结果阳性有助于明确致病菌。

（2）皮肤瘀点、瘀斑涂片检菌：是发现脑膜炎双球菌重要而又简捷的方法。

（3）血清降钙素原：可能是鉴别无菌性脑膜炎和细菌性脑膜炎特异和敏感的检测指标之一。血清降钙素原 >0.5ng/ml 提示细菌感染。

【诊断和鉴别诊断】

早期正确的诊断和治疗是确保预后的关键。对发热患儿，若发现伴有反复惊厥、意识障碍或颅内压增高等神经系统症状和体征，要高度怀疑化脑的可能，及时进行 CSF 检查，以明确诊断。有时在疾病早期 CSF 常规检查可正常，但 CSF 或血中细菌培养则可呈阳性，应 24 小时后复查 CSF。婴幼儿和经不规则抗生素治疗者临床表现常不典型，其 CSF 细胞数可能不多，且以淋巴细胞为主，涂片及细菌培养均可能是阴性，必须仔细询问病史、详细进行体格检查并结合治疗过程等综合分析判断，确立诊断。

不同致病菌引起的脑膜炎仅靠临床表现不易区分，CSF 检查，尤其是病原学检查是鉴别诊断的关键。几种神经系统常见疾病的脑脊液改变特点见表 11-1。

1．结核性脑膜炎 与经不规则治疗的化脑鉴别困难。结核性脑膜炎起病多较慢（婴幼儿可急性起病），不规则发热 1～2 周后才出现脑膜刺激征、惊厥或意识障碍等症状。常有结核接触史、PPD 阳性或肺部等其他部位结核病灶；CSF 外观呈毛玻璃样，白细胞多 $<500 \times 10^6/L$，分类以淋巴细胞为主，蛋白质增高或明显增多，糖和氯化物降低。聚合酶链反应（polymerase chain reaction，PCR）检查、薄膜涂片抗酸染色和结核菌培养有助诊断。

2．病毒性脑膜炎 起病较急，临床表现与化脑相似，感染中毒及神经系统症状比化脑轻，早期脑膜刺激征较明显，病程呈自限性，多不超过 2 周。CSF 无色透明，白细胞总数为 $(0 \sim 数百) \times 10^6/L$，分类以淋巴细胞为主，蛋白质 $\leqslant 1.0g/L$，糖和氯化物正常。特异性抗体和病毒分离有助诊断。

3．隐球菌性脑膜炎 起病较慢，临床和脑脊液改变与结核性脑膜炎相似，以进行性颅内压增高、剧烈头痛为主要表现。诊断有赖脑脊液涂片染色和培养出新型隐球菌生长。

【并发症和后遗症】

1．硬膜下积液 以 1 岁内婴儿多见，30%～60% 化脑患儿可出现硬膜下积液，但 85%～90% 的患儿可无明显症状。常见的病原菌包括肺炎链球菌、大肠埃希菌、无乳链球菌等。硬膜下积液多在病后 7 天内发生，以下情况应考虑硬膜下积液的可能：①化脑经合理治疗 3 天后发热不退，或退而复升。②病程中出现进行性前囟饱满、颅缝分离、头围增大、呕吐、惊厥、意识障碍等，颅骨叩诊有"破壶音"等颅内压增高表现。③ CSF 正常，前囟隆起者。应进行颅骨透照试验，必要时进行 CT 检查；经前囟硬脑膜下穿刺放液是最直接的确诊手段，当积液 >2ml、蛋白定量 >0.4g/L 可确诊为硬脑膜下积液；积液应做常规检查和涂片检菌。

知识链接

颅骨透照试验

将患儿囟门及其周围头发剃净，平卧于暗室内的检查桌上，用手电筒作为光源，在灯头端罩上适当厚度的海绵，在海绵中心剪一圆孔，保留约 1cm 宽的边缘。将海绵平面紧按在头面上，使其不露光，在额、颞、枕、顶各部依次观察手电筒外围光圈的大小和圆缺情况。大脑两半球由于有大脑镰分开，投照一侧时光线不透至另一侧，因而不致有对侧的混淆。如光圈的宽度界线超过标准，早产儿为 3cm，新生儿为 2cm，2～12 个月婴儿为 1.5cm，13～18 个月幼儿为 0.5cm 或同时边缘不整齐时，即为阳性。透照法能确定积液所在的部位及大概范围。如为血性或脓性积液，试验可呈阴性。

2. 抗利尿激素异常分泌综合征　如果炎症累及下丘脑和神经垂体，30%～50% 患儿可发生抗利尿激素不适当分泌，引起低钠血症和血浆渗透压降低，使脑水肿加重，可出现低钠性惊厥和意识障碍加重。

3. 脑室管膜炎　多见于诊断治疗不及时的革兰氏阴性杆菌感染引起的婴幼儿脑膜炎，常导致严重的后遗症。在治疗中常有发热不退、惊厥频繁、前囟饱满，CT 扫描可见脑室稍扩大，脑室穿刺，如果 CSF 检菌阳性，或脑脊液白细胞数 >50×10⁶/L、糖 <1.6mmol/L 或蛋白质 >0.4g/L，即可确诊。

4. 脑积水　脑膜炎症导致 CSF 循环障碍，发生脑积水。表现为前囟隆起，头围增大甚至颅缝裂开，额大面小，眼呈落日状。头颅 CT 可见进行性脑室扩张。

5. 其他　脑神经受累可产生耳聋、失明、斜视等。脑实质病变可产生继发性癫痫、脑性瘫痪、智力低下等。

【治疗】

化脑预后不佳，治疗成功的关键是明确致病菌指导治疗，力求 24 小时内杀灭 CSF 中的致病菌。

1. 抗生素治疗

（1）用药原则：选择对病原菌敏感，对血 - 脑脊液屏障有良好的通透性，在 CSF 中能达到有效浓度的杀菌药物。急性期应静脉给药，做到早用药、剂量足、疗程够。

（2）病原菌未明确前的抗生素选择：选用对肺炎链球菌、脑膜炎球菌和流感嗜血杆菌均有效的抗生素。目前主张选用对血 - 脑脊液屏障通透性高的第三代头孢菌素，如头孢曲松钠 100mg/（kg·d）、或头孢噻肟钠 200mg/（kg·d），分次静脉滴注。常用抗生素剂量为：氨苄西林 200mg/（kg·d），头孢曲松 80～100mg/（kg·d），头孢他啶 100～150mg/（kg·d），头孢噻肟 200～300mg/（kg·d），万古霉素 60mg/（kg·d）（分成每 6 小时 1 次），美罗培南 80～120mg/（kg·d）（分成每 8 小时 1 次）。

（3）病原菌明确后的抗生素选择：参照药物敏感试验结果选用抗生素。

1）肺炎链球菌性脑膜炎：当前超过 50% 的肺炎链球菌对青霉素耐药，应按病原菌未明确前的抗生素选择方案选药。如药敏试验提示细菌对青霉素敏感，可选用青霉素。

2）脑膜炎球菌性脑膜炎：多首选青霉素，剂量同前；少数耐药者可选用第三代头孢菌素。

3）流感嗜血杆菌性脑膜炎：对敏感菌株可换用氨苄西林 200mg/（kg·d）。耐药者使用上述第三代头孢菌素联合美罗培南 120mg/（kg·d），或选用氯霉素。

4）金黄色葡萄球菌性脑膜炎：应参照药物敏感试验选用萘夫西林 200mg（kg·d）、万古霉素或利福平 10～20mg/（kg·d）等。

5）革兰氏阴性杆菌脑膜炎：除考虑上述第三代头孢菌素外，可加用氨苄西林或美罗培南。

（4）抗生素疗程：对肺炎链球菌、流感嗜血杆菌性脑膜炎，其抗生素疗程应是静脉滴注有效抗生素 10～14 天；脑膜炎双球菌性脑膜炎为 7 天；金黄色葡萄球菌和革兰氏阴性杆菌脑膜炎应超过 21 天。若有并发症或经过不规则治疗的患者，还应适当延长疗程。

2. **肾上腺皮质激素** 细菌释放大量内毒素，可能促进细胞因子介导的炎症反应，加重脑水肿和中性粒细胞浸润，使病情加重。抗生素迅速杀死致病菌后，内毒素释放尤为严重，此时使用肾上腺皮质激素可减轻蛛网膜下腔的炎症反应，减少渗出和防止粘连，降低颅内压。如有明显的颅内压增高或反复惊厥者，主张短期应用。常用地塞米松 0.6mg/(kg·d)，静脉注射，每天 4 次，一般连用 2～3 天。皮质激素有稳定血 - 脑脊液屏障的作用，因而减少了脑脊液中抗生素的浓度，必须强调在首剂抗生素应用的同时使用地塞米松。对新生儿非常规应用皮质激素。

3. **对症和支持疗法**

（1）监测生命体征：严密观察患儿生命体征，定期观察患儿意识、瞳孔和呼吸节律改变，及时给予相应处理。

（2）对症治疗：及时处理高热、颅内高压、惊厥、感染性休克，高热给予物理降温，必要时药物降温。有颅内高压者，给予脱水药物，甘露醇 0.25～1g/kg，30 分钟静脉注射，4～6 小时 1 次；呋塞米，1～2mg/kg，静脉注射，每日 1～2 次。惊厥和感染性休克的处理详见第十八章。

（3）监测并维持水、电解质和酸碱平衡：发病早期应限制液体入量在 40～50ml/(kg·d)，其中 1/4 为生理盐水，以后逐渐增加到 60～70ml/(kg·d)。对有抗利尿激素异常分泌综合征的患儿，在积极控制炎症的同时，适当限制液体入量，对低钠血症症状严重者酌情补充钠盐。

（4）营养支持疗法：保证充足热量，注意补充营养。对新生儿或免疫功能低下患儿，可静脉给予新鲜血浆或丙种球蛋白。

4. **并发症的治疗**

（1）硬膜下积液：少量积液无须处理。如积液量多引起颅内压增高症状时，应做硬膜下穿刺放液，一般每次每侧不超过 15ml，每日 1 次。1～2 周后酌情延长穿刺间隔时间。若反复穿刺仍有积液产生，应考虑外科手术治疗。

（2）脑室管膜炎：全身抗生素治疗，同时应做侧脑室控制性穿刺引流，以缓解症状，选择适宜抗生素注入脑室。

（3）脑积水：主要靠手术治疗，包括正中孔粘连松解术、导水管扩张术和脑脊液分流术。

二、病毒性脑炎、脑膜炎

病毒性脑炎（viral encephalitis）、病毒性脑膜炎（viral meningitis）是由多种病毒引起的中枢神经系统急性感染性疾病。若病变主要累及脑膜，临床表现为病毒性脑膜炎；若病变主要累及大脑实质时，则以病毒性脑炎为临床特征；如果同时累及脑膜和大脑实质则称为病毒性脑膜脑炎（viral meningoen-cephalitis）。多数患者具有病程自限性的特点。

【病因】

很多病毒可以引起脑膜炎、脑炎。目前仅有 1/4～1/3 的病例能确定其致病病毒，其中，80% 为肠道病毒（如埃可病毒、柯萨奇病毒、轮状病毒等），其次为虫媒病毒（流行性乙型脑炎病毒、蜱传播脑炎病毒）、腺病毒、单纯疱疹病毒及腮腺炎病毒及其他病毒等。

病毒性脑炎按其流行情况可分为流行性脑炎和散发性脑炎两类：①流行性脑炎：多为虫媒病毒感染引起，如流行性乙型脑炎，由蚊虫传播，主要发生在夏、秋季（7～9 月），2～6 岁发病率最高，为传染性疾病。②散发性脑炎：为非虫媒病毒引起，感染途径多样，我国以肠道病毒引发为主，也主要发生在夏、秋季。

据报道，在病毒性脑炎中，重症病毒性脑炎以疱疹病毒类所致者为多，尤以单纯疱疹病毒性脑炎最常见。

【发病机制】

病毒经肠道（如肠道病毒）或呼吸道（如腺病毒和出疹性病毒）侵入人体后，先在淋巴系统繁殖，然后经血液循环感染（虫媒病毒直接进入血流）颅外某些器官、组织，患儿可出现发热等全身症状。若病毒在定居脏器进一步繁殖达到一定浓度，即可透过血-脑脊液屏障侵入中枢神经系统，侵犯脑膜引起脑膜炎症，或进入神经细胞内增殖，直接破坏神经组织引起脑炎；如果宿主神经组织对病毒抗原发生剧烈免疫反应，则可进一步导致脱髓鞘病变、血管和血管周围脑组织损伤。

【病理】

病理改变广泛，可累及脑实质和／或脑膜，出现充血、水肿，伴淋巴细胞和浆细胞浸润。血管周围单核和淋巴细胞浸润形成袖套状分布，血管内皮细胞增生及胶质细胞增生，可形成胶质结节。神经细胞呈现变性、肿胀、坏死。

有的脑炎患者可见到明显脱髓鞘病理表现，但相关神经元和轴突却相对完好。此种改变是由于病毒感染激发的机体免疫应答，产生"感染后"或"过敏性"脑炎。

【临床表现】

病情轻重差异较大，主要取决于病毒类型、致病强度、神经系统受累部位和患儿的免疫功能等。一般情况，病毒性脑炎较病毒性脑膜炎的临床经过更严重。病毒性脑膜炎病前大多有消化道或呼吸道感染症状，起病急，常有发热、头痛、呕吐、意识障碍或精神异常。

以脑膜炎病变为主者，意识障碍和精神异常较轻微，头痛、呕吐比较明显，患儿有前囟隆起、颈项强直、布鲁津斯基征、克尼格征等脑膜刺激征阳性，无局限性神经系统体征。病程一般在1～2周内。

以脑炎病变为主者，因病变部位、范围和严重程度不同而表现各异：①多数患儿在弥漫性大脑病变基础上主要表现为发热、反复惊厥、不同程度意识障碍和颅压增高症状，若出现呼吸节律不规则和瞳孔不等大，注意脑疝可能。②有的患儿病变主要累及额叶皮质运动区，反复惊厥为其主要表现，伴或不伴发热，惊厥多为全部性或局灶性强直——阵挛或阵挛性发作。③若病变主要累及额叶底部、颞叶边缘系统，则以精神情绪异常为主，伴或不伴发热，以单纯疱疹病毒引起者最为严重。根据临床表现将病毒性脑炎分为普通型、局灶型、癫痫型、脑瘤型、精神型、脑干型等，有助于临床治疗和康复训练。病毒性脑炎病程一般在2～3周。多数预后良好，严重病例可持续数周或数月不等，并可遗留癫痫、肢体瘫痪、智能发育迟缓、脑神经麻痹等后遗症。

【辅助检查】

1. 血常规　白细胞总数正常或偏低，如伴有持续高热则白细胞总数可升高。

2. CSF 检查　压力正常或增高，外观清亮，白细胞计数$(0～200)×10^6/L$，分类早期可以中性粒细胞为主，之后逐渐转为淋巴细胞为主，蛋白含量大多正常或轻度增高，糖和氯化物正常。涂片和培养无细菌发现。

3. 病毒学检查　在发病早期从 CSF、血、咽分泌物、大小便中进行病毒分离培养及特异性抗体检测，有助于诊断。恢复期血清特异性抗体滴度高于急性期4倍以上亦有诊断价值。可通过 PCR 检测脑脊液病毒 DNA 或 RNA，帮助明确病原。

4. 脑电图　以弥漫性或局限性异常慢波背景活动为特征，少数伴有棘波、棘-慢综合波。脑电图改变无特异性。某些患者脑电图也可正常。

5. 影像学检查　CT 和 MRI 检查可确定病变的部位、范围和性质，可根据病情选用。磁共振对显示病变比 CT 更有优势。可发现弥漫性脑水肿，皮质、基底节、脑桥、小脑的局灶性异常。病变部位 T_2 信号延长，弥散加权时可显示高信号的水分子弥散受限等改变。

【诊断】

主要依据病史、临床表现、CSF 检查做出初步诊断，在病原学检查结果明确前，多依赖于排除其他非病毒性感染、瑞氏综合征等常见急性脑部疾病而确立诊断。

1．颅内其他病原感染　主要根据 CSF 外观、常规、生化和病原学检查，与化脓性、结核性、隐球菌性脑膜炎进行鉴别。若合并硬膜下积液，则支持婴儿化脓性脑膜炎诊断。发现颅外结核病和皮肤 PPD 阳性有助于结核性脑膜炎的诊断。

2．瑞氏综合征　因急性脑病表现及 CSF 无明显异常，使之与病毒性脑炎、脑膜炎不易鉴别，但瑞氏综合征肝功能明显异常而无黄疸、发病后 3～5 天病情不再进展、有的患儿可有血糖降低等特点，可与病毒性脑炎鉴别。

3．其他　可借助头颅磁共振、脑脊液、血液免疫学检查等，与急性播散性脑脊髓炎、脑血管病变、脑肿瘤、线粒体脑病、全身性疾病脑内表现（如系统性红斑狼疮）鉴别。

知识链接

瑞氏综合征

瑞氏综合征于 1963 年由 Reve 等首先报道，故命名为瑞氏综合征（Reye 综合征），因出现急性弥漫性脑水肿和肝脏为主的内脏脂肪变性病理特征，曾被称为脑病合并内脏脂肪变性，是一种急性脑病和肝脏脂肪浸润综合征，常发生于某些急性病毒性传染病以后。患病开始时患者出现恶心、呕吐，继而出现中枢神经系统症状，如嗜睡、昏迷。多数患儿年龄在 4～12 岁。本病病理特点为广泛急性线粒体功能障碍，病因尚不明确，90% 与上呼吸道感染有关。目前认为，本病患者具有遗传易感性，接触病毒或使用水杨酸药物后具有诱发本病的高度危险性。本病病程呈自限性，大多在起病后 3～5 天不再进展，并在 1 周内恢复。重症患儿易在病初 1～2 天内死亡。幸存者可能遗留各种神经系统后遗症。本病因有急性脑病的各种临床表现，需与化脓性、结核性或病毒性脑炎鉴别。又因本病常伴有肝功能异常，需与重症肝炎、肝性脑病相鉴别。早期诊断和加强护理是治疗的关键，治疗措施包括积极降低颅内压；纠正代谢紊乱；纠正凝血功能障碍；控制惊厥发作；抢救中应避免使用水杨酸或吩噻嗪类药物。

【治疗】

本病为自限性疾病，目前尚无特效治疗方法。急性期的支持和对症治疗，是保证病情恢复、降低病死率和致残率的关键。主要治疗措施包括：

1．一般治疗　①注意休息，保证营养供给，不能进食者应予鼻饲，营养状况差者给予静脉营养剂或白蛋白；维持水和电解质平衡。②高热者可用物理或药物降温。③减轻脑水肿和颅内高压可用 20% 甘露醇与呋塞米交替使用。④惊厥处理详见第十八章第一节。

2．抗病毒和免疫治疗　①阿昔洛韦（Aciclovir，又名无环鸟苷）：可阻止病毒 DNA 的合成，对疱疹病毒感染有较好疗效，用量为 15～30mg/（kg·d），每 8 小时静脉滴注 1 次；也可用其衍生物更昔洛韦（Ganciclovir，又名丙氧鸟苷），10mg/（kg·d），每 12 小时静脉滴注 1 次，两药疗程均为 10～14 天。②利巴韦林（又名病毒唑）：能通过血 - 脑脊液屏障，对 RNA 和 DNA 病毒均有效，毒副作用较小，用于治疗肠道病毒所致的病毒性脑炎，10～15mg/（kg·d），每 12 小时静脉滴注 1 次。③免疫球蛋白：可静脉注射免疫球蛋白，400mg/（kg·d），连用 5 天，可减轻症状，缩短病程。④其他：可选用免疫调节剂如干扰素、转移因子或中药等。

3．肾上腺皮质激素　急性期可选用地塞米松 0.6mg/（kg·d）静脉注射，2～3 天为一疗程，可抑制炎症反应，对减轻脑水肿、降低颅内压有一定疗效，但尚有争议。

4. 其他治疗 对恢复期患儿或有后遗症者，应进行功能训练，可酌情给予针灸、按摩、高压氧治疗、营养脑神经药物等，以促进神经功能恢复。

第三节 小儿癫痫

 案例分析

案例 11-2

患儿，女，9 岁，发作性意识丧失半年，伴抽动 1 个月。患儿半年前与小朋友玩耍时突然出现双眼凝视，呼之不应，终止玩耍，约十几秒钟后清醒，继续原先的活动，对发作无记忆，以后经常发作。1 个月前出现发作性意识丧失，尖叫，全身抽搐，头向后仰，伴尿失禁，恢复后不能回忆发作过程，每月发作 3～4 次。其母亲有癫痫病史。

体格检查：T 36.5℃，P 80 次 /min，R 21 次 /min，BP 112/70mmHg。神清，心肺及腹部检查无明显异常，神经系统无阳性体征。

辅助检查：头颅 MRI 未见异常。

分析：

1. 该患儿最可能的诊断是什么？
2. 如何进行治疗？

癫痫（epilepsy）是一种以具有持久性的产生癫痫发作的倾向为特征的慢性脑疾病，可由遗传、代谢、结构、免疫等不同病因导致。癫痫发作（epileptic seizure）是指脑神经元异常过度、同步化放电活动所造成的一过性临床症状和 / 或体征，其表现取决于同步化放电神经元的放电部位、强度和扩散途径。癫痫发作不能等同于癫痫，前者是一种症状，可见于癫痫患者，也可以见于非癫痫的急性脑功能障碍，例如病毒性脑炎、各种脑病的急性期等；而后者是一种以反复癫痫发作为主要表现的慢性脑功能障碍性疾病。

癫痫是儿科临床常见的神经系统疾病。我国癫痫的人群患病率为 4‰～7‰。半数以上在 10 岁前发病。如能做到早诊断和合理治疗，70% 以上的癫痫患儿发作可得到满意的控制。

【病因】

癫痫的病因目前分为 6 类，即遗传性、结构性、感染性、免疫性、代谢性和病因未明。诱发因素是指可能导致癫痫发作的各种体内外因素，常见诱发因素包括剥夺睡眠、饮酒等，女性青春期患者的月经期可能发作增加，部分视觉或者听觉反射性癫痫可以因为视觉、听觉刺激诱发发作。但是不能混淆诱发因素和致病因素的关系，诱发因素只是能诱发癫痫发作，而不能导致癫痫这个疾病。目前只有饮酒和剥夺睡眠是所有癫痫患者都需要避免的肯定诱发因素。

【癫痫的主要发作类型和临床表现】

国际抗癫痫联盟（ILAE）是全球癫痫学领域的权威学术组织，其任命的分类和术语委员会（以下简称委员会）根据癫痫病学临床及基础研究的进展，对癫痫的国际分类和术语进行不断修订、更新。2017 年，该委员会正式提出了癫痫的新分类体系，包括病因分类及癫痫发作、癫痫类型分类，对确定癫痫病因、选择治疗策略及评估患儿病情与预后均有重要价值。

1. 癫痫发作的分类 根据发作起始的临床表现和脑电图特征进行分类，主要分为局灶性发作、全面性发作和起始不明的发作。

2. 癫痫及癫痫综合征的分类 癫痫的类型目前共分为四种：局灶性、全面性、兼有全面性及局灶性，以及不能确定分类性癫痫。癫痫综合征指由一组具有相近的特定临床表现和电生理改变的癫痫（即脑电 - 临床综合征），可以作为一种癫痫类型进行诊断。需要注意的是，并不是所有癫痫都可以诊断为癫痫综合征。以下简要介绍癫痫的主要发作类型及其特点，重点介绍儿科几种常见的癫痫综合征。

知识链接

癫痫与惊厥

　　癫痫发作是大脑神经元异常放电引起的发作性脑功能异常。发作大多短暂并有自限性，由于异常放电所累及的脑功能区不同，临床可有多种发作表现，包括局灶性或全身性的运动、感觉异常，或是行为认知、自主神经功能障碍。癫痫发作可表现为惊厥发作和非惊厥发作。惊厥（convulsion）一般是指伴有骨骼肌强烈收缩的痫性发作。癫痫发作和惊厥都是指的一组临床症状，与癫痫是完全不同的两个概念。在癫痫这一大组疾病中某些类型可以确定为独立的疾病类型，即癫痫综合征［其在患儿年龄、病因、发作表现、脑电图、预后等方面有其各自独立的特点，如韦斯特综合征（West syndrome）syndrome、伦诺克斯 - 加斯托综合征（Lennox-Gastaut syndrome，LGS）等］。

　　1. 全面性发作　指发作中两侧半球同步放电，均伴有程度不等的意识丧失。

　　（1）强直 - 阵挛发作：又称大发作（grand mal），是临床最常见的发作类型。主要表现为：突然意识丧失，全身强直，双眼上翻、凝视，呼吸暂停，口周青紫，数秒或十几秒后转入阵挛期，肢体呈反复、短促地猛烈屈曲抽动。发作后常有头痛、嗜睡、疲乏等现象。

　　觉醒时强直 - 阵挛性癫痫（大发作癫痫）是小儿癫痫常见的发作类型，与遗传有关，多发生于6～20 岁。发作可仅表现为强直 - 阵挛性发作，亦可合并失神或肌阵挛性发作。多在睡醒后1～2小时发作，傍晚休息时也可发生。劳累、睡眠剥夺、过量饮酒等可诱发。脑电图（EEG）背景活动正常，有阵发性双侧同步对称的3Hz 棘慢波或多棘慢复合波，发作间期 EEG 背景活动正常，可有痫性放电。

　　（2）失神发作：即小发作（petit mal）。儿童失神癫痫（childhood absence epilepsy），属隐源性癫痫，有明显的遗传倾向，多于3～13 岁发病，6～7 岁为高峰，约 2/3 患儿为女孩。典型表现为：突然发生短暂的意识丧失，活动停止、语言中断，双眼凝视，手中物品不落地，持续数秒（<30 秒）后意识恢复。EEG 呈典型的全脑同步 3Hz 棘慢复合波暴发。过度换气可诱发。药物易于控制，预后较好。

　　（3）肌阵挛发作：躯体或某组肌群突然、快速、有力地收缩（<0.35 秒），重者手中物品落地、跌倒，轻者感到患儿"抖"了一下。EEG 有全脑棘慢波或多棘慢波暴发。

　　（4）阵挛性发作：仅有肢体、躯干或面部肌肉节律性抽动而无强直发作成分，意识丧失。发作时，EEG 呈现 10Hz 以上的快波与慢波混合存在，有时伴发棘慢综合波。

　　（5）强直性发作：突发全身肌肉强直性收缩（可持续 5～60 秒），使患儿固定于某种姿势，短暂意识丧失，可跌倒，常见角弓反张、头仰起、伸颈、强直性张嘴、睁眼等。发作间期，EEG 背景活动异常，伴多灶性棘慢波或多棘慢波暴发。

　　（6）失张性发作：突然发生一过性肌张力丧失伴意识障碍，不能维持站立、坐姿而跌倒，头着地或头部碰伤。部分失张力表现为点头样或肢体突然下垂动作。EEG 见节律性或不规则、多灶性棘慢复合波。

　　2. 局灶性发作　指发作期中 EEG 显示某一脑区的局灶性癫痫性放电。

　　（1）单纯局灶性发作：发作中无意识丧失，也无发作后不适现象。癫痫灶对侧肢体或面部肌肉抽搐，持续时间 <1 分钟。EEG 见一侧或双侧颞区尖波、慢波发放。自主神经性发作、局灶性

感觉发作和局灶性精神发作儿童少见。

（2）复杂局灶性发作：见于颞叶和部分额叶癫痫发作，又称精神运动性发作。与单纯性局灶发作的主要区别是伴有意识障碍，本类发作常具有自动症（automatism，指癫痫发作时，在意识不清状况下发生的无目的重复动作，或无意义的不合时宜的语言和行为），少数患者为发作性视物过大或过小、听觉异常、冲动行为等。EEG见一侧或双侧颞区慢波，杂有棘波或尖波。

（3）局灶性发作演变为全身性发作：由单纯局灶性或复杂性局灶发作泛化为全身性发作。

3. 不能明确的发作（2010年提出）　癫痫性痉挛：最常见于婴儿痉挛，表现为点头、伸臂（或屈肘）、弯腰、踢腿等动作，发作可成串出现，其肌肉收缩的整个过程大约1～3秒，收缩速度比肌阵挛发作慢，但比强直发作短。

4. 儿童良性癫痫伴中央颞区棘波（benign childhood epilepsy with centro-temporal spike）　是儿童最常见的一种癫痫综合征，占小儿时期癫痫的15%～20%。发病年龄2～14岁，8～9岁为高峰，男多于女。30%有癫痫家族史。多认为属常染色体显性遗传。75%发作在入睡后不久及睡醒前；发作开始于口面部，呈局灶性发作，表现为一侧咽部、舌及颊部感觉异常，唾液增多外流、喉头发声、不能言语及面部抽搐等，很快泛化为全身性强直-阵挛发作伴意识丧失。发作间期EEG背景正常，有特异性的中央区、颞中区棘波、尖波或棘慢复合波。抗癫痫药物治疗易于控制，生长发育不受影响，预后良好，多在12～16岁前停止发作。

5. 婴儿痉挛症（infantile spasm）　又称韦斯特综合征。1岁前起病（生后4～8个月为高峰），痉挛发作主要表现为屈曲性、伸展性和混合性三种形式。典型屈曲性痉挛发作时，婴儿呈点头哈腰屈（或伸）腿状，伸展性发作时婴儿呈角弓反张样。痉挛常成串发作，数次或数十次，思睡和刚醒时易发作和加重，可伴有哭叫。EEG呈现持续不对称、不同步的高幅慢波，混有不规则的、多灶性棘波、尖波与多棘慢波暴发，即高峰失律EEG。

婴儿痉挛80%为症状性，治疗效果差，超过80%患儿有智力低下后遗症的危险。约20%为隐源性，如能及早治疗，40%患儿有望基本的智能和运动发育。

6. 癫痫持续状态（status epilepticus，SE）　指一次癫痫发作持续30分钟以上，或反复发作而间歇期意识不恢复超过30分钟者。主要发生于癫痫患儿突然撤停或更换抗癫痫药物、不规则用药、感染或睡眠严重不足时。全身性发作者常伴有不同程度的意识、运动功能障碍，严重者可有脑水肿和颅压增高表现，病死率高，易有神经后遗症。处理详见第十八章第一节。

【诊断】

确立癫痫诊断要明确发作是否为痫性发作、何种类型及其病因。

1. 病史

（1）发作史：详细而准确的发作史非常重要。要特别注意发作性和重复性这一基本特征。详细询问有无诱因、发作先兆及发作全过程，局限性或是全身性发作，发作次数及持续时间，与睡眠关系，有无意识障碍等。

（2）与脑损伤相关的个人史和过去史：如围生期异常、运动和智力发育落后、颅脑疾患包括外伤等。

（3）癫痫、精神病与遗传代谢病家族史。

2. 体格检查　与脑部疾患相关的体征要详查，如头围、智力、锥体束征、瘫痪等。

3. 脑电图检查　EEG是诊断癫痫最重要的辅助检查，发作期间EEG癫痫样放电的阳性率小于40%。加上各种诱发试验可增至70%。必要时可做动态脑电图（AEEG）或录像脑电图（VEEG）。一次常规EEG报告正常不能排除癫痫的诊断。

4. 影像学检查　有局灶性发作或抗癫痫治疗效果不佳时，应做颅脑影像学检查，包括CT、MRI，可明确脑结构异常及病因；有条件者可选择单光子发射断层扫描（SPECT）和正电子发射断层扫描（PET）等功能影像学检查，利于确定癫痫病灶。

5. 其他实验室检查　主要是癫痫的病因学诊断,包括遗传代谢病筛查、染色体检查、基因分析,及血生化、脑脊液检查等,必要时根据病情选择进行。

【鉴别诊断】

1. 晕厥　由于暂时性脑血流灌注不足和缺氧引起的一过性意识障碍,多见于年长儿。常发生于站立时、直立性低血压、劳累、阵发性心律不齐等情况。表现为不安、面色苍白、出汗、视物模糊,继而意识丧失,持续数秒,少数有肢体抽动。与癫痫不同,晕厥患者意识丧失和倒地均逐渐发生,发作中少有躯体损伤,EEG 正常,直立倾斜实验呈阳性反应。

2. 癔症性发作　发作中慢慢倒下,无躯体损伤、大小便失禁或舌咬伤,亦无意识丧失,抽搐动作杂乱无规律,瞳孔无散大,深浅反射存在,面色正常,无神经系统阳性体征,发作后无嗜睡,常有夸张色彩。EEG 正常,暗示治疗有效。

3. 屏气发作　多见婴幼儿,常因发怒、恐惧、疼痛或要求得不到满足而诱发,大声哭喊后屏气于呼气相,青紫,重者短暂意识丧失,全身强直或抽动,数分钟后缓解,EEG 正常。5 岁后不再发作。

4. 婴幼儿擦腿综合征　女孩多见,多在睡前、醒后或玩耍时发作,发作时小儿双下肢交叉擦腿或用劲内收,神情专注,目不转睛,可出现凝视、面红、出汗等现象,意识正常,EEG 正常。

5. 其他　睡眠障碍、小儿偏头痛、抽动性疾患、精神病等。

【治疗】

癫痫的治疗原则首先应该强调以患者为中心,在控制癫痫发作的同时,尽可能减少不良反应,且应强调从治疗开始就应该关注患儿远期整体预后,即最佳的有效性和最大的安全性的平衡。

1. 一般治疗　关心患儿,帮助家长、学校和社会树立信心,消除"癫痫是不治之症"的错误观念,主动配合治疗,坚持正规治疗,合理安排生活和学习。

2. 药物治疗　抗癫痫药物仍是当前治疗癫痫的主要手段。药物治疗的基本原则包括:①应该在充分评估患儿本身及其所患癫痫的情况,并且与患儿及其家长充分沟通后,选择合适的时机开始抗癫痫药物治疗。②要根据发作类型、癫痫综合征及共患病、同时服用的其他药物,以及患儿及其家庭的背景情况来综合考虑,能够诊断癫痫综合征的,先按照综合征选药原则挑选抗癫痫药,如果不能诊断综合征,再按发作类型选择药物(表 11-2)。③首选单药治疗,对于治疗困难的病例可以在合适的时机开始抗癫痫药联合治疗,应尽量选择不同作用机制的抗癫痫药进行联合治疗。④遵循抗癫痫药的药动学服药,应规则、不间断,用药剂量个体化。⑤必要时定期监测血药浓度。⑥如需替换药物,应逐渐过渡。⑦疗程要长,一般需要治疗至少连续 2 年不发作,而且脑电图癫痫样放电完全或者基本消失,才能开始逐渐减药。不同的病因学、癫痫综合征分类,以及治疗过程顺利与否均会影响疗程。⑧缓慢停药,减停过程一般要求大于 3~6 个月。⑨在整个治疗过程中均应定期随访,监测药物可能出现的不良反应。卡马西平、奥卡西平、苯妥英钠、拉莫三嗪、苯巴比妥可致过敏性皮肤黏膜损害,甚至严重、致死性的过敏反应,应用时要慎重且密切观察,尤其是在用药的前 3 个月内。

表 11-2　根据癫痫发作类型的药物选择

发作类型	一线药物
全面强直阵挛发作	丙戊酸、拉莫三嗪、卡马西平、奥卡西平
强直或失张力发作	丙戊酸
失神发作	丙戊酸、乙琥胺、拉莫三嗪
肌阵挛发作	丙戊酸、左乙拉西坦、托吡酯
局灶性发作	卡马西平、拉莫三嗪、奥卡西平、左乙拉西坦、丙戊酸

3. 病因治疗　症状性癫痫应尽可能治疗原发病。

4. 癫痫外科治疗　有明确的癫痫灶（如局灶皮层发育不良等），抗癫痫药物治疗无效或效果不佳、频繁发作影响患儿的日常生活者，应及时到专业的癫痫中心进行癫痫外科治疗评估，如果适合，应及时进行外科治疗。癫痫外科主要治疗方法有癫痫灶切除手术（包括病变半球切除术）、姑息性治疗（包括胼胝体部分切开、迷走神经刺激术等）。局灶性癫痫，定位明确，癫痫灶不在主要脑功能区的患儿手术效果较好，可以达到完全无发作且无明显功能障碍，甚至在一段时间后停用所有抗癫痫药，如颞叶内侧癫痫。由于局灶病变导致的癫痫性脑病，包括婴儿痉挛症等，如果能早期确定致痫灶进行及时手术治疗，不仅能够完全无发作，而且能够显著改善患儿的认知功能及发育水平。另外，癫痫手术治疗毕竟是有创治疗，必须在专业的癫痫中心谨慎评估手术的风险及获益，并与家长反复沟通后再进行。

5. 其他疗法　如生酮饮食，免疫治疗（大剂量免疫球蛋白、糖皮质激素等）。

第四节　脑 性 瘫 痪

脑性瘫痪（cerebral palsy），简称脑瘫，是一组因发育中胎儿或婴幼儿脑部非进行性损伤，导致患儿持续存在的中枢性运动和姿势发育障碍、活动受限综合征。本病并不少见，发达国家患病率在 1‰～3.6‰，我国脑性瘫痪的患病率为 2‰，男孩多于女孩（1.45∶1）。

【病因】

许多围生期危险因素被认为与脑瘫的发生有关，主要包括：早产与低出生体重、脑缺氧缺血、产伤、先天性脑发育异常、核黄疸和先天性感染等。

近年国内外对脑瘫的病因作了更深入的探讨，一致认为胚胎早期阶段的发育异常，很可能就是导致婴儿早产、低出生体重和易有围生期缺氧缺血等事件的重要原因。胚胎早期的这种发育异常主要来自受孕前后孕妇体内外环境影响、遗传因素，以及孕期疾病引起妊娠早期胎盘羊膜炎症等。

【临床表现】

1. 基本表现　脑瘫以出生后非进行性运动发育异常为特征，一般都有以下 4 种表现：

（1）运动发育落后和瘫痪肢体主动运动减少：患儿不能完成相同年龄正常小儿应有的运动发育进程，包括竖颈、坐、站立、独走等粗大运动，以及手指的精细动作。

（2）肌张力异常：因不同临床类型而异，痉挛型表现为肌张力增高；肌张力低下型则表现为瘫痪肢体松软，但仍可引出腱反射；而手足徐动型表现为变异性肌张力不全。

（3）姿势异常：受异常肌张力和原始反射消失等不同情况的影响，患儿可出现多种肢体异常姿势，并因此影响其正常运动功能的发挥。体检中将患儿分别置于俯卧位、仰卧位、直立位，以及由仰卧牵拉成坐位时，即可发现瘫痪肢体的异常姿势和非正常体位。

（4）反射异常：多种原始反射消失延迟。痉挛型脑瘫患儿腱反射活跃，可引出踝阵挛和 Babinski 征阳性。

2. 临床类型

（1）按运动障碍性质分类

1）痉挛型：最常见，占全部病例的 50%～60%。主要因锥体系受累，表现为上肢肘、腕关节屈曲，拇指内收，手紧握拳状。下肢内收交叉呈剪刀腿和尖足。

2）手足徐动型：除手足徐动外，也可表现为扭转痉挛或其他锥体外系受累症状。

3）肌张力低下型：可能因锥体系和锥体外系同时受累，导致瘫痪肢体松软但腱反射存在。

4）强直型：全身肌张力显著增高、僵硬，锥体外系受损症状。

5）共济失调型：小脑性共济失调。

6）震颤型：多为锥体外系相关的静止性震颤。

7）混合型：以上某几种类型同时存在。

（2）按瘫痪累及部位分类：可分为四肢瘫（四肢和躯干均受累）、双瘫（也是四肢瘫，但双下肢相对较重）、截瘫（双下肢受累，上肢躯干正常）、偏瘫、三肢瘫和单瘫等。

3. 伴随症状和疾病　作为脑损伤引起的共同表现，一半以上脑瘫患儿可能合并智力低下、听力和语言发育障碍，其他如视力障碍、过度激惹、小头畸形、癫痫等。有的伴随症状如流涎、关节脱位则与脑瘫自身的运动功能障碍相关。

【诊断】

脑性瘫痪的诊断主要基于病史及神经系统检查。其诊断应符合以下 2 个条件：①运动发育时期就出现的中枢性运动障碍，包括大脑、小脑及脑干疾病所致，但是不包括脊髓、外周神经和肌肉病变导致的运动障碍。②除外可能导致瘫痪的进行性疾病（如各种遗传性疾病）所致的中枢性瘫痪及正常儿童一过性发育落后。

典型的脑性瘫痪多具有运动发育落后、姿势异常、中枢性运动障碍的体征等。询问孕期、围产期、新生儿期异常病史可能提示脑瘫的病因。影像学检查可能发现脑损伤及其性质。脑性瘫痪需与遗传性疾病鉴别。例如遗传性痉挛性截瘫等，这些病在早期与脑瘫不易鉴别，可能误诊；戊二酸血症Ⅰ型易被误认为运动障碍型脑瘫，而精氨酸酶缺乏则易被误认为双侧瘫痪型脑瘫。对婴儿期表现为肌张力低下者须与下运动神经元瘫痪鉴别，后者腱反射常降低或消失。如果患儿为遗传性痉挛性截瘫，而且症状具有晨轻暮重的表现，需与多巴反应性肌张力障碍鉴别，后者多数对于左旋多巴具有非常好的疗效。

1/2～2/3 的患儿可有头颅 CT、MRI 异常，但正常者不能否定本病的诊断。脑电图可能正常，也可表现异常背景活动，伴有痫性放电波者应注意合并癫痫的可能性。

诊断脑瘫的同时，需对患儿同时存在的伴随症状和疾病如智力低下、癫痫、语言听力障碍、关节脱位等作出判断，为本病的综合治疗创造条件。

【治疗】

1. 治疗原则

（1）早期发现和早期治疗：婴儿运动系统正处于发育阶段，早期治疗容易取得较好疗效。

（2）促进正常运动发育，抑制异常运动和姿势。

（3）采取综合治疗手段：除针对运动障碍外，应同时控制其癫痫发作，以阻止脑损伤的加重。对同时存在的语言障碍、关节脱位、听力障碍等也需同时治疗。

（4）医师指导和家庭训练相结合，以保证患儿得到持之以恒的正确治疗。

2. 主要治疗措施

（1）功能训练

1）物理疗法（physical therapy，PT）：针对各种运动障碍和异常姿势进行物理学手段治疗，目前常用 Vojta 和 Bobath 方法，国内尚采用上田法。

2）作业疗法（occupational therapy，OT）：重点训练上肢和手的精细运动，提高患儿独立生活技能。

3）语言训练：包括听力、发音、语言和咀嚼吞咽功能的协同矫正。

（2）矫形器的应用：功能训练中，配合使用一些支具或辅助器械，有帮助矫正异常姿势、抑制异常反射的功效。

（3）手术治疗：主要用于痉挛型，目的是矫正畸形，恢复或改善肌力与肌张力的平衡。

（4）其他：如高压氧舱、水疗、电疗等，对功能训练起辅助作用。

【预后】

影响脑瘫预后的相关因素包括脑瘫类型、运动发育延迟程度、病理反射是否存在，智力、感觉、情绪异常等相关伴随症状的程度等。偏瘫患儿如不伴有其他异常，一般都能获得行走能力，在患侧手辅助下，多数患儿能完成日常活动，智力正常的偏瘫患儿有望独立生活。躯干肌张力明显低下伴有病理反射阳性或持久性强直的患儿则预后不良，多数智力低下。

（韩慧珺）

ER-11-3

扫一扫，测一测

复习思考题

1. 简述急性细菌性脑膜炎的典型临床表现。
2. 癫痫的主要发作类型有哪些？
3. 阐述抗癫痫药物的应用原则。
4. 概述脑性瘫痪的治疗方法。

第十二章　儿童心理行为障碍

PPT 课件

知识导览

ER-12-1

ER-12-2

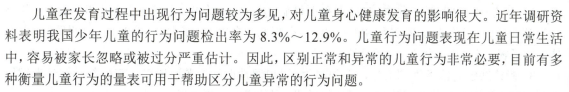

学习目标

　　掌握注意缺陷多动障碍、抽动秽语综合征、遗尿症与神经性尿频的临床表现及诊治要点；熟悉吮拇指癖、咬指甲癖的表现及治疗原则；了解屏气发作、儿童擦腿综合征的临床表现及治疗原则。

　　儿童在发育过程中出现行为问题较为多见，对儿童身心健康发育的影响很大。近年调研资料表明我国少年儿童的行为问题检出率为 8.3%～12.9%。儿童行为问题表现在儿童日常生活中，容易被家长忽略或被过分严重估计。因此，区别正常和异常的儿童行为非常必要，目前有多种衡量儿童行为的量表可用于帮助区分儿童异常的行为问题。

　　儿童的行为问题一般可分为：①生物功能行为问题：如遗尿、遗便、多梦、睡眠不安、夜惊、食欲不佳、过分挑剔饮食等。②运动行为问题：如咬指甲、磨牙、吸吮手指、咬或吸衣物、挖鼻孔、咬或吸唇、活动过多等。③社会行为问题：如破坏、偷窃、说谎、攻击等。④性格行为问题：如惊恐、害羞、忧郁、社交退缩、交往不良、违拗、易激动、烦闹、胆怯、过分依赖、要求注意、过分敏感、嫉妒、发脾气等。⑤语言问题：如口吃等。

　　男孩的行为问题常多于女孩，男孩多表现为运动与社会行为问题；女孩多表现为性格行为问题。儿童行为问题的发生与父母对子女的期望、管教方式、父母的文化程度、学习环境等显著相关。多数儿童的行为问题可在发育过程中自行消失。

第一节　屏　气　发　作

　　屏气发作又称呼吸暂停症，是指儿童在剧烈哭闹时突然出现呼吸暂停的现象，发作时，由于屏气导致高碳酸血症和脑缺氧，而且哭泣时脑血管收缩和呼吸道痉挛，可使心跳减慢引起血流量减少，出现昏厥及抽搐。本病最多见于 2～3 岁小儿，6 个月以前和 6 岁以后发作者少见。

【病因】

原因不明，可能与下列因素有关。

1. 孩子大脑发育不完善，对自主神经和情绪活动的调节控制能力较差。

2. 环境因素　有学者认为屏气发作是婴儿的紧张性行为，生活环境的紧张因素与屏气发作密切相关，屏气发作的婴儿多呈现消极的气质特征。常见于那些被过分溺爱、任性或神经质的孩子。

3. 缺铁因素　有报道屏气发作与机体缺铁有关，补充铁剂可减少屏气发作。

【临床表现】

　　呼吸暂停常在情绪急剧变化时，如发怒、恐惧、剧痛、剧烈叫喊时出现。常有过度换气，使呼吸中枢受抑制，哭喊时屏气（呼吸暂停），屏气导致高碳酸血症，脑血管扩张，脑缺氧时可有昏厥，口唇发绀，意识丧失，躯干、四肢挺直，甚至四肢抽动，持续 0.5～1 分钟后呼吸恢复，症状缓解，口唇返红，全身肌肉松弛而清醒，一日可发作数次，严重者可达 2～3 分钟症状才得以缓解。屏气发作 5 岁前会逐渐自然消失，6 岁以后极少见。

【鉴别诊断】

屏气发作需与癫痫相鉴别。屏气发作前常有明显诱因，并以突然出现的屏气和呼吸暂停为起点，继之出现发绀、意识丧失和抽搐，经常出现角弓反张，发作时脑电图正常。而癫痫患儿先出现抽搐，然后才出现发绀，且有特殊的脑电图改变。同时，屏气发作在呼吸正常后意识即恢复正常，不像癫痫常在发作后昏睡。

【治疗和预防】

本病一般无须治疗，重在预防，如果频繁出现屏气发作，可致脑缺氧。

1. 加强教育。这种婴儿性格多暴躁、任性、好发脾气，应加强家庭教育。要对家长说明预后良好，减少他们的焦虑心情和情感冲突，对孩子既不要溺爱，也不能过于训斥；清除引起精神紧张的各种因素；协调家庭关系，创造宽松环境。尽可能减少屏气发作。

2. 小孩一旦出现屏气发作，应立即采取措施，及时中止发作，尤其是重型患儿，家长应使小儿侧卧或仰卧，避免头部损伤和吸入异物；当有阻塞现象时，应清除口腔和气道内的异物，以保持气道通畅，以减少缺氧对大脑的损害。

3. 确诊缺铁者给予铁剂治疗，若发作频繁可口服地西泮或苯巴比妥等镇静剂。有学者试用铁剂和维生素 C 治疗屏气发作取得了良好效果，多数患儿不再复发。

4. 一般不需要药物治疗，必要时在医生的指导下用药。

第二节　吮拇指癖、咬指甲癖

吮拇指癖、咬指甲癖是指儿童经常不自觉地吸吮拇指或咬指甲的一种异常行为。长期吮手指、咬指甲可影响牙齿、牙龈及下颌发育，还会损伤手指的指甲和皮肤，甚至发生甲沟炎、甲周疣等。

【病因】

1. 情绪紧张、感情需求得不到满足。如初上幼儿园或独自到一个陌生地方。

2. 未获父母充分的爱，心理上得不到满足而精神紧张、恐惧焦急。

3. 缺少玩具、音乐、图片等视听觉刺激。

【临床表现】

孤独时便吮拇指、咬指甲自娱，渐成习惯，直至年长尚不能戒除，独自读书或玩耍时有吮拇指、咬指甲的行为。

【并发症】

咬指甲特别严重时可影响患者的生活质量。社交方面，咬指甲可引起自卑、情绪痛苦和社交受损。同时，咬指甲也不利于身体健康，可引起指甲周围出血，导致甲沟炎、继发性细菌感染、疱疹性瘭疽，严重时可导致指骨骨髓炎及瘢痕等。咬指甲的其他躯体后果还包括口腔及胃肠道问题。严重咬指甲可引起门牙细小裂缝、牙龈炎和牙龈脓肿；若形成感染，则可反过来传染到指甲上。咬指甲还可导致颞下颌关节紊乱症，并升高胃肠道蛲虫和蓝氏贾第鞭毛虫感染风险。

【治疗】

对这类孩子要多加爱护和关心，消除其抑郁孤独心理。当吮拇指或咬指甲时应将其注意力分散到其他事物上，鼓励小儿建立改正坏习惯的信心，切勿打骂、讽刺，使之产生自卑心理，也不宜在手指上涂抹苦药等方法来终止。此外，家长应定期给孩子修剪指甲，防治指甲感染和表皮损伤。

第三节　遗尿症与神经性尿频

案例 12-1

患儿，男，6 岁，以"自幼尿床，加重 6 个月"入院。尿床每夜 4～6 次，不易叫醒，迷糊，把尿；白天尿频，5～10 分钟小便 1 次，有排尿费力和尿等待，排尿后小腹痛；尿急，来不及上厕所尿湿内裤，每日 3～4 次。平时胆小脾气大，注意力不集中，食欲差，口臭，大便干。

体格检查：T 36.4℃，P 110 次/min，R 27 次/min。精神良好，消瘦，皮下脂肪少，无水肿，皮肤松弛，弹性差，前囟 1.2cm×1.2cm，稍凹陷，双肺呼吸音清晰。心音有力，无杂音。腹软，腹壁皮下脂肪 0.3cm；肝脏肋下 3cm，质软；脾脏肋下未及；肠鸣音亢进。腰骶部皮肤无异常，外生殖器（-）。

辅助检查：尿常规（-）；泌尿系彩超无异常。

分析：

1. 该患儿最可能的诊断是什么？
2. 该病的处理原则是什么？

一、遗　尿　症

3 岁以内小儿夜间无意识尿床，属正常生理、心理现象。国际统一的诊断标准是：5～6 岁儿童每月至少尿床 2 次，再大些儿童每月至少尿床 1 次，才诊断为遗尿症。据临床资料显示，16% 左右的遗尿患儿具有器质性疾病，如尿道炎、膀胱炎、包皮过长等，而 90% 左右的遗尿患儿则是由心理因素造成。

【分类】

遗尿症可分为原发性和继发性两类。

1. 原发性遗尿症　较多见，多伴有家族史，男多于女（2:1～3:1），无器质性病变，多因控制排尿的能力迟滞所致。

2. 继发性遗尿症　大多由于全身性或泌尿系疾病如糖尿病、尿崩症等引起；其他如智力低下、神经精神创伤，泌尿道畸形、感染，尤其是膀胱炎、尿道炎、包皮过长、会阴部炎症和蛲虫刺激等都可引起遗尿现象。

【病因】

1. 遗传因素　患儿的父母或兄弟姐妹中有较高的遗尿症发病率。

2. 功能性膀胱容量减少　用膀胱内压测量方法研究遗尿儿童，发现膀胱容量比预计的要少 30%，同时膀胱的容量均不同程度地小于正常，平均小于正常的 50%。

3. 睡眠过深　遗尿儿童夜间睡眠都较深，不易被唤醒，不能接受来自膀胱的尿意觉醒，形成遗尿。

4. 排尿训练不当

（1）夜里训练过多，如夜里要叫醒儿童 3～4 次，甚至 4～5 次，结果使膀胱未得到扩张，不能产生明显的尿意。

（2）夜里训练过少，如给儿童使用"尿不湿"，不管不问。

（3）训练过早，如在儿童几个月时就开始进行训练，由于认知和语言理解能力尚不成熟，不能承受复杂的排尿训练，反因排尿紊乱而尿床。

（4）强迫训练，如夜里把儿童叫醒排尿，不管其如何挣扎、哭闹，只要不排尿就不允许离开便盆。这样，使儿童对排尿产生恐惧、紧张心理。

5. 抗利尿激素分泌不足　许多专家认为，儿童遗尿主要是由于神经垂体分泌抗利尿激素功能尚未成熟，夜间不能分泌足够的抗利尿激素控制排尿，并与神经内分泌系统整体发育不完全有关。

【临床表现】

原发性遗尿多发生在夜间，偶见白天午睡时或清醒时发生。发生频率不一，可以每周1～2次或每夜1次，甚至一夜数次不等。健康状况欠佳、疲倦、过度兴奋紧张、情绪波动等都可使症状加重，有时会自动减轻或消失，亦可复发。约50%患儿可于3～4年内发作次数逐渐减少而自愈，也有一部分患儿持续遗尿直至青春期或成人，往往造成严重的心理负担，影响正常生活与学习。

对遗尿症患儿必须首先除外自身或局部疾病，详细询问病史，有无尿急、尿频、尿痛等泌尿系感染症状；家庭、学校、周围社会情况及训练小儿排尿的过程对其有无影响等。

【辅助检查】

1. 尿常规检查，必要时做中段尿培养，排除泌尿系统感染和糖尿病等。

2. 泌尿系统B超。

3. 脊柱的X线片，膀胱尿道造影，了解有无各种畸形梗阻。

4. 抗利尿激素，了解有无分泌不足。

5. 尿流动力学检查，膀胱内压测定。部分患儿还需进行脑电图检查。

【诊断】

诊断原发性遗尿的原则主要为排除继发性遗尿的各种病因。

1. 病史　注意有无遗传因素，遗尿是否由婴儿开始，后来才出现者及日间有排尿症状者可能为继发性遗尿。

2. 体检　做全身详细体检，特别注意肛门括约肌张力是否正常，有无脊柱裂，会阴部感觉有无减退及下肢活动是否正常。

3. 辅助检查　实验室检查：尿常规、尿培养排除泌尿系统感染和糖尿病等。X线检查：平片观察有无脊柱裂，膀胱尿路造影观察有无机械性梗阻。尿流动力学检查：尿流率检查观察有无下尿路梗阻，膀胱内压测定观察有无抑制性收缩。

【治疗】

1. 排尿训练法　矫正孩子尿床习惯的主要方法，是消除引起孩子紧张、焦虑的心理因素，要养成按时睡觉、起床、饮食、玩耍的习惯。入睡前，应限制儿童对汤、水的饮用，夜间唤醒孩子排尿（年龄大点的孩子可用闹钟唤醒），以养成自觉排尿的习惯；白天，训练孩子推迟排尿时间，即当出现尿意时，主动控制暂不排尿，开始仅可推迟1～2分钟，逐渐延长时间，经过一段时间的训练，有的患儿可控制排尿，不再尿床。

2. 条件反射训练　用一套遗尿的警报装置训练患儿在遗尿前惊醒：在患儿身下放一电子垫和一电铃相连接，一旦电子垫被尿湿时，接通电路而使电铃发出声响，惊醒患儿起床排尿；如效果不佳，可加用丙米嗪以减轻睡眠深度。一般经1～2个月的训练可使70%～80%原发性遗尿获得治愈。

3. 药物　①丙米嗪：适用于6岁以上的觉醒障碍型遗尿症，可扩大膀胱容量，刺激大脑皮质使患儿容易惊醒而起床排尿。剂量：入睡前口服1.0～1.5mg/kg，见效后持续3个月。减量：同样剂量，每2天服药1次，持续1个半月；再以每3天服药1次，持续1个半月，以至停药，总疗程6个月。副作用：睡眠不安，胃口下降，容易兴奋，1～2周后可自行消失。②盐酸奥昔布宁：适用于5岁以上儿童，能降低膀胱内压，增加容量，减少不自主性的膀胱收缩，入睡前口服2.5～5mg，每日1次,适用于昼夜尿频型。③去氨加压素:是一种人工合成的抗利尿激素,适用于5岁以上夜间多尿型的儿童。睡前口服0.1～0.2mg,从小剂量开始。

联合应用治疗夜间遗尿症和混合型遗尿症疗效更好。

4. 中医治疗 中医认为遗尿症系肾气不足、肺脾气虚、下焦湿热和阴虚火旺所致。中药方剂(如六味地黄丸等)和针灸治疗有一定疗效。

二、神经性尿频

神经性尿频是一种由心理原因导致的排尿障碍。其发病特点为尿频、尿急,可以每2～10分钟1次,一有尿意就不能忍耐,较小患儿经常为此尿湿裤子。患儿年龄一般在2～11岁,多发生在学龄前儿童。

【病因】

1. 内因 小儿大脑皮质发育尚未完善,对脊髓初级排尿中枢的抑制功能较弱,而且这一功能最脆弱、最易受损,这是小儿易患本病的内在原因。

2. 外因 受惊吓、精神紧张易使神经功能失调而发生本病。常常由于家庭成员的死亡,变换环境(如新入托儿所、幼儿园、上学和住院等),突然离开父母,害怕打针和考试等所导致的紧张或焦虑所诱发。

3. 其他 液体摄入量过多和应用利尿药物,如咖啡因、茶碱类等,也可引起尿频。

【临床表现】

这种病多发生于3～5岁的学龄前期儿童及幼儿,男孩多于女孩。其特点为白天排尿次数过多,即尿频,总尿量并无明显增多,有的幼儿每隔10～30分钟总要排尿,少则几滴,多则5～10ml,排尿次数可以从正常的每天6～8次,增加到每天20～30次,甚至每天40～50次,每小时可达10多次,睡眠后则无尿频症状,常在上床睡觉前、吃饭时、上课时加重。

【诊断】

临床表现为白天尿频,总尿量并无明显增加,睡眠后症状消失,患儿被某种有浓厚兴趣的游戏或事物所吸引时,排尿次数可能有所减少。患儿无其他不适,体格检查示尿道外口无红肿。尿常规及泌尿系彩超等辅助检查结果为阴性。

【鉴别诊断】

1. 遗尿症 多发生在夜间,排尿次数不多,与此病易于鉴别。

2. 儿童糖尿病 常有多饮、多食、多尿、消瘦表现,总尿量增加,夜间仍有多尿现象,尿常规可发现尿糖阳性。

3. 泌尿系感染 有尿急、尿频、尿痛临床表现,尿道外口有红肿,尿常规化验异常可助诊断。

【治疗】

治疗方法目前尚无定论。有人采用谷维素片或山莨菪碱片口服,以改善交感神经与副交感神经失调,使储尿期延长。

1. 心理治疗 家长应反复告诉孩子,他们是健康的,神经性尿频的症状是会很快改善的,消除患儿的不良心理因素,鼓励患儿说出引起他烦恼的事情。家长对神经性尿频患儿的教育要耐心,不要训斥打骂。幼托机构对新入托、新入园的小朋友要多组织参加一些轻松愉快的游戏,上课要避免精神过度紧张。对患儿要理解,不可强行不让患儿去小便,应对患儿多加安慰,使患儿把注意力集中到别的活动上去。

2. 药物 山莨菪碱片,2～3岁每次3mg,4～7岁每次4mg,8～14岁每次5～8mg,每日3次口服。同时服用吲哚美辛,每次0.5～1mg/kg,每日3次,7天为1个疗程。山莨菪碱片通过抑制副交感神经作用,降低膀胱内压力,从而使排尿次数减少。症状比较严重的患儿,需要在儿童心理医师和儿科医师的指导下,根据医嘱使用下列药物:①阿托品:可使膀胱逼尿肌松弛,括约肌收缩,增加膀胱储尿量,减少排尿次数。②氯米帕明:对于年龄较大的孩子,可以使用氯米帕明治疗,疗效较阿托品好,副作用比阿托品小,对膀胱也有类似作用。

第四节　儿童擦腿综合征

儿童擦腿综合征是儿童通过擦腿或反复用手或其他物件摩擦自己外生殖器引起兴奋的一种运动行为障碍。多见于2岁以后,多数在幼儿至学龄前比较明显,上学后多数消失,至青春期后又明显增加。发生擦腿综合征的儿童智力正常。

【病因】

本病征病因尚未明确,可能与下列因素有关:

1. 局部的刺激　阴部的炎症、湿疹、包皮过长、包茎、蛲虫感染等常常引起局部瘙痒,是幼儿出现摩擦外生殖器行为的常见诱因,而后在此基础上发展成习惯动作。

2. 因为寂寞而玩弄生殖器,不良环境、情绪紧张、焦虑等则常常可加剧这种行为,儿童将此作为缓解情绪焦虑和自慰的一种手段。

【临床表现】

发作时神志清醒,多在睡前、醒后或玩耍时发作,可被分散注意力而终止。发作时,女孩喜坐硬物,手按腿或下腹部,双下肢伸直交叉夹紧,手握拳或抓住东西使劲;男孩多表现俯卧在床上,来回蹭,或与女孩有类似表现。女孩发作后外阴充血、分泌物增多或阴唇色素加重;男孩阴茎勃起,尿道口稍充血,有轻度水肿。

【治疗】

若发现此类现象应积极寻找和去除局部刺激因素:给儿童穿宽松的内裤,勿穿紧身内裤;平时生活保持轻松愉快,鼓励其参与各种游戏活动。发作时以有趣事物分散儿童的注意力、睡前让儿童疲倦后很快入睡、醒后立即起床等均可减少发作机会。对于偶然的发作,应采取忽视的态度,分散其注意力即可纠正。

儿童擦腿综合征多随年龄增长而逐渐自行缓解,如可疑癫痫时,应做脑电图鉴别。

第五节　注意缺陷多动障碍

注意缺陷多动障碍(ADHD)又称儿童多动症或脑功能轻微失调综合征,是儿童时期一种较常见的行为异常性疾患。临床以注意力不集中,自我控制差,动作过多,情绪不稳,冲动任性,伴有学习困难,但智力正常或基本正常为主要特征。好发年龄为6～14岁。男孩发病较多,男:女为(4～6):1,早产儿及剖宫产儿患多动症的概率较高。预后良好,绝大多数患儿到青春期逐渐好转而痊愈。

【病因和发病机制】

尚未完全清楚。多数学者认为是多种因素引起的。

1. 轻微脑损伤　由于脑神经递质数量不足,如去甲肾上腺素、多巴胺等脑内神经递质浓度降低,引起神经递质传递信息失调,削弱了中枢神经系统的抑制活动,使孩子动作增多。常见于妊娠时感染、服药、围生期缺氧、新生儿窒息、产伤、剖宫产、早产、过期产、生后感染等情况。

2. 遗传因素　通过对双胎的研究发现,单卵双胞胎同时患本病的比例比双卵双胞胎同时患本病的要多,患儿父亲年幼时有注意力不集中的较正常人群为多。这表明本病有遗传倾向。

3. 环境因素　父母关系不和,家庭破裂,教养方式不当,父母性格不良,学校的教育方法不当等不良因素均可能作为发病诱因或症状持续存在的原因。

4. 其他　如脑发育障碍、轻度铅中毒、儿茶酚胺代谢异常等因素均可能与本病有关。

【临床表现】

1. 注意力缺陷　ADHD患儿注意力缺陷具有以下特点:

(1) 被动注意占优势、主动注意不足。注意时间短,干什么事情总是半途而废,环境中的任何视听刺激都可分散他们的注意力。患儿进小学后,在课堂上症状表现更为明显,坐在教室里总是东张西望,心不在焉,对有趣的电视节目、书刊、新奇的游戏等则会全神贯注或相对集中注意力(被动注意占优势)。重症患儿则主动注意或被动注意均不足。

(2) 注意强度弱、维持时间短暂、稳定性差:ADHD儿童的注意力不能高度集中、注意时间短暂。注意力极易疲劳和分散,做事有始无终。

(3) 注意范围狭窄、不善于分配注意力:ADHD儿童不能在同一时间内清楚地掌握住注意的对象和数量,做作业时漏题、串写、马虎潦草,计算出现不应有的低级错误,难以按时完成作业等,因而影响学习,成绩不佳。

2. 活动过度

(1) 与年龄发育不相称的活动过多,小儿除了睡眠时间外,难以有安静的时刻。

(2) 多动症状无明确目的性:动作杂乱无章,并不停地变换花样。因而其行为动作多有始无终、缺乏完整性而显得支离破碎。上课时小动作不断,离位走动,叫喊讲话,扰乱课堂。

(3) 冲动任性:多动行为常不分场合、不顾后果、难以自控,因而其行为常带有破坏性、危险性,易发生意外事故。参加游戏不能耐心等待轮换,要么抢先插队,要么放弃不做。

3. 神经系统发育异常　患者的精细动作、协调运动、空间位置觉等发育较差。如翻手、对指运动、系鞋带和扣纽扣等不灵便,左右分辨困难。少数患者伴有语言发育延迟、语言表达能力差、智力偏低等问题。

4. 情绪和行为障碍

(1) 退缩、回避:"失败和挫折的经历"会使ADHD儿童以退缩和回避的方式来"自我防卫",以试图改变自己处处受责备的状况。因而害怕上学、逃避考试,甚至逃学。

(2) 幻想和孤独:ADHD儿童由于在学校和家庭中得不到应有的呵护、关心和乐趣。他们便会寻求一个"清净而快乐"的环境来求得精神上的安慰和满足。会逐渐出现幻想和孤独。

(3) 过度补偿:有的患儿为了抗衡自卑情绪、补偿自尊心伤害,他们在学校会经常主动与同学争吵或打架,行为冲动而不顾及后果,甚至组成小团伙。

5. 社会适应不良　患儿常表现为个性倔强,不愿受别人制约或排斥小伙伴,所以很难与其他同龄儿童相处,不得不常找比自己年龄小的儿童游戏。

6. 学习困难　因为注意障碍和多动影响了患儿在课堂上的听课效果、完成作业的速度和质量,致使学业成绩差,常低于其智力所应该达到的学业成绩。

本症患儿体格检查大多数正常。神经系统检查可见精细动作不协调、快速轮替动作笨拙、共济运动不协调、病理性联带运动等软体征。

【辅助检查】

1. 智力测试　智商一般正常或接近正常。

2. 脑电图检查　脑电图正常或非特异性改变,如慢波增多等。

3. 其他　颅脑CT、MRI及血清电解质检查、遗传代谢病筛选试验等对诊断原发疾病有帮助。

【诊断】

对于7岁以前起病,具有注意力障碍、多动等表现,根据父母、老师对小儿行为的评估,病程持续超过6个月者可考虑本病。

注意缺陷多动障碍的诊断必须同时具备以下六个条件：

1. 注意障碍　至少有下列症状中 6 项（或更多），持续至少 6 个月，且达到了与发育水平不相符的程度，并直接负性地影响了社会和学业／职业活动：

（1）经常不能密切关注细节或在作业、工作或其他活动中犯粗心大意的错误。

（2）在任务或游戏活动中经常难以维持注意力。

（3）当别人对其直接讲话时，经常看起来没有在听。

（4）经常不遵循指示以致无法完成作业、家务或工作中的职责。

（5）经常难以组织任务和活动。

（6）经常回避、厌恶或不情愿从事那些需要精神上持续努力的任务。

（7）经常丢失任务或活动所需的物品。

（8）经常容易被外界的刺激分神。

（9）经常在日常活动中忘记事情。

2. 多动和冲动　有下列症状至少 6 项（或更多），持续至少 6 个月，且达到了与发育水平不相符的程度，并直接负性地影响了社会和学业／职业活动：

（1）经常手脚动个不停或在座位上扭动。

（2）当被期待坐在座位上时却经常离座。

（3）经常在不适当的场合跑来跑去或爬上爬下。

（4）经常无法安静地玩耍或从事休闲活动。

（5）经常"忙个不停"，好像"被发动机驱动着"。

（6）经常讲话过多。

（7）经常在提问还没有讲完之前就把答案脱口而出。

（8）经常难以等待轮到他／她。

（9）经常打断或侵扰他人。

3. 注意障碍或多动、冲动的症状在 7 岁之前就已存在。

4. 注意障碍或多动、冲动的症状存在于 2 个或更多的场合（例如，在家里、学校或工作中；与朋友或亲属互动中；在其他活动中）。

5. 在社交、学业或职业等功能上，有临床缺损的明显证据。

6. 排除以下可能：全面发育障碍，精神分裂症，或其他精神病。不能用其他精神病进行解释（例如心境障碍、焦虑障碍、分离性障碍或人格障碍）。

【鉴别诊断】

1. 正常活泼好动儿童　一般发生在 3～6 岁，男孩较多见，表现为天真活泼、调皮好动，但对环境的要求有明确认识，行动有一定的目的性和计划安排，在需要安静专心的场合，可自控抑制行为。

2. 精神发育迟滞　轻度智障者常伴多动、注意力不集中和学习困难，通过了解病史、幼年发育史及智力测验（智商低于 70），且社会适应能力不良可与 ADHD 区别。

3. 品行障碍　是以反复而持久的反社会性、攻击性或对立违抗行为，以及违纪犯罪行为等为主要特征，而 ADHD 则以注意力障碍、多动、学习困难、易冲动和自我控制能力差为主导症状，可以鉴别。但品行障碍与 ADHD 常共患，症状重叠，须加以分别评定。

4. 儿童精神分裂症　ADHD 早期往往表现注意力不集中，学习困难，兴奋不安，行为改变等。但精神分裂症具有情感淡漠，行为怪异，幻觉、妄想等症状，与 ADHD 不难鉴别。

5. 抽动秽语综合征　常表现为一组肌群抽动，如频繁眨眼、甩头、耸肩等运动性抽动及发声性抽动，与本病容易鉴别。

【治疗】

ADHD 的治疗需要老师、家长和医师共同采用心理支持、行为矫正、家庭和药物治疗及高频音乐疗法的综合措施,才能收到好的效果。

1. 心理支持　采用疏泄、解释、鼓励、安慰、暗示等方法,与患儿和家长进行思想交流,让他们倾诉患病后的感受和委屈,帮助他们分析原因和实施应采取的对策。鼓励他们树立信心,纠正不良行为。心理支持对改善情绪障碍、自尊心不足和人际关系紧张等症状有帮助。

2. 行为矫正　采用有针对性的单独或集体训练方式持续训练,树立矫正原则。可采取正性强化和负性强化结合进行。正性强化是当患儿的行为达到希望的目标时予以奖励,使良好的行为得以持续。负性强化是指患儿行为未达到目标时让他承受相应的后果。行为训练还可以采用消退法,即家长和老师对患儿的不良行为予以漠视,使该行为长时间得不到注意而逐渐消退。

3. 药物治疗　6 岁以下以不主张药物治疗,应以教育为主。

精神兴奋剂最有效,可首选哌甲酯,三环抗抑郁药如丙米嗪亦可试用,均须在医师指导下服用,用药过程中必须定期用量表检测患儿症状和观察副作用。

（1）中枢兴奋药物:哌甲酯(利他林)为首选,每日 0.3～0.8mg/kg,起始剂量 0.3mg/kg。每天早晨上课前半小时服用 1 次,2～3 天无效可加至 0.6～0.8mg/kg,如不能控制可分为早晨和中午两次服用,下午 3 点以后不再用药,周末和假期停服。服药时间 6 个月至 1 年。副作用有失眠、食欲减退、腹痛、体重暂时下降等,多为一过性。匹莫林:每日 2.5mg/kg,每日晨服 1 次,4 周无效时可逐渐加量。最大量每天不超过 100mg。

（2）三环抗抑郁药:如丙米嗪,每日 25～50mg。开始 12.5mg,早晚各 1 次,必要时每周增加 12.5mg,最大量每日 50mg。

4. 行为管理和教育　教师和家长需要针对患者的特点进行有效的行为管理和心理教育,避免歧视、体罚或其他粗暴的教育方法,恰当运用表扬和鼓励的方式提高患者的自信心和自觉性。

第六节　抽动秽语综合征

案例分析

案例 12-2

患儿,男,8 岁,智力正常,近两年来经常出现眨眼、鼻子抽动、"扮鬼脸"等面部抽动,有时可同时发出怪异的声音。一天反复出现多次,几乎天天如此。

分析:

1. 该患儿初步诊断为何病?诊断依据是什么?

2. 该患儿的处理原则是什么?

抽动秽语综合征目前称"抽动障碍",习惯称"抽动症",是指以不自主的、突然的多发性抽动,以及在抽动的同时伴有暴发性发声和秽语为主要表现的疾病。男性多见,男女之比为 3∶1。90%以上于 2～12 岁起病。

【病因】

发病机制目前尚不明确,一般认为与下列因素有关:

1. 遗传因素　本病有明显的家族倾向,65%～90% 的抽动秽语综合征病例是家族性的。

2. 中枢神经系统的器质性损伤　难产、窒息、早产、抽搐及头部外伤等造成的儿童器质性脑损伤,可能是导致抽动秽语综合征发病的危险因素。

3.中枢神经递质系统异常　多数学者认为抽动秽语综合征的发生机制与大脑基底核及边缘系统的皮质多巴胺活动过度或是突触后多巴胺能受体超敏,以及多巴胺更新率降低而致功能过剩有关。

【临床表现】

主要表现为不自主、反复、快速、无目的的一个部位或多部位运动性抽动和 / 或发声性抽动。

1.运动性抽动　常表现为突然、快速、不自主、重复的肌肉抽动。开始抽动比较轻,多呈一过性,从眼、面肌开始,如眨眼、点头、皱眉、噘嘴、翘鼻、伸舌、张口等动作,而后抽动症状逐渐加重并累及多个部位,逐步向颈、肩、上肢、躯干及下肢发展,而涉及全身多部位肌肉抽动,如耸肩、抬臂、踢腿、扭动身体、做鬼脸、鼓肚子、长叹气等,甚至有的发展至跳跃、扔东西、打自己,以及拾起东西闻等。

2.发声性抽动　实质是喉部、咽部等与发音有关的肌肉群快速收缩的结果。可为简单的发声,如清嗓、咳嗽声、鼻吸气声、吐痰声、干咳、哼声、嘘嘘声等,或无音节的喊叫、各种各样动物叫声,如犬吠样吼叫。也可表现为复杂性发声,重复别人或自己的言语、谩骂、说脏话。发作时可几种同时出现,动作较刻板,少则一天十多次,多则每天数百次,在精神紧张时发作次数增多,集中精力做某件事时抽动减少,睡眠时抽动消失。可自我控制一时,但难以长时间自我控制。

3.行为紊乱　轻者表现躁动不安、过分敏感、易激惹或行为退缩;重者则呈现难以摆脱的强迫行为,常常自身难以抗拒地重复某一动作,例如反复洗手、数数字及检查门锁等行为。有些患者表现出心烦意乱、多动、情绪不稳、坐立不安,也有些患者存在破坏行为,表现出突然发生不能自制的冲动行为,如过度挑衅行为,甚至可以有暴力行为和自伤行为。

4.其他　约有半数的患儿会出现共鸣,最常见的形式是模仿他人的语言、习惯等。但患儿智力正常,体格及神经系统检查未见异常。

【诊断和鉴别诊断】

1.诊断　根据 DSM- Ⅳ 诊断标准。

(1)具有多种运动抽动和一种或多种发声抽动,但不一定同时存在。抽动为突然的、快速的、反复性的、非节律性的、刻板的动作或发声。

(2)一天内发作多次抽动(通常是阵发性),病情持续或间歇发作超过 1 年,其无抽动间歇期连续不超过 3 个月。

(3)上述症状引起明显的不安,显著影响社交、就业和其他重要领域的活动。

(4)发病于 18 岁前。

(5)不自主抽动或发声,不能用其他疾病来解释。

通常来讲,凡患者具有两个或两个以上的运动性抽动,加上一个或一个以上的发声性抽动,病程超过 1 年者,即可诊断为多发性抽动症。

2.鉴别诊断

(1)风湿性舞蹈症:6 岁以后多见,女孩居多,是风湿热的主要表现之一。表现为四肢较大幅度、无目的、不规则的舞蹈样动作,生活经常不能自理,肌张力减低,无发声抽动或秽语症状,抗链球菌溶血素 O 滴度增加,咽拭子培养检出 A 型溶血型链球菌,抗风湿治疗有效。

(2)肌阵挛性癫痫:抽动症用意志可短暂控制,发作频度与精神、情绪有一定关系。智力大都正常,脑电图无特异性改变。而肌阵挛性癫痫发作时有特异性临床特点:头下弯,两上肢伸展,两大腿向腹部屈曲。有突然剧烈的躯干肌收缩时可使患儿摔倒,但可马上爬起。抽动频率慢,用意志不能控制,严重者可发展为癫痫大发作。发作越频繁,智力越受影响。脑电图异常,可见癫痫波,用硝西泮效果较好。

(3)脑炎:警惕以抽动症为主要表现的脑炎患儿以发作性挤眉弄眼、肢体及躯干的抽动伴有咒骂而就诊,症状与抽动症非常相似。但同时伴有脑炎的相应症状,如高热、头痛、呕吐呈喷射性。查体可见病理反射阳性,脑脊液有相应变化,脑压增高,脑电图异常。用治疗脑炎的方法有效,随着脑炎的控制,抽动及秽语现象也消失。

【治疗】

1. 心理行为治疗 主要是进行心理指导,包括帮助正确认识本病,与老师、同学取得沟通,告诫家长不要过分注意和提醒患儿的抽动症状,合理安排患儿的日常生活,减轻学习压力,使其尽量处于一种轻松愉快的环境之中。

(1)心理转移法:临床观察发现,抽动障碍的症状在紧张着急时加重,放松时减轻,睡眠时消失。因此,当儿童抽动发作时,不要强制其控制,最好采用转移法,如让他帮你把报纸递过来或做些轻松的事。这样通过减轻紧张、焦虑和自卑感,通过肢体有目的地活动而逐渐减轻和缓解抽动症状。

(2)认知支持疗法:儿童因挤眉弄眼等异常动作深感自卑,社交退缩。越紧张自卑,症状越严重,症状越严重就越紧张自卑,患儿在这种恶性循环中感到痛苦而不能自拔。如果此时父母还唠叨、对患儿的行为过分限制、没完没了地指责,就会使病情雪上加霜。所以,最好的办法就是打破恶性循环,在心理医师指导下,父母与儿童一起分析病情,正确认识抽动症状的表现,就像感冒发热一样是一种病,并不是坏毛病,增强其克服疾病的信心,消除自卑感。

2. 药物治疗 西药目前常选用氟哌啶醇、硫必利等作用于神经递质及受体的药物以控制症状,一般需1周至数周或更长时间,抽动症状才能消失,再继续服用3~6个月方可在医师指导下逐渐减量停药。需注意长期大量应用可出现扭转痉挛、手足震颤、张口困难、伸舌等副作用,同时服用苯海索可减少其副作用。中医把此病归为慢惊风的范畴,根据不同的临床表现,辨证用药疗效确切,配合针灸、耳穴贴敷疗效更佳。

3. 其他 食品添加剂、含咖啡因的饮料等可促使这类儿童行为问题发生,应尽量减少食用。感冒也可诱发或加重本病,故预防和治疗感冒也显得十分重要。

【预后】

本病有自愈倾向,但实际上自愈率较低,而且从发病到青春期有10年左右的时间,其间病情变化是多样的。特别是有行为异常的孩子不能控制自己的活动,不由自主地做出损害别人利益,甚至危害生命安全的事。又由于注意力的不集中及无目的活动太多,造成学习困难,长此以往,必将影响学业。另外,家长的打骂、外人的歧视,又可影响患儿心理发育,对成年后进入社会十分不利。所以孩子患病后家长应积极主动地配合医师治疗,早期用药、合理用药。

(吕鹏飞)

？ 复习思考题

1. 屏气发作的临床表现有哪些?
2. 遗尿症的治疗要点有哪些?
3. ADHD的治疗要点有哪些?
4. 抽动秽语综合征的诊断要点有哪些?

扫一扫,测一测

PPT课件

ER-13-2

知识导览

第十三章　遗传性疾病

学习目标

掌握唐氏综合征、苯丙酮尿症的临床表现及诊治要点；熟悉唐氏综合征、苯丙酮尿症的病因；了解染色体和基因的概念、遗传性疾病的分类。

第一节　总　　论

遗传性疾病是由于遗传物质结构或功能改变所导致的疾病，简称遗传病。具有先天性、终身性和家族性的特征，遗传性疾病与先天性疾病不能等同。遗传病种类繁多，涉及全身各个系统，分散在临床各专业，导致畸形、代谢异常、神经和肌肉功能障碍，病死率和残疾率均较高。由于多数疾病无有效治疗方法，存活患儿常伴有智力低下和体格残疾，因此疾病的预防极为重要。

【染色体与基因】

遗传物质包括细胞中的染色体及其基因。人类细胞染色体数为 23 对（46 条），其中 22 对男性和女性都一样，称常染色体，1 对染色体男女不同，是决定性别的，称性染色体，男性为 XY，女性为 XX。正常男性的染色体核型为 46, XY；正常女性的染色体核型为 46, XX。而正常人每一个配子（卵子和精子）含有 22 条常染色体和一条性染色体（X 或 Y），即 22+X 或 22+Y 的一个染色体组称为单倍体，人类体细胞染色体数目为双倍体，即 2n=46。

基因是个体所有特征的遗传单位，人类基因组学发现大约有 38 000 个基因。细胞的遗传信息几乎都储存在染色体的 DNA 分子长链上，DNA 分子是由两条多核苷酸链依靠核苷酸碱基之间的氢键相连接而成的双螺旋结构。其中一条核苷酸链的腺嘌呤（A）、鸟嘌呤（G）必定分别与另一条上的胸腺嘧啶（T）、胞嘧啶（C）连接，互补成对的 A 和 T、G 和 C 即称为互补碱基对。在DNA 长链上，每 3 个相邻的核苷酸碱基组成的特定顺序（密码子）即代表一种氨基酸，即 DNA 分子贮存的遗传信息。

基因是遗传的基本功能单位，是 DNA 双螺旋链上的一段负载一定遗传信息，并在特定条件下表达，产生特定生理功能的 DNA 片段。基因是编码蛋白质肽链和 RNA 所必需的核苷酸顺序，人类细胞中的全部基因称为基因组，由 30 亿个碱基对组成，约有 38 000 个基因。每个基因在染色体上都有自己特定的位置，称为基因位点，二倍体同一对染色体上同一位点的基因及其变异叫等位基因，等位基因中一个异常，一个正常，称为病态杂合子，两个异常者称为病态纯合子。如果致病基因位于常染色体上，杂合状态下发病的称为常染色体显性（AD）遗传病；杂合状态下不发病，纯合状态下才发病的称常染色体隐性（AR）遗传病。如果致病基因位于 X 染色体上，依传递方式不同，可分为 X 连锁显性或隐性遗传病。

大部分的遗传物质都在细胞核内，线粒体含有自己特殊的遗传物质，包含了 16 000 个碱基片段。所有的线粒体都由母系遗传（因为精子通常不携带线粒体到受精卵），细胞内的线粒体主要反映了母系的遗传。线粒体为细胞的运动、收缩、生物合成、主动运输、信号传导等耗能的过程提供能源。线粒体作为细胞的供能装置，将细胞氧化还原产生的能量以高能磷酸键形式暂时储存起来，是糖、脂肪和蛋白质代谢的最终通路。线粒体基因组（mtDNA）是独立于细胞核染色体外的基因组，具有自我复制、转录和编码功能。线粒体中所含的 DNA 为环状双链结构的 DNA 分子（mtDNA），编码多种与细胞氧化磷酸化有关的酶，是独立于细胞核染色体外的遗传物质，这些基因突变所导致的疾病称线粒体基因病。现发现 60 余种疾病与线粒体基因突变或结构异常有关。

人体基因除以上结构基因之外，还存在有一定结构特征的其他序列。最为突出的是含有很多重复序列，例如卫星 DNA，可作为基因组的一种多态性标记。另外，目前发现基因组的单核苷酸多态性（SNP）发布广泛，数量达数百万，在分子遗传学连锁分析、种群多样性研究、亲子鉴定，以及功能研究等领域中具有重要意义。

【分类】

根据遗传物质的结构和功能改变的不同，可将遗传性疾病分为五类：

1. 染色体病 指染色体数目或结构异常，造成许多基因物质的丢失而引起的疾病，是目前最为多见的先天性遗传疾病，已经明确的染色体畸变综合征有数百种。其中，常染色体疾病是指由常染色体数目或结构异常引起的疾病，约占总染色体病的 2/3，包括三体综合征、单体综合征、部分三体综合征和嵌合体，临床最常见的为 21- 三体综合征；性染色体疾病是指由性染色体 X 或 Y 发生数目或者结构异常所引起的疾病，约占总染色体病的 1/3，包括克兰费尔特综合征（Klinefelter syndrome）、先天性卵巢发育不全综合征（Turner 综合征）、XYY 综合征等，除 Turner 综合征外，大多在婴儿期无明显临床表现，要到青春期因第二性征发育障碍或异常才就诊。

2. 单基因遗传病 单基因病是指由单个基因突变所致的遗传病，每种单基因病均源自相关基因的突变，此类疾病目前报道已超过 5 000 种，但每种疾病的发病率非常低。在一对基因中只要有 1 个致病基因存在就能表现性状，称显性基因；一对基因需 2 个基因同时存在病变时才能表现性状，称隐性基因。单基因遗传病按不同遗传模式分为以下 5 类：

（1）常染色体显性遗传：致病基因在常染色体上，亲代只要有 1 个显性致病基因传递给子代，子代就会表现性状。例如软骨发育不全、成骨不全。家系特点是患者为杂合子型，亲代中有 1 人患病；父母一方有病，子女有 50% 风险率；父母双方有病，子女有 75% 风险率；男女发病机会均等；父母的同胞或上代有病，父母无病，子女一般无病。但是，有时由于疾病外显率的不同，可表现为完全显性、不完全显性、延迟显性（杂合子 Aa 在生命早期显性基因并不表达，待一定年龄后才显达，如遗传性舞蹈病）等。

（2）常染色体隐性遗传：致病基因在常染色体上，为一对隐性基因。只带 1 个致病隐性基因的个体不发病，为致病基因携带者，只有致病纯合子才致病。多数遗传性代谢病为常染色体隐性遗传，如苯丙酮尿症、白化病等。家系特点：父母均为健康者，患者为纯合子，同胞中 25% 发病，25% 正常，50% 为携带者。近亲婚配发病率增高。

（3）X 连锁隐性遗传：定位于 X 染色体上的致病基因随 X 染色体而传递疾病。女性带有 1 个隐性致病基因，为表型正常的致病基因携带者。男性只有 1 条 X 染色体，即使是隐性基因，也会发病，如血友病、进行性肌营养不良等。家系特点是男性患者与正常女性婚配，男性都正常，女性都是携带者；女性携带者与正常男性婚配，男性 50% 是患者，女性 50% 为携带者。

（4）X 连锁显性遗传：X 连锁显性遗传致病基因在 X 染色体上。家系特点是患者双亲之一是患者，男性患者后代中女性都是患者，男性都正常；女性患者所生子女，50% 为患者。女性患者病情较轻，如抗 D 佝偻病。

（5）Y 连锁显性遗传：Y 连锁遗传致病基因位于 Y 染色体上，只有男性出现症状，由父传子。

3. 多基因遗传病 又称复杂遗传病，疾病由多对异常基因及环境因素共同作用。每对基因作用微小，但有积累效应，致使超出阈值而发病。这些微效基因的总和加上环境因素的影响，就决定了个体的性状。例如2型糖尿病、高血压、神经管缺陷、唇裂等都属多基因遗传病。其特点包括：家族聚集，但无明显遗传方式；发病率与亲缘关系远近有关。

4．线粒体病　人类细胞中有一部分DNA存在于细胞质内，称为线粒体DNA，按母系遗传。基因突变为一组较为独特的遗传病，例如脂肪酸氧化障碍、呼吸链酶缺陷、特殊类型的糖尿病等。平均发病年龄为1.5岁，目前在线人类孟德尔遗传数据库（OMIM）已收录68种线粒体疾病。

5．基因组印记　基因根据来源亲代的不同而有不同的表达，控制某一表型的一对等位基因，因亲源不同而呈差异性表达，两条等位基因如皆来自父源或母源则有不同的表现形式。例如，Prader-Willi综合征和Angelman综合征都是15q11-13缺失，Prader-Willi综合征是父源性15q11-13缺失，Angelman综合征为母源性15q11-13缺失。基因组印记还影响某些遗传病的表现度、外显率等。

【诊断】

强调早期诊断，以便对部分可治的遗传病及早治疗，避免严重症状的发生，同时也便于在患者亲属中及早进行检查，以发现携带者及轻型患者。遗传病的诊断是开展遗传咨询和防治的基础，遗传病的诊断要注意收集以下资料。

1．病史

（1）对有先天畸形、生长发育障碍、智能发育落后、性发育异常或有遗传病家族史者应做全身检查，并且做详细的家系调查和家谱分析，了解其他成员健康情况，了解死产、流产和血缘关系。新生儿期出现黄疸不退、腹泻、持续呕吐、肝大、惊厥、低血糖、酸中毒、高氨血症、电解质异常，以及尿中有持续臭味，应疑为遗传性代谢病，并做进一步检查。

（2）记录母亲妊娠史，如胎儿发育情况，母亲有无糖尿病、羊水过少等。糖尿病母亲婴儿畸形发生率高，羊水过多时多伴有胎儿畸形。

（3）应详细询问母亲孕期用药史及疾病史，母孕期患风疹及巨细胞病毒感染能造成胎儿器官畸形，但有感染病史不一定与畸形有因果关系。虽然回顾性流行病学调查认为一些药物与畸形有关，但真正能证实的致畸因素为数很少。

2．体格检查

（1）头面部注意头围，有无小头畸形、小下颌畸形，耳的大小，耳位高低，眼距，眼裂，鼻翼发育，有无唇裂、腭裂和高腭弓，毛发稀疏和颜色。

（2）注意上身长与下身长的比例、指距、手指长度、乳状距离、皮肤和毛发色素、手纹、外生殖器等。注意黄疸、肝、脾大和神经系统症状。嗅到一些不正常的汗味或尿味等，可提示某些遗传病可能，主要见于氨基酸代谢病。

3．辅助检查

（1）染色体核型分析：是经典的细胞遗传检测技术，适用于染色体数目及结构异常的诊断，对于微缺失、微重复与各类基因突变无法检出。染色体核型分析将一个处于有丝分裂中期的细胞中全部染色体按大小及形态特征有秩序地配对排列，观察有无染色体数目或结构异常。染色体异常是导致智能低下及先天异常的重要因素。在自发性流产和死胎中，染色体异常非常常见。由于遗传物质的不平衡使染色体畸变，从而导致表型异常。染色体异常包括染色体数目异常和染色体结构异常。

（2）生物化学检查：测定血、尿、红细胞、白细胞、皮肤成纤维细胞中酶和蛋白质或中间代谢产物。近年在国内逐步开展的遗传性代谢病串联质谱检测技术（MS/MS）、气相色谱-质谱技术（GC/MS）已逐步成为遗传性代谢病诊断的常规检测工具，特别是串联质谱技术可诊断多种氨基酸代谢病、有机酸代谢紊乱、脂肪酸和肉碱代谢紊乱等疾病，在临床上发挥着重要作用。

（3）DNA 分析：基因诊断是在 DNA 水平上对受检者的某一特定致病基因进行分析和检测，从而达到对疾病进行特异性分子诊断。能够在基因水平诊断遗传病，同时可检测出携带者，是快速、灵敏及准确的检测方法。DNA 一般来源于白细胞和其他组织，包括羊水细胞和绒毛膜绒毛细胞（产前诊断），口腔黏膜细胞（咽拭子）和成纤维细胞（皮肤活检），从这些组织中能够得到足够的 DNA。DNA 扩增技术，如聚合酶链反应（PCR），能够从一个或很少量的细胞中扩增 DNA，然后进行 DNA 直接测序分析。

（4）荧光原位杂交（fluorescence in situ hybridization，FISH）：FISH 可以直接在细胞核中或染色体上确定 DNA 序列的有无或相互位置关系，具有安全、快速、敏感度高、探针能长期保存、能同时显示多种颜色等优点，不但能显示中期分裂象，还能显示间期核。FISH 技术主要用于染色体上的微小缺失或重复，这些微缺失综合征用传统的染色体分析方法不能识别，包括 DiGeorge 综合征、Williams 综合征等。但是，FISH 技术只能针对选定的区域进行检测。

值得注意的是先天性疾病和家族性疾病不完全等同于遗传性疾病。所谓先天性疾病常指个体生来即有异常表型，可为遗传病，但并非都是遗传病，如先天性梅毒、先天性肝炎等，均是由孕母在妊娠期间受到病原生物体感染所致。同样，遗传病亦非多表现为先天性，某些遗传病出生时无异常表现，要到特定的年龄才发病，如亨廷顿舞蹈病、脊髓性小脑共济失调等。在临床上，严格区分由遗传因素与非遗传因素所造成的先天畸形或出生缺陷具有一定困难，但却是十分重要和必需的，这将有助于控制和减少遗传病和出生缺陷患儿的出生，有助于提高人口素质，尤其是出生人口素质。

【预防】

遗传病是一类严重危害人类身心健康的难治疾患，不仅为家庭及社会带来沉重负担，而且危及子孙后代，直接影响人口素质的提高。由于多数遗传病的治疗仍颇为艰难或昂贵，难以普遍实施。因此为减少遗传病的发生，广泛开展预防工作就显得格外重要。目前防治的重点主要贯彻预防为主的方针，做好三级预防，防止和减少有遗传病的患儿出生，避免有遗传病患儿生后发病。

1. 一级预防　防止遗传病的发生。近亲结婚所生子女患智能低下的比例比非近亲婚配的要高 150 倍，畸形率也要高 3 倍多。国家法律禁止直系血缘和三代以内的旁系血缘结婚。凡本人或家族成员有遗传病或先天畸形史、多次在家族中出现或生育过智力低下儿或反复自然流产者，应进行遗传咨询，找出病因，明确诊断。在人群或高危家庭中及时检出携带者，并在检出后积极进行婚育指导，对预防和减轻遗传病患儿的出生具有现实意义。

2. 二级预防　在遗传咨询的基础上，有目的地进行产前诊断，即通过直接或间接地对孕期胚胎或胎儿进行生长和生物标记物的检测，确定诊断，减少遗传病患儿出生。根据特定的遗传性疾病或者先天缺陷，可用不同的产前诊断方法进行诊断。例如通过观察胎儿表型的形态特征（超声、胎儿镜检查）、染色体检查（细胞遗传学技术）及基因分析或其表达产物测定（酶和生化测定）进行诊断。所用标本的采集可由羊膜腔穿刺术、绒毛膜绒毛吸取术、脐带穿刺术和从母血中分离胎儿细胞等方法来完成。

3. 三级预防　遗传病出生后的治疗。新生儿疑有遗传病，出生后即尽可能利用血生化检查或染色体分析，作出早期诊断。新生儿疾病筛查是提高人口素质的重要措施之一，通过快速、敏感的检验方法，对一些先天性和遗传性疾病进行群体筛检，从而使患儿在临床上尚未出现疾病表现，而其体内生化、代谢或者功能已有变化时就作出早期诊断，并且结合有效治疗，避免患儿重要脏器出现不可逆性的损害，保障儿童正常的体格发育和智能发育。目前全国各地主要筛查先天性甲状腺功能减退症和苯丙酮尿症两种导致智能发育障碍的疾病，苯丙酮尿症发病率为 1:10 397，先天性甲状腺功能减退症发病率为 1:2 000～1:4 000。新生儿疾病筛查可在患儿出生 2～4 周内确诊疾病，通过积极治疗，大大降低了遗传性代谢病的危害性。

知识链接

遗传咨询

　　遗传咨询是由咨询医师和咨询者及遗传病患者本人或其家属，就某种遗传病在一个家庭中的发生、再发风险和防治上所面临的问题进行一系列的交谈和讨论，是家庭预防遗传病患儿出生的最有效方法，咨询医师需协助先证者明确遗传病的诊断和分类。

　　主要咨询对象应包括：①已确诊或怀疑为遗传病的患者及其亲属。②连续发生不明原因疾病的家庭成员。③怀疑与遗传有关的先天畸形、原发性低智者。④异位染色体或致病基因携带者。⑤不明原因的反复流产、死胎、死产及不孕（育）者。⑥性发育异常者。⑦孕早期接触放射线、化学毒物、致畸药物或病原生物感染者。⑧有遗传病家族史并拟结婚或生育者。

第二节　唐氏综合征

案例分析

案例 13-1

　　患儿，男，3 岁。身高 75cm，体重 13kg，外貌特殊，眼距宽，鼻梁低平，舌伸出口外，通贯手，肌张力低，心脏超声检查示：室间隔缺损。

　　分析：

　　1. 该患儿最可能的诊断是什么？

　　2. 患儿为明确诊断应做什么检查？

　　唐氏综合征（Down syndrome，DS）又称 21- 三体综合征（trisomy 21 syndrome），以前也称先天愚型，是人类最早被确定的染色体病，也是人类最早发现、最常见的染色体畸变疾病，占染色体病的 70%～80%。母亲年龄愈大，发生率愈高。本病在活产婴儿中发生率约为 1∶1 000～1∶1 600，男女之比为 3∶2，细胞遗传学特征是第 21 号染色体呈三体征。本病主要临床特征为智力低下、特殊面容、发育迟缓，常伴有多发畸形。

【病因】

　　1. 母亲妊娠时年龄过大　孕母年龄越大，子代发生染色体病的可能性越大，可能与孕母卵子老化有关。

　　2. 放射线　孕妇接受放射线后，其子代发生染色体畸变的危险性增加。

　　3. 病毒感染　腮腺炎病毒、EB 病毒、风疹病毒和肝炎病毒等都可引起染色体断裂，造成胎儿染色体畸变。

　　4. 化学因素　许多化学物质、抗代谢药物和毒物都能导致染色体畸变。

　　5. 遗传因素　染色体异常的父母可能遗传给下一代。

【遗传学基础】

　　细胞遗传学特征是第 21 号染色体呈三体征，其发生主要是由于亲代之一的生殖细胞在减数分裂形成配子时，或受精卵在有丝分裂时，21 号染色体发生不分离，使胚胎体细胞内存在一条额外的 21 号染色体。

【临床表现】

　　本病主要特征为智能落后、特殊面容和生长发育迟缓，并可伴有多种畸形。临床表现的严重程度随正常细胞核型所占百分比而定。

1. 智能落后　这是本病最突出、最严重的临床表现。绝大部分患儿都有不同程度的智力发育障碍，随年龄的增长日益明显。嵌合体型患儿若正常细胞比例较大则智能障碍较轻。智商仅20～25。其行为动作倾向于定型化，抽象思维能力受损最大。

2. 特殊面容　患儿出生时即有明显的特殊面容，表情呆滞。眼距宽、眼裂小、两眼外眦上斜，可有内眦赘皮；鼻梁低平，外耳小；硬腭窄小，常张口伸舌，流涎多；头小而圆，前囟大且关闭延迟；颈短而宽，且常有嗜睡和喂养困难，见图13-1。

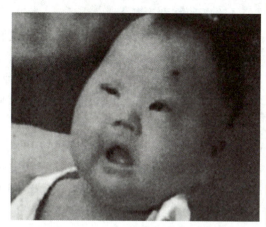

图13-1　唐氏综合征患儿面容

3. 生长发育迟滞　患儿出生的身长和体重均较正常儿低，生后体格发育、动作发育均迟缓，身材矮小，骨龄落后于实际年龄，出牙迟且顺序异常；四肢短，韧带松弛，关节可过度弯曲；肌张力低下，腹膨隆，可伴有脐疝；手指粗短，小指尤短，中间指骨短宽且向内弯曲。

4. 皮纹异常　手掌宽，掌心皮肤横纹，贯通全掌，即通贯手。手掌三叉点移向掌心，atd角多大于45°（我国正常人为40°），斗纹少，箕纹多。手指粗短，小指向内弯曲，见图13-2。

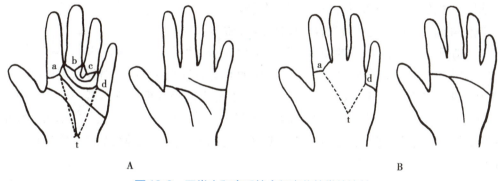

图13-2　正常人和唐氏综合征患儿的掌纹比较
A. 正常人；B. 唐氏综合征患儿

5. 伴发畸形　部分男孩可有隐睾，成年后大多无生育能力。女孩无月经，仅少数可有生育能力。约50%患儿伴有先天性心脏病，其次是消化道畸形。先天性甲状腺功能减退症和急性淋巴细胞性白血病的发生率明显高于正常人群。免疫功能低下，易患感染性疾病。

【辅助检查】

1. 细胞遗传学检查　根据核型分析可分为三型：

（1）标准型：约占患儿总数的95%，该型患者几乎都为新发病例，与父母核型无关。患儿体细胞染色体为47条，有一条额外的21号染色体，核型特征为47，XX（或XY），+21。

（2）易位型：约占2.5%～5%，染色体总数为46条，其中一条是额外的21号染色体的长臂与一条近端着丝粒染色体长臂形成的易位染色体，即发生于近着丝粒染色体的相互易位，称罗伯逊易位，亦称着丝粒融合。以14号染色体为主，少数为15号或13号染色体，最常见核型为46，XY（或XX），−14，+t（14q21q）。

（3）嵌合体型：此型约占2%～4%，患者体内具有两种以上细胞系，由于受精卵在早期分裂过程中发生了21号染色体不分离，患儿体内存在两种细胞系，一种为正常细胞，另一种为21-三体细胞，形成嵌合体，90%其核型为46，XY（或XX）/47，XY（或XX），+21。此型患儿临床表现的严重程度与异常细胞所占百分比有关。

2. 荧光原位杂交　以 21 号染色体的相应片段序列作探针,与外周血中的淋巴细胞或羊水细胞进行原位杂交,可快速、准确进行诊断。在本病患者的细胞中呈现 3 个 21 号染色体的荧光信号。

【诊断和鉴别诊断】

典型病例根据特殊面容、智能与生长发育落后、皮纹特点等不难作出临床诊断,但应作染色体核型分析以确诊。新生儿或症状不典型者更需核型分析确诊。

本病应与先天性甲状腺功能减退症鉴别,后者有颜面黏液性水肿、头发干燥、皮肤粗糙、喂养困难、便秘、腹胀等症状,可测血清促甲状腺素(TSH)、T_4 和染色体核型分析进行鉴别。

【遗传咨询】

标准型唐氏综合征的再发风险为 1%,孕母年龄愈大,风险率愈高,>35 岁者发病率明显上升。少数有生育能力的女性患者,其子代发病概率为 50%。在易位型中,再发风险为 4%~10%,若母亲为 21q22q 平衡易位携带者,子代发病风险率为 100%。

【治疗】

目前尚无有效的治疗方法。要采用综合措施,包括医疗和社会服务,对患者进行长期耐心的教育。要训练弱智儿掌握一定的工作技能。患儿需注意预防感染,如伴有先天性心脏病、胃肠道或其他畸形,可考虑手术矫治。

【预防】

本病无特殊治疗,致残率高,故重点应放在预防上。

1. 遗传咨询　尽量避免高龄生育。如妊娠,应做羊水检查。

2. 妊娠期预防病毒感染,早期妊娠者避免接触放射线及化学药品等。

3. 产前筛查　对高危孕妇可作羊水细胞或绒毛膜细胞染色体检查进行产前诊断。目前还可在孕中期筛查相关血清标记物,采用测定孕妇血清人绒毛膜促性腺激素(HCG)、甲胎蛋白(AFP)、游离雌三醇(FE_3),结合孕母年龄,可计算其本病的危险度。采用这一方法可以检出大约 60%~80% 的唐氏综合征胎儿。此外,通过 B 超测量胎儿颈项皮肤厚度也是诊断唐氏综合征的重要指标。

第三节　苯丙酮尿症

案例分析

案例 13-2

患儿,女,8 个月。近 3 个月来出现反复抽搐,每日 3~4 次。患儿表情呆滞,反应差,毛发浅褐色,皮肤白,尿有鼠尿味。

分析:

1. 该患儿最可能的诊断是什么?

2. 患儿为明确诊断需做什么检查?

苯丙酮尿症(phenylketonuria,PKU)是由于苯丙氨酸代谢过程中酶缺陷所致的遗传代谢性疾病。PKU 是一种单基因遗传病,遗传模式为常染色体隐性遗传。临床主要特点为智力低下,发育迟缓,皮肤、毛发色素浅淡,尿有鼠尿臭味,因患儿尿液中排出大量苯丙酮酸代谢产物而得名。发病率随种族不同而异,我国的发病率总体为 1 : 11 000,北方人群高于南方人群。

【发病机制】

苯丙氨酸是人体必需氨基酸之一，食入体内的苯丙氨酸一部分用于蛋白质的合成，另一部分通过苯丙氨酸羟化酶（PAH）作用转变为酪氨酸，仅有少量的苯丙氨酸经过次要代谢途径在转氨酶的作用下转变成苯丙酮酸。

苯丙酮尿症是由于患儿肝脏缺乏苯丙氨酸羟化酶活性，不能将苯丙氨酸转化为酪氨酸，导致苯丙氨酸在血液、脑脊液、各种组织中的浓度极度增高，通过旁路代谢产生大量苯丙酮酸、苯乙酸、苯乳酸和对羟基苯乙酸。高浓度的苯丙氨酸及其代谢产物能导致脑组织损伤。

知识链接

苯丙氨酸的代谢

苯丙氨酸的代谢，不但需要苯丙氨酸羟化酶的作用，还要有辅酶四氢生物蝶呤（BH_4）的参与，人体内的 BH_4 来源于三磷酸鸟苷（GTP-CH）、6- 丙酮酰四氢蝶呤合成酶（6-PTS）和二氢生物蝶呤还原酶（DHPR）的催化。PAH、GTP-CH、6-PTS、DHPR 等酶的编码基因缺陷都有可能造成相关酶的活力缺陷，导致血苯丙氨酸升高。BH_4 是苯丙氨酸、酪氨酸和色氨酸等芳香氨基酸在催化过程中所必需的共同的辅酶，缺乏时不仅苯丙氨酸不能氧化成酪氨酸，而且造成多巴胺、5- 羟色胺等重要神经递质的合成受阻，加重了神经系统的功能损害。

根据统计，在新生儿筛查中发现的高苯丙氨酸血症，大多数为苯丙酮尿症，约 10%～15% 为 BH_4 缺乏症。

【临床表现】

本病患儿出生时正常，开始出现症状多在 3～6 个月，1 岁时症状明显。

1. 神经系统 智能发育落后最为突出，智商常低于正常。有行为异常，如兴奋不安、忧郁、多动、孤僻等。可有癫痫小发作，多有脑电图异常，少数呈现肌张力增高和腱反射亢进。

2. 外貌特征 患儿生后数月因黑色素生成不足，毛发逐渐变为棕色或黄色，皮肤变白，虹膜颜色变浅。生长发育缓慢，呕吐和湿疹常见。

3. 体味 由于尿和汗液中排出较多苯乙酸，可有明显鼠尿臭味。

【辅助检查】

由于患儿早期无症状，故须重视实验室检查。

1. 新生儿疾病筛查 新生儿哺乳 3～7 天（充分哺乳 6～8 次以上）后，针刺足跟采集外周血，滴于专用采血滤纸上，晾干后即寄送至筛查实验室，进行苯丙氨酸浓度测定。如苯丙酮尿症浓度大于切割值，进一步检查和确诊。

2. 苯丙氨酸浓度测定 正常浓度小于 $120\mu mol/L$（2mg/dl），经典型 PKU>1 200$\mu mol/L$。

3. 尿三氯化铁（$FeCl_3$）及 2,4- 二硝基苯肼试验（DNPH） 一般用于较大儿童的初筛。新生儿PKU 因苯丙氨酸代谢旁路尚未健全，患者尿液测定为阴性。

4. 尿蝶呤谱分析 主要用于 PKU 的鉴别诊断。本法应用高压液相层析（HPLC）测定尿液中新蝶呤（N）和生物蝶呤（B）的含量。如因 6- 丙酮酰四氢蝶呤合成酶缺乏所致的 BH_4 缺乏症，尿中新蝶呤明显增加，生物蝶呤下降，N/B 增高，比值（B/B+N%）<10%。尿蝶呤谱分析显示异常者需进一步作口服 BH_4 负荷试验，以助确诊。

5. DNA 分析 目前对苯丙氨酸羟化酶、6- 丙酮酰四氢蝶呤合成酶、二氢生物蝶呤还原酶等基因缺陷都可用 DNA 分析方法进行基因突变检测和诊断，可进行产前诊断。

【诊断和鉴别诊断】

根据智能落后、头发由黑变黄、特殊体味和血苯丙氨酸升高可以确诊。本病应力求早期诊断与治疗，以避免神经系统的损伤。

PKU 需与以下疾病鉴别：

1. 暂时性高苯丙氨酸血症　见于新生儿或早产儿，可能为苯丙氨酸羟化酶成熟延迟所致。生后数月苯丙氨酸可逐渐恢复正常。

2. 四氢生物蝶呤缺乏症　又称非经典型 PKU，由于 PAH 辅助因子 BH_4 缺乏所致。患儿除了有典型 PKU 表现外，神经系统表现较为突出，如肌张力异常、不自主运动、震颤、阵发性角弓反张、惊厥发作等。该病的发生率占 PKU 的 10% 左右，诊断主要依靠 HPLC 测定尿蝶呤谱。

【治疗】

1. 疾病一旦确诊，应立即治疗。开始治疗的年龄愈小，预后越好。

2. 患儿主要采用低苯丙氨酸奶方治疗，待血浓度降到理想浓度时，可逐渐少量添加天然饮食，其中首选母乳，因母乳中苯丙氨酸含量仅为牛奶的 1/3（表 13-1）。较大婴儿及儿童可加入牛奶、粥、面、蛋等，添加食品应以低蛋白、低苯丙氨酸食物为原则，其量和次数随血苯丙氨酸浓度而定。苯丙氨酸浓度过高或者过低都将影响生长发育。

表 13-1　不同年龄血苯丙氨酸理想控制范围

年龄（岁）	血苯丙氨酸浓度（μmol/L）	年龄（岁）	血苯丙氨酸浓度（μmol/L）
0～3	120～240	12～16	180～600
3～9	180～360	>16	180～900
9～12	180～480		

3. 由于每个患儿对苯丙氨酸的耐受量不同，故在饮食治疗中，仍需定期测定血苯丙氨酸，根据患儿具体情况调整食谱。低苯丙氨酸饮食治疗至少持续到青春期，终身治疗对患者更有益。

4. 成年女性患者在怀孕前应重新开始饮食控制，血苯丙氨酸应该在 300μmol/L 以下，直至分娩，以免高苯丙氨酸血症影响胎儿。

5. 对有本病家族史的夫妇及先证者可进行 DNA 分析，对其胎儿进行产前诊断。

6. 对诊断 BH_4 缺乏症患者，治疗需补充 BH_4、5- 羟色胺和 L-DOPA，一般不需饮食治疗。

【预防】

1. 避免近亲结婚。

2. 产前诊断　苯丙酮尿症高危家庭产前诊断是优生的重要措施，对有本病家族史的夫妻及先证者，可进行 DNA 分析或对胎儿进行羊水检测，做出产前诊断。

3. 新生儿筛查　及早发现苯丙酮尿症患儿，尽早开始治疗，防止发生智力低下。

4. 治疗效应　患儿出生后 1 个月内，甚至 2 周内得到诊断和治疗，患儿智力可接近正常。生后 6 个月以后治疗，大部分患儿都有程度不等的智力低下；4～5 岁后接受治疗者，可减轻癫痫发作和行为异常，但对已存在的智力障碍无明显改善。

（王　吉）

遗传性疾病 - 视频

? 复习思考题

1. 简述唐氏综合征患儿的临床表现。

2. 简述苯丙酮尿症的临床表现。

3. 简述唐氏综合征患儿的遗传细胞学检查。

扫一扫，测一测

第十四章 免疫与免疫缺陷病

ER-14-1

PPT 课件

ER-14-2

知识导览

学习目标

掌握原发性免疫缺陷病的共同临床特点、小儿艾滋病的传播途径及预防措施；熟悉免疫缺陷病的概念及分类；了解常见免疫缺陷病的免疫学发生机制。

第一节　总　　论

免疫（immunity）是机体的生理性保护机制，其本质是识别自身，排除异己。具体功能包括：①防御功能（抵抗致病微生物及其毒素的侵害，使机体免受其损伤）；②稳定功能（清除衰老、损伤或死亡的细胞和组织）；③免疫监视功能（识别和清除突变细胞）。如果上述免疫功能失调可致异常免疫反应，不仅可出现以感染易感性增高为主的免疫缺陷表现和免疫监视功能受损而发生恶性肿瘤，也可导致过敏反应、自身免疫反应和过度的炎症反应。

一、免 疫 系 统

免疫系统（immune system）是由免疫器官、免疫细胞和免疫分子组成的。

1. 免疫器官　可分为中枢免疫器官和周围免疫器官。中枢免疫器官包括胸腺和骨髓，是免疫细胞成熟分化的场所。周围免疫器官包括脾脏、全身淋巴结和黏膜淋巴组织，是成熟 T 淋巴细胞和 B 淋巴细胞定居和发生免疫应答的场所。

2. 免疫细胞　包括造血干细胞、淋巴细胞、单核吞噬细胞、红细胞、粒细胞、肥大细胞及血小板等。所有免疫细胞都在骨髓微环境中由多能造血干细胞分化发育而来。多能造血干细胞在特殊的细胞因子诱导下，向不同的细胞系分化发育。当造血干细胞定向发育为淋巴干细胞后，一部分在骨髓微环境中最后成熟为 B 细胞，另一部分离开骨髓到达胸腺，在胸腺微环境中最终成熟为 T 细胞。T 细胞包括 $CD4^+T$ 细胞和 $CD8^+T$ 细胞等。其中 $CD4^+T$ 细胞又叫辅助性 T 细胞（Th），具有调节免疫反应的功能，可分化为两个亚群，即 Th1 和 Th2，各自可产生多种细胞因子。$CD8^+T$ 细胞的主要功能是杀伤抗原，故称细胞毒性 T 细胞。

3. 免疫分子　免疫细胞通过合成、分泌和表达免疫分子及其受体来发挥其生物活性作用。这些分子包括细胞膜分子、可溶性分子和趋化因子等。

二、免 疫 反 应

免疫反应是免疫细胞对抗原分子的识别，使之活化和分化，从而发挥效应的过程。分为四个阶段。

1. 抗原呈递阶段　由单核吞噬细胞，尤其是树突状细胞完成抗原呈递功能，被称为抗原呈递细胞，具有吞噬、分解抗原并将抗原信息传入 T 淋巴细胞的功能。

2. 淋巴细胞增殖阶段　T 细胞接受抗原信息与白细胞介素 -1(IL-1)协同刺激后被活化,并通过白细胞介素 -2(IL-2)从分泌途径开始增殖。

3. 免疫效应阶段

(1)细胞免疫:是由 T 淋巴细胞介导产生的免疫反应,在感染早期和抗肿瘤过程中发挥最重要的防御机制。

(2)体液免疫:是由 B 淋巴细胞在抗原刺激下转化为浆细胞并产生特异性抗体,抗体与相应的抗原在体内结合而引起免疫反应,参与感染后期的防御机制。

免疫效应的结果是消灭病原微生物,同时也可造成炎症损伤。

4. 淋巴细胞凋亡　致病微生物清除后,大量淋巴细胞通过凋亡形式死亡,使其数量恢复到免疫应答前的水平,少数仍存活的淋巴细胞成为记忆淋巴细胞。当记忆淋巴细胞再次与相应的致病微生物相遇时,会立即发生免疫反应,是机体重要的抗感染机制。

三、异常免疫反应

如果免疫细胞和免疫分子出现异常,可发生异常的免疫反应:①免疫功能亢进,可发生变态反应或自身免疫性疾病。②免疫功能低下,会发生免疫缺陷病和恶性肿瘤。淋巴细胞凋亡不足可导致淋巴系统肿瘤和自身免疫性疾病,淋巴细胞凋亡过度则发生免疫缺陷病。

第二节　小儿免疫系统发育及特点

免疫是机体的一种生理性保护反应,其本质是识别自身,排斥异己。免疫系统主宰机体的免疫功能,是执行体液免疫和细胞免疫功能的机构。人类免疫系统的发生发育始于胚胎早期,到出生时尚未成熟,随着年龄增长逐渐达到正常水平。故儿童特别是婴幼儿免疫功能处于低下状态。

一、非特异性免疫系统及特点

非特异性免疫是机体在长期的种族进化过程中不断地与各种病原体相互斗争而建立起来的一系列防卫功能,是一种天然免疫力,生来就有,并且可以遗传给后代。

（一）屏障结构

1. 皮肤 - 黏膜屏障　健康完整的皮肤和黏膜,具有机械屏障作用,是阻止病原微生物侵入机体的第一道防线,此外,皮肤、黏膜分泌物中含有一些杀菌、抑菌物质,如皮脂腺分泌的脂肪酸、汗腺分泌的乳酸、胃液中的胃酸等。但小儿皮肤角质层薄嫩,容易破损,屏障作用差;新生儿和婴儿的肠壁通透性强,胃酸较少,杀菌力弱。因此年龄越小,皮肤 - 黏膜屏障功能越差。

2. 血 - 脑脊液屏障　由软脑膜、脑毛细血管和包在血管外由星状胶质细胞组成的胶质膜构成,结构致密,能阻止病原菌及大分子物质通过,但小儿血 - 脑脊液屏障发育还不完善,易发生颅内感染。

3. 血 - 胎盘屏障　由母体子宫内膜的基蜕膜和胎儿绒毛膜滋养层所组成,能防止母亲体内病原微生物穿过,但在妊娠早期(前 3 个月),由于血 - 胎盘屏障还未完善,如果此时受到风疹病毒、巨细胞病毒等感染,可导致胎儿畸形、死胎或流产。

（二）吞噬作用

吞噬细胞包括中性粒细胞和单核吞噬细胞。当病原体穿过体表屏障侵入机体后即被机体内的吞噬细胞所消灭,但小儿各种吞噬细胞功能可暂时性低下,所以易被感染,且感染后易扩散。

（三）抗微生物物质

正常人体的体液和组织中有各种抑菌、杀菌或溶菌的物质。①补体：是一组激活后具有放大特异性免疫和吞噬作用的物质，但母体的补体不转输给胎儿。足月婴儿出生时血清补体含量低，其补体典型途径（CH50、C3、C4 和 C5）活性是成人的 50%～60%，生后 3～6 个月达到成人水平，旁路途径的各种成分发育更为落后。②干扰素：能保护敏感的宿主细胞抵御病毒感染，抑制病毒在宿主细胞内复制。③溶菌酶：中性粒细胞和巨噬细胞含有大量溶菌酶，对吞噬杀死细菌有重要意义。

二、特异性免疫系统及特点

（一）细胞免疫

胎儿的细胞免疫功能尚不成熟，因此对胎内病毒（如巨细胞病毒）感染还不能产生足够的免疫力，所以可造成胎儿长期带病毒现象，出生时 T 细胞免疫功能已经接近完善，生后随着与各种抗原反复接触，T 细胞免疫功能更趋完善。足月新生儿外周血中 T 细胞绝对计数已达到成人水平，其中 CD4$^+$ 细胞数较多，使 CD4$^+$/ CD8$^+$ 的比值高达 3～4，以后逐渐下降至成人水平。与成人 CD4$^+$ 细胞功能不同，新生儿期 CD4$^+$ 细胞不但辅助功能较低，而且还有较高的抑制活性，导致 B 细胞产生免疫球蛋白受抑，一般在生后 6 个月 CD4$^+$ 辅助功能趋于正常。研究表明，新生儿 Th2 细胞功能较 Th1 细胞占优势，有利于避免发生母子免疫排斥反应。

早产儿和小于胎龄儿的 T 细胞数量减少，早产儿至生后 1 个月时，T 细胞数量可赶上足月儿；而小于胎龄儿 1 周岁后 T 细胞数仍可低于同龄正常儿。

（二）体液免疫

与 T 细胞免疫相比，B 细胞免疫的发育较迟滞。B 细胞需要抗原刺激和来自 Th2 的淋巴因子的诱导，最终分化为产生免疫球蛋白（immunoglobulin, Ig）的浆细胞。Ig 可分为 IgG、IgM、IgA、IgD 及 IgE 五类：

1. IgG　IgG 是唯一可以通过胎盘的免疫球蛋白，也是血清中主要的 Ig。大多 IgG 在胚胎 12 周末开始合成，越接近妊娠晚期，来自母体的 IgG 越多。足月新生儿脐带血 IgG 含量甚至可超过母体，而早产儿 IgG 较低。来自母体的 IgG 对婴儿生后防御白喉、麻疹、脊髓灰质炎等感染起着重要作用，在出生以后随着代谢分解而逐渐下降，至 6 个月时全部消失，所以 6 个月后小儿易患感染性疾病。从出生 3 个月后自身 IgG 产量逐渐增加，到 6～7 岁时逐渐接近成人水平。

2. IgM　IgM 是个体发育过程中最早合成和分泌的抗体，在胎儿期已出现。正常情况下因无抗原刺激，胎儿自身产生的 IgM 甚微，又因 IgM 不能通过胎盘，所以脐带血中含量甚微。如果脐带血中 IgM 含量增高，提示胎儿有宫内感染。男孩于 3 岁时、女孩于 6 岁时 IgM 达到成人血清水平。IgM 是抵抗革兰氏阴性杆菌的主要抗体，因新生儿血液中 IgM 含量较低，所以易患革兰氏阴性杆菌感染，尤其是容易患大肠埃希菌败血症。

3. IgA　发育最迟，可分为血清型和分泌型两种。母体的 IgA 不能通过胎盘输给胎儿，所以脐带血中 IgA 升高也同样提示宫内感染。新生儿血清 IgA 含量甚微，1 岁时仅为成人的 20%，12 岁时达到成人水平。分泌型 IgA 存在于泪水、唾液、乳汁等外分泌液中，不被水解蛋白酶破坏，是黏膜局部抗感染的重要因素。初乳中含有大量的分泌型 IgA，进入小儿消化道后，可黏附于其表面起防御作用，因此母乳喂养的小儿相对于人工喂养的小儿不易生病。新生儿及婴幼儿局部分泌型 IgA 含量都较低，1 岁时仅为成人的 3%，12 岁时才达到成人水平。

4. IgD　目前对 IgD 功能尚不清楚。IgD 不能通过胎盘，脐带血 IgD 的含量仅为成人的

10%,5岁时才达到成人水平的20%。多数学者认为IgD在机体防御功能上不起重要作用。

5. IgE　人体血清的IgE浓度很低,一般不能通过胎盘。小儿出生时IgE水平约为成人的10%,7岁左右达成人水平,IgE的主要生物学功能是参与速发型变态反应。另外,IgE还参与抗寄生虫感染。因为新生儿IgE很低,所以不易出现典型的速发型变态反应,如果婴儿期IgE呈高水平,在2岁以内就会很容易出现特异性变态反应性疾病。

第三节　原发性免疫缺陷病

案例分析

案例14-1

2岁男婴,反复呼吸道感染4个月,两次肺炎住院治疗。1周前发热,咳嗽,神萎,纳减。

体格检查:稍气促,双肺闻及中细湿啰音,心脏检查无异常,未见扁桃体肿大,浅表淋巴结未扪及。

辅助检查:X线胸片示双侧支气管肺炎,未见胸腺影;白细胞计数 $15 \times 10^9/L$,中性粒细胞百分比79%,淋巴细胞百分比21%;NBT阳性细胞97%;血清IgG<200mg/L,IgM<200mg/L,IgA<50mg/L。

分析:

1. 该患儿初步诊断为何病?诊断依据是什么?

2. 该病例家族史的特点是什么?该病最有效的治疗方法是什么?

免疫缺陷病(immunodeficiency disease,ID)是指因免疫细胞(淋巴细胞、吞噬细胞和中性粒细胞)和免疫分子(可溶性因子,如白细胞介素、补体、免疫球蛋白和细胞膜表面分子)发生缺陷引起的机体抗感染免疫功能低下或免疫功能失调的一组临床综合征。

原发性免疫缺陷病(primary immunodeficiency disease,PID)是由不同基因缺陷导致免疫功能损害的疾病,其中大多数与血细胞的分化和发育有关,具有遗传倾向,好发于婴幼儿,严重者常导致夭折。临床上以抗感染能力低下,易发生反复而严重的感染,同时伴有自身稳定和免疫监视功能异常为特征。

【病因和发病机制】

原发性免疫缺陷病病因尚不清楚,根据这类疾病表现的多样性,可能与多种因素有关。①遗传因素:在许多原发性免疫缺陷病中起作用。②宫内感染因素,曾有报道胎儿感染风疹病毒后引起低丙种球蛋白血症伴高IgM,而感染巨细胞病毒使胎儿的干细胞受损可致严重联合免疫缺陷病。PID的发病机制复杂,可能为免疫细胞分化成熟障碍,也可能是免疫细胞在分子水平上发生障碍的结果。目前已知核苷磷酸化酶缺陷和腺苷脱氨酶缺陷分别引起伴免疫球蛋白合成异常的细胞免疫缺陷病(Nezelof综合征)和一些常染色体隐性遗传的严重联合免疫缺陷病外,其他PID的生化病理基础还不清楚。

【分类】

原发性免疫缺陷病涉及病种很多,可根据B淋巴细胞和T淋巴细胞的功能缺乏或障碍,分为细胞免疫缺陷病、抗体缺陷病、抗体和细胞联合免疫缺陷病,此外还有少见的补体缺陷病和吞噬细胞功能缺陷性疾病,前三种属于特异性免疫缺陷病,大约占总发病数的90%,后两种属于非特异性免疫缺陷病,约占总发病数的10%。

【临床表现】

PID 包括的疾病种类很多,临床表现有很大差异,但有共同的临床特点,即反复感染、易患肿瘤和自身免疫性疾病。

1. 反复和慢性感染 患儿对感染的易感性明显增加,表现为反复、严重、持久、难治的感染,常常是导致小儿死亡的主要原因。

(1)感染发生的年龄:起病年龄 40% 于 1 岁以内,1～5 岁占 40%,6～16 岁占 15%,仅 5% 发病于成人。T 细胞缺陷和联合免疫缺陷病发病于出生后不久,以抗体缺陷为主者,因存在母体抗体,在生后 6～12 个月才发生感染。成人期发病者多为常见变异型免疫缺陷病(CVID)。

(2)感染的部位:以呼吸道最常见,如复发性或慢性中耳炎、鼻窦炎、结膜炎等;其次为胃肠道,如慢性肠炎。皮肤感染可为疖、脓肿或肉芽肿。也可为全身性感染,如败血症、脓毒血症和脑膜炎等。

(3)感染的病原体:一般而言,抗体缺陷易发生化脓性感染。易患感染的病原类型取决于患儿免疫系统受损的部分,如果是体液免疫缺陷,则易发生细菌性感染;如果是细胞免疫缺陷,则易发生病毒或其他细胞内微生物感染。补体成分缺陷易发生奈瑟菌素感染。中性粒细胞功能缺陷时的病原体常为金黄色葡萄球菌。发生感染的病原体的毒力可能并不很强,常呈机会感染。

(4)感染的过程:常反复发作或迁延不愈,治疗效果欠佳,尤其是抑菌剂疗效更差,必须使用杀菌剂,剂量偏大,疗程较长才有一定疗效。

一些非免疫性因素也可能造成感染反复发生,如先天性气道发育异常、气道异物等均为反复呼吸道感染原因,在考虑 PID 时,应排除这些因素。

2. 自身免疫性疾病 未因严重感染而致死亡者,随年龄增长易发生自身免疫性疾病,如系统性红斑狼疮、类风湿关节炎及免疫复合物性肾炎等,以及变态反应性疾病如支气管哮喘。

3. 恶性肿瘤 患儿易发生恶性肿瘤,尤其容易发生淋巴系统肿瘤。以 B 细胞淋巴瘤多见,其次为淋巴细胞白血病、T 细胞淋巴瘤和霍奇金淋巴瘤,腺癌和其他肿瘤也可发生。

4. 临床表现及病理损害多种多样 除上述共性表现外,尚可有其他临床特征。不同成分的免疫系统缺陷可导致不同疾病,同一种免疫缺陷的临床表现和病理损害也可多种多样。了解这些特征有助于临床诊断,如生长发育迟缓甚至停滞,卡介苗接种后致疫苗区域性或播散性感染,威-奥综合征(Wiskott-Aldrich syndrome,WAS)的湿疹和出血倾向,先天性心脏病和难以控制的低钙惊厥等。

【几种常见的 PID】

1. X 连锁无丙种球蛋白血症(X-linked agammaglobulinemia,X-LA) 又称 Bruton 病或先天性无丙种球蛋白血症,是体液免疫缺陷病的一种。本病属 X 连锁遗传性疾病,有家族史,女性为携带者,男性发病。血清中各种免疫球蛋白显著降低,但并非完全缺陷,故也称先天性低丙种球蛋白血症。因从母体获得 IgG 有防御感染作用,所以生后 6 个月内一般情况良好,多在生后 6～12 个月起病,主要表现为反复发生各种细菌感染,如肺炎链球菌、脑膜炎奈瑟菌、金黄色葡萄球菌、流感嗜血杆菌、大肠埃希菌(可出现肺炎、脑膜炎、鼻窦炎、中耳炎、败血症和脓疱疮等),对病毒、真菌和原虫感染的抵抗力基本正常。外周血 B 细胞极少或缺如,但 T 细胞免疫功能正常。患儿血清 IgG、IgM 和 IgA 均明显下降或缺如,缺乏同族血凝素和接种白喉、破伤风、百日咳疫苗后的抗体应答。本病预后差,如不积极治疗,约半数在 10 岁前死亡。如能及时诊断,坚持用丙种球蛋白治疗,可使感染减轻,存活延长。

2. 新生儿暂时性低丙种球蛋白血症 是一种男女均可发生的自限性疾病,原因不明。易患各种细菌性感染,可致肺炎、腹泻、感冒、皮炎等,但病情较轻。患儿不能及时产生免疫球蛋白,常推迟到生后 9～18 个月才开始出现,至 2～4 岁时达到正常水平。血清 IgG<2.5g/L,IgM、IgA 正常或减少,但外周血中 B 细胞数和 T 细胞功能正常。本病预后良好,大多在 1.5 岁以后

可以自愈。

3．先天性胸腺发育不全（congenital thymic hypoplasia）　本病大多数为非遗传性疾病，男女均可发生。临床表现轻重不等，与胸腺、甲状旁腺缺损程度有关。①手足抽搐：由于甲状旁腺发育不全，在出生24～48小时后就可发生低钙血症，手足抽搐反复发作；②反复感染：反复发生各种病毒、真菌感染，对各种减毒活疫苗不易耐受，在接种后常常引起全身性感染，甚至死亡；③心血管畸形：可伴有一种或多种心血管畸形，如房间隔缺损、室间隔缺损、法洛四联症、肺动脉狭窄等；④特殊面容：眼距宽、口唇沟短、下颌小、鱼样嘴、耳郭低位并有切迹。循环中T细胞显著减少，B细胞百分数则升高，抗体功能和Ig水平一般正常。本病预后不佳，多于生后1周内死于低钙血症，有的于2岁内死于感染，但轻症病例随着年龄增长，受损的T细胞功能和甲状旁腺可自然恢复。

4．严重联合免疫缺陷病（severe combined immunodeficiency，SCID）　属于先天性免疫缺陷病，大多为常染色体隐性遗传或X连锁遗传性疾病，病因尚未完全明了，可能与骨髓多能干细胞缺陷密切相关。由于干细胞缺乏，故造成T与B淋巴细胞缺乏，从而导致细胞免疫与体液免疫功能缺陷。患儿多于生后1～2个月内发生各种严重感染，包括化脓菌、病毒和真菌感染，部分患儿还会发生卡氏肺囊虫感染、腹泻、肺炎、脑膜炎和败血症等感染性疾病，反复出现，治疗困难。接种减毒活疫苗可导致对该疫苗的严重感染，如接种卡介苗可引起全身性结核病，接种脊髓灰质炎减毒活疫苗可引起肢体麻痹。常并发恶性淋巴瘤、自身免疫性溶血及甲状腺功能减退。X线检查不见胸腺及鼻咽部腺体样阴影。本病预后不佳，常死于婴儿期。

5．常见变异型免疫缺陷病（common variable immunodeficiency，CVID）　是一组病因不明，遗传方式不定，表现为不同程度Ig缺乏的综合征。男女均可发病，发病年龄不定，青少年较多见。患儿反复发生呼吸道感染，包括鼻窦炎、肺炎和支气管扩张，也常出现消化道症状，如腹泻、难治性腹泻及吸收不良，甚至可发生营养不良。外周淋巴结肿大和脾大，淋巴系统、胃肠道的恶性肿瘤和自身免疫性疾病的发生率均很高。B细胞数量可能减少，T细胞功能异常可能是致病的关键。血清IgG和IgA低下，IgM正常或降低，诊断依赖于排除其他原发性免疫缺陷病。

【诊断】

1．病史

（1）过去史：了解有无引起继发性免疫缺陷病的因素，有无输血、血制品和移植物抗宿主反应。详细记录预防接种史，特别是接种脊髓灰质炎疫苗后有无麻痹发生。如有过严重的麻疹或水痘病程则提示细胞免疫缺陷。脐带延迟脱落是Ⅰ型白细胞黏附缺陷症（LAD1）的重要线索。

（2）家族史：约1/4患儿家族可发现因感染致早年死亡的成员，故应对患儿家族进行家系调查。PID先证者可为基因突变的开始者，而无阳性家族史。了解有无过敏性疾病、自身免疫性疾病和肿瘤患者，有助于对先证者的评估。

2．体格检查　严重或反复感染可致体重下降，发育落后，营养不良，轻中度贫血和肝脾肿大，B细胞缺陷者常伴有周围淋巴组织发育不良，如扁桃体和淋巴结变小或缺如。X连锁淋巴组织增生症则出现全身淋巴结肿大。可存在皮肤疖肿、口腔炎、牙周病和鹅口疮等感染证据。

3．辅助检查　反复原因不明的感染和阳性家族史提示原发性免疫缺陷病的可能性，确诊该病必须有相应的实验室检查作依据，以明确免疫缺陷的性质。不可能测定全部免疫功能，在做该病的实验室检查时，可分三个层次进行，即：①初筛实验；②进一步检查；③特殊或研究性实验（表14-1）。其中初筛实验在疾病的初期筛查过程中尤其重要。

表 14-1 免疫缺陷病的实验室检查

初筛实验	进一步检查	特殊或研究性实验
B 细胞缺陷		
IgG、IgM、IgA 水平	B 细胞计数（CD19 或 CD20）	淋巴结活检
同族凝集素	IgG 亚类水平	抗体反应（φx174、KLH）
嗜异凝集素	IgD 和 IgE 水平	体内 Ig 半衰期
抗链球菌溶血素 O 抗体	抗体反应（破伤风、白喉风疹、流感杆菌疫苗）	体外 Ig 合成
分泌型 IgA 水平	抗体反应（伤寒、肺炎球菌疫苗）	B 细胞活化增殖功能
	侧位 X 线片咽部腺样体影	基因突变分析
T 细胞缺陷		
外周淋巴细胞计数及形态	T 细胞亚群计数（CD3$^+$、CD4$^+$、CD8$^+$）	进一步 T 细胞表型分析
迟发皮肤过敏试验（腮腺炎、念珠菌、破伤风类毒素、毛霉菌素、结核菌素或纯衍生物）	丝裂原增殖反应或混合淋巴细胞培养	细胞因子及其受体测定（如 IL-2、IFN-γ、TNF-α）
胸部 X 线片胸腺影	HLA 配型染色体分析	细胞功能检测（NK、CTL、ADCC）
		酶测定：ADA、PNP
		皮肤、胸腺活检，胸腺素测定、细胞活化增殖功能、基因突变分析
吞噬细胞		
计数	化学发光试验	黏附分子测定（CD11b/CD18、选择素配体）
白细胞及形态学	白细胞动力观察	移动和趋化性、变形性、黏附和凝集功能测定
NBT 试验	特殊形态学	氧化代谢功能测定
IgE 水平	吞噬功能测定	酶测定（MPO、G-6-PD、NADPH 氧化酶）
	杀菌功能测定	基因突变分析
补体缺陷		
CH50 活性	调理素测定	补体旁路测定
C3 水平	各补体成分测定	补体功能测定（趋化因子、免疫黏附）
C4 水平	补体活化成分测定（C3a、C4a、C4d、C5a）	同种异体分析

注：

ADA：腺苷脱氨酶 ADCC：抗体依赖细胞介导的细胞毒作用 CTL：细胞毒性 T 细胞 G-6-PD：葡萄糖-6-磷酸脱氢酶 KLH：锁孔虫戚血蓝素 MPO：髓过氧化物酶 NADPH：还原型烟酰胺腺嘌呤二核苷酸磷酸氧化酶 NBT：四唑氮蓝 NK：自然杀伤细胞 PNP：嘌呤核苷磷酸化酶 φx：噬菌体

（1）体液免疫功能测定

1）免疫球蛋白的测定：为检测 B 细胞功能最常用的实验，包括血清 IgG、IgM、IgA 和 IgE。一般来说，年长儿和成人总 Ig>6g/L 属正常，总 Ig<4g/L 或 IgG<2g/L 提示抗体缺陷。总 Ig 为 4～6g/L 或 IgG 2～4g/L 者为可疑抗体缺陷，应进行进一步抗体反应试验或 IgG 亚型测定。IgE

增高见于某些吞噬细胞功能异常,特别是趋化功能缺陷。

2)抗A和抗B同族凝集素:代表IgM类抗体功能,正常情况下,生后6个月婴儿血清中抗A、抗B滴度至少为1∶8。1岁以上非AB血型小儿血清中抗A或抗B滴度应>1∶4,低于此数则提示体液免疫缺陷。WAS患儿伴有低IgM血症时,同族凝集素滴度降低或测不出。

3)特异性抗体测定:正常小儿经全程白喉类毒素预防接种后,皮肤锡克试验应为阴性,体液免疫和联合免疫缺陷者因缺乏产生抗体的反应,此试验呈阳性。

4)骨髓检查或淋巴结活检:浆细胞缺乏。

(2)细胞免疫功能测定

1)外周血淋巴细胞计数:外周血淋巴细胞80%为T细胞,所以外周血淋巴细胞绝对计数可代表T细胞数量,正常值为$(2\sim6)\times10^9/L$,小于$2\times10^9/L$为可疑T细胞减少,小于$1.5\times10^9/L$提示细胞免疫缺陷。

2)迟发型皮肤超敏试验(delayed cutaneous hypersensitivity test,DCH):代表Th1细胞功能。抗原皮内注射24~72小时后观察局部反应,出现红斑及硬结为阳性结果,提示Th1细胞功能正常。常用的抗原为腮腺炎病毒疫苗、旧结核菌类或结核菌素纯蛋白衍生物(tuberculin purified protein derivative,PPD)、毛霉菌素、白念珠菌素、白喉类毒素。2岁以内正常儿童可因未曾致敏而出现阴性反应,故应同时进行5种以上抗原皮试,只要一种抗原皮试阳性,即说明Th1功能正常。

(3)基因突变分析和产前诊断:多数PID为单基因遗传,对疾病编码基因的序列分析可发现突变位点和形式,用于确诊及进行家系调查,也是用于产前诊断的最好手段。

【治疗】

1.一般治疗 应加强护理和支持疗法,对患儿进行保护性隔离,注意营养,鼓励经治疗的患儿尽可能参加正常生活。观察有无感染迹象,一旦发现感染灶,应及时治疗,有时需用抗感染药物长期预防给药。下呼吸道慢性感染者,应定期做肺部影像学检查和肺功能监测。

知识链接

免疫缺陷病治疗注意事项

有细胞免疫缺陷的患儿应禁种活疫苗或菌苗,以防止发生严重感染。若患儿尚有一定抗体合成能力,可接种死疫苗,如百白破三联疫苗。有严重细胞免疫缺陷的患儿不宜输新鲜血制品,以防发生移植物抗宿主反应。若必须输血或新鲜血制品时,应先将血液进行放射照射,剂量为2 000~3 000rad。供血者应进行CMV筛查。PID患儿最好不做扁桃体和淋巴结切除术,脾切除术视为禁忌。糖皮质激素类药物应慎用。家庭成员中已确诊免疫缺陷者,应接受遗传学咨询,妊娠期应进行产前筛查,必要时终止妊娠。

2.替代疗法

(1)静脉注射免疫球蛋白(intravenous immunoglobulin,IVIg):治疗指征只限于IgG缺乏者。IVIg治疗可使抗体缺陷患儿症状完全缓解,获得正常生长发育,剂量为100~600mg/kg,每月静脉注射一次,持续终身。治疗剂量注意个体化,以能控制感染为尺度。

(2)高效价免疫血清球蛋白(special immune serum globulins,SIG):用于预防高危患儿,包括水痘-带状疱疹、破伤风、狂犬病和乙肝高效价免疫血清球蛋白。

(3)血浆:用于治疗各类体液免疫缺陷者。血浆中除IgG外,还有IgA、IgM、补体和其他免疫活性成分,剂量为10~15ml/kg,每4周静脉滴注1次,必要时加大剂量。

(4)新鲜白细胞:用于治疗吞噬细胞功能缺陷伴严重感染时。不作常规治疗,因为作用短暂,且反复使用会发生不良免疫反应。

（5）其他：包括细胞因子治疗和酶替代治疗。

1）细胞因子治疗：如胸腺素类、转移因子、IFN-γ、IL-2等。

2）酶替代治疗：腺苷脱氨酶（ADA）缺陷者可输注红细胞（其中富含ADA），或肌内注射牛ADA-多聚乙二烯糖结合物，效果优于输注红细胞。

3. 免疫重建　免疫重建是为患儿移植免疫器官或组织，使其在患儿体内定居存活以恢复其免疫功能。

（1）胸腺组织移植：用于治疗细胞免疫缺陷，包括胎儿胸腺组织移植和胸腺上皮细胞移植，其疗效不明确，且部分接受胸腺移植的患者发生淋巴瘤，现在已少用。

（2）造血干细胞移植：为目前全球根治PID的主要方法，国内报道干细胞（主要为骨髓或脐带血造血干细胞）移植治疗部分PID（SCID、XHIM、WAS和CGD）取得良好效果，成功率为65%～85%，遗传背景一致的同胞兄妹位为最佳供者，成功率可达90%以上。

1）胎肝移植：一些患儿接受胎肝移植后出现嵌合体，表明移植成功，此法目前已很少使用。

2）骨髓移植（bone marrow transplantation，BMT）：目前已有超过1 000例原发性免疫缺陷患儿接受BMT治疗。

3）脐血造血干细胞移植：脐血富含造血干细胞，可作为免疫重建的干细胞重要来源。脐血干细胞移植后，移植物抗宿主反应（GVHR）较无关供体配型骨髓移植为轻。

4）外周血干细胞移植亦可以采用。

4. 基因治疗　先将正常的目的基因片段整合到患者干细胞基因组内（基因转化），然后这些被目的基因转化的细胞经有丝分裂，使转化的基因片段能在患者体内复制而持续存在。这种治疗方法尚处于探索和临床验证阶段。

【预防】

对本病患者的家族成员要进行筛选检查，以便及时发现和及时治疗。做好遗传咨询，检出致病基因携带者，并就生育问题给予医学指导。对曾生育过X连锁遗传免疫缺陷患者的孕妇，应作产前诊断，以确定胎儿性别和决定是否终止妊娠。

第四节　继发性免疫缺陷病

继发性免疫缺陷病（secondary immunodeficiency，SID），是指生后受到不利的环境因素影响，导致免疫系统暂时性功能障碍，因其程度较轻，又称为免疫功能低下。继发性免疫缺陷病的发病率远高于原发性免疫缺陷病。SID有可逆性，在原发性疾病或致病因素消除后，免疫功能即可恢复正常。

【病因】

SID可继发于多种疾病或理化因子的损伤。引起SID的常见原因见表14-2，其中营养紊乱是儿童时期SID最常见的病因，包括蛋白质-能量营养不良，亚临床维生素A、维生素B族和维生素D缺乏，亚临床微量锌元素和铁缺乏，脂肪和糖类过多等。

表14-2　导致继发性免疫缺陷病的因素

原因	常见疾病
1. 营养紊乱	蛋白质-能量营养不良，肥胖症，铁缺乏症，锌缺乏症，维生素A缺乏症
2. 免疫抑制剂	放射线，抗体，环孢素，糖皮质激素，细胞毒性药物，抗惊厥药物
3. 遗传性疾病	染色体异常，染色体不稳定综合征，血红蛋白病，酶缺陷，张力性肌萎缩症，先天性无脾症，骨骼发育不良

续表

原因	常见疾病
4. 肿瘤和血液病	组织细胞增生症，类肉瘤病，淋巴系统肿瘤，霍奇金病，白血病，淋巴组织增生性疾病，再生障碍性贫血
5. 新生儿	属生理性免疫功能低下
6. 感染	细菌感染，病毒感染，真菌感染，寄生虫感染
7. 其他	糖尿病，肾病综合征，尿毒症，蛋白质丢失性肠病，外科手术和外伤

【临床表现】

SID 常见的临床表现为反复呼吸道感染，也可有胃肠道感染，一般症状较轻。反复感染特别是胃肠道感染可引起更严重的营养吸收障碍，从而加重营养不良的程度，而感染本身还可以直接促进免疫功能的进一步恶化，如此，就形成了"营养不良—免疫功能下降—感染—加重营养不良"的恶性循环。

【治疗】

应积极治疗原发病，停用免疫抑制剂，去除其他免疫抑制因子或采用暂时的免疫替代疗法。

附：小儿艾滋病

艾滋病是获得性免疫缺陷综合征（acquired immunodeficiency syndrome，AIDS）的简称，是由人类免疫缺陷病毒（human immunodeficiency virus，HIV）所引起的一种传染病。临床表现为全身衰弱和严重免疫缺陷，伴有各种机会性感染和恶性肿瘤。本病预后险恶，病死率极高。

【病因】

人类免疫缺陷病毒（HIV）属 RNA 反转录病毒，是一种单链 RNA 病毒。HIV 有 HIV-1 和 HIV-2 两型。HIV-1 是常见致病因子。HIV-2 致病性相对 HIV-1 弱，且分布仅限于西非。HIV 既有嗜淋巴细胞性，又有嗜神经性，主要感染 $CD4^+T$ 淋巴细胞，也能感染单核巨噬细胞。HIV 对外界抵抗力较弱，对热及一般化学消毒剂敏感。56℃ 30 分钟能灭活，50% 浓度的乙醇、0.3% 的过氧化氢、0.2% 的次氯酸钠及 10% 的漂白粉，经 10 分钟能灭活病毒，但对甲醛溶液、紫外线和 γ 射线不敏感。

【流行病学】

本病遍及全世界各大洲，其发病人数中 10% 为儿童，小儿患病自成人传播而来。估计全球每天有 1 000 例 HIV 感染的新生儿出生。HIV 感染的新生儿通常在感染后第 1 年即出现临床症状，到 1 岁时估计有 1/3 的感染患儿死亡，到 2 岁时如果没有有效治疗，近一半的患儿将面临死亡。

1. 传染源　患者和无症状病毒携带者是本病的传染源。患者传染性最强，但无症状病毒携带者由于症状不明显则更具危险性。病毒主要存在于血液、子宫和阴道分泌物中。其他体液如唾液、眼泪和乳汁亦含有病毒，均具有传染性。

2. 儿童 HIV 感染的传播方式

（1）母婴传播：是儿童感染的主要途径。感染本病的孕妇可通过胎盘使胎儿受染。在产程中及产后，婴儿可被母体的血液、乳汁或其他分泌物感染。

（2）血源传播：静脉吸毒者和药瘾者通过共用污染的注射器和针头可以传播。输入 HIV 感染者的血液或被污染的血液制品也是重要的传播途径。

（3）其他途径：如性接触传播，也可在移植 HIV 携带者的器官或人工授精时感染，主要发生在成年人。

目前尚未证实空气、昆虫、水及食物，或与 AIDS 患者的一般接触，如握手、公共游泳、共用被褥等被感染,亦未见到偶然接触发病的报道。

【发病机制】

HIV 侵入人体后,有选择性地侵犯 CD4⁺T 淋巴细胞,病毒在细胞内大量复制而造成细胞破坏,使 CD4⁺T 细胞数量大为减少,导致机体细胞免疫缺陷,患者最终因并发各种严重感染和肿瘤而死亡。

由于单核巨噬细胞表面也有 CD4⁺ 分子,因此也可被 HIV 侵袭,成为病毒贮存的场所,使 HIV 易在体内扩散。携带病毒的单核巨噬细胞穿过血-脑脊液屏障进入中枢神经系统,造成神经系统病变和精神障碍。

【病理】

主要见于淋巴结和胸腺等免疫组织。淋巴结病变有反应性病变和肿瘤性病变两种。胸腺病变可表现为胸腺上皮严重萎缩,缺少胸腺小体。HIV 也常侵犯中枢神经系统,病变包括胶质细胞增生、血管周围炎性浸润、多核巨细胞形成、灶性坏死和脱髓鞘现象。艾滋病患儿往往发生严重机会性感染,其病理改变因病原体不同而异。

【临床表现】

感染 HIV 后,80% 无临床表现,10%~20% 患者经过小于 10 年(成人和小儿分别平均为 5 年和 2 年)的潜伏期后出现临床症状。

1. 急性感染　HIV 感染 2~6 周后出现一过性类似感冒的症状,如发热、乏力、出汗、头痛、咽痛、恶心、厌食、腹泻及关节肌肉痛,查体可见淋巴结肿大和皮肤出现斑丘疹或荨麻疹。

2. 无症状感染　急性期过后,进入无症状感染期。除血清中检出 HIV 和 HIV 抗体外,临床上没有任何症状,但有传染性。

3. 持续性全身淋巴结肿大综合征　除腹股沟淋巴结肿大以外,全身其他部位 2 处或 2 处以上淋巴结肿大,持续 3 个月以上。肿大的淋巴结直径在 1cm 以上,质地韧,移动性好,无压痛。部分患者淋巴结肿大经年余后消散,也有再次肿大者。淋巴结进行性肿大的患者有发生卡波西肉瘤和淋巴瘤的可能。此期可伴有发热、乏力、体重减轻、慢性腹泻及各种感染。

4. 艾滋病相关综合征　患者常见皮肤单纯疱疹、带状疱疹及口腔白念珠菌等感染,持续性发热(38℃以上)3 个月以上,有疲乏、盗汗和持续性腹泻,以及体重明显减轻(超过 10%)等表现。

5. 艾滋病　除有发热、疲乏、食欲减退、消瘦、淋巴结肿大、贫血等一般表现外,并有以下主要表现:

(1) 机会性感染:由于严重的细胞免疫缺陷而导致多种条件致病微生物感染,如卡氏肺囊虫、弓形虫、隐孢子虫、念珠菌、隐球菌、巨细胞病毒、疱疹病毒等。其中以卡氏肺囊虫性肺炎最为常见,并且是艾滋病的主要致死原因。其临床表现主要是短期发热、慢性咳嗽、渐进性呼吸困难、发绀和动脉血氧分压下降,少数患者肺部可闻及啰音,X 线特征为间质性肺炎,但无特异性。

(2) 肿瘤:以卡波西肉瘤和淋巴瘤最为常见。卡波西肉瘤常常侵犯下肢和口腔黏膜,表现为深蓝色浸润斑或结节,有的融合成大片状,表面出现溃疡并向四周扩散。

(3) 神经系统病变:艾滋病患者可出现亚急性脑炎、神经炎、脊髓炎,常有头痛、头晕、癫痫、幻觉、进行性痴呆、痉挛性共济失调和肢体瘫痪等表现。

与成人 AIDS 相比,小儿 AIDS 的特点为:①感染 HIV 后,潜伏期短,起病急,进展快。②生长发育停滞是小儿 AIDS 的一种特殊表现。③易发生反复的细菌感染。④淋巴细胞性间质性肺炎和慢性腮腺炎常见。⑤易发生脑病综合征,卡波西肉瘤在小儿 AIDS 中罕见。

【辅助检查】

1. 血常规检查　白细胞数减少,主要是淋巴细胞减少。血红蛋白可有不同程度的降低。有时血小板减少。

2. 病原学检查　一般用酶联免疫吸附实验测 HIV 抗体作为初筛实验,如为阳性再进行确认实验(蛋白印迹实验或免疫荧光检测实验)。如确认实验也阳性,则诊断可确立。病原分离和检测病毒核酸则多用于实验室研究。

3．免疫学检查　　CD4$^+$T 淋巴细胞计数下降，CD4$^+$/CD8$^+$ 比例倒置。自然杀伤细胞活性下降，皮肤迟发型变态反应减退或消失，抗淋巴细胞抗体、抗精子抗体和抗核抗体阳性。β$_2$ 微球蛋白增高，尿中新蝶呤升高。

【诊断】

AIDS 患儿的主要诊断依据是：①流行病学资料；②出现长期发热、消瘦、乏力、腹泻，并伴有不明原因的多处淋巴结肿大；③各种机会性感染和肿瘤；④CD4$^+$/CD8$^+$ 比例倒置；⑤HIV 抗体阳性。

【治疗】

AIDS 的治疗包括抗病毒、抗感染、抗肿瘤和增强免疫功能等措施。

1．抗反转录病毒治疗的指征　　最近对 HIV 感染发病机制的了解及新的抗反转录病毒药物的出现，使 HIV 感染的治疗已发生了很大变化。所有抗反转录病毒的药物均可用于儿童病例，目前使用抗病毒药物的指征为：HIV 感染的临床症状，包括临床表现 A、B 或 C；CD4$^+$T 淋巴细胞绝对数或百分比下降，达到中度或严重免疫抑制；年龄在 1 岁以内的患儿，无论其临床、免疫学或病毒负荷状况；年龄大于 1 岁的患儿，无临床症状，除非能明确其临床疾病进展的危险性极低或存在其他需延期治疗的因素，也主张早期治疗。应严密监测未开始治疗病例的临床、免疫学和病毒负荷状态。

一旦发现以下情况即开始治疗：HIV RNA 复制物数量极高或进行性增高；CD4$^+$T 淋巴细胞绝对数或百分比很快下降，达到中度免疫学抑制；出现临床症状。

2．抗病毒治疗

（1）核苷反转录酶抑制剂：如齐多夫定（AZT）、拉米夫定（STC）、二脱氧肌苷（DDI）和司坦夫定（d4T），这类药物能选择性地与 HIV 反转录酶结合，并渗入正在延长的 DNA 链中，使 DNA 链终止，从而抑制 HIV 的复制和转录。

（2）非核苷反转录酶抑制剂：包括奈韦拉平（NVP）、地拉韦啶（DLR），其通过作用于 HIV 反转录酶的某个位点，使其失去活性，从而抑制 HIV 的复制。

（3）蛋白酶抑制剂：如地拉韦定（IDV），其机制是通过蛋白酶抑制剂与病毒的蛋白结合后，能阻止病毒颗粒的成熟，从而抑制 HIV 的复制。

单用一种药物疗效差，目前提倡 2 种以上药物联合治疗。已确诊的 AIDS 患儿应转入指定医院接受治疗。

3．增强免疫功能　　可用白细胞介素 -2、胸腺肽等提高免疫功能。

4．并发症治疗　　可根据机会性感染的病原体选择相应治疗，如卡氏肺囊虫肺炎用复方磺胺甲噁唑或喷他脒治疗，卡波西肉瘤可用多柔比星等药物化疗或放射治疗。

5．支持和对症治疗　　包括输血及营养支持疗法，补充维生素，特别是维生素 B$_{12}$ 和叶酸。

【预防】

1．加强宣传教育，普及 AIDS 知识，减少育龄期女性感染 HIV 的机会。

2．严格禁止高危人群献血，在供血员中必须除外 HIV 抗体阳性者。

3．HIV 感染者应避免妊娠，已受孕者应终止妊娠。

4．HIV 抗体阳性母亲及其所生新生儿应服用齐多夫定（AZT），以降低母婴传播的概率。

5．严格控制血液及各种血液制品的质量，不从外国进口血液制品。

6．疫苗预防。目前基因重组 HIV 表面抗原疫苗已进入三期临床试验阶段。

（刘玉明　王龙梅）

？　复习思考题

1．简述原发性免疫缺陷病和继发性免疫缺陷病的区别。

2．简述原发性免疫缺陷病共同的临床特点。

3．简述小儿艾滋病的临床表现。

ER-14-3

扫一扫，测一测

第十五章　风湿性疾病

PPT 课件

知识导览

学习目标

掌握风湿热、幼年型特发性关节炎、过敏性紫癜及川崎病的临床表现及治疗；熟悉风湿性疾病的诊断及鉴别诊断；了解风湿性疾病的病因。

第一节　风湿性疾病概述

风湿性疾病是一组病因不明的自身免疫性疾病，主要累及骨、软骨、关节及其周围软组织、肌肉、滑囊、肌腱、筋膜等。虽然其病因不明，但一般认为几乎所有风湿性疾病的发病机制均有其共同规律，即感染原刺激具有遗传学背景（多基因遗传）的个体，发生异常的自身免疫反应。

风湿性疾病除风湿热、系统性红斑狼疮、皮肌炎、硬皮病、类风湿关节炎外，许多以往病因不明的血管炎性综合征，如过敏性紫癜和川崎病等，现已明确为自身免疫性疾病，并纳入风湿性疾病的范畴。另一些病因不明的疾病，现也确认其发病机制为自身免疫性反应所致，如肾小球肾炎、1 型糖尿病、自身免疫性甲状腺炎、重症肌无力、吉兰 - 巴雷综合征、克罗恩病和免疫性血小板减少性紫癜等，未归入自身免疫性疾病中，仍分类于各系统性疾病里。

儿童风湿性疾病的临床表现有别于成人。一些儿童风湿性疾病的全身症状较成人明显，如全身性起病的幼年型特发性关节炎；儿童系统性红斑狼疮病程较急，预后较成人差；与多数成人风湿性疾病的慢性过程不同，川崎病和过敏性紫癜很少复发。

风湿热近年的发病率明显下降，但仍是儿童时期最常见的风湿性疾病之一。川崎病、过敏性紫癜和幼年型特发性关节炎是常见的儿童时期风湿性疾病。

第二节　风　湿　热

案例分析

案例 15-1

患儿，女，10 岁，因"发热 3 周，关节痛 1 周"入院。患儿于 1 个月前曾患扁桃体炎。

体格检查：T 38.5℃，P 112 次 /min，R 24 次 /min，神清，面色苍白，咽充血，双肺无异常，心率 112 次 /min，律不齐，肝脾未触及，腹部可见环形红斑，四肢关节疼痛，以膝、腕关节明显，关节有红、肿、热及压痛，活动受限。

辅助检查：血红蛋白 110g/L，白细胞计数 12.5×10^9/L，中性粒细胞百分比 80%，抗链球菌溶血素 O 900U，红细胞沉降率 100mm/h，C 反应蛋白阳性，血培养阴性。

分析：

1. 请写出诊断及诊断依据。

2. 请列出主要的治疗措施。

风湿热(rheumatic fever,RF)是一种与 A 组乙型溶血性链球菌感染有关的有反复发作倾向的累积多系统的免疫性炎性疾病。临床主要表现为心脏炎、游走性关节炎、舞蹈病、环形红斑和皮下小结。其中,心脏炎是最严重的表现,急性期可危及患儿生命,反复发作可致永久性心脏瓣膜病变,影响日后劳动力。本病多发年龄为 6~15 岁,3 岁以下罕见;无性别差异,冬春季节多见。

【病因和发病机制】

病因及发病机制目前尚未完全阐明,临床及流行病学研究显示,风湿热与 A 组乙型溶血性链球菌感染密切相关,是 A 组乙型溶血性链球菌咽峡炎后的晚期并发症。影响本病的发病因素有:①链球菌在咽峡部存在的时间越长,发病的概率越大;②特殊的致风湿热 A 组溶血性链球菌菌株;③一些人群具有明显的易感性。

目前认为风湿热的发病机制是 A 组乙型溶血性链球菌感染后出现的免疫反应。①变态反应:有些抗链球菌的抗体可与人的某些组织发生交叉反应,导致 II 型变态反应性组织损伤,还可因链球菌菌体成分及其产物与相应抗体作用形成的免疫复合物沉积于关节、心肌、心瓣膜,导致 III 型变态反应性组织损伤。②自身免疫反应:风湿性心脏病患者可出现抗心肌抗体,损伤心肌组织发生心肌炎。此外,A 组链球菌还可产生多种外毒素和胞外酶,对人体心肌、关节有毒性作用。常在感染后 1~4 周发病。

【病理】

风湿热的基本病理变化是全身结缔组织的炎性病变和具有特征的"风湿小体"。各器官均可受累,但以心脏、关节、血管浆膜等处的改变最为明显。病理过程可分为三期,各期改变可同时存在。

1. 急性渗出期 受累部位如心脏、关节、皮肤等结缔组织变性和水肿,淋巴细胞和浆细胞浸润;心包膜纤维素性渗出,关节腔内浆液性渗出。本期持续约 1 个月。

2. 增生期 主要发生于心肌和心内膜(包括心瓣膜),特点为形成风湿小体(Aschoff 小体),小体中央为胶原纤维素样坏死物质,外周有淋巴细胞、浆细胞和巨大的多核细胞(风湿细胞)。风湿细胞呈圆形或椭圆形,含有丰富的嗜碱性胞质,胞核有明显的核仁。此外,风湿小体还可分布于肌肉及结缔组织,好发部位为关节处皮下组织和腱鞘,形成皮下小结,是诊断风湿热的病理依据,提示风湿活动。本期持续约 3~4 个月。

3. 硬化期 风湿小体中央变性和坏死物质被吸收,炎症细胞减少,纤维组织增生和瘢痕形成。心瓣膜边缘可有嗜伊红性疣状物,瓣膜增厚,形成瘢痕。二尖瓣最常受累,其次为主动脉瓣,很少累及三尖瓣。此期约持续 2~3 个月。

此外,大脑皮质、小脑、基底核可见散在非特异性细胞变性和小血管透明变性。

【临床表现】

急性风湿热发生前 1~6 周常有链球菌感染,患儿常有咽炎、扁桃体炎、脓疱疮、猩红热等病史。多呈急性起病,亦可为隐匿性进程。风湿热有 5 个主要表现:游走性多发性关节炎、心脏炎、皮下结节、环形红斑、舞蹈病。这些表现可以单独或合并出现。发热和关节炎是最常见的主诉,皮肤和皮下组织的表现不常见,通常只发生在已有关节炎、舞蹈病或心脏炎的患者中。

1. 一般表现 发热是风湿热最常见的表现,急性起病者体温在 38~40℃,1~2 周后转为低热;隐匿性可为低热或无热。其他表现有精神不振、疲乏无力、食欲下降、体重减轻、面色苍白、多汗、鼻衄等。

2. 心脏炎 约 40%~50% 的风湿热患者累及心脏,是风湿热唯一的持续性器官损害。首次发作一般在起病 1~2 周内出现心脏炎的症状,以心肌炎及心内膜炎多见,亦可发生全心炎。

（1）心肌炎：病变轻微者可无症状，重者可伴不同程度的心力衰竭。常见以下表现：

1）心率及呼吸改变：心率常在 110～120 次 /min 以上，与体温升高不成比例。呼吸加快，急性左心衰时呈端坐呼吸。

2）心脏扩大：心尖冲动弥散，心脏浊音界增大。

3）心音改变：心尖部第一心音减弱，可闻及奔马律。

4）心脏杂音：心尖部轻度收缩期吹风样杂音，75% 的初发患儿主动脉瓣区可闻及舒张中期杂音。

5）心电图检查：可有过早搏动、心动过速，不同程度的房室传导阻滞和阵发性心房颤动等心电图表现，以 P-R 间期延长最为常见。此外可有 ST-T 改变，Q-T 间期延长等。

（2）心内膜炎：心肌受累者几乎都同时存在心内膜炎，主要侵犯二尖瓣和 / 或主动脉瓣，造成关闭不全。在急性期，二尖瓣关闭不全表现为心尖区可听到 Ⅱ～Ⅲ / Ⅵ级吹风样全收缩期杂音，向腋下传导，有时可有二尖瓣相对狭窄所产生的轻至中度舒张中期杂音；主动脉瓣关闭不全时胸骨左缘第三肋间可闻及舒张期叹气样杂音。急性瓣膜损害多为充血水肿，恢复期可渐消失。多次复发可造成瓣膜永久性瘢痕形成，导致风湿性心瓣膜病，故需随访观察。超声心动图检查能更敏感地发现临床听诊无异常的隐匿性心瓣膜炎。

（3）心包炎：重症患儿可出现心包炎，多与心肌炎、心内膜炎并存。以渗出性病变为主。典型表现有心前区疼痛，心底部可听到心包摩擦音。积液量多时心前区搏动消失、心音遥远，有肝大、颈静脉怒张和奇脉等。X 线检查心搏动减弱或消失，心影向两侧扩大，呈烧瓶状。卧位时心腰增宽，立位时又复变窄。心电图呈低电压、S-T 段抬高，以后 S-T 段下降和 T 波平坦或倒置。超声心动图是诊断心包积液及其液量的重要手段。临床上有心包炎表现者，提示心脏炎严重，易发生心力衰竭。

风湿性心脏炎初次发作约有 5%～10% 患儿发生充血性心力衰竭，再发时发生率更高。风湿性心脏瓣膜病患儿伴有心力衰竭者，提示有活动性心脏炎存在。

3. 关节炎　约占 50%～60% 的初次发作患儿，以游走性和多发性为特点，以膝、踝、肘、腕等大关节为主。表现为关节红、肿、热、痛，活动受限。每个受累关节持续数日后自行消退，愈后不留畸形，但此起彼伏，可延续 3～4 周。

轻症患儿仅有关节酸痛，而无局部红、肿表现。儿童风湿热伴有关节酸痛者比关节炎更多见。

4. 舞蹈病　也称 Sydenham 舞蹈病，由基底节部位的风湿性动脉炎所致，占风湿热患儿的 3%～10%，多见于女性，常在其他症状出现后数周至数月发生。起病缓慢，累及锥体外系，其特征是：以四肢和面部为主的不自主、无目的的快速运动，如伸舌歪嘴、挤眉弄眼、耸肩缩颈、语言障碍、书写困难、细微动作不协调等，兴奋或注意力集中时加剧，入睡后即消失，常伴肌肉乏力和情绪不稳。如风湿热其他症状较轻，舞蹈病可能为首发症状。舞蹈病病程 1～3 个月，个别病例在 1～2 年内反复发作。少数患儿遗留不同程度的神经精神后遗症，如性格改变、偏头痛、细微运动不协调等。

5. 皮肤症状

（1）环形红斑：为真皮浅层的血管充血、水肿、炎症细胞浸润，常与心脏炎并存，出现率为 6%～25%。环形或半环形边界明显的淡红或暗红色红斑，大小不等，中心苍白，边缘可轻度隆起，出现在躯干和四肢近端，呈一过性，或时隐时现，呈迁延性，可持续数周。

（2）皮下小结：见于 2%～16% 的风湿热患儿，为风湿活动的标志之一。常伴有严重心脏炎，呈坚硬无痛结节，与皮肤不粘连，直径 0.1～1cm，出现于肘、腕、膝、踝等关节伸面或枕部、前额头皮，以及胸、腰椎棘突的突起部位。多在起病数周后才出现，经 2～4 周自然消失。

【辅助检查】

1. 链球菌感染证据　20%～25% 的咽拭子培养可发现 A 组乙型溶血性链球菌，链球菌感染 1 周后，血清抗链球菌溶血素 O（ASO）滴度开始上升，2 个月后逐渐下降。50%～80% 风湿热患儿 ASO 升高的同时，抗链球菌激酶、抗透明质酸酶和抗脱氧核糖核酸酶 B 等抗体滴度增高。约 20% 患儿，特别是舞蹈病患儿上述抗体不增高。

2. 风湿热活动期指标　包括红细胞沉降率增快、C 反应蛋白阳性、α_2 球蛋白增高、黏蛋白增高、贫血和白细胞计数增高伴核左移现象，但仅能反映疾病的活动情况，对诊断本病无特异性。

3. 心脏受累的证据　心电图表现为 P-R 间期延长及各种心律失常，超声心动图可确诊有无心包积液、心脏瓣膜损害等。

【诊断】

迄今为止，风湿热尚无特异性的诊断方法，临床上需参照 1992 年美国心脏协会修订的 Jones 诊断标准，包括三部分：主要指标、次要指标、链球菌感染的证据。在确定链球菌感染的前提下，有两项主要指标或一项主要指标伴两项次要指标即可诊断（表 15-1）。近年风湿热不典型和轻型病例增多，WHO 于 2002—2003 年对风湿热的诊断标准作了如下修订：①对伴有风湿性心脏病的复发性风湿热的诊断明显放宽，只需具有两项次要表现及前驱链球菌感染证据即可确立诊断。②对隐匿发病的风湿性心脏炎和舞蹈病也放宽，不需要有其他主要表现，即使前驱链球菌感染证据缺如也可作出诊断。③对多关节炎、多关节痛或单关节炎可能发展为风湿热给予重视，以避免误诊及漏诊。

表 15-1　风湿热的诊断标准

主要表现	次要表现	链球菌感染证据
1. 心脏炎	1. 发热	1. 近期患过猩红热
2. 游走性多发性关节炎	2. 关节酸痛	2. 咽培养溶血性链球菌阳性
3. 舞蹈病	3. 既往有风湿热史或有风湿性瓣膜病	3. ASO 或风湿热抗链球菌抗体增高
4. 皮下结节	4. 实验室检查（红细胞沉降率增快、CRP 阳性或白细胞增多）	
5. 环形红斑	5. 心电图：P-R 间期延长	

注：主要表现为关节炎者，关节痛不再作为次要表现；主要表现为心脏炎者，则心电图不能作为一项次要表现。

在确定有近期链球菌感染证据的前提下，有两项主要表现或一项主要表现伴两项次要表现，高度提示可能为急性风湿热。但对以下三种情况又缺乏风湿热病因者，可不必严格遵循上述诊断标准，即：以舞蹈病为唯一临床表现者；隐匿发病或缓慢发生的心脏炎；有风湿热史或现患风湿性心脏病，当再感染 A 组链球菌时，有风湿热复发风险者。

【鉴别诊断】

1. 与风湿性关节炎鉴别的疾病

（1）幼年型特发性关节炎：多于 4 岁以下起病，常侵犯指趾小关节，关节炎无游走性特点。反复发作后遗留关节畸形，X 线骨关节摄片可见关节面破坏、关节间隙变窄和邻近骨骼骨质疏松。

（2）急性化脓性关节炎：为全身脓毒血症的局部表现，中毒症状重，常累及大关节，血培养阳性，多为金黄色葡萄球菌。

（3）急性白血病：除发热、骨关节疼痛外，有贫血、出血倾向，肝、脾及淋巴结肿大。周围血片可见幼稚白细胞，骨髓检查可予鉴别。

（4）非特异性肢痛：又名"生长痛"，其特点为"休息痛"。多发生于下肢双膝及其附近的肌肉，日间玩耍时无痛感，夜间或入睡疼痛明显，喜按摩，局部无红肿。

2. 与风湿性心脏炎鉴别的疾病

（1）感染性心内膜炎：先天性心脏病或风湿性心脏病合并感染性心内膜炎时，易与风湿性心脏病伴风湿活动相混淆。贫血、脾大、皮肤瘀斑或其他栓塞症状有助诊断，血培养可获阳性结果，超声心动图可看到心瓣膜或心内膜有赘生物。

（2）病毒性心肌炎：近年单纯风湿性心肌炎病例日渐增多，与病毒性心肌炎难以区别。通常病毒性心肌炎杂音不明显，较少发生心内膜炎，较多出现过早搏动等心律失常，实验室检查可发现病毒感染证据。

【治疗】

风湿热的治疗目标是：清除链球菌感染，去除诱发风湿热病因；控制临床症状；处理各种并发症。

1. 一般治疗　急性期无心脏炎患儿卧床休息 2 周；心脏炎无心力衰竭患儿卧床休息 4 周；心脏炎伴充血性心力衰竭患儿则需卧床休息至少 8 周。宜少量多餐，食易于消化的食物，有心力衰竭者应适当限制钠和水的摄入。

2. 清除链球菌感染　应用青霉素 80 万 U 肌内注射，每日 2 次，持续 2 周。青霉素过敏者可改用大环内酯类抗生素，如红霉素等。

3. 抗风湿热治疗

（1）糖皮质激素：适用于有心脏炎的患者。常用泼尼松 1.5～2mg/（kg·d），分 3～4 次口服。严重者可用地塞米松静脉滴注，剂量为 0.3～0.5mg/（kg·d）或甲泼尼龙冲击，剂量为 10～30mg/（kg·d），共 1～3 次，症状好转后改泼尼松口服。症状控制后逐渐减量，8～12 周停药，停药前 1～2 周加用水杨酸制剂，以防反跳现象。

（2）水杨酸制剂：适用于无心脏炎的患儿。常用阿司匹林，每日 80～100mg/（kg·d），分 3～4 次口服。热退、症状消失、红细胞沉降率正常后减至半量维持，疗程 4～8 周。

4. 其他治疗　出现心力衰竭者，在应用大剂量糖皮质激素的同时给予吸氧、利尿剂和快速洋地黄制剂，后者的剂量应为一般治疗剂量的 1/2～2/3，必要时加用血管扩张剂。舞蹈病时可用苯巴比妥、地西泮等镇静剂。关节肿痛时应予制动。

【预防】

增强小儿体质，防止呼吸道感染，避免寒冷潮湿。在链球菌感染流行时期预防性用药。对已受链球菌感染者应尽早给予青霉素肌内注射，每次 40 万 U，每天 2 次，疗程不少于 10 天；对青霉素过敏者可应用磺胺类或红霉素等药物治疗，及时、彻底治疗链球菌感染。

已患过风湿热的小儿为预防复发应用长效青霉素，每月肌内注射 120 万 U，至少 5 年，最好持续至 25 岁；有风湿性心脏病者宜终身药物预防。风湿热尤其是风湿性心脏病患儿，在拔牙或行其他手术时，术前、术后应用抗生素以预防感染性心内膜炎。

【预后】

大约 70% 的急性风湿热患者可在 2～3 个月内恢复。急性期 65% 左右的患者心脏受累，如不及时合理治疗，70% 可发生心脏瓣膜病。

第三节　幼年型特发性关节炎

幼年型特发性关节炎（juvenile idiopathic arthritis，JIA）是一组以慢性关节炎为主要特征的全身性自身免疫性疾病。临床表现主要为长期不规则发热和关节肿痛，日久可致关节畸形，常伴皮疹，肝、脾和全身淋巴结肿大，贫血，白细胞增高等。年龄越小，全身症状越重，年长儿以关节症状为主。

【病因和发病机制】

病因尚不清楚，可能与感染诱发人体产生异常的免疫反应有关。

1. 感染因素　由于病毒、支原体、细菌等病原体感染，引起机体一系列免疫应答和免疫调节失衡，导致关节等机体组织免疫病损。也有认为本病直接由感染所致，但尚未获得确切证据。

2. 遗传因素　很多资料证实 JIA 具有遗传学背景，研究最多的是人类白细胞抗原（HLA），具有 HLA-DR4（尤其是 DR1*0401）、DR8（其中如 DRB1*0801）和 DR5（如 DRI*1104）位点者是 JIA 的易发病人群。其他与 JIA 发病有关的 HLA 位点为 HLA-DR6、HLA-A2 等。也发现另外一些 HLA 位点与 JIA 发病有关。

3. 免疫因素　现已证实 JIA 为自身免疫性疾病：①部分患儿血清和关节滑膜液中存在类风湿因子（RF）和抗核抗体（ANA）等自身抗体；②关节滑膜液中有 IgG 和吞噬细胞；③多数患儿的血清 IgG、IgM 和 IgA 上升；④外周血 $CD4^+T$ 细胞克隆扩增；⑤血清炎症性细胞因子明显增高。

4. 其他因素　寒冷、潮湿、疲劳、营养不良、外伤、精神因素均可能与发病有关。

总之，幼年型特发性关节炎的发病机制可能是以各种感染性微生物为抗原，激活免疫细胞通过直接损伤或分泌细胞因子和自身抗体触发异常免疫反应，引起自身组织的损害和变性。

【病理】

关节滑膜最早受累，以慢性非化脓性滑膜炎为特征。受累的滑膜出现充血、水肿、纤维蛋白渗出，淋巴细胞和浆细胞浸润。反复发作后滑膜组织增厚呈绒毛状向关节腔突起，并沿软骨延伸，形成血管翳，覆盖于关节软骨面上。血管翳中大量淋巴细胞和单核细胞聚集，形成非特异性滤泡，浸润关节软骨。关节面被纤维性或骨性结缔组织所代替，发生粘连融合，导致关节僵直和变形。受累关节周围可以发生肌腱炎、肌炎、骨质疏松和骨膜炎。

胸膜、心包膜及腹膜可见纤维性浆膜炎。皮疹部位毛细血管有炎症细胞浸润，眼部病变可见虹膜睫状体肉芽肿样浸润。类风湿结节的病理所见为均匀无结构的纤维素样坏死，外周有类上皮细胞围绕。

【临床表现】

（一）全身型

多见于 2~4 岁幼儿，无性别差异，约占 20%。

1. 全身表现

（1）发热：弛张型高热是此型的特征，体温每日波动在 36~40℃，病儿发热时呈重病容，热退后玩耍如常。发热持续数周至数月。

（2）皮疹：约 95% 的病儿出现皮疹，呈淡红色斑点或环形红斑，见于身体任何部位，但以胸部和四肢近端多见，可有瘙痒。皮疹于高热时出现，热退后消失，不留痕迹，具有诊断意义。

（3）肝、脾及淋巴结：约 85% 有肝、脾及淋巴结肿大，肝功能轻度损害。

（4）浆膜炎：可有胸腔和心包积液、腹水。

2. 关节炎　急性期常因全身症状而忽视了关节痛或一过性关节炎的临床表现，待到病程数月或数年后关节症状才成为主诉。约 25% 的病儿最终发展为慢性多关节炎症，导致关节畸形。

（二）少关节型

受累关节 ≤4 个者，称为少关节炎型。踝、膝等下肢大关节为好发部位，常呈不对称分布。若病程已逾 6 个月，少关节炎型不可能再转为多关节炎型。按临床表现和预后，可分为两个亚型。

1. 少关节 I 型　约占 25%~30%。以幼年女孩多见，虽有反复慢性关节炎，但不严重，较少致残。一般不发生骶髂关节炎。约半数发生单侧或双侧慢性虹膜睫状体炎，早期只有用裂隙灯检查才能诊断。后期可因虹膜后位粘连、继发性白内障和青光眼而致永久性视力障碍甚至失明。此型全身症状轻微。

2. 少关节炎 II 型　占 15%，男孩居多，年龄常大于 8 岁，累及膝、踝等下肢大关节。早期不影响骶髂关节，但部分病例于后期可致骶髂关节炎和肌腱附着处病变。部分患者发生自限性虹膜睫状体炎，少有永久性视力损害。少有全身症状。

（三）多关节型

5 个或 5 个以上关节受累，女性多见，先累及大关节如踝、膝、腕和肘，常为对称性。表现为关节肿、痛，而不发红。早晨起床时关节僵硬（晨僵）为特点。随病情进展逐渐累及小关节：波及指趾关节时，呈现典型梭形肿胀；累及颞颌关节，表现为张口困难，幼儿可诉耳痛，病程长者，可影响局部发育出现小颌畸形；累及喉构（环状软骨 - 杓状软骨）可致声哑、喉喘鸣和饮食困难；累及颈椎可致颈部疼痛和活动受限；髋关节受累者可致股骨坏死，发生永久性跛行。疾病晚期受累关节最终发生强直变形，关节附近肌肉萎缩，运动功能遭受损坏。

本型可有全身症状，但不及全身型严重，如低热、全身不适、生长迟缓、轻度贫血。体格检查可发现轻度肝脾和淋巴结肿大。

根据血清类风湿因子是否阳性，可分为两个亚型：

1. 类风湿因子阳性　占 JIA 的 5%~10%，起病于年长儿，类风湿结节常见（表现类似于风湿性皮下小结）。关节症状较重为其特点，半数以上出现关节强直变形。约 75% 的病例抗核抗体阳性。

2. 类风湿因子阴性　占 JIA 的 25%~30%。起病于任何年龄，类风湿结节少见。关节症状较轻，仅约 10%~15% 发生关节强直变形。约 15% 的病例抗核抗体阳性。

（四）银屑病关节炎

单个或多个关节炎合并银屑病，以累及指（趾）关节、掌指关节、跖趾关节等手足小关节为主，也可累及骶髂关节及四肢大关节，受累的关节不对称。关节炎症状较重者，银屑病也较重，常伴有指（趾）甲病变。

（五）与附着点炎症相关的关节炎

表现为单关节炎、寡关节炎和肌腱附着点病变，多为下肢关节受累，附着点炎症先发生于足部，之后出现骶髂关节炎和脊柱炎。HLA-B27 阳性，8 岁以上男孩儿多见，常有 HLA-B27 相关的疾病家族史。

（六）未定类的幼年型特发性关节炎

不符合上述任何一项或符合上述两项以上类别的关节炎。

【辅助检查】

本病无特异性的辅助检查诊断技术，但可帮助了解疾病程度和除外其他疾病。

1. 血液检查　活动期可有轻度或中度贫血，多数患儿白细胞增高，以中性粒细胞增高为主，特别是全身型幼年型特发性关节炎尤为突出。红细胞沉降率加快（少关节型常不快），C 反应蛋白、白细胞介素-1、白细胞介素-6 等大多增高。

2. 免疫检测　血清抗核抗体和类风湿因子的阳性率与临床类型相关。活动期血清免疫球蛋白、α_2 球蛋白和 γ 球蛋白升高，白蛋白减低。

3. X 线检查　早期（病程 1 年左右）仅见软组织肿胀，关节部位骨质疏松，关节附近呈现骨膜炎。以后可见关节间隙缩小和骨质受侵蚀、关节软骨面破坏、关节面融合、关节半脱位等，以手腕关节多见。

4. 其他　滑膜液检查儿童患者很少做。有肾受损者，尿常规检查可出现蛋白尿和红细胞、白细胞。

【诊断和鉴别诊断】

1. 诊断　本病的诊断主要依据临床表现。凡具有以小关节为主的对称性关节炎、晨僵、关节畸形或典型全身症状持续观察 6 周以上，排除了其他疾病后方能作出诊断。

2. 鉴别诊断　以高热、皮疹为主要表现者应与全身感染（如败血症、结核和病毒感染）、恶性病（如白血病、淋巴瘤及恶性网状细胞增多症等）相鉴别。以关节受累为主者除应与风湿热、化脓性关节炎、关节结核、创伤性关节炎相鉴别外，还应与系统性红斑狼疮、混合性结缔组织病、炎性肠病、银屑病和血管炎综合征合并关节炎时相鉴别。

【治疗】

治疗原则：控制病变的活动度，减轻或消除关节疼痛和肿胀；预防感染和关节炎症加重；预防关节功能不全和残疾；恢复关节功能及生活与劳动能力。

1. 一般治疗　除急性发作期，一般不主张过多地卧床休息。鼓励患儿参加适当的运动，尽可能像正常儿童一样生活。采用体育疗法和物理治疗，加强锻炼，防止肌肉萎缩和关节挛缩。为减少运动功能障碍，可于夜间入睡时以夹板固定受累关节于功能位。已有畸形者，可做矫形手术，如关节置换术、滑膜切除术和肌肉松解术。

2. 药物治疗

（1）非甾体抗炎药（NSAID）：如萘普生，推荐每天 10～15mg/kg，分 2 次口服；或布洛芬，每天 50mg/kg，分 2～3 次口服，约 1～2 周见效，病情缓解后逐渐减量，最后以最低临床有效剂量维持，可持续数月至数年。不良反应包括胃肠道反应，肝、肾功能损害，过敏反应等。

（2）缓解病情抗风湿药：如非甾体抗炎药治疗无效，应加用缓解病情药物。这些药物需用 2～3 个月才显效，常与非甾体抗炎药合用：①甲氨蝶呤（MTX），剂量为 7.5～10mg/m²，每周 1 次顿服。最大剂量为每周 15mg/m²，服药 3～12 周即可起效。MTX 不良反应较轻，有不同程度胃肠道反应、一过性转氨酶升高、胃炎和口腔溃疡、贫血和粒细胞减少。对多关节型安全有效。长期使用注意监测肿瘤发生风险。②柳氮磺吡啶：剂量为 30～50mg/（kg·d），≤2g/d。为避免过敏反应宜从小剂量 10mg/（kg·d）开始，在 1～2 周内加到足量。副作用有药物过敏、胃肠道反应、肝损害、骨髓抑制、可逆性男性不育等。③羟氯喹，剂量为 5～6mg/（kg·d），不超过 0.25g/d，分 1～2 次服用。疗程 3 个月至 1 年。不良反应可有视网膜炎、白细胞减少、肌无力和肝功能损害。建议定期（6～12 个月）眼科随访。④青霉胺，开始剂量为 5mg/（kg·d），2 周后渐增至 10mg/（kg·d）。

（3）肾上腺皮质激素：用于全身型幼年型特发性关节炎出现内脏受累，特别是伴有心肌和眼部病变者。早期大剂量，一般用泼尼松 1~2mg/（kg·d），分次服用，症状基本控制、红细胞沉降率恢复正常后逐渐减量。因其不能防止幼年型特发性关节炎关节病变的破坏过程，且可能促使无血管性软骨坏死及生长延迟，应避免长期使用。危重病例可用甲泼尼龙小剂量 5mg/（kg·d），3 天后改为 2.5mg/（kg·d），连用 3 天,冲击治疗后,改用泼尼松 1mg/（kg·d）口服。

（4）免疫抑制剂：适用于上述药物均无效或有严重反应者，或有严重并发症的重症幼年型特发性关节炎。可用环孢素 A、环磷酰胺、来氟米特和硫唑嘌呤、雷公藤总苷。需根据 JIA 不同亚型选择使用，注意其有效性与安全性评价。

3. 理疗 理疗对保持关节活动、肌力强度极为重要。一些简单方法如清晨热浴、中药浴等都可以减轻晨僵，缓解病情。根据具体情况选择锻炼方式或夹板固定等手段,有利于防止发生和纠正关节残废。

【预后】

JIA 患儿总体预后较好，但不同亚型 JIA 的预后具有很强的异质性。并发症主要是关节功能丧失和虹膜睫状体炎所致的视力障碍。JIA 病情极易反复，个别病例在历经数年缓解后到成人期偶尔也会出现复发。有研究认为抗环瓜氨酸肽抗体（ACCP）和 IgM 型 RF 阳性滴度越高，预后越差。另外，本病可能发生致死性并发症，即巨噬细胞活化综合征，其临床表现主要以发热、肝脾淋巴结增大、全血细胞减少、肝功能急剧恶化、凝血功能异常，以及中枢神经系统表现为特征，重者甚至发生急性肺损伤及多脏器功能衰竭。

第四节　过敏性紫癜

案例分析

案例 15-3

患儿，男，10 岁，因"双下肢皮疹 1 天"入院。患儿于昨日无明显诱因双踝部及足部出现散在红色皮疹，伴乏力、纳差等症状前来就诊。

体格检查：T 36.8℃，P 86 次/min，R 25 次/min，BP 90/60mmHg，意识清楚，精神差，双踝部及双足可见散在分布的紫红色瘀点瘀斑，略高出皮面，压之不褪色，双侧对称分布，分布不均，浅表淋巴结未触及肿大。肝、脾肋下未触及，余检查正常。

辅助检查：大便隐血试验阳性。

分析：

1. 该患儿最可能的诊断是什么？

2. 该病的处理原则是什么？

过敏性紫癜（anaphylactoid purpura）是以小血管炎为主要病变的系统性血管炎。临床上以非血小板减少性紫癜、关节肿痛、腹痛、便血、血尿和蛋白尿为特征。多发生于 2~8 岁儿童，男孩多于女孩，春秋季好发。

【病因和发病机制】

过敏性紫癜属于自身免疫性疾病，由于机体对某些过敏物质发生变态反应而引起毛细血管的通透性和脆性增高，导致皮下组织、黏膜及内脏器官出血及水肿。本病的病因尚未明确，虽然食物过敏（蛋类、乳类、豆类等）、药物（阿司匹林、抗生素等）、微生物（细菌、病毒、寄生虫等）、疫苗接种、麻醉、恶性病变等与过敏性紫癜发病有关，但均无确切证据。

过敏性紫癜的发病机制可能为各种因素，包括感染原和过敏原作用于具有遗传背景的个体，激发 B 细胞克隆扩增，导致 IgA 介导的系统性血管炎。

【病理】

过敏性紫癜的病理变化较为广泛。白细胞碎裂性小血管炎，以毛细血管炎为主，亦可波及小静脉和小动脉。血管壁可见胶原纤维肿胀和坏死，中性粒细胞浸润，周围散在核碎片。间质水肿，有浆液性渗出，同时可见渗出的红细胞。内皮细胞肿胀，可有血栓形成。病变累及皮肤、肾脏、关节及胃肠道，少数涉及心、肺等脏器。在皮肤和肾脏荧光显微镜下可见 IgA 为主的免疫复合物沉积。过敏性紫癜肾炎的病理改变：轻者可为轻度系膜增生、微小病变、局灶性肾炎，重者为弥漫增殖性肾炎伴新月体形成。

【临床表现】

急性起病，首发症状以皮肤紫癜为主，少数病例以腹痛、关节炎或肾脏受损症状起病。发病前 1～3 周常有上呼吸道感染史，可伴有乏力、低热、萎靡、食欲减退等全身症状。

1. 皮肤紫癜　病程中反复出现皮肤紫癜为本病特点。多见于下肢伸侧和臀部，对称分布，分批出现，严重者可延及全身。紫癜大小不等，高出皮肤，压之不褪色，初起为淡红色，逐渐变为紫褐色，最终呈棕褐色而消退。可伴有荨麻疹和血管神经性水肿，重症者可融合成大疱伴出血性坏死。紫癜一般在 4～6 周后消退，部分患儿间隔数周、数月后又复发。

2. 消化道症状　约见于 50% 以上病例，一般出现在皮疹发生 1 周以内。由血管炎引起的肠壁水肿、出血、坏死或穿孔是产生肠道症状及其严重并发症的主要原因。一般以阵发性剧烈腹痛为主，常位于脐周或下腹部，疼痛，可伴呕吐，但呕血少见。部分患儿可有黑便或血便，偶见并发肠套叠、肠梗阻或肠穿孔者。

3. 关节肿痛　约 30% 患儿可出现。多累及膝、踝、肘等大关节，可单发亦可多发，疼痛或肿胀，有积液，呈游走性，一过性，多在数日内消失，不遗留关节畸形。

4. 肾脏症状　30%～60% 病例有肾脏受损，多于起病 1～8 周内出现，少数以肾炎作为首发症状。症状轻重不一，与肾外症状无一致性关系。多数患儿出现血尿、蛋白尿和管型，伴血压增高及水肿，称为紫癜性肾炎，少数呈肾病综合征表现。虽然有些患儿的血尿、蛋白尿持续数月甚至数年，但大多数能完全恢复，少数发展为慢性肾炎，偶有患儿死于慢性肾衰竭。

5. 其他　偶可发生颅内出血，导致失语、瘫痪、昏迷、惊厥，出血倾向，包括鼻出血、牙龈出血、咯血、睾丸出血等。

知识链接

过敏性紫癜的皮疹为什么以下肢为多？

1. 过敏性紫癜是小血管炎，是血管发生的病变，血管壁受损导致血管壁的渗透性、脆性增高，引起血中红细胞外漏，形成紫癜。站立位时，下肢静脉压高，下肢运动量大，机体活动后血管内压升高，血管壁破损、出血，形成紫癜。

2. 过敏性紫癜多见于四肢远端，此处毛细血管及小动脉循环相对较慢，免疫复合物密度较高。

【辅助检查】

1. 血液检查　白细胞数正常或轻度增高，可伴嗜酸性粒细胞增高。血小板计数，出血、凝血时间，血块退缩试验和骨髓检查均正常。约半数患儿的毛细血管脆性试验阳性。红细胞沉降率轻度增快，部分患儿血清 IgA 浓度增高。

2. 尿常规　可有红细胞、蛋白、管型，重症有肉眼血尿。

3. 粪隐血试验　可呈阳性反应。

4. 其他　腹部超声波检查有利于肠套叠的早期诊断，头颅磁共振检查对有中枢神经系统症状的患儿可予确诊。必要时做肾穿刺检查，以了解肾脏损害情况。

【诊断和鉴别诊断】

典型病例诊断不难，具备典型皮疹紫癜，同时伴有以下四项标准之一者，可以确诊。四项标准包括弥漫性腹痛、关节炎或关节痛、任何部位活检显示 IgA 免疫复合物沉积、肾损害。若临床表现不典型，皮疹紫癜未出现时，容易误诊为其他疾病，需与免疫性血小板减少性紫癜、风湿性关节炎、败血症、其他肾脏疾病和外科急腹症等鉴别。

【治疗】

本病无特效疗法，以支持和对症治疗为主。

1. 一般治疗　卧床休息，积极寻找和去除致病因素，如控制感染，补充维生素。有荨麻疹或血管神经性水肿时，给予抗组胺药物和钙剂。腹痛时解痉，消化道出血时应禁食，可静脉滴注西咪替丁 20～40mg/（kg·d），必要时输血。

2. 糖皮质激素和免疫抑制剂　急性期对腹痛和关节痛可予缓解，但不能预防肾脏损害的发生，亦不能影响预后。泼尼松 1～2mg/（kg·d），分次口服，或用地塞米松、甲泼尼龙 5～10mg/（kg·d）静脉滴注，症状缓解后即可停用。重症过敏性紫癜肾炎可加用免疫抑制剂如环磷酰胺、硫唑嘌呤或雷公藤总苷片。

3. 抗凝治疗

（1）阻止血小板聚集和血栓形成的药物：阿司匹林 3～5mg/（kg·d），或 25～50mg/d，每天 1 次服用；双嘧达莫（潘生丁）3～5mg/（kg·d），分次服用。

（2）肝素：如伴明显高凝状态，可予低分子肝素钠注射液，每次 0.5～1mg/kg，每日 1 次，持续 7 日，同时检测凝血功能。

（3）尿激酶：每日 1 000～3 000U/kg 静脉滴注。

4. 其他　钙通道拮抗剂如硝苯地平 0.5～1.0mg/（kg·d），分次服用，非甾体抗炎药如吲哚美辛 2～3mg/（kg·d），分次服用，均有利于血管炎的恢复。中成药如贞芪扶正冲剂、复方丹参片、银杏叶片，口服 3～6 个月，可补肾益气，活血化瘀。

【预后】

本病为自限性疾病，预后一般良好。除少数重症患儿可死于肠出血、肠套叠、肠坏死或神经系统损害外，大多可痊愈。病程一般为 1～3 个月，少数可长达数月或 1 年以上。肾脏病变常较迁延，可持续数月或数年，少数病例（1%）发展为持续性肾脏疾病，极个别病例（0.1%）发生肾功能不全。

第五节　川　崎　病

案例分析

案例 15-4

患儿，男，18 个月。因"发热 6 天，皮疹 2 天"入院。6 天前出现发热，不咳，不吐不泻，体温最高可达 40℃，热前无畏寒，无惊厥，当地医院给予输液等治疗热不退，昨日胸腹部出现皮疹，不伴痒感。病程中精神及胃纳一般，大便稍稀，小便量可，睡眠欠佳。

体格检查：T 39.3℃，精神一般，颈软，右颈部可触及 2.0cm×2.5cm 肿大的淋巴结，眼结膜充血，咽红，口周皲裂，杨梅舌，双肺呼吸音粗，心音有力，律齐，躯干部见针尖样皮疹，按之不褪色，肝脾肋下未及，手指及足趾硬肿。

辅助检查：白细胞计数 20.8×10⁹/L，中性粒细胞百分比 63%，淋巴细胞百分比 37%，血小板计数 440×10⁹/L。C 反应蛋白 110mg/L。

分析：

1. 该患儿最可能的诊断是什么？

2. 该病的处理原则是什么？

川崎病（Kawasaki disease，KD）又称皮肤黏膜淋巴结综合征，1967年由日本川崎富作医生首次报道。是一种病因、发病机制不明，以全身血管炎为主要病变的急性发热性出疹性疾病。临床特点为急性发热、皮肤黏膜病损和淋巴结肿大。多数自然康复，约15%～20%未经治疗的患儿发生冠状动脉损害，心肌梗死是主要死因。本病呈散发或小流行，四季均可发病。发病年龄以婴幼儿多见，80%在5岁以下，男∶女为1.7∶1。

【病因和发病机制】

病因不明，可能与感染（立克次体、丙酸杆菌、葡萄球菌、链球菌、反转录病毒、支原体感染）、免疫反应、药物化学剂、洗涤剂和环境污染等有关。本病急性期存在明显免疫调节异常，可能在发病机制中起重要作用。

【病理】

主要改变为全身性非特异性血管周围炎、血管内膜炎或全层血管炎，涉及动脉、静脉和毛细血管。冠状动脉病变为增殖性炎症和血栓形成，是致死的主要原因。此外，还可有心包炎、心肌炎、脑炎、肝炎和肾炎等损害。消化道、关节、皮肤等部位的血管亦可受损。

病理过程可分为四期，各期变化如下：

Ⅰ期：1～9天，小动脉周围炎症，冠状动脉主要分支血管壁上的小动脉和静脉受到侵犯。心包、心肌间质及心内膜炎症浸润，包括中性粒细胞、嗜酸性粒细胞及淋巴细胞。

Ⅱ期：12～25天，冠状动脉主要分支全层血管炎，血管内皮水肿、血管壁平滑肌层及外膜炎症细胞浸润。弹力纤维和肌层断裂，可形成血栓和动脉瘤。

Ⅲ期：28～31天，动脉炎症渐消退，血栓和肉芽形成，纤维组织增生，内膜明显增厚，导致冠状动脉部分或完全阻塞。

Ⅳ期：数月至数年，病变逐渐愈合，心肌瘢痕形成，阻塞的动脉可能再通。

【临床表现】

1. 主要表现

（1）发热：常为反复发热，体温可达39～40℃，抗生素治疗无效。1周内发热自动消退或用药（如糖皮质激素）后消退者，不能排除川崎病。

（2）四肢末梢改变：急性期出现手掌、足底潮红和硬性水肿，有时伴有疼痛；2～3周手指和脚趾出现从甲周开始的脱皮（膜状脱皮），并可能延伸到手掌和脚底；在病程1～2个月，指甲上可出现深的横槽（Beau线）或脱甲现象。

（3）皮疹或卡介苗接种处红肿：皮疹通常在发热后5天内出现，常见弥漫性斑丘疹、猩红热样和多形性红斑样皮疹，而荨麻疹或小脓疱疹较少见；皮疹通常广泛分布，主要累及躯干和四肢，腹股沟处皮疹加重和早期脱皮，以及肛周潮红、脱皮是川崎病的特点。亚急性期也可出现新发过敏性皮炎。大疱性、水疱性皮疹和瘀点、瘀斑样皮疹通常不是川崎病的表现。卡疤红肿是指原卡介苗接种处急性炎症，是川崎病一项相对特异的早期表现，发生率为9.4%～49.9%；日本及新加坡报道卡介苗接种后1年内的川崎病婴儿，卡疤红肿阳性率可高达69.7%，高于淋巴结肿大及四肢末梢改变的发生率。目前认为，即使没有全身其他皮疹表现，卡疤红肿也可作为川崎病的一项临床特征。

（4）双侧球结膜充血：发热后不久患儿可出现双侧球结膜非渗出性充血，通常不累及边缘和虹膜周围的无血管区；发热第1周，裂隙灯检查常可见到前葡萄膜炎；偶有结膜下出血及点状角膜炎。

（5）口唇和口腔改变：包括口唇红、干燥、皲裂、脱皮和出血；草莓舌；口咽黏膜弥漫性充血。可伴发口腔溃疡和咽部渗出，但不是川崎病的特征性表现。

（6）颈部淋巴结非化脓性肿大：常为单侧，直径≥1.5cm，通常局限于颈前三角。

2. 全身其他系统表现　　川崎病为全身中小血管炎，除了以上6项主要临床特征外，还可有其他全身各个系统表现。

（1）心血管系统：心肌炎，心包炎，瓣膜反流甚至休克，冠状动脉病变，其他中等大小体动脉的动脉瘤，主动脉根部扩张，周围性坏疽等。

（2）消化系统：呕吐，腹泻，腹痛，肝炎，黄疸，胆囊炎，胰腺炎，肠梗阻等。

（3）呼吸系统：咳嗽、流涕等，胸 X 线片示支气管周围及间质渗出、少量胸腔积液，甚至肺部结节等。

（4）肌肉骨骼：关节红肿、关节痛，大小关节均可累及（滑膜液细胞数增多），可持续较长时间。

（5）神经系统：易激惹，无菌性脑膜炎（脑脊液细胞数增多），面神经麻痹，感音神经性耳聋等。

（6）泌尿系统：无菌性脓尿，尿道或尿道口炎，鞘膜积液等。

【辅助检查】

1. 血液学检查　急性期周围血白细胞增高，以粒细胞为主，核左移；轻度贫血，血小板早期正常，第 2～3 周增多；红细胞沉降率明显增快，C 反应蛋白等急相蛋白增高；血浆纤维蛋白原增高，血浆黏度增高。血清 IgG、IgM、IgA、IgE 和血液循环免疫复合物升高。

2. 尿常规　可有白细胞数增多，轻度蛋白尿。

3. 心电图　多为窦性心动过速，可出现 ST-T 变化，心肌梗死时相应导联有 S-T 段明显抬高、T 波倒置及异常 Q 波。

4. 超声心动图　可有冠状动脉异常，如冠状动脉扩张、冠状动脉瘤、冠状动脉血栓形成。急性期可见心包积液，二尖瓣、主动脉瓣或三尖瓣反流。冠状动扩张及冠状动脉瘤的标准根据患儿年龄及心脏超声 Z 值不同而有所差异，一般冠脉直径 >3mm 为扩张，>4mm 为冠脉瘤，≥8mm 为巨大冠脉瘤。

5. 冠状动脉造影　如超声检查有多发性冠状动脉瘤或心电图有心肌缺血表现者，应进行冠状动脉造影，以观察冠状动脉病变程度，指导治疗。

【诊断】

川崎病为临床综合征，诊断主要依靠临床表现和实验室检查，并排除其他疾病。诊断标准：

1. 不明原因发热 5 天以上。

2. 四肢末梢改变：急性期手足发红、肿胀，恢复期甲周脱皮。

3. 多形性皮疹。

4. 双侧球结膜充血。

5. 口唇及口腔的变化：口唇干红，草莓舌，口咽部黏膜弥漫性充血。

6. 非化脓性颈部淋巴结肿大，直径 >1.5cm。

本病除发热为必备条件外，上述其他 5 项主要表现中具备 4 项者即可诊断。如 5 项主要表现只具备 3 项或 3 项以下，则须经超声心动图或冠状动脉造影，证明有冠状动脉瘤或扩张，亦可确诊。

【鉴别诊断】

1. 麻疹　多有流行病学史，口腔内可见到颊黏膜麻疹黏膜斑，血常规示白细胞计数降低而淋巴细胞增高，CRP、ESR 常不高或轻度升高，麻疹的病原学检查和血清抗体阳性。

2. 猩红热　川崎病亦可出现猩红热样皮疹，但单纯的猩红热感染多数对抗生素治疗有效，抗生素治疗后症状改善，炎性指标明显下降。

3. 其他病毒感染（如腺病毒、肠道病毒）　病毒感染血常规白细胞计数不高或降低，而淋巴细胞增高，CRP、ESR 常常升高不明显，血液中病毒抗体可明显升高。

4. 葡萄球菌和链球菌毒素导致的脓毒症休克综合征　需与川崎病休克综合征进行鉴别，尤其是抗生素治疗无效时，密切观察川崎病除发热外的其他 5 项特征性临床表现，并及时进行超声心动图检查。

5. Stevens Johnson 综合征等药物超敏反应　有敏感药物应用史，通常黏膜的表现更严重，而且眼部症状不单纯是结膜充血，常表现为卡他性、化脓性和假膜性结膜炎，可遗留眼部并发症。

6. 全身型幼年型特发性关节炎　主要表现为发热、皮疹、关节症状，通常无川崎病的口唇及口腔变化、四肢末端红肿、结膜充血等。

【治疗】

治疗目的是控制全身血管炎症，防止冠状动脉瘤形成及血栓性阻塞。

1. 阿司匹林　为治疗本病的首选药物，具有抗炎、抗血小板作用。其作用机制是抑制环氧化酶，减少前列腺素的合成。口服剂量为 30～50mg/（kg·d），分 2～3 次服，热退后 3 天逐渐减量，2 周左右减至 3～5mg/（kg·d），每日 1 次顿服，维持 6～8 周。如冠状动脉有病变，应延长用药至冠状动脉恢复正常。

2. 静脉注射免疫球蛋白（IVIg）　目前多主张在发病 10 天内用药，一般用法为单剂量静脉滴注免疫球蛋白 2g/kg，10～12 小时输入，同时加服阿司匹林，连续治疗 14 天，可降低川崎病冠状动脉瘤的发生率。用免疫球蛋白后，发热和其他炎症反应表现均于 1～2 天内迅速恢复正常。部分患儿对免疫球蛋白输注后无效，可重复使用 1 次，或选择使用糖皮质激素。用药后的患儿在 9 个月内不宜进行麻疹、风疹、腮腺炎等疫苗预防接种。

3. 糖皮质激素　因可促进血栓形成，增加发生冠状动脉病变及冠状动脉瘤的风险，影响冠状病变修复，故不宜单独应用。针对 IVIg 治疗无效，或存在 IVIg 耐药风险的患儿可考虑使用糖皮质激素，可与阿司匹林和双嘧达莫合并应用。醋酸泼尼松片 1～2mg/（kg·d），晨顿服，总剂量 <60mg/d，或甲泼尼龙 1～2mg/（kg·d），静脉滴注，每日 1～2 次，待体温和 CRP 正常后开始减量，在 15 天内逐步减停。

4. 其他治疗　双嘧达莫有抗血小板作用，用量为 3～5mg/（kg·d），分 2～3 次服。有冠状动脉狭窄病变的患者，可行经皮穿刺冠状动脉内成形术、冠状动脉搭桥术等。

5. IVIg 非敏感性川崎病的治疗　指川崎病标准初始治疗结束后 36 小时，体温仍高于 38℃；或用药后 2 周内（多发生在 2～7 天）再次发热，并出现至少 1 项川崎病主要临床表现者，并排除其他可能导致发热的原因。尽早再次应用 IVIg 2g/kg，12～24 小时内单次静脉输注。仍有发热者，可以在 IVIg 使用基础上联合使用糖皮质激素。

【预后】

川崎病为自限性疾病，多数预后良好。复发见于 1%～2% 的患儿。无冠状动脉病变患儿于出院后 1、3、6 个月及 1～2 年进行一次全面检查（包括体检、心电图和超声心动图等）。未经有效治疗的患儿，15%～25% 发生冠状动脉瘤，更需长期密切随访，每 6～12 个月进行 1 次。冠状动脉瘤多于病后 1～2 年内自行消失，但常遗留管壁增厚和弹性减弱等功能异常。大的动脉瘤常不易完全消失，而致血栓形成或管腔狭窄。

（毛庆东）

？ 复习思考题

1. 风湿热的 Jones 诊断标准是什么？
2. 幼年型特发性关节炎全身型临床表现有哪些？
3. 过敏性紫癜常见的临床表现有哪些？
4. 川崎病的诊断标准是什么？

ER-15-4

扫一扫，测一测

第十六章 内分泌疾病

PPT 课件

知识导览

学习目标

　　掌握先天性甲状腺功能减退症的典型症状及诊疗方法，糖尿病酮症酸中毒的治疗措施；熟悉性早熟、生长激素缺乏症的临床特点；了解内分泌疾病的病因。

第一节　先天性甲状腺功能减退症

案例分析

案例 16-1

　　患儿，男，4 个月，单纯牛乳喂养，未添加辅食。因喂养困难、哭声微弱、体重增长不明显而就诊。

　　体格检查：T 35.1℃，P 100 次 /min，R 30 次 /min，体重 3.8kg，反应迟钝，尚不能抬头，舌头大而伸出口外，可见脐疝。

　　分析：

　　1. 该患儿初步诊断为何病？诊断依据是什么？

　　2. 确诊应进一步做何检查？确诊后如何进行治疗？

　　甲状腺功能减退症（hypothyroidism）简称甲减，是小儿最常见的内分泌疾病，是由于甲状腺激素合成不足或其受体缺陷所致的一种疾病。可分为原发性甲减（由甲状腺本身疾病引起）和继发性甲减（继发于垂体或下丘脑病变）。小儿时期的甲状腺功能减退症绝大多数属于原发性甲减，又可分为先天性和获得性两类，男女发病比例为 1:2。获得性甲状腺功能减退症在儿科主要由慢性淋巴细胞性甲状腺炎所引起。先天性甲状腺功能减退症（congenital hypothyroidism，CH）分为散发性和地方性两型，前者是由于甲状腺发育不良、异位或甲状腺激素合成途径中酶缺陷所致，国内发病率为 1/7 000，大多为散发，少数有家族史；后者多见于甲状腺肿流行地区，是由于该地区水、土和食物中碘缺乏造成，随着碘化食盐在我国的广泛使用，其发病率明显下降。本病如不及时治疗，可导致儿童智能障碍，身材矮小，生理功能低下。我国已于 1995 年 6 月颁布的《中华人民共和国母婴保健法》中将该病列为法定的新生儿筛选内容之一。本节主要讲述先天性甲状腺功能减退症。

【甲状腺激素生理】

　　甲状腺的主要功能是合成甲状腺素[又称四碘甲腺原氨酸（tetraiodothyronine，T_4）]和三碘甲腺原氨酸（triiodothyronine，T_3）。合成甲状腺激素的原料包括碘和酪氨酸，碘离子被摄取到甲状腺滤泡上皮细胞内，经过甲状腺过氧化物酶的作用氧化为活性碘，再与酪氨酸结合成一碘酪氨酸（MIT）和二碘酪氨酸（DIT），两者再分别偶联生成 T_3 和 T_4。这些合成步骤均在甲状腺滤泡上皮细胞合成的甲状腺球蛋白（TG）分子上进行。甲状腺滤泡上皮细胞通过摄粒作用将 TG 形成的胶质小滴摄入胞内，由溶酶体吞噬后将 TG 水解，释放出 T_3 和 T_4。甲状腺素的合成和释放受下丘脑分泌的促甲状腺素释放激素（TRH）和垂体分泌的促甲状腺素（TSH）控制，而血清中 T_4 可通过负反馈作用，降低垂体对 TRH 的反应性，减少 TSH 的分泌。T_3、T_4 释放入血后，大部分与血浆中甲状腺结合球蛋白（TBG）相结合，仅少量游离的 T_3 和 T_4 发挥生理作用。正常情况下，T_4 的分泌率比 T_3 高 8～10 倍，T_3 的代谢活性是 T_4 的 3～4 倍，机体所需的 T_3 约 80% 在周围组织由 T_4 转化而成。TSH 亦促进这一过程。

甲状腺素的主要生理作用：①产热：甲状腺素能加速细胞内氧化过程，从而释放能量。②促进生长发育和组织分化：甲状腺素促进细胞、组织的生长发育及成熟；促进钙磷在骨质中的合成代谢和软骨、骨的生长。③对代谢的影响：促进蛋白质合成，增加酶的活性；促进糖的吸收和利用；促进脂肪氧化和分解。④对中枢神经系统的影响：甲状腺素可促进中枢神经系统的生长发育，甲状腺素不足会严重影响脑的发育、分化和成熟，且不可逆转（特别是在胎儿期和婴儿期更重要）。⑤对维生素代谢的影响：甲状腺素参与各种代谢，使维生素 B_1、维生素 B_2、维生素 B_3、维生素 C 的需要量增加，同时促进胡萝卜素转变为维生素 A。⑥对消化系统的影响：甲状腺激素分泌过多时，出现食欲亢进，肠蠕动增加，大便次数多，但吸收正常；分泌不足时，常有食欲减退、腹胀、便秘等。⑦对肌肉的影响：甲状腺素分泌过多时，常可出现肌肉神经应激性增高，出现震颤。⑧对血液循环系统的影响：甲状腺素可增强 β- 肾上腺素能受体对儿茶酚胺的敏感性，故甲状腺功能亢进患者可出现心率加快、心排出量增加等。

【病因】

1. **甲状腺不发育或发育不全或异位**　是先天性甲状腺功能减退症的主要原因，约占 90%，多见于女孩，其中 1/3 病例为甲状腺完全缺如，其余为发育不全或在下移过程中停留在异常部位形成异位甲状腺，部分或完全丧失其分泌功能。大多数患儿在出生时就存在甲状腺素缺乏，仅少数在生后数年才出现不足。

2. **甲状腺激素（thyroid hormone）合成障碍**　这是先天性甲状腺功能减退的第二位常见原因，多见于甲状腺激素合成和分泌过程中酶（过氧化物酶、偶联酶、脱碘酶及甲状球蛋白合成酶等）的缺陷，造成甲状腺素不足，大多为常染色体隐性遗传病。

3. **促甲状腺激素缺陷**　因垂体分泌促甲状腺激素障碍而造成甲状腺功能不足，常见于特发性垂体功能低下或下丘脑、垂体发育缺陷，其中因下丘脑促甲状腺素释放激素不足者较多见。促甲状腺激素缺乏常和生长激素、催乳素、黄体生成素等其他垂体激素缺乏并存。

4. **甲状腺或靶器官反应性低下**　前者是甲状腺细胞质膜上的 GS_α 蛋白缺陷，致使 cAMP 生成障碍，从而对 TSH 没有反应；后者是末梢组织对 T_3、T_4 不反应所致，与甲状腺受体缺陷有关，两者均为罕见病。

5. **母亲因素**　母亲服用的抗甲状腺药物或母亲患有自身免疫性疾病而存在的抗甲状腺抗体，均可通过胎盘抑制胎儿甲状腺素的合成，可出现暂时性甲减，通常在 3 个月后好转。

6. **碘缺乏**　因孕妇饮食中缺碘，致使胎儿在胚胎期就因碘缺乏而导致甲状腺功能减退，从而造成不可逆的神经系统损害。

以上前五类为散发性甲减的病因，而第六类为地方性甲减的原因。

【临床表现】

甲状腺功能减退症症状出现的早晚及轻重程度，与残留甲状腺组织的多少及甲状腺功能减退的程度有关。先天性无甲状腺或酶缺陷患儿在婴儿早期就可出现症状，甲状腺发育不良者常在生后 3～6 个月时出现症状，偶有在数年之后才渐显症状。患儿的主要临床特征包括智能落后、生长发育迟缓和生理功能低下。

1. **新生儿期**　患儿在母孕期胎动减少，常为过期产，出生时体重较大、前后囟较大，胎便排出延迟；生后常有腹胀、脐疝、便秘，易被误诊为先天性巨结肠；生理性黄疸时间延长，达 2 周以上；患儿常处于睡眠状态，对外界反应迟钝，哭声低且少，吮奶差，呼吸慢，肌张力低，体温低（常低于 35℃），四肢凉、末梢循环差，皮肤出现斑纹或有硬肿现象等。

2. 典型症状　多数先天性甲状腺功能减退症患儿在出生半年后出现典型症状。

（1）特殊面容和体态：头大，颈短，面色苍黄，皮肤粗糙，毛发稀少且无光泽，眼睑水肿，面部黏液水肿，眼距宽，鼻梁低平，舌大而宽厚，常伸出口外，腹部膨隆，常有脐疝。

（2）生长发育落后：身材矮小，比例不对称（上部量／下部量 >1.5），躯干长而四肢短，囟门关闭迟，出牙过晚。

（3）神经系统症状：动作发育迟缓，如翻身、坐、立、走的时间落后；智能发育低下，神经反射迟钝，表情呆板、淡漠。

（4）生理功能低下：精神差，食欲减退，安静少动，嗜睡，对周围事物反应少，低体温而怕冷，心音低钝，呼吸、脉搏缓慢，肠蠕动慢，腹胀，便秘，肌张力低，第二性征出现迟，心电图可见 P-R 间期延长，T 波平坦，低电压等改变。

3. 地方性甲状腺功能减退症　因为在胎儿期缺乏碘而不能合成足量甲状腺素所致，可严重影响中枢神经系统的发育，临床表现有两种不同类型，但有时会交叉重叠：

（1）神经性综合征：以聋哑、智力低下、共济失调、痉挛性瘫痪为特征，但身材正常，甲状腺功能正常或仅轻度降低。

（2）黏液水肿性综合征：以黏液水肿、显著的生长发育和性发育落后、智能低下为特征。神经系统检查正常，血清 T_4 降低、TSH 增高。约 25% 患儿有甲状腺肿大。

4. TSH 和 TRH 分泌不足　患儿常保留部分甲状腺分泌功能，所以临床症状较轻，但常有其他垂体激素缺乏症状，如低血糖、尿崩症等。

【辅助检查】

1. 新生儿筛查　目前多采用出生后 2～3 天的新生儿足跟血干血滴纸片检测 TSH 浓度作为初步筛选，结果大于 15～20mU／L 时，再采集血标本检测血清 T_4 和 TSH 以确诊。该方法简单方便，假阳性率和假阴性率都较低，故为患儿早期确诊的重要措施。

2. 血清 T_3、T_4、TSH 测定　新生儿筛查结果可疑者或临床症状可疑者，应做此项检查。如 T_4 降低，TSH 明显升高，即可确诊。血清 T_3 浓度可正常或降低。

3. TRH 刺激试验　对 T_4、TSH 均低，疑有 TRH、TSH 分泌不足的患儿，可静脉注射 TRH 7μg／kg 做此实验，正常情况下在注射 20～30 分钟内出现 TSH 峰值，90 分钟后回至基础值。如 TSH 峰值出现时间延长，则提示下丘脑病变；如没出现高峰，应考虑垂体病变。

4. 骨龄测定　拍膝关节正位片（适用于 6 个月以下）或腕部正位片来评定骨龄。患儿骨龄常明显落后于实际年龄。

5. 放射性核素检查　可采用静脉注射 ^{99m}Tc 后，以单光子发射计算机体层摄影术来检查甲状腺发育情况及甲状腺的大小、位置和形状，此检查由于半衰期短，较安全。

6. 甲状腺扫描　可检出甲状腺先天缺如或不全或异位。

7. 基础代谢率测定　基础代谢率低下。

【诊断和鉴别诊断】

根据典型的临床表现和实验室检查，诊断并不难，但新生儿期患病不易确诊，因此应大力普及新生儿筛查工作。年长儿应注意与下列疾病鉴别：

1. 佝偻病　患儿可有囟门大，出牙迟，动作发育迟缓等表现，与先天性甲状腺功能减退症相似，但智力正常，皮肤和面容正常，可有佝偻病的体征，血液生化和 X 线检查可鉴别。

2. 21- 三体综合征　患儿智能和动作发育落后，为两病相同之处，但皮肤、毛发正常，无黏液性水肿，具有特殊痴呆面容：眼距宽、外眼眦上斜、鼻梁低、舌伸出口外，常伴其他畸形，染色体核型分析可鉴别。

3. 骨骼发育障碍性疾病　骨软骨发育及黏多糖病等，都会伴有生长发育迟缓症状，可通过骨骼X线片和检查尿中代谢产物加以鉴别。

4. 先天性巨结肠　患儿出生后即可出现便秘、腹胀，常有脐疝，但其面容、精神反应及哭声等均可正常，钡灌肠可见结肠痉挛段与扩张段。

【治疗】

主要采用替代疗法。本病一旦确诊，应终身服用甲状腺制剂，并且不可中断。用药越早，疗效越好。在补充甲状腺制剂的同时，还应供给丰富的蛋白质、铁剂、维生素，以保证小儿正常生长发育的需要。

常用甲状腺制剂有两种：①左甲状腺素钠：100μg/片或50μg/片，含T_4，半衰期为1周，因T_4浓度每日仅有小量变动，血清浓度较稳定，故每日服1次即可。一般起始剂量为每日8～9μg/kg，大剂量为每天10～15μg/kg。替代治疗参考剂量见表16-1。②甲状腺片（从猪或牛甲状腺组织中提取，内含T_3和T_4）：40mg/片，若长期服用，可使血清T_3升高，该制剂临床上已基本不用。注意甲状腺片不同批号的制剂疗效可不同，应调整剂量。

表16-1　甲状腺替代治疗参考剂量

年龄	常规参考剂量（μg/d）	按体重参考剂量[μg/(kg·d)]
0～6个月	25～50	8～10
6～12个月	50～100	5～8
1～5岁	75～100	5～6
6～12岁	100～150	4～5
12岁到成人	100～200	2～3

知识链接

甲状腺素用药注意事项

甲状腺素用药量应根据甲状腺功能及临床表现进行适当调整，应使：①TSH浓度正常，血T_4正常或偏高，以备部分T_4转变成T_3。新生儿甲减应尽早使FT_4、TSH恢复正常，最好使FT_4在治疗2周内、TSH在治疗4周内达到正常。②临床表现：大便次数及性状正常，食欲好转，腹胀消失，心率维持在正常范围，智能及体格发育改善。药物过量可出现烦躁、多汗、消瘦、腹痛、腹泻、发热等。因此，在治疗过程中应注意随访，治疗开始时每2周随访1次；血清TSH和T_4正常后，每3个月1次；服药1～2年后，每6个月1次。在随访过程中，根据血清T_4、TSH水平及时调整剂量，并注意监测智能和体格发育情况。

【预后】

新生儿筛查阳性者确诊后应立即开始治疗，预后良好。如在生后3个月内开始治疗，智能大多可达到正常，预后较好；如在出生半岁之后才开始治疗，虽可改善生长状况，但智能会受到严重损害。

第二节　性　早　熟

性发育启动年龄显著提前者（较正常儿童平均年龄提前2个标准差以上），即为性早熟

（sexual precocity）。一般认为女孩在 7.5 岁、男孩在 9 岁以前出现性发育征象，临床可判断为性早熟。

【下丘脑-垂体-性腺轴功能】

人体生殖系统的发育和功能维持受下丘脑-垂体-性腺轴（HPGA）的控制。下丘脑以脉冲形式分泌促性腺激素释放激素（gonadotropin-releasing hormone，GnRH），刺激腺垂体分泌促性腺激素（gonadotropin，Gn），即黄体生成素（luteinizing hormone，LH）和卵泡刺激素（follicle-stimulating hormone，FSH），促进卵巢和睾丸发育，并分泌雌二醇和睾酮。青春期前儿童 HPGA 功能处于较低水平，当青春发育启动后，GnRH 脉冲分泌频率和峰值开始在夜间睡眠时逐渐增加，LH 和 FSH 的脉冲分泌峰也随之增高，并逐渐扩展至 24 小时，致使性激素水平升高，性征呈现和性器官发育。

【正常青春发育】

青春期是从儿童转入成人的过渡时期，即从第二性征出现开始，直至体格发育停止为止，其性发育遵循一定规律。女孩青春期发育顺序为：乳房发育→阴毛→外生殖器的改变→月经来潮→腋毛。整个过程约需 1.5～6 年，平均 4 年。在乳房开始发育 1 年后，身高会急骤增长。在生长高峰出现后约 6 个月，通常会出现月经初潮。男孩性发育则首先表现为睾丸容积增大（睾丸容积超过 3ml 时即标志着青春期开始，达到 6ml 以上时即可有遗精现象），继之阴茎增长增粗，出现阴毛、腋毛生长及声音低沉、胡须等成年男性体态特征，整个过程需 5 年以上。在第二性征出现时，身高和体重增长加速。性发育过程的分期（Tanner 分期）见表 16-2。

表 16-2　性发育过程的分期

分期	乳房	睾丸、阴茎	阴毛	其他
1	幼儿型	幼儿型，睾丸直径 <2.5cm（1～3ml）	无	
2	出现硬结，乳头及乳晕稍增大	双睾和阴囊增大；睾丸直径 >2.5cm（4～8ml）；阴囊皮肤变红、薄、起皱纹；阴茎稍增大	少许稀疏直毛，色浅，女孩限阴唇处；男孩限阴茎根部	生长增速
3	乳房和乳晕更增大，侧面呈半圆状	阴囊、睾丸增大；睾丸长径达 3.5cm（10～15ml）；阴茎开始增长	毛色变深、变粗，见于耻骨联合上	生长速率渐达高峰；女孩出现腋毛；男孩渐见胡须、痤疮、声音变调
4	乳晕、乳头增大，侧面观突起于乳房半圆上	阴囊皮肤色泽变深；阴茎增长、增粗，龟头发育；睾丸长径约 4cm（15～20ml）	如同成人，但分布面积较小	生长速率开始下降；女孩见初潮
5	成人型	成人型，睾丸长径 >4cm	成人型	

注：括号内数字系用 Prader 睾丸计测定的睾丸容积。

【病因和分类】

性早熟的病因很多，可按下丘脑-垂体-性腺轴功能是否提前发动，而分为中枢性性早熟（又称 GnRH 依赖性性早熟、真性性早熟、完全性性早熟）、外周性性早熟（又称非 GnRH 依赖性性早熟、假性性早熟）和不完全性性早熟（又称部分性性早熟）。

1. 中枢性性早熟（central precocious puberty，CPP）　是由于下丘脑-垂体-性腺轴功能提前启动，促性腺激素释放激素（GnRH）增加，导致性腺发育并分泌性激素，使内、外生殖器发育和第二性征呈现，可导致患儿生长潜能受损及心理健康受影响。性发育的过程和正常青春期发育的顺序一致，只是年龄提前。主要包括继发于中枢神经系统的器质性病变和特发性性早熟。

（1）特发性性早熟：又称体质性性早熟，是由于下丘脑对性激素的负反馈的敏感性下降，使促性腺激素释放激素过早分泌增加所致。女性多见，约占女孩 CPP 的 80% 以上，而男孩则仅为 40% 左右。

（2）继发性性早熟：多见于中枢神经系统异常。包括：①肿瘤或占位性病变：下丘脑错构瘤、囊肿、肉芽肿。②中枢神经系统感染。③获得性损伤：外伤、术后、放疗或化疗。④先天发育异常：脑积水，视中隔发育不全等。

（3）其他疾病：少数未经治疗的原发性甲状腺功能减退症患者可出现中枢性性早熟。

2．外周性性早熟（peripheral precocious puberty）　是非受控于下丘脑 - 垂体 - 性腺轴功能所引起的性早熟，有第二性征发育和性激素水平升高，但下丘脑 - 垂体 - 性腺轴不成熟，无性腺发育。

（1）性腺肿瘤：卵巢颗粒 - 泡膜细胞瘤、黄体瘤、睾丸间质细胞瘤、畸胎瘤等。

（2）肾上腺疾病：肾上腺肿瘤、先天性肾上腺皮质增生等。

（3）外源性：如含雌激素的药物、食物、化妆品等。

（4）其他：McCune-Albright 综合征。

3．不完全性性早熟　单纯性乳房早发育、单纯性阴毛早发育、单纯性早初潮等。

【临床表现】

性早熟以女孩多见，女孩发生特发性性早熟约为男孩的 9 倍；而男孩性早熟以中枢神经系统异常（如肿瘤）的发生率较高。中枢性性早熟的临床特征是提前出现的性征发育，与正常青春期发育程序相似，但临床表现差异较大。在青春期前的各个年龄组都可以发病，症状发展快慢不一，有些可在性发育一定程度后停顿一个时期再发育，亦有的症状消退后再发育。在性发育的过程中，男孩和女孩皆有身高和体重过快的增长和骨骼成熟加速。由于骨骼的过快增长可使骨骺融合较早，早期身高虽较同龄儿童高，但成年后身高反而较矮小。在青春期成熟后，患儿除身高矮于一般群体外，其余均正常。

外周性性早熟的性发育过程与上述规律迥异。男孩性早熟应注意睾丸的大小。若睾丸 >3ml，提示中枢性性早熟；如果睾丸未增大，但男性化进行性发展，则提示外周性性早熟，其雄性激素可能来自肾上腺。

颅内肿瘤所致者在病程中常仅有性早熟表现，后期始见颅压增高、视野缺损等定位征象，需加以警惕。

【辅助检查】

1．GnRH 刺激试验　特发性性早熟患儿血浆 FSH、LH 基础值可高于正常，常常不易判断，需借助于 GnRH 刺激试验，亦称黄体生成素释放激素（LHRH）刺激试验诊断。一般采用静脉注射 GnRH，按 $2.5\mu g/kg$（最大剂量 $\leq 100\mu g$），于注射前（基础值）和注射后 30 分钟、60 分钟、90 分钟及 120 分钟分别采血测定血清 LH 和 FSH。当 LH 峰值 >12U/L（女），或 >25U/L（男）；LH/FSH 峰值 >0.7；LH 峰值 / 基值 >3 时，可以认为其性腺轴功能已经启动。

2．骨龄测定　根据左手和腕部 X 线片评定骨龄，判断骨骼发育是否超前。性早熟患儿一般骨龄超过实际年龄。

3．B 超检查　选择盆腔 B 超检查女孩卵巢、子宫的发育情况；男孩注意睾丸、肾上腺皮质等部位。若盆腔 B 超显示卵巢内可见多个 $\geq 4mm$ 的卵泡，则为性早熟；若发现单个直径 >9mm 的卵泡，则多为囊肿；若卵巢不大而子宫长度 >3.5cm 并见内膜增厚，则多为外源性雌激素作用。

4．CT 或 MRI 检查　怀疑颅内肿瘤或肾上腺疾病所致者，应进行头颅或腹部 CT 或 MRI 检查。

5．其他检查　根据患儿的临床表现可进一步选择其他检查，如怀疑甲状腺功能减退，可测定 T_3、T_4、TSH；性腺肿瘤患儿的睾酮和雌二醇浓度增高；先天性肾上腺皮质增生症患儿血 17- 羟孕酮（17-OHP）、促肾上腺皮质激素（ACTH）和尿 17- 酮类固醇（17-KS）明显增高。

【诊断和鉴别诊断】

性早熟的诊断包括 3 个步骤：首先要确定是否为性早熟；其次是判断性早熟属于中枢性还是外周性；第三是寻找病因。CPP 诊断标准：①性征提前出现，即女童 7.5 岁前出现乳房发育或 10 岁前出现月经初潮，男童 9 岁前出现睾丸增大。②性腺增大，即盆腔 B 超示女童子宫、卵巢容积增大且卵巢内可见多个直径≥4mm 的卵泡，男童睾丸容积≥4ml。③血清促性腺激素及性激素达青春期水平。④多有骨龄提前，骨龄超过实际年龄≥1 岁。⑤有线性生长加速，年生长速率高于同龄健康儿童。

要注意与以下疾病鉴别：

1. 单纯乳房早发育　是女孩不完全性性早熟的表现。起病年龄小，常小于 2 岁，乳腺仅轻度发育，且常呈现周期性变化。这类患儿不伴有生长加速和骨骼发育提前，不伴有阴道流血。血清雌二醇和 FSH 基础值常轻度增高，GnRH 刺激试验中 FSH 峰值明显增高。由于部分患儿可逐步演变为真性性早熟，故对此类患儿应注意追踪检查。

2. McCune-Albright 综合征　多见于女性，是由于 GNAS 基因变异所致，本病以性早熟、皮肤咖啡斑、多发性骨纤维发育不良三联征为特点。但可仅表现为一种或两种体征。其性发育过程与 CPP 不同，常先有阴道流血发生；乳头、乳晕着色深；血雌激素水平增高而促性腺激素水平低下；GnRH 激发试验显示为外周性性早熟特点。随病程进展，部分可转化为 CPP。

3. 先天性肾上腺皮质增生症　21- 羟化酶缺乏症为本病最常见类型，亦是导致男童外周性性早熟的最常见原因。男性化表现为阴茎增大、增粗，阴囊色素沉着，睾丸容积不大或与阴茎发育水平不一致，早期生长加速，骨龄提前。血 17- 羟孕酮、硫酸脱氢表雄酮、雄烯二酮、睾酮水平升高。部分患儿，尤其是长期未正确治疗者可继发 CPP。

4. 原发性甲状腺功能减退伴性早熟　仅见于少数未经治疗的原发性甲状腺功能减退症。多见于女孩，其发病机制可能和下丘脑 - 垂体 - 性腺轴调节紊乱有关。甲减时，下丘脑分泌 TRH 增加，由于分泌 TSH 的细胞与分泌催乳素（PRL）、LH、FSH 的细胞具有同源性，TRH 不仅促进垂体分泌 TSH 增多，同时也促进 PRL 和 LH、FSH 分泌。临床除出现甲减的症状外，还可同时出现性早熟的表现，如女孩出现乳房增大、泌乳和阴道流血等，由于 TRH 不影响肾上腺皮质功能，故患儿不出现或极少出现阴毛或腋毛发育。早期给予甲状腺素替代治疗而使甲减症状缓解或控制后，性早熟症状即逐渐消失。

5. 中枢神经系统异常　多种中枢神经系统疾病如下丘脑错构瘤及具有内分泌功能的肿瘤或其他占位性病变，可导致或并发 CPP。下丘脑错构瘤是胎儿发育过程中发生的先天性非渐进性病变，患病率为 1/1 000 000～1/500 000，临床表现除 CPP 外还可伴有癫痫发作和发育迟缓。其他肿瘤或占位如胶质瘤、生殖细胞瘤、囊肿，以及外伤、颅内放化疗等均有可能导致 CPP 发生。

【治疗】

本病治疗依病因而定，中枢性性早熟的治疗目的：①抑制或减慢性发育进程，特别是阻止女孩月经过早初潮。②抑制骨骼成熟，改善成人期最终身高。③预防与性早熟相关的社会心理问题。

1. 病因治疗　肿瘤引起者应手术摘除或进行化疗、放疗；甲状腺功能减退所致者给予甲状腺制剂纠正甲状腺功能；先天性肾上腺皮质增生症患者可采用皮质醇类激素治疗。

2. 药物治疗

（1）促性腺激素释放激素类似物（GnRHa）：天然的 GnRH 为 10 个氨基酸多肽，目前常用的几种 GnRHa 都是将分子中的第 6 个氨基酸，即甘氨酸换成 D- 色氨酸、D- 丝氨酸、D- 组氨酸、D- 亮氨酸而成的长效合成激素。其作用是通过受体下降调节，减少垂体促性腺激素的分泌，使雌激素恢复到青春期前水平，可按每次 0.1mg/kg，每 4 周肌内注射 1 次。用药后，患者的性发育及身高增长、骨龄成熟均可得到控制，其作用为可逆性，若能尽早治疗可改善成人期最终身高。

（2）性腺激素：其作用机制是采用大剂量性激素反馈抑制下丘脑 - 垂体促性腺激素分泌。醋酸甲羟孕酮为孕酮衍生物，用于女孩性早熟，每日口服剂量为 10～30mg，出现疗效后减量维持；醋酸环丙孕酮为 17- 羟孕酮衍生物，不仅可阻断性激素受体，并可减少促性腺激素的释放，剂量为每日 70～150mg/m²。上述两药不能改善成人期身高。

第三节　儿童糖尿病

案例分析

案例 16-2

男孩，5 岁，发现夜尿增多、经常遗尿数月，同时渐消瘦，精神不振，倦怠乏力。患儿食欲好，爱喝水。

分析：

1. 患儿可能的诊断是什么？

2. 如需确诊应该做哪些检查？

糖尿病（diabetes mellitus，DM）是由于胰岛素分泌绝对缺乏或相对不足所造成的糖、脂肪、蛋白质代谢紊乱症，分为原发性和继发性两类。原发性糖尿病又可分为：①1 型糖尿病：由胰岛 β 细胞破坏、胰岛素分泌绝对缺乏造成，是必须使用胰岛素治疗的糖尿病，故又称胰岛素依赖型糖尿病（insulin-dependent diabetes mellitus，IDDM）。②2 型糖尿病：由于胰岛 β 细胞分泌胰岛素不足和 / 或靶细胞对胰岛素不敏感（胰岛素抵抗）所致的糖尿病，亦称非胰岛素依赖型糖尿病（noninsulin-dependent diabetes mellitus，NIDDM）。③青年成熟期发病型糖尿病（maturity-onset diabetes of youth，MODY）：是一种罕见的遗传性 β 细胞功能缺陷症，属常染色体显性遗传。④新生儿糖尿病（neonatal diabetes mellitus，NDM）：是指出生后 6 个月内发生的糖尿病，通常需要胰岛素治疗。多为单基因疾病，由于基因突变导致胰岛 β 细胞功能和成熟缺陷而致。继发性糖尿病大多由一些遗传综合征（如唐氏综合征、Turner 综合征和 Klinefelter 综合征等）和内分泌疾病（如库欣综合征、甲状腺功能亢进症等）所引起。98% 的儿童糖尿病为 1 型糖尿病，2 型糖尿病甚少，但随着儿童肥胖症的增多而有增加趋势。4～6 岁和 10～14 岁为 1 型糖尿病的高发年龄。本节主要叙述 1 型糖尿病。

【病因和发病机制】

1 型糖尿病的确切病因及其机制尚未完全阐明。目前认为是在遗传易感性基因的基础上，在外界环境因素的作用下，引起自身免疫反应，导致胰岛 β 细胞的损伤和破坏，当胰岛素分泌减少至正常的 10% 以上时即出现临床症状。另外，遗传、免疫、环境等因素在 1 型糖尿病的发病过程中也发挥着重要作用。

1. **遗传易感性**　根据对同卵双胎的研究，1 型糖尿病的患病一致性为 50%，说明本病病因是除遗传因素外还有环境因素作用的多基因遗传病。人类白细胞抗原（HLA）的 D 区 Ⅱ 类抗原基因（位于 6p21.3）与本病的发生有关，已证明与 HLA-DR₃ 和 DR₄ 的关联性特别显著。还有研究认为 HLA-DQ_β 链上第 57 位非门冬氨酸及 HLA-DQ_α 链上第 52 位精氨酸的存在决定 1 型糖尿病的易感性；反之，HLA-DQ_α 链上第 52 位非精氨酸和 HLA-DQ_β 链上第 57 位门冬氨酸决定 1 型糖尿病的保护性。但遗传易感基因在不同种族间有一定差别，说明遗传基因可能有多态性。

2. **环境因素**　1 型糖尿病的发病与病毒感染（如风疹病毒、腮腺炎病毒、柯萨奇病毒等）、化学毒物（如链脲霉素、四氧嘧啶等）、食物中的某些成分（如牛乳蛋白：α、β 酪蛋白，乳球蛋白等）有关，以上因素可能对带有易感性基因者激发体内免疫功能的变化，产生 β 细胞毒性作用，最后导致发生 1 型糖尿病。

3. 自身免疫因素   约 90% 的 1 型糖尿病患者在初次诊断时，血中出现胰岛细胞自身抗体（ICA）、胰岛 β 细胞膜抗体（ICSA）、胰岛素自身抗体（IAA）、谷氨酸脱羧酶（GAD）自身抗体、胰岛素受体自身抗体（IRA）等多种抗体，并已证实这些抗体在补体和 T 淋巴细胞的协同作用下具有对胰岛细胞的毒性作用。新近研究证实，细胞免疫异常对 1 型糖尿病的发病起着重要作用，树突状细胞源性细胞因子白细胞介素（IL）-12，可促进初始型 CD4$^+$T 细胞（TH0）向 I 型辅助性 T（Th1）细胞转化，使其过度活化产生 Th1 细胞类细胞因子，如干扰素 -γ 等，引起大量炎症介质的释放，导致胰岛组织 β 细胞的破坏。

【病理生理】

胰岛 β 细胞大都被破坏，分泌胰岛素明显减少而分泌胰高血糖素的 α 细胞和其他细胞相对增生即引起代谢紊乱。人体有 6 种涉及能量代谢的激素：胰岛素、胰高血糖素、肾上腺素、去甲肾上腺素、皮质醇和生长激素，其中唯有胰岛素是促进能量储存的激素，其余 5 种激素在饥饿状态下皆可促进能量释放，称为反调节激素。正常情况下，胰岛素可促进细胞内葡萄糖的转运，促进糖的利用和蛋白质的合成，促进脂肪合成，抑制肝糖原和脂肪的分解。糖尿病患儿的胰岛素分泌不足或缺如，使葡萄糖的利用减少，而反调节激素如胰高血糖素、生长激素、皮质醇等增高，且具有促进肝糖原分解和葡萄糖异生的作用，使脂肪和蛋白质分解加速，造成血糖和细胞外液渗透压增高，细胞内液向细胞外转移。当血糖浓度超过肾阈值（10mmol/L 或 180mg/dl）时即产生糖尿。自尿中排出的葡萄糖可高达 200~300g/d，导致渗透性利尿，临床出现多尿症状，每日约丢失水分 3~5L，钠和钾 200~400mmol，因而造成严重的电解质失衡和慢性脱水。由于机体的代偿，患儿呈现渴感增强、饮水增多。因为组织不能利用葡萄糖，能量不足而产生饥饿感，引起多食。胰岛素不足和反调节激素增高促进了脂肪分解，使血中脂肪酸增高，肌肉和胰岛素依赖性组织即利用这类游离脂肪酸供能以弥补细胞内葡萄糖不足，而过多的游离脂肪酸进入肝脏后，则在胰高血糖素等生酮激素的作用下加速氧化，导致乙酰辅酶 A 增加，超过了三羧酸循环的氧化代谢能力，致使乙酰乙酸、β- 羟丁酸和丙酮酸等酮体长期在体液中累积，形成酮症酸中毒。

酮症酸中毒时氧利用减低，大脑功能受损。酸中毒时 CO_2 严重潴留，为了排出较多的 CO_2，呼吸中枢兴奋而出现不规则的呼吸深快，呼气中的丙酮产生特异的气味（腐烂水果味）。

【临床表现】

1 型糖尿病患者起病较急骤，多有感染或饮食不当等诱因。其典型症状为多饮、多尿、多食和体重下降（即"三多一少"）。但婴儿多饮、多尿不易被发觉，很快即可发生脱水和酮症酸中毒。儿童因为夜尿增多可发生遗尿。年长儿还可出现消瘦、精神不振、倦怠乏力等体质显著下降症状，约 40% 的糖尿病患儿在就诊时即处于酮症酸中毒状态，这类患儿常因急性感染、过食、诊断延误、突然中断胰岛素治疗等因素诱发，多表现为起病急，进食减少、恶心、呕吐，腹痛，关节或肌肉疼痛，皮肤黏膜干燥，呼吸深长，呼气中带有酮味，脉搏细速，血压下降，体温不升，甚至嗜睡、淡漠、昏迷。常被误诊为肺炎、败血症、急腹症或脑膜炎等。少数患儿起病缓慢，以精神呆滞、软弱、体重下降等为主。

体格检查时除见体重减轻、消瘦外，一般无阳性体征。酮症酸中毒时可出现呼吸深长，带有酮味，有脱水征和神志改变。病程较久，对糖尿病控制不好时可发生生长落后、智能发育迟缓、肝大，称为 Mauriac 综合征。晚期可出现蛋白尿、高血压等糖尿病肾病表现，最后致肾衰竭。还可出现白内障、视力障碍、视网膜病变，甚至双目失明。

儿童糖尿病有特殊的自然病程：

1. 急性代谢紊乱期   从出现症状到临床确诊，时间多在 1 个月以内。约 20% 患儿表现为糖尿病酮症酸中毒;20%~40%为糖尿病酮症,无酸中毒;其余仅为高血糖、糖尿和酮尿。

2．暂时缓解期 约75%的患儿经胰岛素治疗后,临床症状消失、血糖下降、尿糖减少或转阴,即进入缓解期。此时胰岛β细胞恢复分泌少量胰岛素,对外源性胰岛素需要量减至每天0.5U/kg以下,少数患儿甚至可以完全不用胰岛素。这种暂时缓解期一般持续数周,最长可达半年以上。此期应定期监测血糖、尿糖水平。

3．强化期 经过缓解期后,患儿出现血糖增高和尿糖不易控制的现象,胰岛素用量逐渐或突然增多,称为强化期。在青春发育期,由于性激素增多等变化,增强了对胰岛素的拮抗,因此该期病情不甚稳定,胰岛素用量较大。

4．永久糖尿病期 青春期后,病情逐渐稳定,胰岛素用量比较恒定,称为永久糖尿病期。

【辅助检查】

1．尿液检查

(1)尿糖:尿糖定性一般阳性。尿糖可间接反映糖尿病患者血糖控制的状况。在用胰岛素治疗过程中,应监测尿糖变化,以判断饮食及胰岛素用量是否恰当。一般在治疗开始时分段收集晨8时至午餐前、午餐后至晚餐前、晚餐后至次晨8时的尿液,以了解24小时尿糖的变动情况。餐前30分钟排空膀胱,再留尿检查尿糖,更利于胰岛素剂量的调整。

(2)尿酮体:糖尿病伴有酮症酸中毒时呈阳性。

(3)尿蛋白:监测尿微量白蛋白,可及时了解肾脏的病变情况。

2．血液检查

(1)血糖:2019年WHO颁布了糖尿病新分型标准,符合下述4条中之一可诊断糖尿病:

1)空腹血糖≥7.0mmol/L。

2)口服糖耐量负荷后2小时血糖≥11.1mmol/L[葡萄糖1.75g/kg(体重),葡萄糖最大量75g]。

3)糖化血红蛋白(HbA1c)≥6.5%。

4)随机血糖≥11.1mmol/L且伴糖尿病症状体征。

符合上述标准但对于无症状者,建议在随后的1天重复检测以确认诊断。

此外,血糖5.6~6.9mmol/L为空腹血糖受损,口服糖耐量试验2小时血糖7.8~11.0mmol/L为糖耐量受损。

(2)血脂:血清胆固醇、甘油三酯和游离脂肪酸明显增加。治疗适当时则可使之降低,故定期检测血脂水平,有助于判断病情控制情况。

(3)血气分析:酮症酸中毒在1型糖尿病患儿中发生率极高,当血气分析显示患儿血pH<7.30,HCO$_3^-$<15mmol/L时,即有代谢性酸中毒存在。

(4)糖化血红蛋白:血红蛋白在红细胞内与血中葡萄糖或磷酸化葡萄糖呈非酶化结合,形成糖化血红蛋白(HbA1c),其量与血糖浓度呈正相关。正常人HbA1c<7%,治疗良好的糖尿病患儿应<7.5%,HbA1c在7.5%~9%提示病情控制一般,如>9%时则表示血糖控制不理想。因此,HbA1c可作为患儿近期病情是否得到满意控制的指标。

3．葡萄糖耐量试验 本试验用于空腹血糖正常或正常高限,餐后血糖高于正常而尿糖偶尔阳性的患儿。试验方法:试验当日自0时起禁食;清晨口服葡萄糖(1.75g/kg),最大量不超过75g,每克加水2.5ml,于3~5分钟内服完;口服前(0分)及口服后60分钟、120分钟和180分钟,分别测血糖。结果:正常人0分钟血糖<6.7mmol/L,口服葡萄糖后60分钟和120分钟后血糖分别低于10.0mmol/L和7.8mmol/L;糖尿病患儿120分钟血糖值>11mmol/L。试验前应避免剧烈运动、精神紧张,停服氢氯噻嗪、水杨酸等影响糖代谢的药物。

【诊断和鉴别诊断】

典型的病例诊断并不困难。对有口渴、消瘦、遗尿症状的患儿;或有糖尿病家族史者;或有不明原因的脱水、酸中毒的患儿都应考虑本病的可能性,避免误诊。本病应与下列情况相鉴别。

1. 其他还原糖尿症 尿液中果糖和戊糖等其他还原糖均可使班氏试液呈色,用葡萄糖氧化酶法检测尿液可以鉴别。

2. 非糖尿病性葡萄糖尿 有些先天性代谢病如 Fanconi 综合征、肾小管酸中毒、胱氨酸尿症或重金属中毒等患儿都可发生糖尿,主要依靠空腹血糖或葡萄糖耐量试验鉴别。

3. 婴儿暂时性糖尿 病因不明,可能与患儿胰岛 β 细胞功能发育不够成熟有关。多在出生后 6 周内发病,表现为发热、呕吐、体重不增、脱水等症状。血糖增高,尿糖及酮体阳性,经补液等一般处理或给予小量胰岛素(1U/kg)即可恢复。对这类患儿应进行葡萄糖耐量试验和长期随访,以与 1 型糖尿病鉴别。

4. 其他发生酸中毒、昏迷的疾病 如尿毒症、感染中毒性休克、低血糖症、急腹症、颅内感染、重症肺炎等。

5. 应激性高血糖症 应激性高血糖症多见于高热、严重感染、手术、呼吸窘迫、头部外伤后等患者,是由应激诱发的一过性高血糖,不能诊断为糖尿病,但要注意长期随访。

【治疗】

糖尿病是终身的内分泌代谢性疾病。其治疗是综合性的,包括胰岛素治疗、饮食管理、运动锻炼、自我监测血糖及精神心理治疗。治疗目的:消除高血糖引起的临床症状;积极预防并及时纠正酮症酸中毒;纠正代谢紊乱,力求病情稳定;使患儿获得正常生长发育,保证其正常的生活活动;预防并早期诊断并发症。

1. 糖尿病酮症酸中毒的治疗 酮症酸中毒迄今仍然是儿童糖尿病急症死亡的主要原因。对糖尿病酮症酸中毒必须针对高血糖、脱水、酸中毒、电解质紊乱和可能并存的感染等情况制定综合治疗方案。密切观察病情变化、血气分析和血、尿液中糖和酮体的变化,随时采取相应措施,避免医源性损害。

(1)液体治疗:液体治疗主要针对脱水、酸中毒和电解质紊乱。酮症酸中毒时脱水量约为100ml/kg,一般均属等渗性脱水。因此,应遵循下列原则输液。

输液开始的第 1 小时,按 20ml/kg(最大量 1 000ml)快速静脉滴注 0.85% 氯化钠溶液,以纠正血容量、改善血液循环和肾功能。第 2~3 小时,按 10ml/kg 静脉滴注 0.45% 氯化钠溶液。当血糖 <17mmol/L(300mg/dl)后,改用含有 0.2% 氯化钠的 5% 葡萄糖溶液静脉滴注。要求在开始的 12 小时内至少补足累积损失量的一半,在此后的 24 小时内,可视情况按 60~80ml/kg 静脉滴注同样溶液,以供给生理需要量和补充继续损失量。

对外周循环稳定的患儿,推荐 48 小时均衡补入累积损失量及维持液。补液中根据监测情况调整补液中的离子浓度及含糖液等。

患儿在输液开始前由于酸中毒、分解代谢和脱水的共同作用使血清钾浓度较高,但总的体钾储备可能被耗竭。随着液体的输入,特别是应用胰岛素后,血钾迅速降低。因此,在患儿开始排尿后应立即在输入液体中加入氯化钾溶液,一般按每日 2~3mmol/kg(150~225mg/kg)补给,输入浓度不得 >40mmol/L(0.3g/dl),并应定时监测心电图或血钾浓度。需补充的 $NaHCO_3$(mmol/L)=[12- 所测 $NaHCO_3$(mmol/L)]×0.6× 体重(kg)。

知识链接

酮症酸中毒

酮症酸中毒主要是由于酮体和乳酸的堆积,补充水分和胰岛素可以矫正酸中毒。为了避免发生脑细胞酸中毒和高钠血症,对酮症酸中毒不宜常规使用碳酸氢钠溶液,仅在 pH<7.1,HCO_3^-<12mmol/L 时,可按 2mmol/kg 给予 1.4% 碳酸氢钠溶液静脉滴注,先用半量,当血pH≥7.2 时即停用,避免酸中毒纠正过快引起碱中毒而脑内仍为酸中毒,从而加重脑水肿。

在治疗过程中，应仔细监测生命体征、电解质、血糖和酸碱平衡状态，以避免酮症酸中毒治疗过程产生并发症，如脑水肿等，其表现为头痛、意识不清、嗜睡、痉挛、视乳头水肿或脑疝等。

（2）胰岛素治疗：糖尿病酮症酸中毒时多采用小剂量胰岛素静脉滴注治疗。首先静脉推注正规胰岛素 0.1U/kg，然后将正规胰岛素 25U 加入等渗盐水 250ml 中，按每小时 0.1U/kg，自另一静脉通道缓慢匀速输入。输 1～2 小时后，复查血糖以调整输入量。当血糖 <17mmol/L 时，应将输入液体换成含 0.2% 氯化钠的 5% 葡萄糖溶液。当临床状况稳定后可停止静脉滴注胰岛素，改为正规胰岛素皮下注射，每次 0.25～0.5U/kg，每 4～6 小时 1 次，直至患儿开始进食、血糖稳定为止。在停止滴注胰岛素前半小时应皮下注射短效胰岛素 0.25U/kg，1 次。

（3）控制感染：酮症酸中毒常并发感染，须在急救的同时采用有效抗生素治疗。

酮症酸中毒如处理不当，可引起脑水肿、低血糖、低钾血症、碱中毒、心力衰竭或肾衰竭等情况，因此，在整个治疗过程中必须严密观察，随时调整治疗计划，避免因处理不妥而加重病情。

2．长期治疗措施

（1）饮食管理：糖尿病的饮食管理是进行计划饮食而不是限制饮食，其目的是维持正常血糖和保持理想体重。

1）每日总热量需要量：食物的热量要适合患儿的年龄、生长发育和日常活动的需要，每日所需热量（kcal）为 1 000+（年龄 ×80～100），对年幼儿宜稍偏高，年龄大的患儿则宜偏低。此外，还要考虑体重、食欲及运动量。全日热量分配为早餐 1/5，中餐和晚餐分别为 2/5，每餐中留出少量（5%）做餐间点心。

2）食物的成分和比例：饮食中能量的分配为蛋白质 15%～20%，糖类 50%～55%，脂肪 30%。蛋白质成分在 3 岁以下儿童应稍多，其中一半以上应为动物蛋白，因其含有必需氨基酸。禽类、鱼类、各种瘦肉类为较理想的动物蛋白质来源。糖类则以含纤维素高的，如糙米或玉米等粗粮为主，因为它们造成的血糖波动远较精制的白米、面粉或土豆等制品为小，蔗糖等精制糖应该避免。脂肪应以含多价不饱和脂肪酸的植物油为主。蔬菜选用含糖较少的蔬菜。每日进食应定时，饮食量在一段时间内应固定不变。

（2）胰岛素治疗：胰岛素替代治疗的目的是模拟正常的生理胰岛素分泌模式。最新研究表明，强化血糖控制可显著减少糖尿病慢性并发症的发生与进展，胰岛素从传统每天注射 1～2 次，已演化为每日多次注射（multiple daily injections，MDI）和持续皮下胰岛素输注（continuous subcutaneous insulin infusion，CSII）模式。

1）胰岛素制剂：目前胰岛素的制剂主要有短效胰岛素（RI）、中效的珠蛋白胰岛素（NPH）、长效的精蛋白锌胰岛素（PZI）等，见表 16-3。

表 16-3　胰岛素的种类和作用时间

胰岛素种类	开始作用时间（小时）	作用最强时间（小时）	作用最长时间（小时）
短效 RI	0.5	3～4	6～8
中效 NPH	1.5～2	4～12	18～24
长效 PZI	3～4	14～20	24～36

2）胰岛素治疗方案：胰岛素剂量取决于年龄、体重、糖尿病持续时间、营养、体育锻炼等众多因素。合理的胰岛素剂量是指在不引起明显低血糖的情况下，使血糖控制达到最佳水平以确保儿童的正常生长和发育。新发 DM 每日胰岛素总量一般为 0.5～1.0U/（kg·d），但 3 岁以下建议 0.5U/（kg·d）起始；缓解期通常 <0.5U/（kg·d），青春期前（部分缓解期外）为 0.7～1.0U/（kg·d）；青春期为 1.0～1.5U/（kg·d），个别可达 2U/（kg·d）。NPH 和 RI 按 2:1 或 3:1 混合。RI 与 PZI

则按 3:1 或 4:1 混合使用。每日皮下注射 2 次:早餐前 30 分钟,胰岛素量为每日总量的 2/3;晚餐前 30 分钟,用量为每日总量的 1/3。混合胰岛素使用时应先抽取 RI 后,再抽取 NPH 或 PZI。

3)胰岛素剂量的调整:早餐前注射的胰岛素提供早餐和午餐后的胰岛素,晚餐前注射的胰岛素提供晚餐后及次日早晨的胰岛素。应根据用药日血糖或尿糖结果,调整次日的胰岛素用量,每 2~3 天调整剂量 1 次,直至尿糖不超过 ++;待血糖和尿糖稳定后,在相当时期内可不用再调整剂量。

4)胰岛素注射笔:胰岛素注射笔是普通注射器的改良,用喷嘴压力和极细针头推进胰岛素注入皮下,可减少皮肤损伤和注射的精神压力。所用胰岛素为正规胰岛素和长效胰岛素或中效胰岛素的混合制剂,其成分和比例随笔芯的不同而不同。常用的一次性无菌胰岛素注射器和注射笔主要为刻度为 1U 或 0.5U 两种。不同胰岛素注射器须注意剂量准确性和减少胰岛素滴漏。皮下注射部位应选择大腿、上臂和腹壁等位置,按顺序轮番注射,1 个月内不要在同一部位注射 2 次。两针间距 2.0cm 左右,以防日久局部皮肤组织萎缩,影响疗效。

5)胰岛素泵:能模拟正常胰腺的胰岛素分泌模式,持续 24 小时向患者体内输入微量胰岛素,更利于血糖的控制。胰岛素泵一般使用短效胰岛素或速效胰岛素类似物,但胰岛素使用剂量低于一般治疗方案。

长期佩戴胰岛素泵的患儿,应注意注射局部的消毒和保持清洁,并定期更换部位,以防感染。

6)胰岛素长期治疗过程中的注意事项:①胰岛素过量:胰岛素过量可致 Somogyi 现象,即由于胰岛素过量,在午夜至凌晨时发生低血糖,在反调节激素作用下使血糖升高,清晨出现高血糖。即出现低血糖—高血糖反应。如未及时诊断,因日间血糖增高而盲目增加胰岛素用量,可造成恶性循环。故对于尿量增加,同时有低血糖出现或一日内血糖波动较大,胰岛素用量大于每日 1.5U/kg 者,应怀疑 Somogyi 现象,可测午夜后 1~3 时血糖,以及时诊断。②胰岛素不足:胰岛素不足可致黎明现象(dawn phenomenon)。因晚间胰岛素不足,在清晨 5~9 时呈现血糖和尿糖增高,可加大晚间注射剂量或将 NPH 注射时间稍往后移即可。持久的胰岛素用量不足可使患儿长期处于高血糖状态,症状不能完全消除,导致生长停滞、肝脾肿大、高血糖、高血脂,并容易发生酮症酸中毒。③胰岛素耐药患儿在无酮症酸中毒情况下,每日胰岛素用量 >2U/kg 仍不能使高血糖得到控制时,在排除 Somogyi 现象后称为胰岛素耐药。可换用更纯的基因重组胰岛素。

(3)运动治疗:运动时肌肉对胰岛素的敏感性增高,从而增强葡萄糖的利用,有利于血糖的控制。运动的种类和剧烈程度应根据年龄和运动能力进行安排,有人主张 1 型糖尿病的学龄儿童每天都应参加 1 小时以上的适当运动。运动时必须做好胰岛素用量和饮食调节,运动前减少胰岛素用量或加餐,固定每天的运动时间,避免发生运动后低血糖。

(4)宣教和管理:由于小儿糖尿病的病情不稳定,易于波动,且本病需要终生饮食控制和注射胰岛素,给患儿及其家庭带来种种精神烦恼。因此,医师、家长和患儿应密切配合。医务人员必须向患儿及家长详细介绍有关知识,帮助患儿树立信心,使其能坚持有规律地生活和治疗,同时加强管理制度,定期随访复查。出院后家长和患儿应遵守医师的安排,接受治疗,同时在家做好家庭记录,包括饮食、胰岛素注射次数和剂量、尿糖情况等。

(5)血糖监测:血糖监测包括家庭日常血糖监控和定期总体血糖监测。家庭日常血糖监测记录应包括血糖水平、胰岛素剂量、影响血糖控制的特殊事件(患病、聚会、运动、月经等)、低血糖事件及其严重程度,以及潜在的日常生活习惯改变等。血糖监测记录有助于分析治疗效果及引起低血糖的原因,利于指导胰岛素调整以降低血糖波动水平,也有助于防止糖尿病急性并发症酮症酸中毒及低血糖的发生。定期总体血糖监测,建议患者每 3~6 个月定期到医院进行糖化血红蛋白、肝肾功能等检查。

(6)预防并发症:积极预防微血管继发损害所造成的肾功能不全、视网膜和心肌等病变。

第四节　生长激素缺乏症

生长激素缺乏症（growth hormone deficiency，GHD）是由于垂体前叶合成和分泌生长激素（growth hormone，GH）部分或完全缺乏，或由于 GH 分子结构异常、受体缺陷等所致的生长发育障碍性疾病。以往称垂体性侏儒症。患者身高处在同年龄、同性别正常健康儿童生长曲线第 3 百分位数以下或低于平均数减两个标准差。其发病率约为（20～25）/10 万。

【生长激素的合成、分泌和功能】

生长激素（GH）生理情况下是由腺垂体细胞合成和分泌的蛋白质，是一种肽类激素，由 191 个氨基酸组成，分子量为 22kD。在血液循环中，大约 50% 的生长激素与生长激素结合蛋白（GHBP）结合，以 GH-GHBP 复合物的形式存在。正常情况下，生长激素的分泌受下丘脑分泌的神经激素，即促生长激素释放激素（GHRH）和生长激素释放抑制激素（growth hormone release-inhibiting hormone，GHIH）的调节，GHRH 是含有 44 个氨基酸的多肽，促进垂体合成、分泌生长激素；GHIH 是环状结构的 14 肽，对 GH 的合成和分泌有抑制作用。此外，GH 还受性别、年龄和昼夜节律的影响，睡眠状态下分泌明显增加。

生长激素呈脉冲式分泌，约每 2～3 小时出现一个峰值，夜间入睡后分泌量增高，且与睡眠深度有关，在Ⅲ或Ⅳ期睡眠时相时达高峰；白天空腹时和运动后偶见高峰。初生婴儿血清 GH 水平较高，分泌节律尚未成熟，因此睡-醒周期中 GH 水平少有波动。生后 2～3 周血清 GH 浓度开始下降，分泌节律在生后 2 个月开始出现。儿童期每日 GH 分泌量超过成人，在青春发育期更为明显。

GH 可以直接作用于细胞发挥生物效应，但其大部分功能必须通过胰岛素样生长因子（insulin-like growth factor，IGF）介导。GH 的基本功能是促进生长，同时调节体内多种物质代谢。其主要生物效应为：①促生长效应：促进机体各组织细胞增大和增殖，促进骨、软骨、肌肉和各器官系统生长发育，从而使身体长高。②促代谢效应：促进蛋白质代谢，尤其肝外组织的蛋白质合成；促进氨基酸进入细胞，增强 DNA、RNA 的合成，减少尿氮，呈正氮平衡；促进肝糖原分解，抑制外周组织摄取和利用葡萄糖，减少葡萄糖的消耗，降低细胞对胰岛素的敏感性，升高血糖水平；促进脂肪组织分解和游离脂肪酸的氧化生酮过程；促进骨骺软骨细胞增殖并合成含有胶原和硫酸黏多糖的基质。

【病因和分类】

下丘脑-垂体功能障碍或靶细胞对 GH 无应答反应等均可引起生长迟缓导致身材矮小，根据病因可分为以下几类：

1. 原发性（特发性）　这类患儿下丘脑、垂体无明显病灶，但 GH 分泌功能不足，其原因不明。其中因神经递质-神经激素功能途径的缺陷，导致 GHRH 分泌不足而致的身材矮小者称为生长激素神经分泌功能障碍（GHND）。由于下丘脑功能缺陷所造成的 GHD 远较垂体功能不足导致者为多。

约有 5% 左右的 GHD 患儿由遗传因素造成，称为遗传性生长激素缺乏（HGHD）。由于生长激素基因（GH1）缺乏的称为单纯性生长激素缺乏症（IGHD），而垂体 Pit-1 转录因子缺陷导致多种垂体激素缺乏症（MPHD），临床表现为多种垂体激素缺乏。IGHD 按遗传方式分为Ⅰ（常染色体隐性遗传）、Ⅱ（常染色体显性遗传）和Ⅲ（性连锁遗传）型。此外，还有少数矮身材儿童是由于 GH 分子结构异常、GH 受体缺陷（Laron 综合征）或 IGF 受体缺陷（Pygmy 侏儒症）所致，临床症状与 GHD 相似，但呈现 GH 抵抗或 IGF-Ⅰ抵抗，血清 GH 水平不降低或反而增高，是较罕见的遗传性疾病。

2. 继发性 多为器质性,常继发于下丘脑、垂体或其他颅内肿瘤、感染、细胞浸润、放射性损伤和头颅创伤等,其中产伤是国内 GHD 的最主要病因。此外,垂体的发育异常,如不发育、发育不良或空蝶鞍,其中有些伴有视中隔发育不全、唇裂、腭裂等畸形,均可引起生长激素合成和分泌障碍。

3. 暂时性 体质性青春期生长延迟、社会心理性生长抑制、原发性甲状腺功能减退等均可造成暂时性 GH 分泌功能低下,在外界不良因素消除或原发疾病治疗后即可恢复正常。

【临床表现】

特发性生长激素缺乏症多见于男孩,男:女为 3:1。患儿出生时身长和体重均正常,1 岁以后出现生长速度减慢,身高落后比体重低下更为显著,身高低于同年龄、同性别正常健康儿童生长曲线第 3 百分位数以下(或低于平均数减两个标准差),身高年增长速率小于 5cm,智能发育正常。患儿头颅呈圆形,面容幼稚,胖圆脸,皮肤细腻,头发纤细,下颌和颏部发育不良,牙齿萌出延迟且排列不整齐。患儿虽生长落后,但身体各部比例匀称。骨骼发育落后,骨龄落后于实际年龄 2 岁以上,但与其身高年龄相仿,骨骺融合较晚。多数青春期发育延迟。

部分生长激素缺乏症患儿同时伴有一种或多种其他垂体激素缺乏,这类患儿除生长迟缓外,尚有其他伴随症状:①伴有促肾上腺皮质激素(ACTH)缺乏者容易发生低血糖;②伴有促甲状腺激素(TSH)缺乏者可有食欲减退、活动较少等轻度甲状腺功能不足症状;③伴有促性腺激素缺乏者性腺发育不全,出现小阴茎,至青春期仍无性器官和第二性征发育等。

器质性生长激素缺乏症可发生于任何年龄,其中由围生期异常情况导致者,常伴有尿崩症。颅内肿瘤导致者多有头痛、呕吐、视野缺损等颅内压增高,以及视神经受压迫的症状和体征。

【辅助检查】

1. 生长激素刺激试验 生长激素缺乏症的诊断依靠 GH 水平的测定。正常人血清 GH 值很低,且呈脉冲式分泌,受各种因素影响,故随意取血测血 GH 对诊断没有意义,但若任意血 GH 水平明显高于正常(>10μg/L),可排除 GHD。因此,对疑诊患儿必须进行 GH 刺激试验,以判断其垂体分泌 GH 的功能。常用生长激素分泌功能试验见表 16-4。

表 16-4 生长激素分泌功能试验

试验	方法	采血时间
生理性		
1. 运动	禁食 4~8 小时后,剧烈活动 15~20 分钟	开始活动后 20~40 分钟
2. 睡眠	晚间入睡后用脑电图监护	Ⅲ~Ⅳ期睡眠时相
药物刺激		
1. 胰岛素	0.05~0.1U/kg,静脉注射	0 分钟、15 分钟、30 分钟、60 分钟、90 分钟测血糖、GH
2. 精氨酸	0.5g/kg,用水配成 5%~10% 溶液,30 分钟静脉滴注完毕	0 分钟、30 分钟、60 分钟、90 分钟、120 分钟测 GH
3. 可乐定	0.04mg/kg,1 次口服	同上
4. 左旋多巴	10mg/kg,1 次口服	同上

经典的 GH 刺激试验包括生理性刺激试验(睡眠试验、运动试验)和药物刺激试验。生理性刺激试验要求一定的条件和设备:睡眠试验必须在脑电图的监测下,于睡眠的第Ⅲ期或第Ⅳ期采血测 GH 才能得到正确结果;运动试验必须达到规定强度,才能产生促进 GH 分泌的作用。因此,生理性刺激试验在儿童中难以获得可靠资料。药物刺激试验是借助胰岛素、精氨酸、可乐

定、左旋多巴等药物促进 GH 分泌而进行的,作用机制随着药物的不同而不同,GH 分泌峰值的大小和呈现的时间也不同。为排除外源因素的影响,刺激试验前应禁食、卧床休息,于试验前30 分钟放好留置针头,在上午 8~10 时进行试验。

一般认为 GH 峰值小于 10μg/L 即为 GH 分泌功能不正常。GH 峰值小于 5μg/L,为 GH 完全缺乏;GH 峰值为 5~10μg/L,为 GH 部分缺乏。由于各种 GH 刺激试验均存在一定局限性,必须两种以上药物刺激试验结果都不正常时,才可确诊为生长激素缺乏症。一般多选择胰岛素加可乐定或左旋多巴试验。对于年龄较小的儿童,尤其空腹时有低血糖症状者应用胰岛素时应注意监护,避免可能引起低血糖惊厥等严重反应。如需区别病变部位是在下丘脑还是垂体,需进行GHRH 刺激试验。

2. 血 GH 24 小时分泌谱测定　正常人生长激素峰值与基值差别很大,24 小时的 GH 分泌量可以比较准确地反映体内 GH 的分泌情况,尤其是对 GHND 患儿,其 GH 分泌功能在药物刺激试验可为正常,但 24 小时分泌量则不足,夜晚睡眠时的 GH 峰值亦低。但该方法烦琐,采血次数多,不被患儿接受。

3. 胰岛素样生长因子 -1(IGF-1)和 IGFBP-3 的测定　IGF-1 主要以蛋白结合的形式(IGFBPs)存在于血液循环中,其中以 IGFBP-3 为主(95% 以上)。IGFBP-3 有运送和调节 IGF-1 的功能,其合成也受 GH-IGF 轴的调控,因此 IGF-1 和 IGFBP-3 都是检测 GH-IGF 轴功能的指标。两者分泌模式与 GH 不同,呈非脉冲式分泌,较少日夜波动,血液循环中的水平比较稳定。血清 IGF-1 出生时的水平非常低,随后在儿童期缓慢升高,在青春发育期升高显著,以后随着年龄的增长而有所减少。青春期女孩出现高峰的时间约早于男孩 2 年。IGFBP-3 的水平波动与其相似,但变化较小。女童比男童早两年达高峰。目前一般可作为 5 岁到青春发育期前儿童 GHD筛查检测。该指标有一定的局限性,还受年龄、营养状态、性发育程度和甲状腺功能状况等因素的影响,判断结果时应注意。因此,必须建立不同性别及年龄组儿童的正常参考值范围。

另外,IGF-1 测定还可检测 GH 治疗后的反应,并具有一定的鉴别诊断意义。如矮小儿童GH 激发试验中 GH 峰值正常,而 IGF-1 低下,但在注射外源性 GH 后,IGF-1 升高,生长速率加快,提示患儿生长激素分子有变异;如 IGF-1 不升高,生长不加速,则提示可能是生长激素受体缺陷。

知识链接

胰岛素样生长因子

胰岛素样生长因子是一组具有促进生长作用的多肽,人体内有两种胰岛素样生长因子,即 IGF-1 和 IGF-2。IGF-1 是一类促进细胞生长、具有胰岛素样代谢效应的因子。由 70 个氨基酸组成,是具有内分泌、自分泌及旁分泌特性的碱性多肽,分子量约为 7.5kD。IGF-2 是由 67 个氨基酸组成的弱酸性多肽,两种多肽在结构上具有相似性。血液循环中 90% 的 IGF-1 与 IGFBP 结合,仅 1% 左右是游离的。IGFBP 有 6 种,IGFBP-3 主要存在于血液中,对 IGF有高度亲和力,具有调节 IGF 的作用。GH 是调节血 IGF-1 和 IGFBP-3 浓度的最主要因素,IGF-1 和 IGFBP-3 水平随 GH 分泌状态而改变,但速度较慢。因此,血中 IGF-1 和 IGFBP-3 的水平相对稳定,且无明显脉冲式分泌和昼夜节律变化,能较好地反映内源性生长激素的分泌状态。

4. 其他辅助检查

(1)X 线检查:常用左手腕、掌、指骨正位片评定骨龄。生长激素缺乏症患儿的骨龄常落后于实际年龄 2 岁或 2 岁以上。

（2）CT 或 MRI 检查：已确诊为生长激素缺乏症的患儿，根据需要选择头颅 CT 或 MRI 检查，以了解下丘脑-垂体有无器质性病变，尤其对检测肿瘤有重要意义。

5.其他内分泌检查　生长激素缺乏症诊断一旦确立，应检查下丘脑-垂体轴的其他内分泌功能。根据临床表现可选择测定 TSH、T₄ 或促甲状腺素释放激素（TRH）刺激试验和促性腺激素释放激素（GnRH）刺激试验来判断下丘脑-垂体-甲状腺轴和性腺轴的功能。

6.染色体核型分析　对矮身材具有体态异常的患儿应进行核型分析，尤其是女性矮小伴青春期发育延迟者，应常规行染色体分析，排除常见的染色体疾病，如 Turner 综合征、Noonan 综合征等。

7.基因检测　随着二代测序及全基因组外显子测序等技术的临床应用，基因检测在矮身材的诊断过程中的作用日益重要。可进行与腺垂体发育缺陷相关的基因（*HESX1*、*LHX3*、*LHX4*、*PROP1*、*POUIFI*）和与 GH-IGF-1 轴缺陷相关的基因（*GHI*、*GHR*、*IGF1*、*IGFR*、*STAT5b*、*IGF-ALS*）分析。

【诊断和鉴别诊断】

1.诊断　依据：①匀称性身材矮小，身高落后于同年龄、同性别正常儿童生长曲线的第 3 百分位数以下（或低于平均数减两个标准差）。②生长缓慢，年生长速率小于 5cm。③骨龄落后于实际年龄 2 岁以上。④两种药物激发试验结果均显示 GH 峰值低下（<10μg/L）。⑤智能正常，与年龄相称。⑥排除其他疾病的影响。

2.鉴别诊断　引起生长落后的原因很多，需与生长激素缺乏症鉴别的主要有以下几项：

（1）家族性矮身材：父母身材均矮，小儿身高常在第 3 百分位数左右，但其年生长速率 >5cm，骨龄和年龄相称，智能和性发育正常。

（2）体质性青春期延迟：在暂时性 GHD 中本症最具代表性，属正常发育中的一种变异，多见于男孩。青春期开始发育的时间比正常儿童迟 3～5 年，青春期前生长缓慢，骨龄也相应落后，但身高与骨龄一致，青春期发育后其最终身高正常。父母一方往往有青春期发育延迟病史。

（3）特发性矮身材（idiopathic short stature，ISS）：病因不明，出生时身长和体重正常；生长速率缓慢或正常，一般年生长速率 <5cm；两项 GH 激发试验的 GH 峰值≥10μg/L，IGF-1 浓度正常；骨龄正常或延迟。无明显的慢性器质性疾病（肝、肾、心、肺、内分泌代谢病和骨骼发育障碍），无心理和严重的情感障碍，无染色体异常。

（4）先天性卵巢发育不全（Turner 综合征）：女孩身材矮小时应考虑此病。Turner 综合征的临床特点为：身材矮小、第二性征不发育、颈短、颈蹼、肘外翻、后发际低、色素痣多等。典型的 Turner 综合征与生长激素缺乏症不难区别，但嵌合型或等臂染色体所致者因症状不典型，需进行染色体核型分析加以鉴别。

（5）先天性甲状腺功能减退症：该症除有生长发育落后、骨龄明显落后外，还有特殊面容、基础代谢率低、智能低下，故不难与生长激素缺乏症相区别。但有些晚发性病例症状不明显，需借助血 T₄ 降低、TSH 升高等指标加以鉴别。

（6）Noonan 综合征：本病为常染色体显性遗传病。临床主要特征为特殊面容、矮身材、胸部畸形和先天性心脏病等。染色体核型分析正常，确诊需行基因诊断。

（7）骨骼发育障碍：各种骨、软骨发育不全等，均有特殊的面容和体态，可选择进行骨骼 X 线片检查加以鉴别。

（8）其他内分泌代谢病引起的生长落后：先天性肾上腺皮质增生症、性早熟、皮质醇增多症、黏多糖病、糖原贮积症等各有其特殊的临床表现，易于鉴别。

【治疗】

1.生长激素　基因重组人生长激素（rhGH）替代治疗已经被广泛使用，目前大都采用 0.1U/kg，每晚临睡前皮下注射 1 次，或每周总剂量分 6～7 次注射的方案。治疗应持续至骨骺闭合为止。治疗时年龄越小，效果越好，以第 1 年效果最好，身高年增长可达到 10cm 以上，以后生长速度逐渐下降。rhGH 治疗过程中可能出现甲状腺功能减退，故须进行监测，必要时加用左甲状腺素维持甲状腺功能正常。

应用 rhGH 治疗的副作用较少，主要有：①注射局部红肿，与 rhGH 制剂纯度不够及个体反应有关；停药后可消失。②少数患者注射后数月会产生抗体，但对促生长疗效无显著影响。③较少见的副作用有暂时性视乳头水肿、颅内高压等。④此外，研究发现有增加股骨头骺部滑出和坏死的发生率，但危险性相当低。

目前临床资料未显示 rhGH 治疗可增加肿瘤发生、复发的危险性，或导致糖尿病的发生，但对恶性肿瘤及严重糖尿病患者建议不用 rhGH 治疗。

2. 促生长激素释放激素（GHRH）　目前已知很多 GH 缺乏属下丘脑性，故应用 GHRH 可奏效，对 GHND 有较好疗效，但对垂体性 GH 缺乏者无效。一般每天用量 8～30μg/kg，每天分早晚 1 次皮下注射或 24 小时皮下微泵连续注射。

3. 口服性激素　蛋白同化类固醇激素有：①氧甲氢龙，每天 0.1～0.25mg/kg。②司坦唑醇，每日 0.05mg/kg。两者均为雄激素的衍生物，其合成代谢作用强，雄激素的作用弱，有加速骨骼成熟和发生男性化的副作用，故应严密观察骨骼的发育。苯丙酸诺龙目前已较少应用。

同时伴有性腺轴功能障碍的生长激素缺乏症患儿骨龄达 12 岁时可开始用性激素治疗。男性可注射长效庚酸睾酮 25mg，每月 1 次，每 3 个月增加 25mg，直至每月 100mg；女性可用炔雌醇 1～2μg/d，或结合雌激素（妊马雌酮），自每日 0.3mg 起酌情逐渐增加，同时需监测骨龄。

【预防】

1. GH 缺乏症有明显的家族遗传特点，可以做染色体检查。

2. 定期做好围生期保健，避免围生期病变如难产、宫内窒息等，以免造成脑部受损。

（刘玉明　王龙梅）

FR-16-3
扫一扫，测一测

? 复习思考题

1. 简述先天性甲状腺功能减退症的典型临床特征。

2. 简述糖尿病的诊断标准。

3. 简述中枢性性早熟的诊断依据。

4. 简述生长激素缺乏症的诊断依据。

第十七章　感染性疾病

PPT 课件

学习目标

掌握常见感染性疾病的临床表现、诊疗方法与流行病学特征；熟悉常见感染性疾病的病原学特征、鉴别诊断及预防；了解感染性疾病的发病机制与病理变化。

知识导览

第一节　病　毒　感　染

一、麻　疹

案例分析

案例 17-1

患儿，男，10 个月。因"发热咳嗽 5 天，出疹 2 天"就诊。5 天前出现发热伴咳嗽、流涕，体温 38.5℃左右。昨日面部皮疹，体温升高达 40℃。

体格检查：T 40℃，精神不佳，面部散在红色斑疹，球结膜轻度充血，口鼻分泌物较多，双侧颊黏膜见散在细小白色斑点，双肺闻及少许细湿啰音，心率 110 次 /min，心音有力，律齐，肝肋下 1cm，质软，脾未及，双下肢无水肿。

分析：

1. 该患儿初步诊断为何病？诊断依据是什么？
2. 该患儿进一步应做什么检查？处理原则是什么？

麻疹（measles）是麻疹病毒所致的具有高度传染性的急性出疹性呼吸道传染病。以发热、咳嗽、流涕、结膜炎、口腔麻疹黏膜斑（又称科氏斑）及皮肤斑丘疹为主要临床表现。本病传染性强，易并发肺炎、喉炎。现在广泛使用麻疹疫苗后，麻疹发病率及死亡率大幅下降。

【病原学】

本病的致病原为麻疹病毒，为 RNA 病毒，属副黏液病毒科。只有一个血清型，抗原性稳定。在外界生存力弱，不耐热，对紫外线和一般消毒剂均敏感。在流通的空气中或阳光下半小时即失去活力，但在低温中能长期保存。

【流行病学】

麻疹患者是本病唯一的传染源，从潜伏期末至出疹后 5 天内均具有传染性。在前驱期和出疹期，患者口、鼻、咽、气管及眼部的分泌物中均含有麻疹病毒，通过喷嚏、咳嗽和说话等由飞沫传播。密切接触者亦可经污染病毒的手传播，通过第三者或衣物间接传播甚少见。麻疹患者自出疹前 5 天至出疹后 5 天均有传染性，如合并肺炎，传染性可延长至出疹后 10 天。凡未患过麻疹又未接种麻疹疫苗者普遍易感。病后大多可获得终身免疫力。本病传染性极强，易感者接触后 90% 以上均可发病。以春季发病较多,高峰在 2～5 月份。

【发病机制】

麻疹病毒进入人体后,在呼吸道上皮细胞和局部淋巴组织内大量繁殖并侵入血液,通过血液向其他器官传播。病毒或由病毒形成的免疫复合物侵及皮肤真皮表层血管,造成真皮乳头层充血、水肿,血管内皮细胞增生,并有浆液性渗出,形成皮疹。除出疹外,患者可并发喉炎、支气管肺炎,或导致结核病复燃,特别是营养不良和免疫功能缺陷的儿童,可发生重型麻疹,甚至因严重肺炎、腹泻、脑炎等并发症而导致死亡。

【临床表现】

1. 典型表现

(1) 潜伏期:大多数为 6～18 天(平均 10 天左右)。潜伏期末可有低热、全身不适。

(2) 前驱期:也称发疹前期,一般为 3～4 天。主要表现如下:

1) 发热:多为中度以上,热型不一。

2) 上呼吸道感染表现:咳嗽、喷嚏、咽部充血等症状,特别是流涕、结膜充血、眼睑水肿、畏光、流泪等是本病的特点。

3) 麻疹黏膜斑(Koplik 斑):是麻疹早期的特异性体征,一般在出疹前 1～2 天出现。开始时见于下磨牙相对的颊黏膜上,为直径 0.5～1.0mm 的灰白色小点,周围有红晕,常在 1～2 天内迅速增多,可累及整个颊黏膜并蔓延至唇部黏膜,于出疹后逐渐消失,可留有暗红色小点。

4) 其他:部分病例可有一些非特异症状,如全身不适、食欲减退、精神不振等。婴儿尚有呕吐、腹泻、腹痛等消化系统症状。

(3) 出疹期:多在发热 3～4 天后开始出疹,持续 3～4 天,此时全身中毒症状加重,体温可突然高达 40℃ 及以上,咳嗽加剧,伴嗜睡或烦躁不安,重者有谵妄、抽搐。皮疹先出现于耳后、发际,渐及额、面、颈部,自上而下蔓延至躯干、四肢,最后达手掌与足底。皮疹初为淡红色斑丘疹,直径约 2～4mm,散在分布,呈充血性,疹间可见正常皮肤,不伴痒感。以后部分融合成片,颜色加深呈暗红。此期肺部可闻及干啰音或湿啰音,X 线检查可见肺纹理增多或轻重不等的弥漫性肺部浸润。

(4) 恢复期:出疹 3～4 天后皮疹按出疹顺序开始消退。疹退后,皮肤有糠麸状脱屑及棕色色素沉着,7～10 天痊愈。若无并发症发生,食欲、精神等其他症状也随之好转。

2. 非典型麻疹

(1) 轻型麻疹:见于有一定免疫力的病儿,如在潜伏期内接受过丙种球蛋白或曾接种过麻疹疫苗,或 <8 个月的婴儿。潜伏期长、前驱期短、临床症状轻,如发热低、上呼吸道症状不明显。常无麻疹黏膜斑,皮疹稀疏、色淡,疹退后无色素沉着或脱屑,病程约 1 周,无并发症。常需要靠流行病学资料和麻疹病毒血清学检查确诊。

(2) 重型麻疹:见于体弱多病、免疫力低下或护理不当继发严重感染者。体温持续 40℃ 以上,中毒症状重,伴惊厥,昏迷。皮疹密集融合,呈紫蓝色,常有黏膜出血,如鼻出血、血尿、血小板减少等,称为黑麻疹,可能是弥散性血管内凝血(DIC)的一种形式。若皮疹少、色暗淡,常为循环不良表现。或皮疹骤退、四肢冰冷、血压下降出现循环衰竭表现。此型患儿常有肺炎、心力衰竭等并发症,死亡率高。

(3) 异型麻疹(非典型麻疹综合征):主要见于接种过麻疹灭活疫苗或减毒活疫苗再次感染麻疹者。接种疫苗到发病时间一般为数月至数年,表现为高热、全身乏力、肌痛、头痛,无麻疹黏膜斑。出疹期皮疹不典型,如皮疹出现的顺序与正常相反,皮疹从四肢远端开始延及躯干、面部,呈多形性伴四肢水肿。本病少见,表现不典型,临床诊断较困难,血清麻疹血凝抑制抗体检查有助诊断。

【并发症】

1．肺炎　多见于出疹期，是麻疹最常见的并发症，多见于 5 岁以下患儿，占麻疹患儿死因的 90% 以上。肺炎在多数病例中是病毒性的，但也可发生于继发性细菌感染，最常见的是肺炎链球菌、流感嗜血杆菌和葡萄糖球菌。在免疫受抑制或营养不良的患儿可出现巨大细胞性肺炎。发生肺炎时，皮疹虽消退，但体温再度上升或持续不退，呼吸困难，发绀，肺部有湿啰音或实变征。

2．喉炎　麻疹患儿常有轻度喉炎表现，随皮疹消退、体温下降其症状随之消失。但继发细菌感染所致的喉炎，临床表现为声音嘶哑、犬吠样咳嗽、吸气性呼吸困难及三凹征，严重者可窒息死亡。

3．心肌炎　麻疹并发心肌炎并非少见，轻者仅有心音低钝、心率增快、一过性心电图改变，重者可出现心力衰竭、心源性休克。

4．神经系统

（1）麻疹脑炎：发病率约为 1‰～2‰，大多发生在出疹后 2～6 天，其临床表现和脑脊液检查同一般病毒性脑炎。脑炎的轻重与麻疹轻重无关，病死率高，存活者中可伴有智力障碍、瘫痪、癫痫等后遗症。

（2）亚急性硬化性全脑炎：是麻疹的远期并发症，发病率约为百万分之一，男多于女。主要见于曾患过麻疹的年长儿，偶可见接种过麻疹活疫苗者。一般在麻疹数年才出现脑炎的症状、体征。发病早期症状隐匿，可仅为行为和情绪的改变，以后出现进行性智力减退，病情逐渐恶化，出现共济失调、视听障碍、肌阵挛等表现，晚期因昏迷、强直性瘫痪而死亡。患者血清或脑脊液中麻疹病毒 IgG 抗体持续强阳性。患儿一般发病后 6～12 个月死亡。

5．结核病恶化　病后患儿的免疫反应受到暂时性抑制，可使原有潜伏结核病灶变为活动甚至播散，而致血行播散型肺结核或结核性脑膜炎。

6．营养不良与维生素 A 缺乏症　对胃肠功能紊乱、喂养护理不当者，可致营养不良和维生素缺乏，常见维生素 A 缺乏引起干眼症，重者出现视力障碍，甚至角膜穿孔、失明。

【辅助检查】

1．血常规检查　外周血白细胞总数和中性粒细胞减少，淋巴细胞相对增多。淋巴细胞严重减少提示预后不佳。白细胞数增加，尤其是中性粒细胞增加，提示继发细菌感染。

2．多核巨细胞检查　于出疹前 2 天至出疹后 1 天，取患者鼻、咽分泌物或尿沉渣涂片，瑞氏染色后直接镜检，可见多核巨细胞或包涵体细胞，阳性率较高。

3．血清学检查　采用酶联免疫吸附试验（ELISA 法）进行麻疹病毒特异性 IgM 抗体检测，有研究认为，在患者出疹后 3 天至 4 周内取血，麻疹病毒特异性 IgM 抗体的阳性率达 97%，而在出疹后 3 天内取血，其阳性率只有 77% 或更低。

4．病毒抗原检测　用免疫荧光法检测患者鼻咽分泌物或尿沉渣脱落细胞中麻疹病毒抗原，是一种早期快速的诊断方法。也可采用 PCR 法检测麻疹病毒 RNA。

5．病毒分离　前驱期或出疹初期取血、尿或呼吸道分泌物，可以分离到麻疹病毒；出疹晚期则较难分离到病毒。

【诊断和鉴别诊断】

1．诊断

（1）近期有麻疹患者接触史。

（2）初起有发热、流涕、咳嗽、畏光、多泪、口腔两颊黏膜近白齿处可见麻疹黏膜斑。

（3）典型皮疹自耳后发际及颈部开始，自上而下，蔓延全身，最后达于手、足心。皮疹为玫瑰色斑丘疹，多散在分布，也可不同程度融合。

（4）疹退后皮肤有糠麸样脱屑，棕、褐色色素沉着。

（5）麻疹病毒血清 IgM 抗体阳性、PCR 法检测麻疹病毒 RNA 阳性或分离到麻疹病毒可确诊。

2．鉴别诊断　主要与风疹、幼儿急疹、猩红热相鉴别。具体鉴别要点见表 17-1。

表 17-1　小儿常见出疹性疾病鉴别要点

	发热与出疹的关系	初期症状	皮疹特点	特殊体征	恢复期
麻疹	发热 3～4 天出疹，出疹时体温更高	发热、咳嗽、流涕、眼泪汪汪	暗红色斑丘疹，疹间有正常皮肤，出疹有序（耳后→发际→头面→胸背→腰腹→四肢→手足心），3 天出齐	口腔两颊见麻疹黏膜斑	退疹时有糠麸状脱屑，有色素沉着
风疹	发热 1～2 天，1 天内皮疹出齐	发热、咳嗽、流涕	淡红色斑丘疹，较麻疹细小，不融合，皮疹（自面部开始→躯干→四肢）多在 1 天内出齐，2～4 天消退	耳后及枕后淋巴结肿大	退疹无脱屑及色素沉着
幼儿急疹	发热 3～4 天，热退疹出	突然高热，一般情况较好	红色或暗红色丘疹，较麻疹细小，皮疹（自颈部与躯干开始→腰臀部）多在 1 日内出齐，持续 1～2 日后消退	起病急，高热，热退出疹	疹退后无脱屑及色素沉着
猩红热	发热数小时至 1 天出疹，1～2 天皮疹遍及全身	发热、咽痛、咽喉红肿糜烂	猩红色点状，密集成片，皮疹先见头、胸、腋下，继而遍及全身，颜面部潮红，而无明显皮疹	环口苍白圈，杨梅舌，皮肤皱褶处呈线状疹	有脱屑，无色素沉着

【治疗】

该病无特殊治疗。治疗原则是：加强护理，对症治疗，预防感染。

1．一般治疗　卧床休息；保持室内适当的温度、湿度和空气流通；避免强光刺激；注意皮肤和眼、鼻、口腔的清洁；鼓励多饮水，给予易消化和营养丰富的食物。

2．对症治疗　体温不超过 40℃者一般不退热。若体温 >40℃伴有惊厥或过去有热惊史者，可适当降温，烦躁可适当给予镇静剂。频繁剧咳可用非麻醉镇咳剂或雾化吸入。继发细菌感染者可给予抗生素。有条件可加用中药治疗。

3．并发症的治疗　有并发症者给予相应治疗。世界卫生组织推荐：麻疹患儿补充维生素 A 20 万～40 万 U，每日 1 次，口服，可减少并发症的发生，有利于疾病的恢复。

【预防】

预防麻疹的关键措施是对易感者接种麻疹疫苗，以提高其免疫力。

1．控制传染源　早发现、早报告、早隔离、早治疗。麻疹患者，一般隔离至出疹后 5 天，合并肺炎者延长至出疹后 10 天。接触麻疹的易感者应检疫观察 3 周，并给予被动免疫。

2．切断传播途径　患者曾住的房间应通风并用紫外线照射，患者衣物应在阳光下暴晒。流行季节易感儿尽量少去公共场所。

3．保护易感人群

（1）主动免疫：采用麻疹减毒活疫苗预防接种，我国儿童免疫规划规定初次接种年龄为生后 8 个月，1 岁 6 个月至 2 岁儿童要完成第 2 剂次接种。7 岁时复种一次。此外，根据麻疹流行病学情况，在一定范围、短时间内对高发人群开展强化免疫接种。

（2）被动免疫：接触麻疹后5天内立即给予免疫血清球蛋白0.25ml/kg。可预防发病或减轻麻疹症状。被动免疫只能维持3～8周，以后应采取主动免疫。

4. 加强麻疹的监测管理　麻疹监测的目的是了解麻疹的流行病学特征、评价免疫等预防控制措施的效果、为制订有效的麻疹控制策略提供依据。对麻疹疑似病例要注意进行流行病学调查和必要的实验室检查，及时报告疫情并采取针对性措施进行隔离观察，预防和控制疫情的发生和蔓延。

5. 开展麻疹病毒基因变异的监测　20世纪80年代后分离到的病毒在抗原性和生物学特性上已出现变异，应密切监测麻疹病毒野生型的基因变异和抗原性改变，从分子病毒学上进行深入研究，为最终消灭麻疹做出努力。

二、风　疹

案例分析

案例 17-2

患儿，女，3岁。因"发热2天，皮疹1天"就诊。不咳嗽，不流涕，皮疹不伴痒感，否认服药史。

体格检查：神清，T 38℃，咽红，扁桃体Ⅰ度肿大，耳后淋巴结肿大，颈部、胸腹及背部见淡红色皮疹，压之不褪色，心肺（−），腹平软，神经反射（−）。

辅助检查：白细胞计数 $5.3×10^9/L$，中性粒细胞百分比23%，淋巴细胞百分比77%。

分析：

1. 该患儿初步诊断为何病？诊断依据是什么？

2. 该患儿进一步应做什么检查？处理原则是什么？

风疹（rubella）是由感染风疹病毒引起的急性出疹性传染性疾病。临床上以前驱期短，低热，皮疹，以及耳后、枕后淋巴结肿大为特征。一般病情较轻，病程较短，预后良好。但孕妇感染风疹病毒，可能会导致胎儿严重损害或引起先天性风疹综合征。

【病原学】

本病因感染风疹病毒引起。风疹病毒属披膜病毒群，只有一个血清型，与其他披膜病毒之间无抗原交叉，核酸为单股正链RNA。先天性风疹综合征患者生后排病毒可达数月至数年。此病毒不耐热，在室温中很快失去活力，可被各种消毒剂、紫外线、加热等灭活。

【流行病学】

风疹患者或隐形感染者可从鼻咽部分泌物、血液及大小便中检出病毒，主要经由空气飞沫传播，也可经污染物—手—呼吸道或手—呼吸道途径传播；孕妇病毒血症期将病毒经胎盘传给胎儿。患者是唯一的传染源。传染期为发病前5～7天和发病后3～5天，起病前1天和当天传染性最强。人群普遍易感，5～9岁发病率最高，可在集体机构中流行，流行期间青年、成人和老人也可发病，但6个月以下婴儿由于母传抗体的保护，很少发病。发病时间以冬、春两季为主。

【发病机制】

患者感染后，风疹病毒首先在上呼吸道黏膜及颈淋巴结复制，然后进入血液循环引起病毒血症，播散至全身淋巴组织引起淋巴结肿大，病毒直接损害血管内皮细胞发生皮疹。

孕期感染风疹病毒对胎儿的影响

　　孕妇感染风疹病毒对胎儿的影响较大，当孕妇感染风疹病毒后，病毒进入孕妇的血液，通过胎盘传染给胎儿，可使胎儿感染风疹病毒。胎儿一旦感染风疹病毒，流产和死胎率比正常妊娠高2～4倍，还可能导致胎儿畸形。孕早期感染的致畸率为90%，孕中期感染的致畸率为25%，孕晚期感染的致畸率95%～100%。风疹病毒感染引起的胎儿畸形往往呈多发性，遍布全身，一般称为先天性风疹综合征，其症状表现包括以下几个方面：

　　1. 先天性耳聋　感觉神经性耳聋，多为双侧，检出率随年龄增大而增多，程度可轻可重。

　　2. 智力障碍　中枢神经系统异常，可出现头小畸形、脑膜脑炎改变等，主要表现为前囟胀满、易怒、嗜睡、肌张力异常和阵发性痉挛，其他表现有小头症、发育迟缓和智力低下。

　　3. 先天性心脏畸形　先天性心脏畸形以动脉导管未闭最多见，此外有肺动脉狭窄、房间隔缺损、主动脉弓异常及其他复杂畸形，患儿可出现发绀、气短、进食困难甚至休克等临床表现。

　　4. 眼异常　以白内障为特征的眼部改变，多为双侧，常同时并发小眼球，亦可致青光眼、视网膜黑色素斑等。

　　为避免上述严重后果，建议孕妇孕前接种风疹疫苗，接种后3个月再计划怀孕，孕早期应避免与风疹患者接触。若孕妇不幸发现风疹病毒感染后，应评估胎儿受累风险，必要时可在医生的指导下采用治疗性流产终止妊娠。

【临床表现】

　　1. 典型风疹

　　（1）潜伏期：一般为14～21天，平均18天。

　　（2）前驱期：短暂或不显，多数为1～2天。症状常较轻微，或无前驱期症状。表现有低热或中度发热、头痛、食欲减退、疲倦、乏力及咳嗽、打喷嚏、流涕、咽痛、结膜充血等轻微上呼吸道症状，偶有呕吐、腹泻、鼻出血、齿龈肿胀等，部分患儿咽部及软腭可见玫瑰色或出血性斑疹，但无颊黏膜粗糙、充血及黏膜斑等。

　　（3）出疹期：于发热1～2天后出现皮疹，皮疹初见于面、颈部，迅速扩展至躯干、四肢，1天内布满全身，但手掌、足底大都无疹。皮疹初起呈细点状淡红色斑疹、斑丘疹或丘疹，直径2～3mm，面部、四肢远端皮疹较稀疏，部分融合，类似麻疹，躯干尤其背部皮疹密集，融合成片，又类似猩红热。皮疹一般持续3天（1～4天）消退，亦又称"三日麻疹"。面部有疹为风疹之特征，个别患者出疹呈出血性，可伴全身出血，主要因血小板减少和毛细血管通透性增高所致。出疹期常有低热、轻度上呼吸道感染、脾肿大及全身浅表淋巴结肿大，尤以耳后、枕部、颈后淋巴结肿大最为明显。肿大的淋巴结有轻度压痛，不融合，不化脓，消退较慢，常持续3～4周。疹退后皮肤不留色素沉着，亦无脱屑，仅少数重症患者可有细小糠麸样脱屑，大块脱皮极少见。疹退时体温下降，上呼吸道症状消退，肿大的淋巴结也逐渐恢复，但完全恢复正常需数周。

　　2. 先天性风疹综合征　可发生胎死宫内、流产；出生时低体重、肝脾肿大、血小板减少性紫癜、先天性心脏病、白内障、小头畸形、骨发育不良和脑脊液异常等；或出生时正常，以后出现迟发性疾病包括听力丧失、内分泌病、白内障或青光眼和进行性全脑炎；也可为隐形感染。

【并发症】

儿童风疹很少有并发症,继发细菌感染也较麻疹少见。

1. 关节痛和关节炎　女性多见。多于疹退后1周发生,常累及指、膝和腕关节。

2. 神经系统并发症　风疹脑炎发生率为1/5 000～1/6 000,临床表现与麻疹脑炎相似,但病情较其他为轻,多数预后良好。

3. 血小板减少性紫癜　发生率为1/3 000。女性较男性多见。一般在出疹后2天才可见明显出血症状,疾病呈自限性。

【辅助检查】

1. 血常规　外周血白细胞总数减少,分类以淋巴细胞相对增多。

2. 病原学检查

(1)病毒分离:取疹前5天至疹后6天鼻咽分泌物分离病毒。先天性风疹生前取羊水或胎盘绒毛,生后取鼻咽分泌物、尿、脑脊液、骨髓等分离血清。

(2)特异性抗体检测:血清特异性IgM是近期感染指标。双份血清(间隔1～2周采血)特异性IgG滴度≥4倍升高有诊断意义。先天性风疹患儿特异性IgM在生后6个月内持续升高;胎血(孕20周后)中检出特异性IgM可证实胎儿感染。

(3)病毒抗原和基因检测:采用免疫标记技术或印迹法或核酸杂交技术/PCR法检测胎盘绒毛、羊水或胎儿活检标本中的风疹病毒抗原或基因。

【诊断和鉴别诊断】

1. 诊断

(1)患儿有风疹接触史。

(2)病初类似感冒,发热1～2天后,皮肤出现淡红色斑丘疹,1天后布满全身,出疹1～2天后发热渐退,疹点逐渐隐退。疹退后可有脱屑,无色素沉着。

(3)耳后、枕部及颈后淋巴结肿大。

(4)临床诊断困难者,可行病原学检查。

2. 鉴别诊断　主要与麻疹、幼儿急疹、猩红热鉴别。具体鉴别要点见表17-1。

【治疗】

1. 对症治疗　风疹患者一般症状轻微,不需要特殊治疗,主要为对症治疗。症状较显著者,应卧床休息,给予流质或半流质饮食。对高热、头痛、咳嗽、结膜炎者可予对症处理。

2. 并发症治疗　高热、嗜睡、昏迷、惊厥者,应按流行性乙型脑炎的原则治疗。出血倾向严重者,可用肾上腺皮质激素治疗,必要时输新鲜全血。

3. 先天性风疹的治疗　无症状感染者无须特别处理,但应随访观察,以便及时发现迟发性缺陷。有严重症状者予相应处理:①有明显出血者可考虑使用IVIg。②肺炎并呼吸窘迫、黄疸、心脏畸形和视网膜病等处理原则同其他新生儿。③充血性心力衰竭和青光眼者需积极处理,白内障治疗最好延至1岁以后。④早期和定期进行听觉脑干诱发电位检查,以早期诊断耳聋并及时干预。

【预防】

1. 风疹流行期间,易感儿童应避免去公共场所,与风疹患者有密切接触史的儿童,可口服板蓝根冲剂;保护孕妇,尤其妊娠3个月以内者,避免与风疹患者接触;有条件者对儿童及易感育龄妇女接种风疹减毒活疫苗,可预防本病。

2. 对于风疹患儿一般不必采取隔离措施,但在易感人群密集的地方,可适当隔离,一般隔离至出疹后5天;出疹期间不随便外出,防止交叉感染;注意休息与保暖,衣服柔软,皮肤瘙痒时切莫抓挠,以免皮肤破损感染;体温较高者,可用物理降温法;多饮开水,饮食宜清淡易消化,不宜吃辛辣、煎炸食物。

3.主动和被动免疫 接种疫苗有单价风疹减毒活疫苗和风疹-麻疹-流行性腮腺炎三联疫苗两种。接种者95%产生特异性抗体,有效免疫保护期为7～10年。妊娠早期孕妇接触风疹患儿3天内肌内注射免疫球蛋白有预防作用。

三、幼 儿 急 疹

案例分析

案例 17-3

患儿,女,6个月,因"发热4天,皮疹1天"就诊。4天前发热,不咳嗽,流涕,给予对症治疗,昨日热退,全身出现皮疹,时有哭闹,大便稀。

体格检查:神清,T 36.8℃,前囟平软,咽稍红,耳后淋巴结肿大,颈部、胸腹及背部见玫瑰色皮疹,压之不褪色,心肺(-),腹平软,神经反射(-)。

分析:

1.该患儿初步诊断为何病?诊断依据是什么?

2.该患儿进一步应做什么检查?处理原则是什么?

幼儿急疹(exanthema subitum,ES)是一种急性出疹性传染病。起病急骤,发热较高,持续3～5天后体温骤降,热退时全身出现玫瑰色疹点,故又称婴儿玫瑰疹。本病多发于婴幼儿,以6个月至1岁年龄段发病率最高,因此时正值哺乳期间,故称为"奶麻";因其形似麻疹,故又称为"假麻"。幼儿急疹一年四季均可发生,但冬春发病较高,多为散发,传染性不强,偶见流行。

【病原学】

原发性感染人类疱疹病毒(HHV)6型和7型是本病的主要病因。前者约占66%,后者约占23%,属于疱疹病毒β亚科。基因组均为线状双股DNA,为嗜淋巴细胞病毒。HHV-6虽然与疱疹病毒属中的巨细胞病毒最接近,但这两种病毒之间没有抗体交叉反应性。HHV-7对T淋巴细胞有很强的亲嗜性,也常存在于健康成人的唾液中。

【流行病学】

1.传染源和传播途径 无症状的成人患者是本病的传染源,病毒经唾液、气管分泌物及尿液排出,幼儿通过与父母密切接触而感染,胎儿可通过胎盘从母体得到抗体。

2.人群发病率和流行特征 本病多见于6～12个月小儿,3岁后少见,冬春两季发病较多,无男女性别差异。

【发病机制】

目前大多数学者认为本病系病毒引起。病毒分离研究表明,以HHV6型为最多见。本病的传播可能是通过空气飞沫途径,亦可能是肠道传播。患者几乎全属2岁以下幼儿,大多数为6～12个月婴儿,冬春季节是发病高峰。得病后获得持久免疫力,很少再次得病。

【临床表现】

潜伏期为5～15天,平均10天。临床经过如下:

1.前驱期 通常无症状。也可有少量流涕、轻微咽部和眼结膜充血。体检可能会发现颈部淋巴结轻度肿大和轻度眼睑水肿。

2.发热期 常突起高热,数小时内即高达39～41℃,多持续3～5天。起病初常伴有咳嗽、流涕、结膜及咽部充血等;高热期常有呕吐、腹泻、食欲不振等消化道症状,枕部、颈部及耳后淋巴结轻度肿大。大部分患儿一般情况较好,少数患儿有烦躁、睡眠不宁或出现惊厥,发生率为

5%～10%，惊厥呈全身性抽搐，大多时间短暂。

3．出疹期 高热持续 3～5 天后，多数患儿体温骤降，少数为渐退，热退出疹。皮疹最初见于颈部与躯干，很快波及全身，以躯干、腰、臀等处为最多，面部及肘、膝等处则较少，疹点为不规则的小型玫瑰色斑点，直径为 2～3mm，周围有浅色红晕，压之可退，呈散在性分布，也可融合成片，皮疹于 24 小时内出齐，并在 1～2 天内全部消退，疹退后无色素沉着和脱屑。

【并发症】

本病临床经过良好，偶见下列并发症。

1．神经系统并发症

（1）HHV-6 感染：具有嗜神经性，在 2 岁以内的热性惊厥患儿中，约 33% 与其原发感染有关，其中 70%～80% 的患儿并不发生皮疹。偶见并发脑炎或脑膜脑炎。

（2）HHV-7 感染：也可引起热性惊厥，有并发偏瘫的报道。

2．血小板减少性紫癜 有少数患儿并发血小板减少性紫癜的报道，其预后较好。

【辅助检查】

1．常规检查 外周血白细胞总数减少，分类则以淋巴细胞增多为主。伴热性惊厥者脑脊液检查正常。并发脑膜脑炎和脑炎时，脑脊液细胞数和蛋白质含量可轻度增加。

2．病原学检查

（1）病毒分离：在发热期内取外周血单个核细胞或唾液分离病毒。

（2）病毒抗原和基因检测：采用免疫酶法检测外周血单个核细胞、唾液或病变组织中的病毒早期抗原，或用 PCR 技术检测血浆中的病毒基因。

（3）特异性抗体测定：主要是取双份血清（间隔 2～3 周）检测特异性 IgG 抗体，若发现由阴性转为阳性是诊断原发感染的可靠指标；若抗体滴度≥4 倍增高提示活动性感染。

（4）病毒核酸检测：采用核酸杂交方法及 PCR 方法可以检测 HHV-6、HHV-7 病毒核酸。

【诊断和鉴别诊断】

1．诊断

（1）患儿以 2 岁以下的婴儿为多。

（2）起病急骤，突然高热，持续 3～5 天，全身症状轻微。

（3）高热骤退随后出现玫瑰红色皮疹。皮疹以躯干、腰、臀部为主，面部及肘、膝关节等处少见，出现 1～2 天后即消退，疹退后无脱屑及色素沉着。

（4）实验室检查示外周血象白细胞减少，分类以淋巴细胞增多为主。

幼儿急疹在发热、皮疹发出来前诊断有一定困难，国外有学者认为，悬雍垂根部两侧溃疡对早期诊断有意义。

2．鉴别诊断 主要与麻疹、风疹、猩红热鉴别。具体鉴别要点见表 17-1。

【治疗】

1．一般治疗 患儿卧床休息，注意隔离，避免交叉感染，要多饮水，给予易消化食物，适当补充维生素 B、维生素 C 等。

2．对症治疗 高热时物理降温，一旦出现惊厥给予苯巴比妥钠或水合氯醛，可适当补液。

3．药物治疗 原发性 HHV-6 感染无须特殊治疗。HHV-7 感染可给予西多福韦和膦甲酸钠治疗。

【预防】

本病流行期间，避免到公共场所。对可疑患儿，应隔离观察 7～10 天。

四、水　　痘

　　水痘（chickenpox，varicella）是一种传染性极强的儿童期出疹性疾病，以发热，皮肤分批出现丘疹、疱疹、结痂为特征。通过接触或飞沫传染。易感儿接触水痘患儿后，几乎均可患病，感染后可获得持久免疫力，但以后可能发生带状疱疹。冬春季多发。本病传染性强，容易造成流行，预后一般良好。

【病原学】

　　病原体为水痘 - 带状疱疹病毒，即人类疱疹病毒 3 型。属疱疹病毒科 α 亚科。只有一个血清型，但与单纯疱疹病毒抗原有部分交叉免疫。人是唯一宿主，该病毒在体外抵抗力弱，对热、酸和各种有机溶剂敏感，不能在痂皮中存活。

【流行病学】

　　水痘患者为本病的传染源。主要通过空气飞沫经呼吸道传染，也可通过接触患者疱疹浆液而感染。传染期从出疹前 1～2 天至病损结痂，约 7～8 天。人群普遍易感，主要见于儿童，以 2～6 岁为高峰，20 岁以后发病者占 2% 以下。

【发病机制】

　　水痘病毒经口、鼻侵入人体，首先在呼吸道黏膜细胞内增殖，2～3 天后进入血液，产生病毒血症，可在单核 - 吞噬细胞系统内再次增殖后入血引起第 2 次病毒血症，并行全身扩散，引起各器官病变。主要损害部位在皮肤，偶尔累及内脏。皮疹分批出现与间歇性病毒血症相一致。皮疹出现 1～4 天后，产生特异性细胞免疫和抗体，病毒血症消失，症状随之缓解。

【病理】

　　水痘病变主要发生在皮肤和黏膜，形成多核巨细胞和细胞核内包涵体。皮肤真皮层毛细血管内皮细胞肿胀，表皮棘状细胞层上皮细胞水肿变性，液化后形成水疱，内含大量病毒，以后液体吸收、结痂。有时疱疹破裂，留下浅表溃疡，很快愈合。疱疹只限于表皮的棘状细胞层，愈后不留瘢痕。

【临床表现】

　　1. 典型水痘　潜伏期多为 2 周左右。前驱期仅 1 天左右，表现为发热、全身不适、食欲不振等。次日出现皮疹，皮疹具有以下特点：①皮疹呈向心性分布，主要见于躯干，尤以胸、背部为多，头、面、四肢部较少。②最初的皮疹为红色斑疹和丘疹，继之变为透明饱满的水疱，24 小时后水疱内容物变混浊并中央凹陷，2～3 天迅速结痂，结痂后一般不留瘢痕。③皮疹分批出现，此起彼伏,在疾病高峰期可见到斑疹、丘疹、疱疹和结痂同时存在。④皮疹还可出现在口腔、眼结膜、生殖器等处,易破溃形成浅溃疡。水痘为自限性疾病,全身症状和皮疹较轻,10 天左右痊愈。

2. 重症水痘　多发生在白血病、淋巴瘤等恶性病或免疫功能受损病儿。出现高热及全身中毒症状。出疹 1 周后体温仍可高达 40~41℃,患儿皮疹融合,形成大疱型疱疹或出血性皮疹,呈离心性分布,常伴血小板减少而发生暴发性紫癜。

3. 先天性水痘　母亲在妊娠期患水痘可累及胎儿。若在妊娠的前 4 个月,则可能发生先天性水痘综合征,表现为出生体重低、瘢痕性皮肤病变、肢体萎缩、视神经萎缩、白内障及智力低下等。如母亲在产前 4 天以内患水痘,新生儿常于出生后 4~5 天发病,易形成播散性水痘,病死率为 25%~30%。新生儿水痘的皮疹有时酷似带状疱疹的皮疹。

【并发症】

常见为皮肤继发细菌感染如脓疱疮、丹毒、蜂窝织炎,甚至由此导致败血症等;继发性血小板减少可致皮肤、黏膜甚至内脏出血;水痘肺炎儿童不常见,临床症状迅速恢复,X 线肺部病变可持续 6~12 周。神经系统可见水痘后脑炎、吉兰 - 巴雷综合征、横贯性脊髓炎、面神经瘫痪、瑞氏综合征等;其他少数病例可发生心肌炎、肝炎、肾炎、关节炎及睾丸炎等。

【辅助检查】

1. 外周血白细胞计数　白细胞总数正常或稍低。

2. 疱疹刮片　刮取新鲜疱疹基底组织和疱疹液涂片,瑞氏染色见多核巨细胞,苏木素 - 伊红染色可查到细胞核内包涵体,疱疹液直接荧光抗体染色查病毒抗原简捷有效。

3. 病毒分离　取水痘疱疹液、咽部分泌物或血液作病毒分离。仅用于非典型病例。

4. 血清学检查　血清水痘病毒特异性 IgM 抗体检测,可早期帮助诊断;血清特异性 IgG 抗体滴度 4 倍以上增高也有助于诊断。

5. PCR 检测　患者呼吸道上皮细胞和外周血白细胞中的特异性病毒 DNA,是敏感快捷的早期诊断方法。

【诊断和鉴别诊断】

1. 诊断　根据流行病学资料、临床表现,尤其是皮疹形态、分布特点,不难做出诊断,辅助检查可明确诊断。

2. 鉴别诊断

(1) 与麻疹、风疹、幼儿急疹、丘疹性荨麻疹、猩红热鉴别:以上疾病的皮疹均为斑丘疹,分布全身,形态细小如针尖或粟粒状,无疱疹、结痂现象。

(2) 与脓疱疮鉴别:脓疱疮多发于夏天炎热季节,疱疹较大,壁较薄,内含脓液,不透亮,容易破溃,破溃后随脓液流溢蔓延附近皮肤而发,多发于头面部及四肢暴露部位。

(3) 能引起疱疹性皮肤损害的疾病:如肠道病毒和金黄色葡萄球菌感染、虫咬性皮疹、药物和接触性皮炎。

【治疗】

水痘是自限性疾病,无合并症时以一般治疗和对症处理为主。

1. 加强护理,如勤换内衣、剪短患儿指甲、戴手套以防抓伤和减少继发感染等。保持空气流通,供给足够的水分和易消化的食物。

2. 皮肤瘙痒可局部使用炉甘石洗剂,必要时可给予少量镇静剂。

3. 抗病毒药物　首选阿昔洛韦,口服 2mg/kg,每日 4 次,应尽早使用,一般应在皮疹出现的 48 小时内开始;重症患者需静脉给药,10~20mg/kg,每 8 小时 1 次。此外,早期使用 α- 干扰素能较快抑制皮疹发展,加速病情恢复。

4. 继发细菌感染时给予抗生素治疗。

5. 皮质激素对水痘病程有不利影响,可导致病毒播散,一般不宜用。

【预防】

1. 控制传染源　对水痘患儿应立即隔离，直至全部疱疹结痂。被患儿呼吸道及皮疹分泌物污染的被服及用具，应采用暴晒、煮沸、紫外线照射等消毒措施。对已接触的易感儿，应检疫3周。

2. 保护易感者　国外已开始使用减毒活疫苗，接触水痘患儿后立即应用，其保护率可达85%～95%，并可持续10年以上。对正在使用大剂量糖皮质激素、免疫功能受损和恶性病患者，以及孕妇和接触患水痘母亲的新生儿，在接触水痘72小时内肌内注射水痘-带状疱疹免疫球蛋白125～625U/kg，可起到预防作用。

儿童水痘预后一般良好，但T细胞免疫功能缺陷患者（如淋巴细胞性恶性疾患）、接受皮质类固醇治疗或化疗患者预后较差。

五、手 足 口 病

案例分析

案例 17-5

患儿，男，2岁。发现手足皮疹2天就诊。不发热，不咳嗽，伴流口水，拒食。体格检查：神清，咽红，咽峡部散在疱疹，心肺（-），腹平软，手足底及臀部可见疱疹，神经反射（-）。

分析：

1. 该患儿初步诊断为何病？诊断依据是什么？

2. 该患儿进一步应做什么检查？处理原则是什么？

手足口病（hand foot and mouth disease，HFMD），是由多种肠道病毒感染引起的急性出疹性传染病。临床以口腔黏膜溃疡及手、足、臀等处发生皮疹为主要特征。多发于夏秋季，好发于儿童，尤其以5岁以下年龄组发病率最高，同一儿童可因感染不同血清型的肠道病毒而多次发病。大多数预后良好，少数病例可出现脑膜炎、脑炎、肺水肿、循环障碍等重症表现。

【病原学】

手足口病由肠道病毒引起。属于小RNA病毒，为单链RNA。至少有20多种肠道病毒血清型能引起手足口病，我国以柯萨奇病毒A组16型（CoxA16）和肠道病毒71型（EV71）多见，近年来CoxA6也成为一些地区手足口病的主要病原。

肠道病毒对外界有较强的抵抗力，适合在湿热的环境中生存，对乙醚、来苏、氯仿等消毒剂不敏感，但对紫外线和干燥敏感，不耐强碱，高锰酸钾、漂白粉、甲醛、碘酒等能使其灭活。

【流行病学】

人类是已知的人肠道病毒的唯一宿主，患者和隐性感染者为本病的传染源。本病主要经消化道，也能通过呼吸道和密切接触等途径传播。通常以发病后1周内传染性最强。人对肠道病毒普遍易感，显性感染和隐性感染后均可获得特异性免疫力。各年龄组均可感染发病，但以5岁以下发病率最高。全年均可散在发病，5～7月份为发病的高峰季节，可在托幼机构引起局部暴发流行。

【发病机制】

病毒侵入人体后在局部黏膜或淋巴组织中增殖，由此进入血液循环导致病毒血症，并随血流播散至脑膜、脑、脊髓、心脏、皮肤、黏膜等组织继续复制，引发炎症性病变并出现相应的临床表现。

【临床表现】

本病的潜伏期多为2～10天，平均3～5天。

1. 普通病例 突然发病，热程 1～2 天，发热多先于发疹或与发疹同时出现，部分患儿可无热。皮疹特点呈离心性分布，多见于手掌、足趾和口腔，偶见于面部、胸背或臀部。皮疹呈红色斑丘疹，或呈椭圆形灰白色小米粒至绿豆大小水疱，周围绕以红晕，手足皮疹不易破溃及感染，1 周内消退，不留色素沉着。预后良好。

2. 重症病例 少数病例（尤其是小于 3 岁婴幼儿）病情进展迅速，在发病 1～5 天出现脑膜炎、脑炎、脑脊髓炎、肺水肿、循环障碍等，极少数病例病情危重，表现为脑干脑炎，可致死亡，存活病例可留有后遗症。

（1）神经系统表现：精神萎靡、嗜睡、易惊、头痛、呕吐、食欲不振、谵妄甚至昏迷；肢体抖动、肌阵挛、眼球震颤、眼球运动障碍、共济失调；肌无力或急性弛缓性瘫痪、惊厥等。查体可见脑膜刺激征阳性，颈项强直在大于 1～2 岁的儿童中较为明显，腱反射减弱或消失，巴宾斯基征等病理征阳性。

（2）呼吸系统表现：呼吸浅促、呼吸节律改变、呼吸困难，口唇发绀，咳嗽，咳白色、粉红色或血性泡沫样痰液，肺部可闻及湿啰音或痰鸣音。

（3）循环系统表现：面色苍灰、皮肤花纹、四肢发凉、出冷汗，指（趾）端发绀；毛细血管充盈时间延长或有心肌收缩力下降的表现。心率增快或减慢，脉搏减弱甚至消失；血压升高或降低。

重症病例的早期识别：①持续高热不退；②精神差、呕吐、易惊、肢体抖动、无力；③呼吸、心率增快；④出冷汗、末梢循环不良；⑤高血压；⑥外周血白细胞计数明显增高；⑦高血糖。出现以上特征有可能在短期内发展为危重病例。

【并发症】

1. 肺炎 少数有呼吸中枢受累的患儿可并发肺炎、肺不张。

2. 脱甲症 在手足口病后 1 个月左右，少数儿童可出现部分指（趾）甲脱离、剥离，原因不明。

【辅助检查】

1. 血常规检查 白细胞总数偏低或正常，淋巴分类偏高。重症病例白细胞计数可显著升高（>15×10⁹/L）或明显降低（<2×10⁹/L），恢复期逐渐恢复正常。

1. 血常规检查 白细胞总数偏低或正常，淋巴分类偏高。重症病例白细胞计数可显著升高（$>15\times10^9/L$）或明显降低（$<2\times10^9/L$），恢复期逐渐恢复正常。

2. 血生化检查 部分病例可有丙氨酸氨基转移酶、天门冬氨酸氨基转移酶、肌酸激酶同工酶轻度升高，病情危重者肌钙蛋白和血糖升高。C 反应蛋白（CRP）一般不升高，乳酸水平正常。

3. 血气分析 呼吸系统受累时可有动脉血氧分压降低、血氧饱和度下降、二氧化碳分压升高、酸中毒改变。

4. 脑脊液检查 神经系统受累时为病毒性脑炎的脑脊液改变，如外观清亮，压力增高，细胞计数增多，蛋白正常或轻度增多，糖和氯化物多正常。

5. 病原学检查

（1）病毒抗原及基因检测：咽拭子、呼吸道分泌物、疱疹液或粪便中 CoxA16、CoxA6 及 EV71 等肠道病毒特异性核酸阳性有诊断意义。

（2）特异性抗体检查：急性期与恢复期血清 CoxA16、CoxA6 及 EV71 等肠道病毒中和抗体有 4 倍以上的升高有诊断意义。

6. 影像学检查

（1）胸部 X 线片：可表现为双肺纹理增多，斑片状阴影，部分病例以单侧为著。

（2）磁共振检查：神经系统受累者可见以脑干、脊髓灰质损害为主的异常改变。

【诊断和鉴别诊断】

1. 诊断

（1）主要侵犯 5 岁以下的幼儿。

（2）口腔黏膜上的小水疱往往先于皮肤损害，直径约 1～3mm，数目多少不一，破溃后形成浅糜烂,自觉疼痛。

(3)手足皮疹开始为红色斑丘疹,很快变成小疱,直径为 1～10mm,疱液清澈透明,周围绕以红晕,数目不多。

2.鉴别诊断

(1)水痘:疱疹较手足口病稍大,呈向心性分布,躯干、头面多,四肢少,疱壁薄,易破溃结痂,疱疹多呈椭圆形,且在同一时期、同一皮损区斑丘疹、疱疹、结痂并见为其特点。

(2)丘疹性荨麻疹:皮疹分布在四肢及躯干,不累及口腔,皮疹为较硬的粟粒大丘疹,可有水疱,但触之较硬,皮疹反复出现,奇痒。

(3)疱疹性咽峡炎:多见于 5 岁以下小儿,起病较急,常突发高热、流涕、口腔疼痛,甚或拒食,体检可见软腭、悬雍垂、舌腭弓、扁桃体、咽后壁等口腔后部出现灰白色小疱疹,1～2 天内疱疹破溃形成溃疡,颌下淋巴结可肿大,但很少累及颊黏膜、舌、齿龈及口腔以外部位的皮肤。

(4)其他病毒所致脑炎或脑膜炎:如单纯疱疹病毒、EB 病毒、巨细胞病毒、呼吸道病毒等也可引起脑炎或脑膜炎,临床表现与手足口病重症病例的中枢神经系统损害表现相似,应尽快留取标本进行病原学或血清学检查做出诊断。

(5)暴发性心肌炎:与手足口病重症病例的循环障碍临床表现相似,但暴发性心肌炎多有严重心律失常、心源性休克、阿 - 斯综合征等表现,一般无皮疹。可进行病原学和血清学检查加以鉴别。

(6)肺炎:手足口病重症病例可发生神经源性肺水肿,应与肺炎鉴别。肺炎的主要表现为发热、咳嗽、咳痰、呼吸急促等呼吸道症状,一般无皮疹,大多无粉红色或血性泡沫痰。

【治疗】

以抗病毒和对症治疗为基本原则。

1.一般治疗　普通病例目前尚无特效抗病毒药物和特异性治疗手段。

(1)消毒隔离,避免交叉感染:应隔离至体温正常、皮疹消退,一般需 2 周。患儿用的物品应彻底消毒。

(2)休息和饮食:适当休息,多饮水,饮食清淡、易消化、富含维生素;口腔糜烂时,进流质饮食,禁食刺激性食物。

(3)口腔疱疹治疗:餐后漱口,口腔糜烂时可用碳酸氢钠漱口液等含漱口腔,也可涂抹金霉素、鱼肝油,每日数次。

(4)皮肤黏膜疱疹治疗:患者衣服、被褥保持清洁干燥。剪短患儿指甲、戴手套以防抓破皮疹,避免感染。可选冰硼散、金黄散等涂抹患处。疱疹破溃者,局部可涂抹 1% 甲紫或抗生素软膏。

(5)对症治疗:患儿发热,根据其体温,可多饮水、物理降温、退热药、中西医结合治疗;咳嗽、咳痰者可给予镇咳、祛痰药;维持水、电解质、酸碱平衡,保护重要脏器功能。

2.重症病例的治疗

(1)神经系统受累的治疗:①控制颅内高压:限制入量,积极给予甘露醇降颅压治疗,每次0.5～1.0g/kg,每 4～8 小时 1 次,20～30 分钟快速静脉注射。根据病情调整给药间隔时间及剂量。必要时加用呋塞米。②酌情应用糖皮质激素治疗,参考剂量:甲泼尼龙 1～2mg/(kg·d),地塞米松 0.2～0.5mg/(kg·d)。病情稳定后,尽早减量或停用。③酌情静脉注射免疫球蛋白,总量2g/kg,分 2～5 天给予。④对症治疗:降温、镇静、止惊。

(2)呼吸、循环衰竭的治疗:①保持呼吸道通畅,吸氧。②监测呼吸、心率、血压和血氧饱和度。③呼吸功能障碍的治疗。④保护重要脏器功能,维持内环境稳定。

(3)恢复期治疗:①促进各脏器功能恢复。②功能康复治疗。③中西医结合治疗。

【预防】

1. 控制传染源　普通病例居家隔离，重症病例应隔离治疗，隔离期为 14 天。

2. 切断传播途径　加强卫生管理，勤洗手；儿童集聚的集体单位做好晨检，及时发现疑似患儿，及时隔离，防止交叉感染。

3. 主动免疫　我国生产的人源性细胞基质的 EV71 疫苗已经上市投入使用。

六、流行性腮腺炎

案例分析

案例 17-6

患儿，男，7 岁，发现左耳垂下肿胀 2 天就诊。

体格检查：神清，左侧耳垂下方轻触痛，局部无明显肿胀，左颌下腺肿大伴触痛，左腮腺导管开口无明显红肿，心肺无异常。周围同学亦有类似表现。

分析：

1. 该患儿初步诊断为何病？诊断依据是什么？

2. 该患儿进一步应做什么检查？处理原则是什么？

流行性腮腺炎（epidemic parotitis）是由流行性腮腺炎病毒引起的小儿常见的急性呼吸道传染病。以腮腺肿大及疼痛为特征，各种唾液腺体及其他器官均可受累，系非化脓性炎症。本病以 5～15 岁患者较为多见，常在幼儿园和学校中感染流行。一次感染后可获得终身免疫，但个别抗体水平低下者亦可再次感染。

【病原学】

流行性腮腺炎病毒属于副黏液病毒科的单股 RNA 病毒，只有一个血清型。病毒表面有两个组分，血凝素神经氨酸酶蛋白和溶解蛋白，对病毒毒力起着重要作用。该病毒对物理和化学因素敏感，来苏、福尔马林等均能在 2～5 分钟内将其灭活，紫外线照射也可将其杀灭，若加热至 56℃，20 分钟即失去活力。

【流行病学】

人是病毒的唯一宿主。流行性腮腺炎患者和健康带毒者是本病的传染源，患者在腮腺肿大前 6 天到发病后 5 天或更长的时间均可排出病毒。本病主要通过呼吸道飞沫传播，亦可因直接接触被唾液污染的食具和玩具而感染。全年均可发生感染流行，但以冬春季节发病较多。人群对本病普遍易感，感染后具持久免疫。

【发病机制】

病毒通过口、鼻侵入人体后，在上呼吸道黏膜上皮组织中生长增殖，导致局部炎症和免疫反应，并进入血液引起病毒血症，进而扩散到腮腺和全身各器官，亦可经口腔沿腮腺管传播到腮腺。由于病毒对腺体组织和神经组织具有高度亲和性，可使多种腺体（腮腺、舌下腺、颌下腺、胰腺、生殖腺等）发生炎症改变，如侵犯神经系统，可导致脑膜脑炎等严重病变。受侵犯的腺体增大，周围组织充血、水肿，腺体细胞发生混浊、肿胀或坏死。

【病理】

受侵犯的腺体出现非化脓性炎症为本病的病理特征，间质充血、水肿、点状出血、淋巴细胞浸润和腺体细胞坏死等。腺体导管细胞肿胀，管腔中充满坏死细胞及渗出物，使腺体分泌排出受阻；唾液中的淀粉酶经淋巴系统进入血液，使血、尿淀粉酶增高；睾丸、卵巢、胰腺、脑和脊髓也有类似的病理改变。

【临床表现】

1. 潜伏期　14～25天，平均18天。

2. 前驱期　很短，数小时至1～2天，常有发热、食欲不振、全身无力头疼等。

3. 腮腺肿胀期　常先见于一侧，然后另一侧也相继肿大，2～3日内达高峰。肿大的腮腺以耳垂为中心，向前、后、下发展，边缘不清，表面发热但多不红，触之有弹性感并有触痛。腮腺肿大可持续5日左右，以后逐渐消退。腮腺管口（位于上颌第二磨牙对面的黏膜上）在早期可见红肿，有助于诊断。腮腺肿胀时，常波及邻近的颌下腺和舌下腺。颌下腺肿大时颈前下颌处明显肿胀，可触及椭圆形腺体。舌下腺肿大时可见舌下及颈前下颌肿胀。病程中患者可有不同程度的发热，持续时间不一，短者1～2天，多为5～7天，亦有体温始终正常者。可伴有头痛、乏力、食欲减退等。

【并发症】

由于腮腺炎病毒有嗜腺体和嗜神经性，常侵入中枢神经系统和其他腺体、器官而出现以下并发症：

1. 脑膜脑炎　常在腮腺炎高峰时出现，也可出现在腮腺肿大前或腮腺肿大消失以后。表现为发热、头痛、呕吐、颈项强直、克尼格征阳性等，脑脊液的改变与其他病毒性脑炎相似。本病以脑膜受累为主，预后大多良好，常在2周内恢复正常，多无后遗症。如侵犯脑实质，可出现嗜睡，甚至昏迷等，并可能有神经系统后遗症甚至死亡。

2. 睾丸炎　是男孩最常见的并发症，多为单侧肿大且有压痛，约1/3的病例双侧受累，开始为睾丸疼痛，随之肿胀伴剧烈触痛，可并发附睾炎、鞘膜积液和阴囊水肿。部分患者可发生不同程度的萎缩，双侧萎缩者可导致不育症。

3. 卵巢炎　约5%～7%的青春期女性患者可并发卵巢炎，症状多较轻，可出现下腹疼痛及压痛、月经不调等，一般不影响受孕。

4. 胰腺炎　可见于年长儿，大多发生于腮腺肿大3～5日至1周。主要表现为上中腹疼痛、压痛明显，伴呕吐、发热、腹胀、腹泻或便秘等。由于单纯腮腺炎即可引起血、尿淀粉酶增高，故不宜作为诊断依据，因此需做脂肪酶检查，若升高则有助于胰腺炎的诊断。

5. 其他并发症　心肌炎较常见，而肾炎、乳腺炎、胸腺炎、甲状腺炎、泪腺炎、角膜炎、血小板减少及关节炎等偶可发生。

【辅助检查】

1. 外周血象　白细胞总数正常或降低，淋巴细胞相对增多。

2. 尿、血淀粉酶测定　90%患者发病早期血清和尿淀粉酶有轻至中度增高，约2周左右恢复正常，血脂肪酶同时增高有助于胰腺炎的诊断。

3. 血清学检查　ELISA法检测血清中腮腺炎病毒核蛋白的IgM抗体可作为近期感染的诊断。应用逆转录PCR技术检测腮腺炎病毒RNA，可大大提高可疑患者的诊断。

4. 病毒分离　疾病早期，患者唾液、脑脊液、尿或血中可分离出病毒。

【诊断和鉴别诊断】

1. 诊断　发病前2～3周有流行性腮腺炎接触史。初病有发热，以耳垂为中心的腮部漫肿，皮色不红，压之疼痛或有弹性，先发一侧，继发于另一侧，整个病程约1～2周。对可疑病例确诊需依靠血清学检查和病毒分离。

2. 鉴别诊断

（1）化脓性腮腺炎：多为一侧腮部肿痛，表皮泛红，腮腺化脓，按摩腮部可见口腔内腮腺管口有脓液溢出，无传染性，常继发于热病之后。

（2）复发性腮腺炎：病因不明，可因感染和药物过敏所致。腮腺反复肿大，腮腺管造影可见狭窄或结石或瓣膜状管口畸形。

（3）局部淋巴结炎：急性淋巴结炎多为单侧病变，位于颌下或颏下，肿块不以耳垂为中心，开始淋巴结肿大较硬，边界清楚，压痛明显；常有头面部或口咽部感染病灶；腮腺管口无红肿。

【治疗】

无特异性抗病毒治疗，以对症处理为主。

1. 清淡饮食，忌酸性食物，多饮水，保持口腔卫生。

2. 对症处理　高热者给予退热剂或物理降温。严重头痛和并发睾丸炎者可予解热止痛药。睾丸肿痛时可用丁字带托起。对重症脑膜脑炎、睾丸炎或心肌炎患儿必要时可采用中等剂量的糖皮质激素进行 3～7 天的短期治疗。胰腺炎时应禁食，静脉补液维持热量供给和水电解质平衡，应用抗生素和维生素 B、维生素 C。

3. 抗病毒治疗　发病早期可使用利巴韦林 15mg/（kg·d）静脉滴注，疗程 5～7 天，也可使用干扰素治疗，有加速消肿、缩短病程的效果。

【预防】

1. 控制传染源　隔离患者直至腮腺肿胀完全消退为止。集体机构的易感儿应检疫 3 周。流行期间幼儿园及小学要经常检查，有接触史及腮部肿痛的可疑患儿要进行隔离密切观察。

2. 切断传播途径　对流行性腮腺炎发生的学校教室要注意通风，保持空气流通，放学后可用 0.2% 过氧乙酸消毒。流行期间不宜举行大型集体活动。

3. 保护易感儿　被动免疫丙种球蛋白和腮腺炎高价免疫球蛋白均无预防效果；主动免疫目前已有单价腮腺炎减毒活疫苗和腮腺炎 - 麻疹 - 风疹三联疫苗（MMR）应用于预防，取得了良好保护作用。

七、流行性乙型脑炎

案例分析

案例 17-7

患儿，女，3 岁半。因"发热 5 天，神志不清 1 小时"入院。病程中伴有呕吐，呈喷射性，时有头疼，无皮疹，大小便正常。

体格检查：昏迷，T 39.1℃，颈部抵抗明显，两侧瞳孔不等大，光反射迟钝，咽红，心（−），肺呼吸音粗，腹平软，肝脾肋下未触及，克尼格征及布鲁津斯基征（+）。

分析：

1. 该患儿初步诊断为何病？诊断依据是什么？

2. 该患儿进一步应做什么检查？处理原则是什么？

流行性乙型脑炎（epidemic encephalitis B），简称乙脑，是由乙脑病毒引起的以中枢神经系统病变为主的急性传染病，经蚊类媒介传播。临床表现为发病急骤，进展迅速，有高热、意识障碍、惊厥、脑膜刺激征及其他神经系统症状。病毒主要侵犯大脑，又称大脑炎。

【病原学】

乙脑病毒属黄病毒科中的黄病毒属，为 B 组虫媒病毒，具有较强的嗜神经性，对温度、乙醚、酸等都很敏感，能在乳鼠脑组织内传代，在鸡胚、猴、肾中可以生长并复制，适宜在蚊内繁殖的温度为 25～30℃。

【流行病学】

流行性乙型脑炎是一种动物源性传染病，蚊子不仅是本病的主要传播媒介，并且还是病毒的长期储存宿主。在国内传播流行性乙型脑炎病毒的蚊种有库蚊、伊蚊和按蚊，其中三带喙库蚊是主要的传播媒介。人群普遍易感，患者或隐性感染后皆可获得持久免疫力。乙脑患者多为 10 岁以下儿童，以 2～6 岁儿童发病率最高。约 90% 的病例发生在 7～9 月。近年由于儿童和青少年广泛接种乙脑疫苗，成人与老年人的发病率相对增加，但总的发病率仍有较大幅度下降。

【发病机制】

病毒随蚊虫唾液进入人体，先在单核吞噬细胞系统中繁殖，随后形成病毒血症，之后的转归取决于病毒的数量、毒力及人体免疫系统。免疫力强者迅速消除病毒血症，形成隐性感染或轻型病例；免疫力弱，或因高血压、脑寄生虫病等原因削弱血脑屏障者，病毒容易侵入，形成显性感染。由于病毒经血流播散，若侵入血脑屏障则将引起广泛的脑实质炎症。

【临床表现】

1. 初热期　病程第 1～3 天，有发热、头痛、嗜睡、呕吐，可有脑膜刺激征。

2. 极期　病程第 4～10 天，持续高热，意识障碍加深，甚至昏迷、抽风，或反射消失，肌张力增强，脑膜刺激征。重症者可出现脑疝，呼吸衰竭。

3. 恢复期　一般 10 天后进入恢复期，体温渐降，神志渐清，多数患者逐渐康复。部分严重病例恢复较慢。

4. 后遗症期　少数重症患者在起病 6 个月后仍留有神经精神症状，如瘫痪、痴呆等。

【辅助检查】

1. 血象　白细胞计数多在（10～20）×10⁹/L，中性粒细胞增至 80% 以上。

1. 血象　白细胞计数多在 $(10\sim20)\times10^9/L$，中性粒细胞增至 80% 以上。

2. 脑脊液　外观无色透明或微混，压力增高，白细胞计数多，早期以中性粒细胞为主，蛋白轻度增高，糖与氯化物正常。

3. 试验　补体结合试验病后 2～3 周内阳性；血凝抑制试验病后 5 天出现阳性，第 2 周达高峰。

【诊断和鉴别诊断】

1. 诊断

（1）流行病学资料：明显的流行季节（7～9 月），10 岁以下儿童多见。

（2）临床表现：起病急、高热、头痛、呕吐、意识障碍、抽搐、脑膜刺激征阳性。

（3）脑脊液检查。

2. 鉴别诊断

（1）化脓性脑膜炎：化脑中的流行性脑脊髓膜炎（简称流脑）起病急、病情发展迅速，不典型病例偶尔需要同乙脑鉴别。在北方，流脑发病季节主要是冬春季，患者多有出血点或瘀斑、脑脊液中有大量白细胞、涂片或培养可检出细菌等有助于鉴别。

（2）中毒型痢疾：发病季节亦为夏秋季，起病急，有高热、惊厥、昏迷，但一般无颈强直。脑脊液可有压力增高，但无其他异常。菌痢患者多伴腹泻，粪便镜检有大量白细胞，培养可检出痢疾杆菌，病程早期（一般 24 小时内）尚未发生腹泻症状时，可用肛管取粪便检查证实。

（3）结核性脑膜炎：一般起病缓慢，病情发展亦相对缓慢，临床表现以脑膜损害为主，脑实质损害的表现不是很突出，卡介苗接种史、结核接触史，以及其他部位的结核等有助于鉴别。脑脊液的特异性抗体检测等可帮助鉴别。

（4）其他病毒性脑炎：在乙脑流行季节可能发生的病毒性脑炎有肠道病毒、腮腺炎病毒、单纯疱疹病毒等引起者。这些脑炎除可能有上呼吸道感染、皮疹、咽或口周疱疹等表现，神经系统临床表现与乙脑的表现相似。只有通过实验室检查才能做到彻底的鉴别。

【治疗】

以对症和支持治疗，防止并发症为主。

1. 一般治疗　注意饮食和营养，供应足够水分。高热、昏迷、惊厥患者易失水，故宜补足量液体，每日 50～80mL/kg，但输液不宜多，以防脑水肿，加重病情。

2. 对症治疗

（1）高热：高热患者可采用物理降温或药物降温，使体温保持在 38～39℃（肛温）之间。避免用过量的退热药，以免因大量出汗而引起虚脱。

（2）惊厥：可使用镇静止痉剂，如地西泮、水合氯醛、苯妥英钠、异戊巴比妥钠等。针对惊厥原因采取相应措施：因脑水肿所致者，应以脱水药物治疗为主，可用 20% 甘露醇，在 20～30 分钟内静脉滴完，必要时 4～6 小时重复使用；因呼吸道分泌物堵塞、换气困难致脑细胞缺氧者，应保持呼吸道通畅，给予氧气，必要时行气管切开，加压呼吸；因高温所致者，应以降温为主。

（3）呼吸障碍和呼吸衰竭：深昏迷患者喉部痰增多而影响呼吸时，可经口腔或鼻腔吸引分泌物、体位引流、雾化吸入等方式，以保持呼吸道通畅。因脑水肿、脑疝而致呼吸衰竭者，可给予脱水剂、肾上腺皮质激素等。因惊厥发生的屏气，可按惊厥处理。如因假性延髓麻痹或延髓麻痹而自主呼吸停止者，应立即作气管切开或插管，使用加压人工呼吸器。如自主呼吸存在，但呼吸浅弱者，可使用呼吸兴奋剂如洛贝林、尼可刹米、哌甲酯、盐酸二甲弗林等（可交替使用）。

（4）循环衰竭：因脑水肿、脑疝等脑部病变而引起的循环衰竭，表现为面色苍白、四肢冰凉、脉压小、中枢性呼吸衰竭，宜用脱水剂降低颅内压。如为心源性心力衰竭，则应加用强心药物，如毛花苷丙等。如因高热、昏迷、失水过多造成血容量不足，致循环衰竭，则应以扩容为主。

（5）肾上腺皮质激素及其他治疗：肾上腺皮质激素有抗炎、退热、降低毛细血管通透性、保护血脑屏障、减轻脑水肿、抑制免疫复合物的形成、保护细胞溶酶体膜等作用，对重症和早期确诊的患者即可应用。待体温降至 38℃ 以下，持续 2 天即可逐渐减量，一般不宜超过 5～7 天。

【预防】

乙脑的预防应采取以防蚊、灭蚊及预防接种为主的综合措施。

1. 控制传染源　早期发现、隔离、治疗患者；人畜居地分开。

2. 切断传播途径　防蚊和灭蚊是控制本病流行的重要环节，特别是注意消灭蚊虫孳生地。提倡不露宿。黄昏户外活动应避免蚊虫叮咬。

3. 保护易感人群　1 岁儿童基础免疫 1 次，第 2 年加强 1 次；5 岁再加强 1 次。

第二节　细　菌　感　染

一、猩　红　热

案例分析

案例 17-8

患儿，男，3 岁。因"发热 3 天，皮疹 1 天"就诊。3 天前出现发热伴轻咳，体温 38.0℃ 左右，咽痛，今发现胸部皮疹。

体格检查：T 38.3℃，面部潮红，精神一般，咽红，口周苍白，双侧扁桃体Ⅱ度肿大，表面附有脓性分泌物，草莓舌，双肺呼吸音粗，心音有力，律齐，肝脾肋下未及，双下肢无水肿，胸腹背部布有密集而均匀的红色细小丘疹，触之似砂纸感。

分析：

1. 该患儿初步诊断为何病？诊断依据是什么？

2. 该患儿进一步应做什么检查？处理原则是什么？

猩红热（scarlet fever）是 A 组乙型溶血性链球菌引起的急性出疹性呼吸道传染病。临床特征为发热、咽峡炎、全身弥漫性猩红色皮疹和恢复期皮肤脱屑。

【病原学】

感染 A 组乙型溶血性链球菌引起，属革兰氏染色阳性菌。依其表面抗原不同可分为 90 多种血清型，其中 M 蛋白是链球菌有致病能力的重要因素。链球菌细胞壁有脂磷壁酸（LTA），这也是一种重要的毒力因子，能使细菌附着到宿主黏膜及细胞膜上。A 组乙型溶血性链球菌对热、干燥的抵抗力较弱，加热 56℃30 分钟及一般消毒剂均可将其杀灭，但在痰及脓液中可生存数周。

【流行病学】

本病为呼吸道传染病，空气飞沫是传播的主要媒介，也可通过被患者分泌物污染的食物、食具、玩具、衣服、日常用品间接传播，甚至可通过外伤或产道感染。一年四季均可发生，但冬春季较多。人们对猩红热普遍易感，儿童更易感染，其中以 2～8 岁小儿发病率最高。

【发病机制】

病原菌及其毒素在侵入部位及其周围组织引起炎症和化脓性变化，并进入血循环，引起败血症，致热毒素引起发热和红疹。

1. 化脓性病变　A 组乙型溶血性链球菌借助 LTA 黏附于呼吸道黏膜、皮肤及其他部位，进入组织引起炎症，通过 M 蛋白及细菌荚膜的抗吞噬作用而快速繁殖，在透明质酸酶、链激酶等作用下，使炎症扩散、引起组织坏死。

2. 中毒性病变　A 组乙型溶血性链球菌所产生的毒素进入血液循环后，引起发热、头痛、食欲不振等全身毒血症症状。红疹毒素（又称致热外毒素）还可引起真皮层毛细血管充血、水肿和炎症细胞浸润等，毛囊周围最明显，形成皮肤血管充血发疹（即典型的猩红热样皮疹），之后表皮死亡而脱落，形成"脱屑"。黏膜也可充血，形成"内疹"。心肌可有水肿、变性，肝、脾、淋巴结可有充血、脂肪变性，肾脏可有间质性炎症改变。

3. 变态反应性病变　仅发生于个别病例，病程第 2、3 周时，可发生变态反应性变化，主要见于心、肾、关节滑囊的浆液性炎症，可能因 A 组链球菌某些型与被感染者的心肌、心瓣膜、肾小球基底膜、关节滑囊的抗原相似，发生特异免疫后引起交叉免疫反应，或可能因抗原 - 抗体复合物沉积而致。

【临床表现】

1. 潜伏期　一般 1～7 天。

2. 前驱期　起病急，轻者发热 38～39℃，重者可达 40℃。咽部与扁桃体红肿明显，表面覆有较易拭掉的白色脓性渗出物，软腭处有细小红疹或瘀点。颈部及颌下淋巴结肿大并有压痛。

3. 出疹期　①时间：起病 12～48 小时内出疹，尤以 24 小时居多。②顺序：皮疹最先见于颈部、腋下和腹股沟处，通常 24 小时内布满全身。③形态：为全身皮肤在弥漫性充血发红的基础上，广泛存在密集而均匀的红色细小丘疹，压之暂呈苍白色，触之似砂纸感。④颜面特征：面部潮红，不见皮疹，口唇周围发白，形成"环口苍白圈"。⑤皮肤折叠处皮疹特征：腋窝、肘窝、腹股沟等皮肤皱褶处和易受摩擦的部位更密集，可见皮下出血点，在此处形成紫红色线条，称"帕氏线"。⑥舌：病初舌体肿胀、起刺，上覆白苔，称"白草莓舌"，后白苔脱落，露出鲜红舌面，红肿的舌乳头持续存在，称"红草莓舌"，亦称"杨梅舌"。此期体温最高，全身毒血症症状加重。

4. 恢复期　体温常在 5 日内恢复正常。皮疹按出现顺序消退，1 周后开始脱皮，先从面、颈部，渐及躯干、四肢。脱皮的程度与时间因皮疹轻重而异，轻者糠屑样，重者可大片脱皮，整个脱屑过程 2～6 周，无色素沉着。

【并发症】

初期可发生化脓性和中毒性并发症,如化脓性淋巴结炎、中耳炎及中毒性心肌炎、中毒性肝炎等。在病程 2～3 周,主要有风湿病、肾小球肾炎、关节炎,为变态反应所致。近年由于早期应用抗生素,使病情得以控制,故并发症少见。

【辅助检查】

1. 外周血象　白细胞增多,可高于 $12×10^9$/L,中性粒细胞增高,达 70%～90%。出疹后血象中嗜酸性粒细胞增多,可占 5%～10%。

2. C 反应蛋白(CRP)　常在发病第 3 天升高,持续 1 个多月。

3. A 组链球菌抗原检查　检测咽标本中乙型溶血性链球菌糖类抗原,可在几分钟内出结果,有利于快速诊断。

4. 抗链球菌抗体检查　抗链球菌溶血素 O 抗体阳性,常提示 A 组乙型溶血性链球菌近期感染。

5. 多价红疹毒素试验　在发病早期呈阳性,而恢复期转为阴性。红疹毒素又称狄克毒素,以其 0.1ml 作皮内注射,24 小时后局部红肿直径逾 1cm 者为阳性,提示无抗毒免疫力,对猩红热易感;如为阴性,则表示有抗毒免疫力,此称为狄克试验(Dick test)。

【诊断和鉴别诊断】

1. 诊断　根据流行病史、发热、咽峡炎、杨梅舌、口周苍白圈及典型皮疹,结合实验室检查即可确诊。

2. 鉴别诊断　主要与麻疹、风疹、幼儿急疹相鉴别。具体鉴别要点见表 17-1。

【治疗】

1. 一般治疗　进行呼吸道隔离,急性期卧床休息,供给充分的营养及水分,饮食清淡。注意口腔及皮肤清洁卫生,预防继发感染,年长儿可用生理盐水漱口。隔离患者 6 天以上,直至咽拭子培养 3 次阴性,且无并发症时,可解除隔离。对咽拭子培养持续阳性者应延长隔离期。

2. 抗生素治疗　青霉素是首选药物,早期应用可缩短病程、减少并发症,病情严重者可增加剂量。为彻底消除病原菌、减少并发症,疗程至少 10 日。对青霉素过敏者可用红霉素,严重时也可静脉给药,疗程 7～10 日。对产 β 内酰胺酶菌株,可选用耐 β 内酰胺酶类抗生素,如氨苄西林、阿莫西林与克拉维酸复合制剂。

3. 对症治疗　高热可用较小剂量的退热剂,或用物理降温等方法。年长儿咽痛可用生理盐水漱口等。

【预防】

1. 猩红热患者应隔离治疗。猩红热流行期间,对可疑猩红热、急性咽炎和扁桃体炎患者,均应隔离治疗;对于带菌者可用常规治疗剂量的青霉素治疗,直至培养转阴,以控制传染源。

2. 对与猩红热患者密切接触者应严密观察,检疫 7～12 日,有条件可做咽拭子培养,或预防性给予青霉素。

3. 疾病流行期间,应避免到拥挤的公共场所,尤其是儿童。

二、中毒型细菌性痢疾

 案例分析

案例 17-9

患儿,男,20 个月。因"发热、腹泻 2 天,惊厥一次"入院。2 天前发热伴腹泻,大便呈黏液状,每天 6～8 次。今突然高热达 40℃左右,精神萎靡,呕吐数次,1 小时前突然惊厥,神志丧失。

体格检查：T 39.5℃，呼吸浅快，面色略显灰白，双侧瞳孔等大，光反射迟钝，四肢肌张力高，时有强直和抽动，心率 100 次/min，心音低钝，肝肋下 1cm，质软，脾未及，肠鸣音亢进，神经反射（-）。

分析：

1. 该患儿初步诊断为何病？诊断依据是什么？

2. 该患儿进一步应做什么检查？处理原则是什么？

中毒型细菌性痢疾是急性细菌性痢疾的危重型。起病急骤，突然高热、反复惊厥、嗜睡，迅速发生休克、昏迷。本型多见于 3～7 岁健壮儿童，病情经过极为凶险，病死率高，必须积极抢救。

【病原学】

病原是痢疾杆菌，隶属于肠杆菌科，是人类细菌性痢疾最为常见的病原菌。依据抗原类型分为痢疾志贺菌、福氏志贺菌、鲍氏志贺菌和宋内氏志贺菌 4 个群，我国以福氏志贺菌多见，为革兰氏阴性杆菌。本菌耐寒、耐湿，在外环境中生存力较强，但是在日光下半小时或 60℃温度中 10 分钟即可将其杀灭，一般消毒剂均可将其灭活。

【流行病学】

本病通过消化道传播。痢疾杆菌随患者或带菌者的粪便排出，通过污染的手、食品、水源或生活接触，或苍蝇、蟑螂等间接方式传播。全年均有发生，但常于夏秋季流行，一般在 7～9 月达到高峰。人群对痢疾杆菌普遍易感，学龄前儿童患病多，尤多见于平素体格健壮、营养状况良好的 3～7 岁小儿。

【发病机制】

与机体对细菌毒素产生异常强烈的过敏反应（全身炎症反应综合征）有关。志贺菌内毒素从肠壁吸收入血后，引起发热、毒血症及急性微循环障碍。内毒素作用于肾上腺髓质，兴奋交感神经系统释放肾上腺素、去甲肾上腺素等，使小动脉和小静脉发生痉挛性收缩。内毒素直接作用或通过刺激网状内皮系统，使组氨酸脱羧酶活性增加，或通过溶酶体释放，导致大量血管扩张，加重微循环障碍。中毒型菌痢的上述病变在脑组织中最为显著，故可发生脑水肿甚至脑疝，出现昏迷、抽搐及呼吸衰竭。这是中毒型菌痢死亡的主要原因。

【病理】

本病的肠道病变轻而不典型，特别在起病早期中毒症状虽极严重，但病理改变并不明显。肠道多见充血水肿，但死亡病例内脏器官病理改变显著，表现为多脏器的微血管痉挛及通透性增加。突出的病理改变为大脑及脑干水肿，神经细胞变性及点状出血，肾小管上皮细胞变性坏死。

【临床表现】

潜伏期多数为 1～2 天，短者数小时。起病急，发展快，高热可 >40℃（少数不高），迅速发生呼吸衰竭、休克或昏迷；肠道症状多不明显，甚至无腹痛与腹泻；也有在发热、脓血便后 2～3 天开始发展为中毒型。根据其主要表现又可分为以下几型。

1. 休克型（皮肤内脏微循环障碍型）　主要表现为感染性休克。早期为微循环障碍，可见精神萎靡，面色灰白，四肢厥冷，脉细速，呼吸急促，血压正常或偏低，脉压小；后期微循环淤血、缺氧，可见口唇及甲床发绀，皮肤花斑，血压下降或测不出，可伴心、肺、血液、肾脏等多系统功能障碍。

2. 脑型（脑循环障碍型）　临床表现主要为惊厥、昏迷和呼吸衰竭。早期有嗜睡，呕吐，头痛，血压偏高，心率相对缓慢。随着病情的进展很快进入昏迷，频繁或持续地抽搐，瞳孔大小不等，对光反射消失，呼吸深浅不匀，节律不整，甚至呼吸停止。此型较严重，病死率高。

3．肺型（肺微循环障碍）　又称呼吸窘迫综合征，以肺微循环障碍为主，常在中毒性菌痢脑型或休克型基础上发展而来，病情危重，病死率高。

4．混合型　上述两型或三型同时或先后出现，具有循环衰竭与呼吸衰竭的综合表现，是预后最凶险的一种，病死率高。

【辅助检查】

1．外周血象　白细胞总数多增高至（10～20）×10⁹/L，以中性粒细胞为主，并可见核左移。当有 DIC 时，血小板明显减少。

2．大便常规　病初可正常，以后出现脓血黏液便，镜检有成堆的脓细胞、红细胞和吞噬细胞。

3．大便培养　可分离出志贺菌属痢疾杆菌。

4．特异性核酸检测　采用核酸杂交或 PCR 可直接检查粪便中的痢疾杆菌核酸，具有灵敏度高、特异性强、快速简便、对于标本要求较低等优点，是较有发展前途的方法。

【诊断和鉴别诊断】

1．诊断　中毒型菌痢以重度毒血症、休克、中毒性脑炎为主要症状，在菌痢流行季节，凡突然高热、伴反复惊厥、脑病和／或休克表现者，均因考虑到中毒型菌痢的可能，应尽早用肛门拭子取标本或以盐水灌肠取材做涂片镜检和细菌培养，以明确诊断。

2．鉴别诊断

（1）高热惊厥：多见于 6 个月至 3 岁小儿，常在体温突然升高时出现惊厥，抽搐时间短，止惊后一般情况好，无感染中毒的其他症状。一次病程多发生 1 次惊厥，大便常规正常。

（2）流行性乙型脑炎：本病的表现与中毒型菌痢中的脑型相似，但本病由乙型脑炎病毒引起，临床表现为高热、惊厥、意识障碍等，很少出现休克；而菌痢发病更急，多在 1 天内出现，进展迅猛，易并发休克。二者可通过镜检及细菌培养区别。

（3）急性坏死性肠炎：可有发热、谵语、昏迷、休克等症状，腹泻，血便，一般无黏液，腹痛是主要症状，以脐周或左中上腹为主（病变在小肠）。大便检查以红细胞为主，白细胞少。培养无致病菌生长。

【治疗】

治疗原则：本病病情危急，进展迅速，必须立即抢救。

1．降温止惊

（1）退热：可用物理降温，温盐水灌肠，或酌加退热剂。

（2）躁动不安或反复惊厥者：采用亚冬眠疗法，氯丙嗪和异丙嗪 1～2mg/kg，肌内注射，2～4 小时可重复 1 次，共 2～3 次。必要时加苯巴比妥钠盐 5mg/kg，肌内注射；或水合氯醛 40～60mg/kg，灌肠；或安定 0.3mg/kg（最大剂量每次不超过 10mg），缓慢静脉推注。

2．治疗循环衰竭

（1）扩充血容量，纠正酸中毒，维持水与电解质平衡。

（2）改善微循环：在充分扩容的基础上应用东莨菪碱、酚妥拉明、多巴胺或间羟胺等血管活性药物改善微循环。每天 1～2 次，疗程 3～5 天。纳洛酮能有效提高血压和心肌收缩力，剂量为每次 0.01～0.02mg/kg，肌内注射或静脉滴注，必要时可重复使用。

3．防治脑水肿和呼吸衰竭

（1）东莨菪碱或山莨菪碱：改善微循环，起镇静作用。

（2）脱水剂：20% 甘露醇 0.5～1.0g/kg，4～6 小时 1 次，或与利尿剂交替使用。

（3）地塞米松：0.5～1.0mg/kg，加入液体中静脉滴注，必要时 4～6 小时重复 1 次。

（4）保持呼吸道通畅：吸氧，若出现呼吸衰竭应及早使用呼吸机。

4．控制感染　可采用三代头孢菌素等，如头孢曲松钠，每日 100～150mg/kg，分 2 次静脉滴注,头孢噻肟钠,75～150mg/(kg·d),分 2 次静脉滴注;或氨苄西林 / 舒巴坦,0.1～0.2g,分 6～8 小时静脉滴注。

【预防】

1. 搞好环境卫生,加强厕所及粪便管理,消灭苍蝇孳生地,发动群众消灭苍蝇。
2. 做到饭前便后洗手,不饮生水,不吃变质和腐烂食物,不吃被苍蝇沾过的食物。
3. 不要暴饮暴食,以免胃肠道抵抗力降低。

第三节 传染性单核细胞增多症

 案例分析

案例 17-10

患儿,女,4 岁。因"发热 6 天,右颈部包块 2 天"入院。6 天前发热,体温高达 39.0℃,伴咽部不适和躯干皮疹,静脉用"头孢类抗生素"3 天病情无明显好转,昨日发现右颈上部肿胀。

体格检查:T 39.5℃;躯干部散在红色斑丘疹,右颈上部扪及数个肿大淋巴结,最大直径约 2cm,咽部充血,双侧扁桃体Ⅱ度肿大,表面有淡黄色分泌物,心肺未闻及异常,肝肋下 2.5cm,质尚软,脾肋下 1.5cm,质软。

分析:

1. 该患儿初步诊断为何病? 诊断依据是什么?
2. 该患儿进一步应做什么检查? 处理原则是什么?

传染性单核细胞增多症(infectious mononucleosis IM)是由 EB 病毒(EBV)感染所致的急性传染病。临床上以发热、咽峡炎、淋巴结及肝脾大、外周血中淋巴细胞增加并出现异型淋巴细胞等为其特征。

【病原学】

EBV 是一种嗜淋巴细胞的 DNA 病毒,属疱疹病毒属,主要侵入 B 淋巴细胞。病毒颗粒在电镜下呈球形,直径约 150～180nm;病毒核酸为双链 DNA,通常以线性分子插入宿主细胞染色体 DNA 的整合方式和以环状分子游离细胞中的形式存在。EBV 有 5 种抗原成分,分别是衣壳抗原(VCA)、早期抗原(EA)、核心抗原(EBNA)、淋巴细胞决定的膜抗原(LYDMA)、膜抗原(MA),均能产生各自相应的抗体。

【流行病学】

本病世界各地均有发生,多呈散发性,也可引起小流行。一年四季均可发病,以晚秋至初春为多。患者和 EBV 携带者为传染源。病毒大量存在于唾液腺及唾液中,可持续或间断排毒达数周、数月甚至数年之久。传播途径主要经口密切接触而传播(口 - 口传播),飞沫传播少见。本病多见于儿童及青少年,无性别差异。发病后可获得持久免疫力,罕见再次发病。

【发病机制】

EBV 进入口腔后可能先在咽部淋巴组织内增殖,然后进入血液导致病毒血症,继而累及周身淋巴系统。因 B 细胞表面有 EBV 受体,故 EBV 主要感染 B 细胞,导致 B 细胞表面抗原改变,继而引起 T 细胞防御反应,形成细胞毒性 T 细胞(CTL),从而直接破坏感染 EBV 的 B 细胞。

【临床表现】

潜伏期 5～15 天。起病急缓不一。近半数患者有乏力、头痛、鼻塞、恶心、食欲减退等前驱

症状。发病期典型表现有:

1. 发热　一般均有发热,体温 38～40℃,无固定热型,部分患者伴畏寒、寒战,热程大多 1～2 周,中毒症状多不严重。

2. 淋巴结肿大　约 70% 的患者有淋巴结肿大,以颈部最为常见,腋下、腹股沟次之。肿大淋巴结中等硬度,无粘连及明显压痛,常在热退后数周才消退。肠系膜淋巴结受累时可有腹痛及压痛,有时可见纵隔淋巴结肿大。

3. 咽峡炎　咽部、扁桃体、悬雍垂充血肿胀伴有咽痛,少数有溃疡或伪膜形成。

4. 肝脾大　肝大者占 20%～62%,并伴有急性肝炎的上消化道症状。肝功能异常者可达 2/3,部分患者有轻度黄疸。约半数患者有轻度脾大,有疼痛及压痛,偶可发生脾破裂。

5. 皮疹　约 10% 患者在病程 1～2 周出现皮疹,呈多形性,以丘疹及斑丘疹常见。也可有荨麻疹或猩红热样皮疹,偶见出血性皮疹。多见于躯干部位,1 周内消退。

6. 眼睑水肿　50% 患儿可有眼睑浮肿。

【辅助检查】

1. 外周血象　血象改变是本病的重要特征。早期白细胞总数多在正常范围或稍低,发病 1 周后,白细胞总数增高,一般为(10～20)×10⁹/L,单核细胞增多为主,占 60% 以上。异常淋巴细胞增多 10% 以上或其绝对值超过 $1.0×10^9/L$ 时具有诊断意义。

2. 血清学检查

(1) 嗜异性凝集试验:患者血清中出现 IgM 型嗜异性抗体,阳性率达 80%～90%。

(2) EBV 抗体检测:用免疫荧光法和酶免疫吸附法检测血清中 VCAIgM 和 EAIgG。VCAIgM 是新近 EBV 感染的标志,EAIgG 是近期感染或 EBV 复制活跃的标志,均具有诊断价值。

(3) EBV 抗原检测:Southern 印迹法可检测整合的 EBVDNA;原位杂交可确定口咽上皮细胞中 EBV 的存在;聚合酶链反应可敏感、快速、特异地检出标本中的 EBVDNA。

【诊断和鉴别诊断】

1. 诊断　以典型临床表现(发热、咽痛、肝脾及浅表淋巴结肿大),外周血异型淋巴细胞 >10% 和嗜异性凝集试验阳性为依据,并结合流行病学资料多可作出临床诊断。对嗜异性凝集试验阴性者可测定特异性 EBV 抗体(VCAIgM、EAIgG)以助诊断。

2. 鉴别诊断　本病应注意与肺炎支原体、巨细胞病毒、腺病毒、甲肝病毒感染,及风疹、疱疹性咽炎所致的单核细胞增多相鉴别。

【治疗】

临床上无特效的治疗方法,主要为对症及支持治疗。

1. 一般治疗　急性期应卧床休息,加强护理。脾肿大者应注意防治脾破裂,避免任何可能挤压或撞击脾脏的动作。

2. 对症治疗　对症使用退热止痛、镇静、止咳及保肝等措施。

3. 抗病毒治疗　阿昔洛韦 800mg/d,连用 5 天,有一定疗效。此外,阿糖腺苷、泛昔洛韦、α-干扰素(IFN)等抗病毒药物亦有一定治疗作用。

4. 抗生素治疗　抗菌药物对 EBV 无效,仅用于咽或扁桃体继发链球菌感染时。忌用氨苄西林或阿莫西林,以免引起皮疹,加重病情。

5. 其他　静脉注射免疫球蛋白可改善临床症状,缩短病程,早期给药效果更好。重型患者应用短疗程糖皮质激素可明显减轻症状。

【预防】

近年来,国内外正在研制 EB 病毒疫苗,将来除可用以预防本病外,尚考虑用于 EBV 感染的相关儿童恶性淋巴瘤和鼻咽癌的免疫预防。

【预后】

本病系自限性疾病,预后大多良好,自然病程约2~4周。少数恢复缓慢,可达数周至数月。

第四节 结 核 病

一、概　述

结核病(tuberculosis)是由结核杆菌引起的慢性感染性疾病。全身各个脏器均可受累,但以肺结核最常见。为了预防、控制结核病的传染与流行,1995年WHO首次提出新的"WHO结核病控制战略",即"控制传染源"和"直接督导治疗 + 短程化疗(DOTS)",并将每年的3月24日定为世界防治结核病日。近年来,结核病的发病率有上升趋势。多药耐药性结核分枝杆菌菌株的产生已成为防治结核病的严重问题。

【病原学】

结核菌属于分枝杆菌属,具抗酸性,为需氧菌,革兰氏染色阳性,抗酸染色呈红色。分裂繁殖缓慢,在固体培养基上需4~6周才出现菌落。结核杆菌可分为4型:人型、牛型、鸟型和鼠型,对人类致病的主要为人型和牛型,其中人型是人类结核病的主要病原体。

【流行病学】

1. 传染源　开放性肺结核患者是主要传染源,正规化疗2~4周后,随着痰菌排量减少而传染性降低。

2. 传播途径　呼吸道为主要传染途径,小儿吸入带结核菌的飞沫或尘埃后即可引起感染,形成肺部原发病灶。少数经消化道传染者,产生咽部或肠道原发病灶;经皮肤或胎盘传染者少见。

3. 易感人群　生活贫困、居住拥挤、营养不良、社会经济落后等是人群结核病高发的原因。新生儿对结核菌非常易感。儿童发病与否主要取决于:①结核菌的毒力及数量。②机体抵抗力的强弱:患麻疹、百日咳及白血病、淋巴瘤或艾滋病等小儿免疫功能受抑制和接受免疫抑制剂治疗者尤其好发结核病。③遗传因素:与本病的发生有一定关系。单卵双胎儿结核病的一致性明显高于双卵双胎儿;身材瘦长者较矮胖者易感。

【发病机制】

小儿初次接触结核杆菌后是否发展为结核病,主要与机体的免疫力,细菌的毒力和数量有关,尤其与细胞免疫力强弱相关。机体在感染结核菌后,在产生免疫力的同时,也产生变态反应,均为致敏T细胞介导的,是同一细胞免疫过程的两种不同表现。

1. 细胞介导的免疫反应　巨噬细胞吞噬和消化结核杆菌,并将特异性抗原传递给辅助T淋巴细胞($CD4^+$细胞),巨噬细胞(主要为树突状细胞)分泌IL-12,诱导$CD4^+$细胞向Th1细胞极化,分泌和释放IFN-γ。IFN-γ增强细胞毒性T淋巴细胞(CTL、$CD8^+$细胞)和自然杀伤(NK)细胞的活性,溶解已吞噬结核杆菌和受抗原作用的巨噬细胞。上述细胞免疫反应,可最终消灭结核杆菌,但亦可导致宿主细胞和组织破坏。当细胞免疫反应不足以杀灭结核杆菌时,结核杆菌尚可通过巨噬细胞经淋巴管扩散到淋巴结。

2. 迟发型变态反应　是宿主对结核菌及其产物的超常免疫反应,亦由T细胞介导,以巨噬细胞为效应细胞。在一定条件下,如局部聚集的抗原量较低时,这种反应有利于预防外源性再感染和在局部扑灭血源播散结核杆菌,但在大多数情况下,由于迟发型变态反应的直接和间接作用,可引起细胞坏死及干酪样改变,甚至形成空洞。

感染结核杆菌后机体可获得免疫力,90%可终生不发病;5%因免疫力低下当即发病,是为原发性肺结核。另5%仅于日后机体免疫力降低时才发病，称为继发性肺结核，是成人肺结核的主要类型。初染结核杆菌除潜匿于胸部淋巴结外，亦可随感染初期菌血症转到其他脏器，并长期潜伏，成为肺外结核发病的来源。

【辅助检查】

1. 结核分枝杆菌检查　从痰、胃液（婴幼儿可抽取空腹胃液）、脑脊液、浆膜腔液中找到结核杆菌是重要的确诊手段。

2. 免疫学诊断及分子生物学诊断

（1）酶联免疫吸附试验（ELISA）：用于检测结核患者血清、浆膜腔液、脑脊液等的抗结核杆菌抗体。

（2）酶联免疫电泳技术（ELIEP）：是将ELISA与电泳结合起来的一项免疫技术，是对各种结核性疾病较为可靠的血清学诊断方法。

（3）分子生物学方法：如核酸杂交、聚合酶链式反应（PCR）能快速检测标本中结核分枝杆菌核酸物质。

3. 红细胞沉降率　多增快。

4. X线检查　胸部X线检查是筛查小儿结核病不可缺少的重要手段，除正前位胸片外，同时应拍侧位片。可检出结核病灶的范围、性质、类型、活动或进展情况。重复检查有助于结核与非结核疾患的鉴别，亦可观察治疗效果。

5. 计算机断层扫描（CT）　胸部CT检查对肺结核的诊断及鉴别诊断很有意义，有利于发现隐蔽区病灶。特别是高分辨薄切CT可显示早期（2周内）血行播散型肺结核，≥4mm的肺门纵隔淋巴结。淋巴结的钙化显示率也高于X线放射学检查。

6. 磁共振影像（MRI）　目前在结核病领域主要用作结核病与非结核病的鉴别诊断。

7. 其他

（1）纤维支气管镜检查：有助于支气管内膜结核及支气管淋巴结结核的诊断。

（2）周围淋巴结穿刺液涂片检查：可发现特异性结核改变，如结核结节或干酪样坏死，有助于结核病的诊断和鉴别诊断。

（3）肺穿刺活检或胸腔镜取肺活检：病理和病原学检查，对特殊疑难病例确诊有帮助。

【诊断】

力求早期诊断。包括发现病灶，决定其性质、范围和是否排菌，并确定其是否活动，以作为预防和治疗的根据。

1. 病史

（1）中毒症状：有无长期低热、轻咳、盗汗、乏力、食欲减退、消瘦等。

（2）结核病接触史：应特别注意家庭病史，肯定的开放性结核病接触史对诊断有重要意义，年龄愈小，意义愈大。

（3）接种史：接种卡介苗可能提高对结核病的抵抗力，应仔细检查患儿左上臂有无卡介苗接种后的瘢痕。

（4）有无急性传染病史：特别是麻疹、百日咳等可使机体免疫功能暂时降低，致使体内隐伏的结核病灶活动、恶化，或成为感染结核病的诱因。

（5）有无结核过敏表现：如结节性红斑、疱疹性结膜炎等。

2. 结核菌素试验　小儿受结核感染4～8周后，做结核菌素试验即呈阳性反应。属于迟发型变态反应。

（1）试验方法：常用的结核菌素皮内试验为皮内注射0.1ml含5个结核菌素单位的纯蛋白衍化物（PPD）。一般注入左前臂掌侧面中下1/3交界处皮内，使之形成直径为6～10mm的皮丘，48～72小时后观测反应结果，测局部硬结的直径，取纵、横两者的平均直径来判断其反应强度。结核菌素试验的结果判断见表 17-2。

表 17-2　结核菌素试验的结果判断

硬结局部反应	结果	表示符号
红肿，无硬结或硬结直径 <5mm	阴性	–
红肿，硬结直径 5～9mm	阳性	+
红肿，硬结直径 10～19mm	中度阳性	++
红肿，硬结直径 ≥20mm	强阳性	+++
局部除硬结外，还有水疱、破溃、淋巴管炎及双圈反应等	极强阳性	++++

若患儿结核变态反应强烈，如患疱疹性结膜炎、结节性红斑或一过性多发性结核过敏性关节炎等，宜用 1 个结核菌素单位的 PPD 试验，以防局部的过度反应及可能的病灶反应。

（2）临床意义：结核菌素皮试的结果应根据试验的目的分析，硬结大小的阳性意义及有关流行病学因素而异。

1）阳性反应见于以下情况：①接种卡介苗后。②年长儿无明显临床症状仅呈一般阳性反应，表示曾感染过结核杆菌。③婴幼儿尤其是未接种卡介苗者，阳性反应多表示体内有新的结核病灶。年龄愈小，活动性结核可能性愈大。④强阳性反应者，示体内有活动性结核病。⑤由阴性反应转为阳性反应，或反应强度由原来小于 10mm 增至大于 10mm，且增幅超过 6mm 时，示新近有感染。接种卡介苗后与自然感染阳性反应的主要区别见表 17-3。

表 17-3　接种卡介苗与自然感染阳性反应的区别

	接种卡介苗后	自然感染
硬结直径	多为 5～9mm	多为 10～15mm
硬结颜色	浅红	深红
硬结质地	较软、边缘不整	较硬、边缘清楚
阳性反应持续时间	较短，2～3 天即消失	较长，可达 7～10 天
阳性反应的变化	有较明显的逐年减弱倾向，一般于 3～5 年内逐渐消失	短时间内反应无减弱倾向，可持续若干年，甚至终身

2）阴性反应见于以下情况：①未感染过结核。②结核迟发性变态反应前期（初次感染后 4～8 周内）。③假阴性反应，由于机体免疫功能低下或受抑制所致，如部分危重结核病；急性传染病如麻疹、水痘、风疹、百日咳等；体质极度衰弱者，如重度营养不良、重度脱水、重度水肿等，应用糖皮质激素或其他免疫抑制剂治疗时；原发或继发免疫缺陷病。④技术误差或结核菌素失效。

【治疗】

1. 一般治疗　注意营养，选用富含蛋白质和维生素的食物。有明显结核中毒症状及高度衰弱者应卧床休息。居住环境应阳光充足，空气流通。避免传染麻疹、百日咳等疾病。一般原发型结核病可在门诊治疗，但要填报疫情，治疗过程中应定期复查随诊。

2. 抗结核药物　治疗目的是：①杀灭病灶中的结核菌；②防止血行播散。治疗原则为：①早期治疗；②适宜剂量；③联合用药；④规律用药；⑤坚持全程；⑥分段治疗。

（1）目前常用的抗结核药物：可分为以下两类。

1）杀菌药物：①全杀菌药：如异烟肼（INH）和利福平（RFP）。对细胞内外处于生长繁殖期的细菌及干酪病灶内代谢缓慢的细菌均有杀灭作用，且在酸性和碱性环境中均能发挥作用。

②半杀菌药：如链霉素（SM）和吡嗪酰胺（PZA）。SM 能杀灭在碱性环境中生长、分裂、繁殖活跃的细胞外的结核菌；PZA 能杀灭在酸性环境中细胞内结核菌及干酪病灶内代谢缓慢的结核菌。

2）抑菌药物：常用者有乙胺丁醇（EMB）和乙硫异烟胺。

（2）针对耐药菌株的几种新型抗结核药

1）老药的复合剂型：如利福平 + 异烟肼合剂（内含 INH 150mg 和 RFP 300mg），利福平 + 吡嗪酰胺 + 异烟肼合剂等。

2）老药的衍生物：如利福喷汀，是一种长效利福霉素的衍生物，对利福霉素以外的耐药结核分枝杆菌有较强的杀菌作用。

3）新的化学制剂：如力排肺疾，是一种独立合成的新抗结核药，是耐受性较好的 INH 类制品，可延迟 INH 的抗药性。

（3）抗结核药的使用：见表 17-4。

表 17-4　小儿抗结核药物

药物	剂量（kg/d）	给药途径	主要副作用
异烟肼（INH 或 H）	l0mg（≤300mg/d）	口服（可肌内注射，静脉滴注）	肝毒性、末梢神经炎、过敏、皮疹和发热
利福平（RFP 或 R）	10mg（≤450mg/d）	口服	肝毒性、恶心、呕吐和流感样症状
链霉素（SM 或 S）	20～30mg（≤0.75g/d）	肌内注射	第Ⅷ脑神经损害、肾毒性、过敏、皮疹和发热
吡嗪酰胺（PZA 或 Z）	20～30mg（≤0.75g/d）	口服	肝毒性、高尿酸血症、关节痛、过敏和发热
乙胺丁醇（EMB 或 E）	15～25mg	口服	皮疹、视神经炎
乙硫异烟胺、丙硫异烟胺	10～15mg	口服	胃肠道反应、肝毒性、末梢神经炎、过敏、皮疹、发热
卡那霉素	15～20mg	肌内注射	肾毒性、第Ⅷ脑神经损害
对氨柳酸	150～200mg	口服	胃肠道反应、肝毒性、过敏、皮疹和发热

（4）化疗方案

1）标准疗法：一般用于无明显自觉症状的原发性肺结核。每日服用 INH，RFP 和 / 或 EMB，疗程 9～12 个月。

2）两阶段疗法：用于活动性原发性肺结核、急性粟粒性结核病及结核性脑膜炎。①强化治疗阶段：联用 3～4 种杀菌药物。目的在于迅速杀灭敏感菌及生长繁殖活跃的细菌与代谢低下的细菌，防止或减少耐药菌株的产生，为化疗的关键阶段。在长程化疗时，此阶段一般需 3～4 个月。短程疗法时一般为 2 个月。②巩固治疗阶段：联用 2 种抗结核药物，目的在于杀灭持续存在的细菌以巩固疗效，防止复发，在长程疗法时，此阶段可长达 12～18 个月；短程疗法时，一般为 4 个月。

3）短程疗法：为结核病现代疗法的重大进展，直接监督下服药与短程化疗是 WHO 治愈结核病患者的重要策略。短程化疗的作用机制是快速杀灭机体内处于不同繁殖速度的细胞内、外结核菌，使痰菌早期转阴并持久阴性，且病变吸收消散快，远期复发少。可选用以下几种 6 个月短程化疗方案：①2HRZ/4HR（数字为月数，以下同）。②2SHRZ/4HR。③2EHRZ/4HR。若无 PZA 则将疗程延长至 9 个月。

【预防】

1. 控制传染源 结核菌涂片阳性患者是小儿结核病的主要传染源,早期发现及合理治疗结核菌涂片阳性患者,是预防小儿结核病的根本措施。

2. 普及卡介菌接种 卡介苗接种是预防小儿结核病的有效措施。目前我国计划免疫要求在全国城乡普及新生儿卡介苗接种。

下列情况禁止接种卡介苗:①先天性胸腺发育不全症或严重联合免疫缺陷病患者。②急性传染病恢复期。③注射局部有湿疹或患全身性皮肤病。④结核菌素试验阳性。

3. 预防性化疗

(1)目的:①预防儿童活动性肺结核。②预防肺外结核病发生。③预防青春期结核病复燃。

(2)适应证:①密切接触家庭内开放性肺结核者。②3岁以下婴幼儿未接种卡介苗而结核菌素试验阳性者。③结核菌素试验新近由阴性转为阳性者。④结核菌素试验阳性伴结核中毒症状者。⑤结核菌素试验阳性,新患麻疹或百日咳小儿。⑥结核菌素试验阳性,小儿需较长期使用糖皮质激素或其他免疫抑制剂者。

(3)方法:INH 每日 10mg/kg(≤300mg/d),疗程 6～9 个月;或 INH 每日 ,10mg/kg(≤300mg/d)联合 RFP 每日 10mg/kg(≤300mg/d),疗程 3 个月。

二、原发性肺结核

案例分析

案例 17-11

患儿,女,11 岁。因"低热近 2 月余"入院。午后低热,最高达 38℃,可自行消退。夜间无发热,有盗汗,有轻咳,流涕,无乏力,食欲不振,无明显进行性消瘦,无头疼,无咯血。

体格检查:T 37.6℃,R 24 次 /min,神清,精神反应可,浅表淋巴结未扪及,双肺呼吸音粗,HR 90 次 /min,律齐,心音有力,腹平软,肝脾肋下未触及,肠鸣音正常。胸部正位片:双侧肺纹理增多、增粗,肺门淋巴结肿大。

分析:

1. 该患儿初步诊断为何病?诊断依据是什么?

2. 该患儿进一步应做什么检查?处理原则是什么?

原发性肺结核(primary pulmonary tuberculosis)是原发性结核病中最常见者,为结核杆菌初次侵入肺部后发生的原发感染,是小儿肺结核的主要类型,占儿童各型肺结核总数的 85.3%。原发性肺结核包括原发复合征和支气管淋巴结结核。前者由肺原发病灶、局部淋巴结病变和两者相连的淋巴管炎组成;后者以胸腔内肿大淋巴结为主。肺部原发病灶或因其范围较小,或被纵隔影掩盖,X 线片无法查出,或原发病灶已经吸收,仅遗留局部肿大的淋巴结,故在临床上诊断为支气管淋巴结结核。此两者并为一型,即原发性肺结核。

【病理】

肺部原发病灶多位于右侧,肺上叶底部和下叶的上部,近胸膜处。基本病变为渗出、增殖、坏死。渗出性病变以炎症细胞、单核细胞及纤维蛋白为主要成分;增殖性改变以结核结节及结核性肉芽肿为主;坏死的特征性改变为干酪样改变,常出现于渗出性病变中。结核性炎症的主要特征是上皮样细胞结节及朗格汉斯细胞。

典型的原发复合征呈"双极"病变,即一端为原发病灶,一端为肿大的肺门淋巴结。由于小儿机体处于高度过敏状态,使病灶周围炎症广泛,原发病灶范围扩大到一个肺段甚至一叶。小儿年龄愈小,此种大片性病变愈明显。淋巴结肿大多为单侧,但亦有对侧淋巴结受累者。

原发性肺结核的病理转归如下:

1. 吸收好转　病变完全吸收,钙化或硬结(隐伏或痊愈)。此种转归最常见,出现钙化表示病变至少已有6~12个月。

2. 进展　①原发病灶扩大,产生空洞。②支气管淋巴结周围炎,形成淋巴结支气管瘘,导致支气管内膜结核或干酪性肺炎。③支气管淋巴结肿大,造成肺不张或阻塞性肺气肿。④结核性胸膜炎。

3. 恶化　血行播散,导致急性血行播散性肺结核或全身性粟粒性结核病。

【临床表现】

症状轻重不一。轻者可无症状,一般起病缓慢,可有低热、纳差、疲乏、盗汗等结核中毒症状,多见于年龄较大儿童。婴幼儿及症状较重者可急性起病,高热可达39~40℃,但一般情况尚好,与发热不相称,持续2~3周后转为低热,并伴结核中毒症状,干咳和轻度呼吸困难是最常见的症状。婴儿可表现为体重不增或生长发育障碍。部分高度过敏状态小儿可出现疱疹性结膜炎、皮肤结节性红斑及/或多发性一过性关节炎。当胸内淋巴结高度肿大时,可产生一系列压迫症状:压迫气管分叉处可出现类似百日咳样痉挛性咳嗽;压迫支气管使其部分阻塞时可引起喘鸣;压迫喉返神经可致声嘶;压迫静脉可致胸部一侧或双侧静脉怒张。

体检可见周围淋巴结不同程度肿大。肺部体征可不明显,与肺内病变不一致。胸片呈中到重度肺结核病变者,50%以上可无体征。如原发病灶较大,叩诊呈浊音,听诊呼吸音减低或有少许干湿啰音。婴儿可伴肝脏肿大。

【诊断】

早期诊断很重要。应结合病史、临床表现及相关检查进行综合分析。

1. 病史　应详细询问临床症状和卡介苗接种史、结核接触史及有关麻疹或百日咳等传染病既往史。

2. 体格检查　应注意检查双上臂有无卡介苗接种后瘢痕;若发现疱疹性结膜炎、皮肤结节性红斑者,则活动性结核病的可能性较大。

3. 结核菌素试验　为简便实用的诊断方法。结核菌素试验呈强阳性或由阴性转为阳性者,应做进一步检查。

4. X线检查　对确定肺结核病灶的性质、部位、范围及其发展情况和决定治疗方案等具有重要作用,是诊断小儿肺结核的重要方法之一。最好同时做正、侧位胸片检查,对发现肿大淋巴结或靠近肺门部位的原发病灶,侧位片有不可忽视的作用。

(1) 原发复合征:肺内原发灶大小不一。局部炎性淋巴结相对较大而肺部的初染灶相对较小是原发性肺结核的特征。婴幼儿病灶范围较广,可占据一肺段甚至一肺叶;年长儿病灶周围炎症较轻,阴影范围不大,多呈小圆形或小片状影。部分病例可见局部胸膜病变。小儿原发性肺结核在X线胸片上呈现典型哑铃状双极影者已少见。

(2) 支气管淋巴结结核:是小儿原发性肺结核X线胸片最为常见者。分三种类型:①炎症型:淋巴结周围肺组织的渗出性炎性浸润,呈现从肺门向外扩展的密度增高阴影,边缘模糊,此为肺门部肿大淋巴结阴影;②结节型:表现为肺门区域圆形或卵圆形致密阴影,边缘清楚,突向肺野;③微小型:是近年来逐渐被重视的一型,其特点是肺纹理紊乱,肺门形态异常,肺门周围呈小结节状及小点片状模糊阴影,此型应紧密结合病史、临床表现及其他有关检查等分析,以免漏诊。

5. CT扫描　可显示纵隔和肺门淋巴结肿大,对疑诊肺结核但胸部平片正常病例有助于诊断。

6. 纤维支气管镜检查　结核病变蔓延至支气管内造成支气管结核,纤维支气管镜检查可见到以下病变:①肿大淋巴结压迫支气管致管腔狭窄,或与支气管壁粘连固定,以致活动受限;②黏膜充血、水肿、炎性浸润、溃疡或肉芽肿;③在淋巴结穿孔前期,可见突入支气管腔的肿块;

④淋巴结穿孔形成淋巴结 - 支气管瘘,穿孔口呈火山样突起,色泽红而有干酪样物质排出。

【鉴别诊断】

本病在 X 线检查前,应与上呼吸道感染、支气管炎、百日咳、风湿热、伤寒等相鉴别;在 X 线检查后应与各种肺炎、支气管扩张相鉴别;胸内淋巴结肿大明显时,应与纵隔良性及恶性肿瘤相鉴别。X 线表现为肺不张、肺实变或肺段性结核病者需与异物吸入鉴别。鉴别方法为寻找结核菌,结核菌素试验、实验室检查、X 线摄片动态观察及淋巴结活检等。

【治疗】

一般治疗及治疗原则见本章概述部分。抗结核药物的应用如下:

1. 无明显症状的原发性肺结核　选用标准疗法,每日服用 INH、RFP 和 / 或 EMB,疗程 9～12 个月。

2. 活动性原发性肺结核　宜采用直接督导下短程化疗。强化治疗阶段宜用 3～4 种杀菌药:INH、RFP、PZA 或 SM,2～3 个月后以 INH、RFP 或 EMB 巩固维持治疗。常用方案为 2HRZ/4HR。

三、急性血行播散性肺结核

案例分析

案例 17-12

患儿,3 岁,因"反复发热半月余"入院。患儿于半月前出现发热,最高可达 39.5℃,以下午为主,否认盗汗,消瘦,无明显咳嗽,无气促,喘息,无寒战及惊厥,在外院抗感染治疗后无明显好转,患儿仍反复发热。否认明确结核病接触史。

体格检查:T 39℃,R 35 次 /min,神清,精神稍差,卡疤不明显,浅表淋巴结未扪及,双肺未闻及中小水泡音,HR 130 次 /min,律齐,心音有力,腹平软,肝于右肋 1.5cm,质软,脾于左肋下可及边缘,肠鸣音正常。胸部正位片:双侧肺野密布大小一致、分布均匀的粟粒状阴影。

分析:

1. 该患儿初步诊断为何病?诊断依据是什么?

2. 该患儿进一步应做什么检查?处理原则是什么?

急性血行播散性肺结核(acute hematogenous disseminated pulmonary tuberculosis)又称急性粟粒型肺结核(acute miliary pulmonary tuberculosis),是结核杆菌经血行播散而引起的肺结核,常是原发复合征发展的后果,主要见于小儿时期,尤其是婴幼儿。年龄幼小,患麻疹、百日咳或营养不良时,机体免疫力低下,特别是 HIV 感染,易诱发本病。婴幼儿和儿童常并发结核性脑膜炎。

【病理】

多在原发感染后 3～6 个月内发生。由于婴幼儿免疫功能低下,机体处于高度敏感状态,感染结核分枝杆菌后,易形成结核杆菌血症。当原发灶或淋巴结干酪样坏死发生溃破时,则大量细菌由此侵入血液而引起急性全身性粟粒性结核病,可累及肺、脑膜、脑、肝、脾、肾、心、肾上腺、肠、腹膜、肠系膜淋巴结等。播散到上述脏器中的结核分枝杆菌在间质组织中形成细小结节。在肺脏中的结核结节分布于上肺部者多于下肺部,为灰白色半透明或淡黄色不透明的结节,如针尖或粟粒一般,约 1～2mm 大小。镜检示结核结节由类上皮细胞、淋巴细胞和朗格汉斯细胞加上中心干酪坏死性病灶组成。

【临床表现】

起病多急骤,婴幼儿多突然高热达 39～40℃,呈稽留热或弛张热,部分病例体温可不太高,呈规则或不规则发热,常持续数周或数月,多伴有寒战,盗汗,食欲不振,咳嗽,面色苍白,气促和发绀等。肺部可听到细湿啰音而被误诊为肺炎。约50%以上的病儿在起病时就出现脑膜炎征象。部分患儿伴有肝脾大,以及浅表淋巴结肿大等,临床上易与伤寒、败血症等混淆,少数婴幼儿主要表现为一般中毒症状,如发热、食欲不振、消瘦和倦意等而被误诊为营养不良。

6个月以下婴儿粟粒性结核的特点为发病急、症状重而不典型,累及器官多,特别是伴发结核性脑膜炎者居多,病程进展快,病死率高。

全身性粟粒性结核患者的眼底检查可发现脉络膜结核结节,后者分布于视网膜中心动脉分支周围。

【诊断和鉴别诊断】

诊断主要根据结核接触史、临床表现、肝脾大及结核菌素试验阳性,可疑者应进行细菌学检查、血清抗结核分枝杆菌抗体检测与胸部X线摄片。胸部X线摄片常对诊断起决定性作用,早期因粟粒阴影细小而不易查出。至少在起病2～3周后胸部摄片方可发现大小一致、分布均匀的粟粒状阴影,密布于两侧肺野。肺部CT扫描可见肺影显示大小(1～3mm)、密度(中度)、分布(全肺)一致阴影,部分病灶有融合。

临床上应注意与肺炎、伤寒、败血症、组织细胞增生症X及肺含铁血黄素沉着症等相鉴别。

【治疗】

一般支持疗法见本章概述部分。早期抗结核治疗甚为重要。

1. 抗结核药物　目前主张将化疗的全疗程分为两个阶段进行:即强化治疗阶段及维持治疗阶段,此方案可提高疗效。前者于治疗开始时即给予强有力的四联杀菌药物如INH、RFP、PZA及SM。不仅能迅速杀灭生长繁殖时期的结核菌,而且RFP对代谢低下的细菌亦能杀灭,并可防止或减少续发耐药菌株的产生。SM能杀灭在碱性环境中生长、分裂、繁殖活跃的细胞外的结核菌,PZA能杀灭在酸性环境中细胞内结核菌及干酪病灶内代谢缓慢的结核菌。开始治疗杀灭的效果越好,以后产生耐药菌的机会越小,此法对原发耐药病例亦有效。

2. 糖皮质激素　有严重中毒症状及呼吸困难者,在应用足量抗结核药物的同时,可用泼尼松1～2mg/(kg·d),疗程1～2个月。

【预后】

病情多急重,但若能早期诊断和彻底治疗,仍可治愈。如延误诊断和治疗,则可导致死亡。

四、结核性脑膜炎

案例分析

案例17-13

患儿,男,4岁,因"持续发热半月余,左侧上下肢无力2天"入院。体温波动在38.5～40℃,无寒战、皮疹和关节痛。当地医院给予对症治疗无好转,精神食欲渐差。昨天下午突然出现左侧上下肢无力,随后尿失禁。预防接种史不详。

体格检查:T 38.5℃,P 130次/min,R 36次/min,神清,烦躁不安,吐词不清,左鼻唇沟变浅,伸舌左偏,浅表淋巴结不大,颈软,心肺听诊无明显异常,克尼格征(±),左侧肢体肌力2～3级,左侧腱反射减弱,卡疤(-)。

分析:

1. 该患儿初步诊断为何病?诊断依据是什么?

2. 该患儿进一步应做什么检查?处理原则是什么?

结核性脑膜炎（tuberculous meningitis）简称结脑，是小儿结核病中最严重的类型。常在结核原发感染后 1 年以内发生，尤其在初染结核 3～6 个月最易发生结脑。多见于 3 岁以内婴幼儿，约占 60%。自普及卡介苗接种和有效抗结核药物应用以来，本病的发病率较过去明显降低，预后有很大改善，但若诊断不及时和治疗不当，病死率及后遗症的发生率仍较高，故早期诊断和合理治疗是改善本病预后的关键。

【发病机制】

结脑常为全身性粟粒性结核病的一部分，通过血行播散而来。婴幼儿中枢神经系统发育不成熟、血脑屏障功能不完善、免疫功能低下与本病的发生密切相关。结脑亦可由脑实质或脑膜的结核病灶破溃，结核分枝杆菌进入蛛网膜下腔及脑脊液中所致。偶见脊椎、颅骨或中耳与乳突的结核灶直接蔓延侵犯脑膜。

【病理】

1. 脑膜病变　软脑膜弥漫充血、水肿、炎性渗出，并形成许多结核结节。蛛网膜下腔大量炎性渗出物积聚，因重力关系、脑底池腔大、脑底血管神经周围的毛细血管吸附作用等，使炎性渗出物易在脑底诸池聚集。渗出物中可见上皮样细胞、朗格汉斯细胞及干酪样坏死。

2. 脑神经损害　浆液纤维蛋白渗出物波及脑神经鞘，包围挤压脑神经引起脑神经损害，常见第Ⅶ、Ⅲ、Ⅳ、Ⅵ、Ⅱ对脑神经障碍引起的临床症状。

3. 脑部血管病变　在早期主要为急性动脉炎，病程较长者，增生性结核病变较明显，可见栓塞性动脉内膜炎，严重者可引起脑组织梗死、缺血、软化而致偏瘫。

4. 脑实质病变　炎症可蔓延至脑实质，或脑实质原已有结核病变，可致结核性脑膜脑炎。少数病例脑实质内有结核瘤。

5. 脑积水及室管炎　室管膜及脉络丛受累，出现脑室管膜炎。如室管膜或脉络丛结核病变使一侧或双侧室间孔粘连狭窄，可出现一侧或双侧脑室扩张。脑底部渗出物机化、粘连、堵塞使脑脊液循环受阻，导致脑积水。

6. 脊髓病变　有时炎症蔓延至脊膜、脊髓及脊神经根，脊膜肿胀、充血、水肿和粘连，蛛网膜下腔完全闭塞。

【临床表现】

典型结脑起病多较缓慢。根据临床表现，病程大致可分为 3 期。

1. 早期（前驱期）　约 1～2 周，主要症状为小儿性格改变，如少言、懒动、易倦、烦躁、易怒等。可有发热、纳差、盗汗、消瘦、呕吐、便秘（婴儿可为腹泻）等。年长儿可自诉头痛，多轻微或非持续性，婴儿则表现为蹙眉皱额，或凝视、嗜睡，或发育迟滞等。

2. 中期（脑膜刺激期）　约 1～2 周，因颅内压增高致剧烈头痛、喷射性呕吐、嗜睡或烦躁不安、惊厥等。出现明显脑膜刺激征，颈项强直，克尼格征、布鲁津斯基征阳性。幼婴则表现为前囟膨隆、颅缝裂开。此期可出现脑神经障碍，最常见者为面神经瘫痪，其次为动眼神经和外展神经瘫痪。部分患儿出现脑炎体征，如定向障碍、运动障碍或语言障碍。眼底检查可见视乳头水肿、视神经炎或脉络膜粟粒状结核结节。

3. 晚期（昏迷期）　约 1～3 周，以上症状逐渐加重，由意识蒙眬、半昏迷继而昏迷。阵挛性或强直性惊厥频繁发作。患儿极度消瘦，呈舟状腹。常出现水、盐代谢紊乱。最终因颅内压急剧增高导致脑疝致使呼吸及心血管运动中枢麻痹而死亡。

【诊断】

早期诊断主要依靠详细的病史询问，周密的临床观察及对本病高度的警惕性，综合资料全面分析，最可靠的诊断依据是脑脊液中查见结核杆菌。

1. 病史　①结核接触史：大多数结脑患儿有结核接触史，特别是家庭内开放性肺结核患者接触史，对小婴儿的诊断尤有意义。②卡介苗接种史：绝大多数患儿未接种过卡介苗。③既往结核病史：尤其是 1 年内发现结核病又未经治疗者，对诊断颇有帮助。④近期急性传染病史：如麻疹、百日咳等常为结核病恶化的诱因。

2. 临床表现　凡有上述病史的患儿出现性格改变、头痛、不明原因的呕吐、嗜睡或烦躁不安相交替及顽固性便秘时，即应考虑本病的可能。眼底检查发现有脉络膜粟粒结节对诊断有帮助。

3. 脑脊液检查　对本病的诊断极为重要。常规检查：脑脊液压力增高，外观无色透明或呈毛玻璃样，蛛网膜下腔阻塞时，可呈黄色，静置 12～24 小时后，脑脊液中可有蜘蛛网状薄膜形成，取之涂片作抗酸染色，结核杆菌检出率较高。白细胞数多为（50～500）×10^6/L，分类以淋巴细胞为主，但急性进展期，脑膜新病灶或结核瘤破溃时，白细胞数可 >1 000×10^6/L，其中 1/3 病例分类以中性粒细胞为主。糖和氯化物均降低为结脑的典型改变。蛋白量增高，一般多为 1.0～3.0g/L，椎管阻塞时可高达 40～50g/L。对脑脊液改变不典型者，需重复化验，动态观察变化。脑脊液（5～10ml）沉淀物涂片抗酸染色镜检阳性率可达 30%。

4. 其他检查

（1）结核菌抗原检测：以 ELISA 双抗夹心法检测脑脊液结核菌抗原，是敏感、快速诊断结脑的辅助方法。

（2）抗结核抗体测定：以 ELISA 法检测结脑患儿脑脊液 PPD-IgM 抗体和 PPD-IgG 抗体，其水平常高于血清中的水平。PPD-IgM 抗体于病后 2～4 天开始出现，2 周达高峰，至 8 周时基本降至正常，为早期诊断依据之一；而 PPD-IgG 抗体于病后 2 周起逐渐上升，至 6 周达高峰，约在 12 周时降至正常。

（3）腺苷脱氨酶（ADA）活性测定：ADA 主要存在于 T 细胞中，有 63%～100% 结脑患者脑脊液 ADA 增高（>9U/L），ADA 在结脑发病 1 个月内明显增高，治疗 3 个月后明显降低，为一简单可靠的早期诊断方法。

（4）结核菌素试验：阳性对诊断有帮助，但高达 50% 的患儿可呈阴性反应。

（5）脑脊液结核菌培养：是诊断结脑可靠的依据。

（6）聚合酶链反应（PCR）：应用 PCR 技术在结脑患儿脑脊液中扩增出结核菌所特有的 DNA 片段，能使脑脊液中极微量结核菌体 DNA 被准确地检测，其灵敏度和特异性超过目前使用的各种实验手段。

5. 影像学检查　结核性脑膜炎患儿的胸片约 85% 有结核病改变，其中 90% 是活动性肺结核，呈血行播散肺结核者占 48%。胸片证明有血行播散性结核病对结核性脑膜炎的确诊很有意义。疾病早期，脑 CT 扫描可正常，随着疾病进展，可显示基底核阴影增强，脑池密度增高、模糊、钙化，也可显示脑水肿、脑积水、脑室扩大等。

【鉴别诊断】

1. 化脓性脑膜炎　婴儿急性起病者，易误诊为化脑；而治疗不彻底的化脑脑脊液细胞数不甚高时，又易误诊为结脑，应予鉴别。重要鉴别点是脑脊液检查：化脑脑脊液外观混浊，细胞数多 >1 000×10^6/L，分类以中性粒细胞为主，涂片或培养可找到致病菌，鉴别一般不难，但治疗不彻底的化脑脑脊液改变不典型，单凭脑脊液检查有时难与结脑鉴别，应结合病史、临床表现及其他检查综合分析。

2. 病毒性脑膜炎　起病较急，早期脑膜刺激征较明显，脑脊液无色透明，白细胞（50～200）×10^6/L，分类以淋巴细胞为主，蛋白质一般不超过 1.0g/L，糖和氯化物含量正常。

3. 隐球菌性脑膜炎　起病较结脑更缓慢，病程更长，多有长期使用广谱抗生素和 / 或免疫抑制剂史。病初多无明显发热。颅高压症状显著，头痛剧烈，与脑膜炎其他表现不平行。视力障碍及视神经乳头水肿较常见，症状有时可自行缓解。脑脊液呈蛋白细胞分离，糖显著降低，脑脊液墨汁涂片可找到厚荚膜圆形发亮的菌体，结核菌素试验阴性。

4. 脑肿瘤　尤其是婴幼儿较常见的髓母细胞瘤可经蛛网膜下腔播散转移，易发生脑神经障碍、脑膜刺激征及脑脊液改变，易误诊为结脑。但脑肿瘤一般无发热史，少见抽搐、昏迷，颅高压症状与脑膜刺激征不相平行，脑脊液改变较轻微，结核菌素试验阴性，脑部 CT 扫描或 MRI 有助于诊断。

【并发症及后遗症】

本病最常见的并发症为脑积水、脑实质损害、脑出血及脑神经障碍。其中前 3 种是导致结脑死亡的常见原因。严重后遗症为脑积水、肢体瘫痪、智力低下、失明、失语、癫痫及尿崩症等。晚期结脑发生后遗症者约占 2/3，而早期结脑后遗症甚少。

【治疗】

应抓住抗结核治疗和降低颅内压两个重点环节。

1．一般疗法　卧床休息，细心护理，对昏迷患者可予鼻饲或胃肠外营养，以保证足够热量，经常变换体位，以防止褥疮和坠积性肺炎。做好眼睛、口腔、皮肤的清洁护理。

2．抗结核治疗　联合应用易透过血脑屏障的抗结核杀菌药物，分阶段治疗。

（1）强化治疗阶段：联合使用 INH、RFP、PZA 及 SM，疗程 3～4 个月，其中 INH 每日 15～25mg/kg，RFP 每日 10～15mg/kg（<450mg/d），PZA 每日 20～30mg/kg（<750mg/d），SM 每日 15～20mg/kg（<750mg/d）。开始治疗的 1～2 周，将 INH 全日量的一半加入 10% 葡萄糖中静脉滴注，余量口服，待病情好转后改为全日量口服。

（2）巩固治疗阶段：继用 INH、RFP 或 EMB。RFP 或 EMB 9～12 个月。抗结核药物总疗程不少于 12 个月，或待脑脊液恢复正常后继续治疗 6 个月。早期患者可采用 9 个月短程治疗方案（3HRZS/6HR）有效。

3．降低颅高压

（1）脱水剂：常用 20% 甘露醇，每次 0.5～1.0g/kg，于 30 分钟内快速静脉注入。4～6 小时 1 次，脑疝时可加大剂量至每次 2g/kg，2～3 日后逐渐减量，7～10 日停用。

（2）利尿剂：乙酰唑胺一般于停用甘露醇前 1～2 天加用，每日 20～40mg/kg（<0.75g/d）口服，根据颅内压情况，可服用 1～3 个月或更长，每日服或间歇服（服 4 日，停 3 日）。该药系碳酸酐酶抑制剂，可减少脑脊液的产生而降低颅内压。

（3）侧脑室穿刺引流：适用于急性脑积水而其他降颅压措施无效或疑有脑疝形成时。引流量根据脑积水严重程度而定，一般每日 50～200ml，持续引流时间为 1～3 周。有室管膜炎时可予侧脑室内注药。需特别注意防止继发感染。

（4）腰穿减压及鞘内注药：适应证为：①颅内压较高，应用激素及甘露醇效果不明显，但不急需做侧脑室引流或没有做侧脑室引流的条件者。②脑膜炎症控制不好以致颅内压难以控制者。③脑脊液蛋白量 >3.0g/L 以上。方法为：根据颅内压情况，适当放出一定量脑脊液以减轻颅内压；3 岁以上每次注入 INH 20～50mg 及地塞米松 2mg，3 岁以下剂量减半，开始为每日 1 次，1 周后酌情改为隔日 1 次、1 周 2 次及 1 周 1 次。2～4 周为 1 个疗程。

（5）分流手术：若由于脑底脑膜粘连梗阻发生梗阻性脑积水时，经侧脑室引流等难以奏效，而脑脊液检查已恢复正常，为彻底解决颅高压问题，可考虑做侧脑室小脑延髓池分流术。

4．糖皮质激素　能抑制炎症渗出，从而降低颅内压，可减轻中毒症状及脑膜刺激症状，有利于脑脊液循环，并可减少粘连，从而减轻或防止脑积水的发生。是抗结核药物有效的辅助疗法，早期使用效果好。一般使用泼尼松，每日 1～2mg/kg（<45mg/d），1 个月后逐渐减量，疗程 8～12 周。

5．对症治疗

（1）惊厥的处理：详见第十八章。

（2）水、电解质紊乱的处理：①稀释性低钠血症：由于丘脑下部视上核和室旁核受结核炎症渗出物刺激，使垂体分泌抗利尿激素增多，导致远端肾小管回吸收水增加，造成稀释性低钠血症。如水滞留过多，可致水中毒，出现尿少、头痛、频繁呕吐、反复惊厥甚至昏迷。治疗宜用3%氯化钠液静脉滴注，每次6～12ml/kg，可提高血钠5～10mmol/L，同时控制入水量。②脑性失盐综合征：结脑患儿可因间脑或中脑发生损害，调节醛固酮的中枢失灵，使醛固酮分泌减少；或因促尿钠排泄激素过多，大量Na^+由肾排出，同时带出大量水分，造成脑性失盐综合征。应检测血钠、尿钠，以便及时发现，可用2∶1等张含钠液补充部分失去的体液后，酌情补以3%氯化钠液以提高血钠浓度。③低钾血症：宜用含0.2%氯化钾的等张溶液静脉滴注，或口服补钾。

6. 随访观察　复发病例全部发生在停药后4年内，绝大多数在2～3年内。停药后随访观察至少3～5年，凡临床症状消失，脑脊液正常，疗程结束后2年无复发者，方可认为治愈。

【预后】

与下列因素有关：①治疗早晚：治疗愈晚病死率愈高，早期病例无死亡，中期病死率为3.3%，晚期病死率高达24.9%。②年龄：年龄愈小，脑膜炎症发展愈快，愈严重，病死率愈高。③病期和病型：早期、浆液型预后好，晚期、脑膜脑炎型预后差。④结核杆菌耐药性：原发耐药菌株已成为影响结脑预后的重要因素。⑤治疗方法：剂量不足或方法不当时可使病程迁延，易出现并发症。

（吕鹏飞）

？　**复习思考题**

1. 典型麻疹的临床表现有哪些？
2. 重症手足口病早期识别有哪些？
3. 结核性脑膜炎中期临床表现有哪些特点？
4. 结核菌素试验阳性反应有何意义？

ER-17-3

扫一扫，测一测

第十八章 儿科急症

掌握小儿心肺复苏的抢救原则、小儿急性中毒的处理原则；熟悉急性心力衰竭、颅内高压综合征的临床表现及诊治要点；了解小儿惊厥的临床表现及治疗。

第一节 小儿惊厥

案例分析

案例 18-1

患儿，男，2岁，因"发热1天，伴抽搐1次"入院。1天前患儿无明显诱因出现发热，最高体温39.1℃，在发热8小时后，患儿突然出现双眼上翻，咬牙，口唇青紫，四肢抽动，呼之不应，持续约10分钟后缓解，于当地医院肌内注射"退热针"（具体药物不详）后体温降至正常，未再抽搐，伴流涕，精神食纳尚可，大小便无异常。

体格检查：T 38.2℃，P 110次/min，R 22次/min，心肺(-)，腹平软，肝脾未扪及，肢暖，四肢肌力、肌张力正常，双侧病理征(-)。

分析：

1. 该患儿的诊断和诊断依据是什么？

2. 需做哪些检查？如何进行治疗？

惊厥（convulsion）是神经元功能紊乱引起的脑细胞突然异常放电所导致的不自主全身或局部肌肉抽搐。又称"抽搐"，俗名"抽风"或"惊风"。是儿童常见的急、重病症之一。一般短暂的惊厥几乎对大脑没有明显影响，重复、短暂惊厥发作对儿童早期发育有持续作用效应，任一长时间持续惊厥均会导致脑组织损伤，尤其是惊厥持续状态则可能导致永久性神经系统损害。

小儿时期急性疾病中惊厥发作者有以下特征：

1. 儿童期发生率约4%～6%，较成人高10～15倍。年龄愈小发生率愈高。

2. 易有频繁或严重发作，甚至惊厥持续状态。

3. 新生儿及婴幼儿常有不典型发作，如表现为面部、肢体局部或多灶性抽动、局部或全身性肌阵挛，或表现为突发瞪眼、咀嚼、流涎、呼吸暂停、青紫等不显性发作。

4. 引起惊厥的病因多且复杂。

【病因】

1. 感染性病因

（1）颅内感染：细菌、病毒、真菌、寄生虫等引起的脑膜炎或脑炎、脑脓肿。

（2）颅外感染

1）热性惊厥：是发热引起的脑功能暂时紊乱，导致神经元异常放电的结果。

2）中毒性脑病：大多并发于脓毒症、重症肺炎、中毒性细菌性痢疾等。

2. 非感染性病因

（1）颅内疾病：包括癫痫、颅脑损伤与出血、先天性发育畸形、颅内占位性病变等。

（2）颅外疾病

1）急性代谢紊乱：常见者如低血糖、高血糖及水电解质紊乱或酸碱平衡失调等。

2）急性中毒：如杀鼠药、农药和一氧化碳中毒等。

3）心脏疾病：急性心源性脑缺血综合征（阿-斯综合征），先天性心脏病并发脑血栓、脑栓塞等。

【发病机制】

婴幼儿由于其大脑发育未成熟，皮质神经细胞分化不全，其分析鉴别及抑制功能较弱，加之神经髓鞘未完全形成，兴奋性冲动易于泛化。当各种刺激因素作用于神经系统时，引起大脑神经细胞突然大量异常放电而引起惊厥。

【临床表现】

1. 惊厥　典型表现为突然起病、意识丧失、头向后仰、眼球固定上翻或斜视、口吐白沫、牙关紧闭、面部或四肢肌肉呈阵挛或强直性抽搐，严重者可出现颈项强直、角弓反张、呼吸不整、青紫或大小便失禁。惊厥持续时间数秒至数分钟或更长。继而转入嗜睡或昏迷状态。如抽搐部位局限且恒定，常有定位意义。

2. 惊厥持续状态　指惊厥持续30分钟以上，或反复惊厥，两次发作间歇期意识不能完全恢复者。为惊厥的危重型。由于惊厥时间过长可引起高热、缺氧性脑损害、脑水肿甚至脑疝。

3. 热性惊厥

（1）单纯性：发病年龄在6个月至5岁，表现为全面性发作，发作持续时间<15分钟，一次热性病程中仅发作1次，无异常神经系统体征。此型占70%～80%。

（2）复杂性：发病年龄<6个月或>5岁，发病前有神经系统异常，表现为局灶性发作或全面性发作，发作持续时间≥15分钟，一次热程中发作≥2次，发作后可有神经系统异常表现。此型占20%～30%。

【辅助检查】

1. 血、尿、便常规　白细胞总数显著增高，中性粒细胞比例增高，提示细菌性感染；嗜酸性粒细胞显著增高，常提示脑型寄生虫病；大便镜检可诊断中毒性菌痢；尿常规可排除泌尿系感染。

2. 血液生化检查　电解质紊乱时可见低钙血症、低钠血症、高钠血症、低镁血症。

3. 脑脊液检查　患儿神萎、嗜睡，疑有颅内感染时应做脑脊液检查。高热惊厥与中毒性脑病时脑脊液常规正常，颅内感染时脑脊液化验大多异常。

4. 脑电图　癫痫患儿多数可检出痫样放电，中枢神经系统感染常见背景慢波活动增多等。

5. 脑CT、MRI检查　对颅内出血、各种占位性病变和颅脑畸形、感染等均有诊断意义。

【诊断】

小儿惊厥应着重寻找病因。必须详细采集病史、仔细检查，包括神经系统检查，结合必要的实验室检查及其他辅助检查综合分析。

1. 病史　既往有无热性惊厥史、现病史有无发热，有发热者多考虑中枢感染、中毒性脑病及热性惊厥。

2. 年龄　不同年龄发生惊厥原因不同。

（1）新生儿：以颅脑损伤（产伤）、窒息、颅内出血、核黄疸、脑发育畸形、代谢紊乱、破伤风、化脓性脑膜炎多见。

（2）婴幼儿：以热性惊厥、低钙血症、颅内感染、婴儿痉挛症多见。

（3）学龄前儿童及学龄儿童：以颅内感染、中毒性脑病、癫痫、脑寄生虫病、高血压脑病、中毒及脑肿瘤多见。

3. 季节　维生素D缺乏引起的低钙惊厥及一氧化碳中毒好发于冬春季；菌痢和肠道病毒感染夏秋季多见；乙型脑炎一般发生于7～9月；而流行性脑膜炎多见于冬春季。

4. 体格检查　主要包括皮肤瘀点、局部感染灶、脑膜刺激征、颅内高压症等，测血压及眼底检查等。

【治疗】

1. 一般治疗

（1）保持呼吸道通畅：患儿取侧卧位或头侧位，解开衣领，清除口、鼻、咽喉分泌物和呕吐物，保持呼吸道通畅。在上、下磨牙间安放牙垫，防止舌咬伤。

（2）保持环境安静：急救时保持现场环境安静，尽可能避免刺激患儿，禁止不必要的检查和处置。

（3）吸氧：严重者给予吸氧，以减少缺氧性脑损伤。

（4）监测生命体征：严密观察意识、瞳孔及生命体征，及时发现、处理病情变化，如脑水肿、脑疝、呼吸停止等。

2. 控制惊厥

（1）地西泮（安定）：为首选药，每次0.3～0.5mg/kg，缓慢静脉注射（最大剂量≤10mg，婴幼儿≤2mg）。若惊厥未能控制或反复发作，在30～60分钟后可重复1次，24小时内可用2～4次。静脉注射困难时也可用同样剂量经直肠灌入。应注意本药对呼吸、心跳的抑制作用。

（2）咪达唑仑：具有镇静、抗惊厥、抗焦虑作用。每次0.1～0.3mg/kg，肌内注射或静脉推注，若发作持续可按1～10μg/(kg·min)维持。目前已广泛应用于惊厥和惊厥持续状态患儿。

（3）水合氯醛：每次50～60mg/kg，配成10%溶液，保留灌肠。

（4）苯巴比妥钠：新生儿惊厥首选，15～20mg/kg，静脉注射，无效时可再用10mg/kg，维持量为每日5mg/kg，其他年龄组剂量为5～8mg/kg，静脉注射。

（5）苯妥英钠：适用于癫痫持续状态，当地西泮无效时，可按15～20mg/kg静脉滴注，速度为1mg/(kg·min)，最好有心电图监护。

3. 对症治疗

（1）高热：高热者可用退热药，也可物理降温，如冷盐水灌肠，或浅表大血管部位（如颈旁、腋下、腹股沟等）冰袋冷敷。

（2）脑水肿：持续抽搐、视乳头水肿、瞳孔两侧不等大，提示脑水肿。可用20%甘露醇每次0.5～1g/kg，静脉推注，必要时4～6小时再应用一次。地塞米松每次0.2～0.4mg/kg，静脉推注，4～6小时一次。

（3）维持水和电解质平衡：惊厥患儿无严重体液丢失时，液体总量按60～80ml/(kg·d)、钠1～2mmol/kg、钾1.5mmol/kg补充，使患儿保持轻度脱水及血钠正常偏低状态，以利于控制脑水肿。

4. 病因治疗　针对不同病因，给予相应治疗。

【预防】

凡遇到下列情况时，可考虑给予预防性抗惊厥药物：惊厥时间>30分钟；惊厥后1～2周脑电图异常；家族中有癫痫史的热性惊厥患儿；1年内热性惊厥发作>5次者。首选药物为苯巴比妥3～5mg/(kg·d)，分2次口服，或全日量睡前1次口服，疗程为1～2年或最后1次惊厥后1年。

第二节 颅内高压综合征

案例分析

案例 18-2

患儿，男，9个月，因"发热4天，呕吐2天"入院。4天前无明显诱因出现发热，体温最高38℃，无惊厥、无皮疹、无呕吐。于外院给予口服药物治疗（具体不详），发热仍有反复，2天前出现呕吐，主要见于喂奶后，时有阵发性哭闹伴有尖叫。当地医院给予"美洛西林"抗感染及止吐、补液等治疗，无好转。病程中精神食欲欠佳，小便量可。

体格检查：T 36.5℃；P 125次/min；R 35次/min；体重 8.5kg；BP 145/82mmHg。嗜睡，精神反应一般。双侧瞳孔等大等圆，直径约 2.5mm，对光反射灵敏。颈软，无抵抗，前囟 1.0cm×0.8cm，隆起，稍紧张，咽充血，双肺呼吸音粗。心音有力，律齐，未闻及杂音。腹稍胀，肠鸣音活跃，约4次/min。肝肋下 1.5cm，质软。脾肋下未及肿大。四肢肌张力正常。

辅助检查：血常规示，WBC $7.8×10^9$/L，N 33%，L 67%，RBC $5.18×10^{12}$/L，Hb 120g/L，血小板（PLT）$297×10^9$/L。

分析：

1. 该患儿的诊断和诊断依据是什么？

2. 如何进行治疗？

颅内高压综合征是指脑实质液体增加引起的脑容积和重量增多所致的一系列临床表现。重者可迅速发展，形成脑疝危及生命。早期诊断和及时治疗颅内高压，是控制脑水肿、预防脑疝形成、降低病死率和致残率的重要措施之一。

【病因】

对于儿童来说，脑水肿是发生急性颅压增高最主要的原因。儿科常见引起脑水肿的原因是：

1. 急性感染 颅内与全身感染（如中毒性菌痢、重症肺炎、败血症、暴发性肝炎等）均可发生脑水肿。

2. 脑缺氧 颅内损伤、窒息、心搏骤停、休克、一氧化碳中毒、癫痫持续状态、严重心力衰竭等均可致脑缺氧，严重缺氧数小时即可发生脑水肿。

3. 颅内出血 颅内血管畸形或动脉瘤破裂、蛛网膜下腔出血、婴儿维生素K缺乏症等均可致颅内出血。

4. 颅内占位病变 脑肿瘤及较大的颅内血肿、颅内寄生虫病等。

5. 中毒 如铅或其他重金属、食物（白果）、农药（如有机磷）、兽用药（如硝氯酚）、乙醇、药物（如苯巴比妥、四环素、维生素A）等。

6. 水电解质紊乱 低钠、水中毒、酸中毒。

7. 其他 高血压脑病、瑞氏综合征、输液输血反应、突然停用激素、脑型白血病等。

【发病机制】

颅腔几乎是密闭的腔隙，其内容物脑实质、脑血流量与脑脊液保持相对恒定，使颅内压维持在正常范围。当上述三种物质中任何一种物质的容量增加，其他物质就会代偿地减少，以平衡颅内压。但颅腔内容积实际可调范围很小，当其增加容积超过代偿限度时，就必然导致颅内压增高。严重时迫使部分脑组织嵌入孔隙，形成脑疝，导致中枢性呼吸衰竭，甚至呼吸骤停，危及生命。

知识链接

小儿急性脑水肿的临床诊断

主要指标：①呼吸不规则。②瞳孔不等大或扩大。③视乳头水肿。④前囟隆起或紧张。⑤无其他原因的高血压（血压大于年龄×0.20＋99.75mmHg）。

次要指标：①昏睡或昏迷。②惊厥和/或四肢肌张力明显增高。③呕吐。④头痛。⑤给予甘露醇1g/kg静脉注射4小时后血压明显下降，症状、体征随之好转。

具备上述一项主要指标及两项次要指标时，即可诊断。

【临床表现】

1. 颅内压增高症　头痛、喷射性呕吐、意识改变（表情淡漠，或兴奋不安，或嗜睡、躁动，甚至发生惊厥和昏迷）、前囟紧张隆起、双侧视乳头水肿。血压升高而脉率减少，呼吸节律慢而不规则。若不及时治疗，颅内压将继续上升而发生脑疝。

2. 脑疝

（1）小脑幕切迹疝：小脑幕上颅内高压时，受累侧颞叶疝入小脑幕切迹。表现为四肢肌张力增高；意识障碍加深；患侧瞳孔先缩小，或忽大忽小，继而扩大，对光反射减弱或消失，昏迷，伴有中枢性呼吸衰竭、对侧或双侧肢体中枢性瘫痪。

（2）枕骨大孔疝：后颅窝病变时，小脑扁桃体疝入枕骨大孔。表现为颈项强直，头部向后仰，四肢强直性抽搐，瞳孔常呈对称性缩小，继而扩大，对光反射消失，瞳孔及眼球固定，昏迷加深，呼吸节律不整，心率先快后慢，血压先高后低，直至呼吸心搏骤停。

【诊断】

1. 病史中存在导致脑水肿或颅内压增高的原因。

2. 高颅压相关症状与体征　如头痛，呕吐，意识改变，视盘水肿，前囟饱满。

3. 高颅压合并脑疝的临床诊断　①小脑幕切迹疝：出现双侧瞳孔大小不等及呼吸衰竭如呼吸节律不整齐等。②枕骨大孔疝：瞳孔先缩小后散大，眼球固定，中枢性呼吸衰竭发展迅速，短期内出现呼吸骤停。

4. 辅助检查　脑超声波检查、颅脑透照、脑CT扫描、头颅X线片、硬膜下或腰椎穿刺等可作为病因诊断依据。

【治疗】

1. 病因治疗　祛除病因，制止病变发展是治疗之根本。如抗感染，纠正休克与缺氧，改善通气，防治二氧化碳潴留，清除颅内占位病变等。

2. 一般治疗　应保持患儿绝对安静，避免躁动、咳嗽及痰堵，卧床时头肩抬高25°～30°，利于颅内血液回流。有脑疝前驱症状时，以平卧位为宜。同时积极纠正缺氧，高碳酸血症，电解质紊乱及代谢性酸中毒。还应保持血压与体温平稳。

3. 脱水疗法

（1）高渗脱水剂：静脉注射一定量高渗物质，使血浆渗透压骤然增加，使脑与脑脊液中水分进入血浆，而使脑组织脱水，起到降低颅内压的作用。甘露醇目前仍是多数高颅压患儿的首选药物，肾功能不全者不宜使用。一般剂量每次0.5～1g/kg，静脉推注，4～6小时1次。脑疝时可加大剂量至2g/kg，以使血浆渗透压增加10mmol/kg，并保持在310～320mmol/kg以下为宜。使用甘露醇利尿后易出现脱水、低钠、低钾、低镁及低钙，乃至低血压，需注意纠正。

（2）利尿剂：可迅速降低血容量，减少氯离子向损伤的脑细胞内转移，影响钠离子的主动转运，并有抑制脑脊液生成的作用。可减轻脑水肿，降低颅内压。与甘露醇合用可增加疗效，并减少各自的用量。常选用呋塞米每次1～2mg/kg或利尿酸钠每次0.5～1mg/kg，每日2～3次。

（3）液体疗法：原则为"补脱兼顾"，强调限制入水量，不宜过多补液，一般按 40～60ml/（kg·d），保持患儿呈轻度脱水状态。如有脑疝发生应快脱慢补；脑水肿合并有心肾功能衰竭、肺水肿时，应先利尿后再慢脱慢补；脑水肿合并休克时，应边补边脱或先补后脱。同时注意纠正酸中毒及电解质紊乱，必要时输血或血浆。

4. 肾上腺皮质激素　肾上腺皮质激素的抗炎作用较强，能减少炎性渗出，降低血管通透性，从而降低颅内压。常首选地塞米松，用量为 0.4～1mg/（kg·d），分 4 次用药。但对代谢性或炎症性脑水肿的作用存在较大争议。

5. 充分给氧　通过各种氧疗方法尽可能使 $PaO_2>13.0kPa$（100mmHg），此时脑血管收缩，脑血流量减少，可直接减少颅内容积，降低颅内压；同时充分供氧，改善脑代谢，可阻断病情进一步恶化。氧疗不仅可提高治愈率，而且可有效减少或防止后遗症。

6. 人工冬眠　可降低基础代谢，减少氧消耗，增加脑对缺氧的耐受力。体温每下降 1℃，脑代谢下降 6.7%，颅内压下降 5.5%。一般认为人工冬眠可延长渗透性脱水药物的作用时间。高热伴严重惊厥的患儿更适合进行人工冬眠。目前主张在 2 小时内使肛温降至 35℃左右，维持 10～24 小时即可，此后最好能保持正常体温 7～10 天。

7. 保护和维持脑代谢功能　可予葡萄糖、能量合剂、γ- 氨络酸、维生素 C、维生素 B_1、维生素 B_2、维生素 B_{12}、胞磷胆碱、肌酐、乙胺硫脲等。

第三节　小 儿 休 克

案例分析

案例 18-3

患儿，男，7 个月。因"发热 4 天，腹泻 1 天"入院。4 天前不慎受凉后出现发热，热前无寒战、无惊厥、无皮疹，当地给予对症治疗后体温仍有波动，昨日起出现腹泻，日解稀水样便 8～10 次，无呕吐。今日有嗜睡，饮食欠佳，小便偏少。

体格检查：嗜睡，精神萎靡，脱水貌，皮肤发灰，弹性差，双侧瞳孔等大等圆，对光反射迟钝，口唇苍白，咽充血，颈软，无抵抗，心率 172 次/min，心音有力，心律齐，未闻及杂音，双肺呼吸音粗，腹部膨隆，肠鸣音亢进，四肢末梢凉，双下肢无水肿，神经反射（−）。

辅助检查：血常规示，WBC $18.6×10^9$/L，N 45%，L 52%，RBC $4.6×10^{12}$/L，Hb 115g/L，PLT $105×10^9$/L，CRP 89.7mg/dl。

分析：

1. 患儿的初步诊断是什么？

2. 如何治疗？

3. 需要做哪些辅助检查？

休克（shock）是各种原因引起的重要器官循环和微循环功能障碍状态。其主要特征是脏器血流灌注下降和氧供不足，组织细胞缺血、缺氧、代谢紊乱和脏器功能损伤。休克是一个由代偿期到失代偿期动态的发生发展过程。休克一旦启动不经干预将是致命的，早期识别和治疗可明显降低病死率。小儿休克可由急性疾病、慢性病恶化或任何较重的打击引起，病死率为 20%～50%。近年来儿科高级生命支持教育的开展，强调早期识别和干预，使休克病死率明显下降。

【病因和分类】

1. 病因　临床上最常见的原因有低血容量性、感染性和心源性休克。

（1）低血容量性休克

1）血管外液体的丢失：如呕吐、腹泻、尿崩症、过度出汗等。

2）血浆丢失：如烧伤、肾病综合征、腹膜炎、低蛋白血症等。

3）失血：如创伤出血、胃肠道、颅内出血等。

（2）感染性休克

1）败血症：常由革兰氏阴性菌引起。

2）神经源性的血管运动障碍、过敏、中毒等。

3）药物：如麻醉药、降压药、肌松剂过量等。

（3）心源性休克

1）先天性心脏病：左室发育不良综合征是新生儿期心源性休克的常见病因。左室流出道严重梗阻如主动脉瓣狭窄、主动脉缩窄，以及先天性心脏病术后低心排综合征均可发生心源性休克。

2）心肌疾病：病毒或细菌感染引起的心肌炎、急型克山病。因心肌收缩无力，心搏量急剧下降，从而发生休克。

3）心脏压塞：急性化脓性或结核性心包炎、心脏外伤、心包积气及心包积血等，因心包积液急骤增多，心室舒张充盈受阻，引起心排出量下降，导致休克。

4）心律失常：严重心律失常如室性或室上性心动过速，使心室舒张期充盈不足，心搏量下降，发生休克。严重心动过缓如完全性房室传导阻滞也可导致休克。

2．分类

（1）根据病因分类

1）低血容量性休克：表现为血管内容量不足，常由于脱水或出血所致，也可因毛细血管的通透性增高、血容量由血管进入第三间隙所致。

2）分布异常性休克：表现为血液分布异常。由于血管通透性增加，引起血管内容量减少，常因败血症或过敏所致。

3）心源性休克：表现为血管内容量正常或增加，但由于心肌收缩力不足使每搏量及心排出量减少。

（2）根据对血压的影响进行分类

1）代偿性休克：指收缩压在正常水平，伴有组织和器官灌注不良的症状与体征，如乳酸酸中毒、少尿、神志改变等。

2）失偿性休克：指有休克体征，同时存在体循环的低血压。

（3）按休克时血液的动力学特点分类

1）高排低阻型：多见于轻型休克或休克早期，心排出量正常或增多，总外周阻力低，中心静脉压偏高，动脉血压低。临床表现为皮肤潮红、干燥，肢温，意识清楚，血压低等"暖休克"象。

2）低排高阻型：多见于重型休克或休克晚期，心排出量下降，总外周阻力高，中心静脉压低，动脉血压低。临床表现为面色苍白或发绀，嗜睡，四肢冷湿，尿少，血压低等"冷休克"象。

【临床表现】

1．休克的一般临床表现　不能解释的心动过速、突然烦躁或哭闹、表情紧张、呼吸加快、脏器低灌注等。而血压降低、心排出量减少往往是休克失代偿期或晚期的表现。

2．各型休克的特点

（1）低血容量性休克：一开始可表现为正常或轻度到中度的心率和血压改变及肢端稍凉。

（2）感染性休克：早期可表现为四肢温暖，脉压变大和心率加快，呼吸加快，尿量正常，轻度代谢性酸中毒等，呈"暖休克"。

（3）心源性休克：常表现为肢端凉，毛细血管再充盈时间延长（大于 2 秒），低血压，呼吸加速,反应低下,尿量减少。

在各型休克的晚期,将出现高血管阻力,低心排出量,少尿,呈"冷休克"。

3. 休克时脏器功能的改变

(1)心率:早期为心率增加,后期可出现心动过缓甚至心搏骤停。

(2)血压:维持心排出量的代偿机制是增加心率和心肌收缩力,当这些机制衰竭时,即出现低血压和失代偿性休克。

(3)脉搏:低血容量性休克出现脉搏细弱、脉压减少,甚至不能触及脉搏。而早期感染性休克可出现脉搏增宽等。

(4)组织灌注:心排出量降低时出现外周皮肤发凉,毛细血管再充盈时间延长(大于2秒),皮肤花纹、苍白、外周组织发绀等均提示皮肤灌注不良。

(5)脑功能:可出现神志改变、意识模糊、易激惹、抽搐和瞳孔扩大;进一步发展可出现腱反射抑制,瞳孔缩小、呼吸节律改变。

(6)尿量:尿量是评估肾功能的良好指标。正常儿童尿量为1~2ml/(kg·h),尿量<1ml/(kg·h)提示肾灌注不良或低血容量。

【诊断】

1. 四肢潮冷,面色苍白或发绀,脉搏快而弱,尿量减少,神志改变如烦躁、反应迟钝、神志模糊或昏迷等组织器官灌注不足的临床表现。

2. 血压下降,但并非所有休克病例血压都会大幅度下降,在休克早期血压可维持正常,也可微升,特别是舒张压上升,脉压减少,心率加快,但已出现组织灌注不足症状。故只要出现组织灌注不足的临床表现,则必须考虑休克的可能性。

3. 确定休克的病因及类型。

知识链接

休克早期诊断

休克是儿科危重症,早期诊断很重要。早期的临床表现符合以下6项之中的3项,即可诊断:①意识改变:烦躁不安或萎靡,表情淡漠,意识模糊,甚至昏迷、惊厥。②皮肤改变:面色苍白发灰,唇周、指(趾)发绀,皮肤花纹,四肢凉。③心率、脉搏:外周动脉搏动细弱,心率、脉搏增快。④毛细血管充盈时间≥3秒(需除外环境因素的影响)。⑤尿量<1ml/(kg·h)。⑥代谢性酸中毒(需除外其他缺血缺氧及代谢因素)。

【并发症】

1. 心功能不全。

2. 呼吸窘迫综合征。

3. 急性肾功能不全。

4. 脑水肿与脑疝。

5. 水、电解质紊乱与酸碱平衡失调。

6. 弥散性血管内凝血(DIC)。

7. 上消化道出血。

【治疗】

1. 一般措施 休克患儿体位一般采取卧位,抬高下肢20°~30°,以增加回心血量和减轻呼吸负担。应及时清除呼吸道分泌物,保持呼吸道通畅。

2. 扩充血容量,纠正酸中毒 迅速扩容、纠酸是抗休克的关键,液体选择应参考原发病、年龄及病情等。输液按下述步骤进行：

（1）扩充血容量：分 3 阶段进行。

1）快速输液扩容阶段：首选 2∶1 等张含钠液或生理盐水，补液量按 20ml/kg，10～20 分钟静脉推注。然后评估循环与组织灌注情况（心率、血压、脉搏、毛细血管再充盈时间等）。若循环无明显改善，可再予第 2 剂、第 3 剂，每次均为 10～20ml/kg。总量最多可达 40～60ml/kg。第 1 小时输液既要重视液量不足，又要注意心肺功能（如肺部啰音、奔马律、肝大、呼吸做功增加等）。

2）继续补液阶段：经快速扩容后，继用 1/2～2/3 张含钠液静脉滴注，可根据血电解质测定结果进行调整，6～8 小时内输液速度为 5～10ml/（kg·h）。直至休克基本纠正为止，可转入维持输液阶段。

3）维持输液阶段：患儿面色转红，尿量正常、脉搏及心跳有力、血压回升并稳定，四肢转暖（毛细血管再充盈时间 <1 秒），表明休克已基本纠正。此时用 1/5 张含钠液维持输液。休克纠正后的最初 24 小时内输液速度为 2～4ml/（kg·h），24 小时后根据情况进行调整。

（2）纠正酸中毒：在保证通气的前提下，根据血气分析结果，对严重酸中毒，应积极运用纠酸药物。一般用 1.4% 碳酸氢钠，计算公式为：碳酸氢钠（mmol）=−BE×0.5× 体重（kg），以上剂量先用半量，剩余半量根据具体情况应用。

3. 血管活性药物的应用 经过适当的补液治疗，患儿仍有灌注不足、休克表现，需用血管活性药物。包括血管扩张药及血管收缩药两类。前者主要用于低排高阻型，即"冷休克"；后者主要用于高排低阻型，即"暖休克"。血管活性药物应用的原则是：剂量小、早停药、不独用。即要求在扩容、纠酸、强心、抗呼吸衰竭等措施下合用。

（1）血管扩张药

1）抗胆碱药：山莨菪碱（654-2），每次用量 0.5～1mg/kg，静脉注射，每 10～15 分钟 1 次，待面色转红、四肢转温、血压回升后可逐渐减量，并延长给药间隔，静脉滴注维持 24 小时。新生儿不主张应用。

2）α 受体阻滞剂：酚妥拉明，除具有扩血管作用外，尚能增强心肌收缩力，适用于低排高阻型而血容量已充分补足的休克者。每次剂量为 0.1～0.2mg/kg，静脉注射，1～2 小时 1 次，待病情好转后可逐渐减量直至停药。

3）β 受体兴奋剂：此类药物既有扩张血管作用，又有一定的强心作用。包括多巴胺、异丙肾上腺素。①多巴胺：能增加心、脑、肾的血流灌注，改善心肌收缩力。剂量为 2～5μg/（kg·min），最大剂量不宜超过 10μg/（kg·min）。②异丙肾上腺素：用于低排高阻型休克，一般剂量为 0.05～2.0μg/（kg·min），血压稳定后逐渐减量并停用。注意有无心率加快或心律失常等副作用。

（2）血管收缩剂：常用去甲肾上腺素或间羟胺。主要用于高排低阻型休克。但去甲肾上腺素剂量过大或用药时间过长，会导致心脏后负荷增大，心排出量减少，肾血流量减少，可引起尿少、尿闭。故宜用小剂量 0.5mg 加入 10% 葡萄糖 100ml，以 8 滴 /min 的速度静脉滴注，收缩压提升至 90～100mmHg 即可停用。间羟胺作用与去甲肾上腺素相似，但作用较温和而持久，对肾血管收缩作用较弱，较少引起少尿或无尿。

4. 维护重要脏器功能

（1）心功能不全的防治：重症休克和休克后期常并发心功能不全，其发生的原因主要是心肌缺血、缺氧、酸中毒、细菌毒素、电解质紊乱、心肌抑制因子等的作用。出现心功能不全征象时，应严格控制输液速度和量。除给予强心剂外，可予多巴胺等血管活性药物，以防血压下降。同时给氧，纠正酸中毒和电解质紊乱，以及输注能量合剂纠正细胞代谢的失衡状态。纳洛酮（naloxone）是抗休克的理想药物，它可使心搏出量增加，血压上升，并有稳定溶酶体膜、降低心肌抑制因子的作用。

（2）肺功能的维护与防治：肺为休克的主要靶器官之一，顽固性休克者常并发肺功能衰竭，同时脑缺氧、脑水肿等亦可导致呼吸衰竭。因而凡休克患者必须立即用鼻导管或面罩给氧，保持呼吸道的通畅，及时清除呼吸道的分泌物，必要时可做气管切开。如有明确的休克肺发生，应行间歇正压呼吸或给予呼气末正压呼吸可获一定疗效。

（3）肾功能的维护：休克患者出现少尿、无尿、氮质血症等肾功能不全的表现，其发生原因主要是由于有效循环血容量降低、肾血流量不足所致。肾功能损害的严重程度与休克发生的严重程度、持续时间、抢救措施密切相关。积极采取抗休克综合措施，维持足够的有效循环量，是保护肾功能的关键。

（4）脑水肿的防治：脑组织需要约 20% 总基础氧耗量，且对低氧非常敏感，易致脑水肿的发生。临床上可出现意识改变、一过性抽搐和颅内压增高征象，甚至发生脑疝。处理上应及时采取头部降温，使用甘露醇、呋塞米与大剂量的地塞米松以防脑水肿的发生发展。

（5）DIC 的治疗：DIC 为感染性休克的严重并发症，是难治性休克重要的死亡原因。DIC 的诊断一旦确立后，应在去除病灶的基础上积极抗休克、改善微循环、迅速有效地控制感染并及早给予肝素治疗。肝素剂量为 0.5～1mg/kg（首次一般用 1.0mg），每 4～6 小时静脉滴注 1 次，使凝血时间延长至正常的 2～3 倍。根据休克逆转程度及 DIC 控制与否来决定用药时间。如凝血时间过于延长或出血加重者可用等量的鱼精蛋白对抗。同时可使用双嘧达莫、丹参注射液及抑肽酶来作为辅助治疗。

知识链接

休克抢救成功的标准

休克抢救成功的标准为机体恢复有效循环血量，无须补液及血管活性药物维持，微循环灌注较好，细胞缺血缺氧得以纠正，器官功能得以改善，具体表现为血压恢复正常、尿量 >1ml/(kg·h)、四肢温暖、血乳酸降至正常水平。

第四节　充血性心力衰竭

案例分析

案例 18-4

患儿，女，2 岁。因"发热、咳嗽 3 天，呼吸急促、呻吟、面色青灰 3 小时"入院。体温最高可达 40℃，热前寒战，无皮疹，无惊厥。干咳无痰，无呛咳，无气喘，无呼吸困难。在当地卫生院给予头孢及氨溴索输液治疗 2 天，仍发热，咳较剧。3 小时前突然出现呼吸急促，呻吟，面色青灰。近 8 小时无小便。

体格检查：T 38.4℃，P 160 次/min，R 50 次/min，BP 86/60mmHg。神萎，面色青灰，颈软，咽红，肺呼吸音粗，闻及细湿啰音，腹微膨隆，肝肋下 3cm，质硬，脾肋下未触及，肠鸣音亢进，双下肢轻度水肿，呈非凹陷性，克尼格征（−），布鲁津斯基征（−）。

分析：

1. 初步考虑为何种危重状态？如何治疗？
2. 需要做哪些辅助检查？

充血性心力衰竭（congestive heart failure，CHF）是指心脏工作能力（心肌收缩或舒张功能）下降，即心排血量绝对或相对不足，不能满足全身组织代谢需要的病理状态。是儿科临床常见的急

危重症之一,也是导致儿童死亡的重要原因之一。

【病因】

引起心力衰竭的病因很多。分类如下:

1. 心源性　心衰以1岁以内发病率最高,其中尤以先天性心脏病引起者最多见。心力衰竭也可继发于后天的心脏疾病,如病毒性或中毒性心肌炎、心肌病、川崎病等。儿童时期以风湿性心脏病所致多见。

2. 肺源性　重症肺炎、毛细支气管炎、喘息性支气管炎、哮喘、支气管扩张等。

3. 肾源性　急性肾炎、慢性肾炎与肾血管畸形等所致的高血压。

4. 其他　大量输血、输液、电解质紊乱、维生素B_1缺乏症、严重贫血、甲状腺功能亢进、缺氧等皆可引起心衰。

【病理生理】

1. 心肌收缩力减低　在心肌有病变、缺血、肥厚、炎症等时,使心肌收缩力减低,则心室排血量减少。

2. 心前负荷过重　又称容量负荷,是指心肌收缩前所承受的负荷,与心室开始收缩前的血容量有关。如房间隔缺损、动脉导管未闭等。

3. 心后负荷过重　亦称压力负荷或阻力负荷,是指心室收缩时所遇到的阻力。如肺动脉瓣狭窄、主动脉缩窄、梗阻型心肌病、高血压、肺动脉高压等。

4. 心律失常　如心率加快如甲状腺功能亢进;过慢、节律不齐等。

5. 心顺应性减低(收缩期不协调)和心肌病。

【临床表现】

1. 婴幼儿　婴幼儿心衰常见症状为呼吸快速、表浅、频率快,可达50～100次/min,喂养困难,体重增长缓慢,烦躁多汗,哭声低弱,肺部可闻及湿啰音或哮鸣音,肝脏呈进行性增大,水肿首先见于颜面、眼睑等部位,严重时鼻唇三角区呈现青紫。

2. 年长儿　心衰的临床表现与成人相似。主要表现为:

(1) 心排血量不足:安静时心率增快,活动后气急、乏力、食欲减低、心率加快、呼吸浅快。心脏听诊除原有疾病产生的心脏杂音和异常心音外,常可听到心尖区第一心音低钝,可出现收缩期杂音和舒张期奔马律,甚至发生心源性休克和心搏骤停。

(2) 肺循环淤血:呼吸急促,口周及指、趾端发绀,病情较重者可出现鼻翼翕动、三凹征、端坐呼吸,听诊肺底部满布湿啰音和哮鸣音,咯吐大量白色或粉红色泡沫样痰。

(3) 体循环淤血:肝脏肿大或进行性增大。年长儿可诉肝区疼痛或压痛;颈静脉怒张、肝-颈静脉回流征阳性,年长儿此体征明显,婴儿可见头皮静脉怒张表现;年长儿下垂性水肿是右心衰竭的重要体征。婴儿则因容量血管床相对较大,故水肿不明显。但每天测体重均有增加,是体液潴留的客观指标。

【诊断标准】

临床表现是诊断心力衰竭的主要依据,但应注意患儿的症状、体征会因年龄的不同而有所不同,因此还需结合辅助检查和既往心脏病史等综合分析。

1. 临床诊断依据

(1) 呼吸困难,青紫突然加重,安静时呼吸增快,婴儿>60次/min,幼儿>50次/min。

(2) 安静时心率增快,婴儿>180次/min,幼儿>160次/min,不能用发热或缺氧解释者。

(3) 肝大,达肋下3cm以上,或在密切观察下短时间内较前增大,而不能以横膈下移等原因解释者。

(4) 心音明显低钝,或出现奔马律。

(5) 突然烦躁不安、面色苍白或发灰,而不能用原发病解释者。

（6）尿少、下肢水肿，除外营养不良、肾炎、维生素 B_1 缺乏等原因所造成者。

2．其他检查　上述前四项为临床诊断的主要依据。尚可结合其他几项及下列1～2项检查进行综合分析。

（1）胸部X线：心影扩大，搏动弱，肺纹理增多，肺门或肺门附近阴影增加，肺部淤血。

（2）心电图：不能表明有无心力衰竭，但有助于病因诊断及指导洋地黄的应用。

（3）超声心动图：可见心室及心房的扩大，心室收缩时间延长，射血分数降低，心脏舒张功能不全时，二维超声心动图对诊断和引起心力衰竭的病因判断有帮助。

【治疗】

1．一般治疗

（1）休息：卧床休息可减轻心脏负担和减少心肌耗氧量，年长儿可取半卧位，小婴儿可抱起，使下肢下垂，减少静脉回流。

（2）镇静：对烦躁和哭闹的患儿，可适当应用巴比妥类、氯丙嗪、地西泮等镇静剂。但需警惕抑制呼吸。

（3）吸氧：有气急和青紫者应给予吸氧，采用40%～50%氧气湿化后经鼻导管或面罩吸入。

（4）饮食：均衡饮食，保证充足的热量和蛋白质供应。限制盐量，一般每天饮食中的钠量应减至0.5～1g。给予容易消化及富于营养的食物，宜少量多餐。

（5）限制液体入量：每日总液量不应超过60ml/kg，以10%葡萄糖溶液为主，电解质入量应根据生理需要及血液电解质浓度而定。有酸中毒者，碱性药一般用常规计算量的一半。

2．洋地黄类药物　洋地黄通过抑制心肌细胞膜 Na^+-K^+-ATP 酶的活性，使心肌细胞内 Na^+ 浓度升高，促进 Na^+/Ca^{2+} 交换，使细胞内 Ca^{2+} 水平增高，从而加强心肌收缩力，使心室排空完全，心室舒张终末期压力明显下降，静脉淤血症状减轻，从而改善心排出量不足。同时副交感传入神经、Na^+-K^+-ATP 酶受抑制，使中枢神经下达的兴奋性减弱，心率减慢。

（1）剂型选择及用法：小儿时期以急性心力衰竭常见，应选用快速洋地黄制剂，使迅速洋地黄化。首选地高辛，急救用毛花苷丙（西地兰）静脉滴注，但毒毛花苷K更方便，适用于基层，用法简单，一次静脉滴注即可达全效量。小儿常用剂量及用法见表18-1。

表18-1　洋地黄药物的临床应用

洋地黄类制剂	给药方法	洋地黄化总量（mg/kg）	每日维持量	显效时间（min）	效力最大时间(h)	中毒作用消失时间(d)	药力完全消失时间(d)
地高辛	口服	<2岁 0.05～0.06 >2岁 0.03～0.05 （总量不超过1.5mg）	1/5化量，分2次	120	4～8	1～2	4～7
	静脉	口服量1/2～2/3		10	1～2		
毛花苷丙	静脉	<2岁 0.03～0.04 >2岁 0.02～0.03	1/4化量	10～30	1～2	1	2～4
毒毛花苷K	静脉	0.007～0.01					

用药的基本原则是首先达到洋地黄化量，然后根据病情需要继续用维持量。小儿心力衰竭大多急而重，故一般采用快速饱和量法，即首次给洋地黄化量的1/2，余量分成两次，每隔4～6小时1次，多数患儿可于8～12小时内达到洋地黄化。通常从首次给药24小时后（或洋地黄化后12小时）给维持量，维持量为饱和量的1/5～1/4。对轻度或慢性心力衰竭患儿，也可开始就采用地高辛每日维持量法，经5～7天以后缓慢洋地黄化。

（2）心力衰竭获得基本控制的临床表现为：①心率、呼吸减慢；②肝脏缩小，边缘变锐；③尿量增加，水肿消退或体重减轻；④食欲、精神好转。

（3）使用洋地黄的注意事项：①了解患儿在 2～3 周内洋地黄使用情况，所有剂型、用量及用法等，以防药物过量中毒。②各种病因引起的心肌炎患儿对洋地黄耐受性差，一般按常规剂量减去 1/3，且饱和时间不宜过快。③未成熟儿及 <2 周的新生儿，因肝肾功能发育尚未完全，易引起中毒，洋地黄化剂量应减小，可按婴儿剂量的 1/3～1/2 计算。④钙剂对洋地黄有协同作用，故在用药过程中不应与钙剂同时应用。⑤低钾血症可促使洋地黄中毒，应予注意。

（4）洋地黄的毒性反应如下：①心律失常：心率过缓、节律不齐、传导阻滞、二联律等。②胃肠道反应：恶心、呕吐及腹泻。③神经系统症状：嗜睡、头晕、色视等。发现洋地黄中毒时应立即停用洋地黄及利尿剂，同时补充钾盐，小剂量的钾盐能控制洋地黄引起的多种快速型心律失常。轻者每日用氯化钾 0.075～0.1g/kg，分次口服；严重者每小时 0.03～0.04g/kg 静脉滴注，总量不超过 0.15g/kg，滴注时用 10% 葡萄糖稀释成 0.3% 浓度。肾功能不全及合并房室传导阻滞时禁用静脉给钾。

3. 利尿剂　钠、水潴留为心力衰竭的一个重要病理生理改变，故合理应用利尿剂为治疗心力衰竭的一项重要措施。在应用一般治疗及洋地黄类药后心力衰竭仍未控制时，或对严重水肿、急性肺水肿的病例，应在使用洋地黄类药物的同时兼用快速利尿剂如呋塞米或依他尼酸，其作用快而强，可排除较多的 Na^+，而 K^+ 的损失相对较少。慢性心力衰竭一般联合使用噻嗪类与保钾利尿剂，并采用间歇疗法维持治疗，防止电解质紊乱。

4. 血管扩张剂　其机制是扩张小动脉使外周阻力下降，以减轻心脏后负荷，增加心排出量；同时扩张小静脉使回心血量减少，以减轻心脏的前负荷，从而达到改善心功能，治疗心力衰竭的目的。

目前较常用的有酚妥拉明、哌唑嗪、硝普钠、卡托普利等，均有一定疗效。与正性心肌收缩力作用药物配伍如多巴胺、间羟胺等能提高疗效。目前认为血管扩张药物无正性心肌收缩力作用，所以单用血管扩张药物不能代替洋地黄类药物对心力衰竭的治疗。

5. β受体激动剂　此类药物通过作用于 β 交感神经受体而产生强烈正性肌力作用，使心肌收缩力加强，心排血量增加。多用于紧急情况，尤其是心力衰竭伴有低血压时。常用药物有多巴胺，每分钟 5～10μg/kg。必要时剂量可适量增加，一般不超过每分钟 30μg/kg。

6. 其他　能量合剂及极化液、激素、大剂量维生素 C 等，可改善心肌代谢，可作为辅助治疗。近年应用辅酶 Q_{10} 治疗充血性心力衰竭有一定效果。

7. 病因治疗　心力衰竭为急重症，首先是治疗，同时要查出心力衰竭的原因和诱因，如治疗肺炎、风湿热、心肌炎等。有些先天性心脏病心力衰竭好转后应做外科手术解除病因，否则难以避免心衰再发。

第五节　急性呼吸衰竭

急性呼吸衰竭（acute respiratory failure，ARF）是由于呼吸中枢，或呼吸系统原发或继发病变，引起通气或换气功能障碍，出现缺氧或二氧化碳潴留而引起的一系列生理功能和代谢紊乱综合征。是儿科临床常见的危重症，也是导致儿童心搏呼吸骤停的主要原因，具有较高的病死率。

【临床分型】

1. 按血气分型

（1）Ⅰ型呼吸衰竭：即低氧血症呼吸衰竭。$PaO_2<50mmHg$，$PaCO_2$ 正常或降低，多因肺实质

病变引起,主要为换气功能不足。

（2）Ⅱ型呼吸衰竭：即高碳酸低氧血症呼吸衰竭。$PaCO_2>50mmHg$,同时有不同程度低氧血症。多因呼吸泵功能异常及气道梗阻所致,主要为肺泡通气功能不足。在小儿,许多急性呼吸衰竭常是两种类型混合存在。

2. 按原发病分型

（1）中枢性呼吸衰竭：主要表现为限制性通气功能障碍。

（2）周围性呼吸衰竭：限制性通气障碍、阻塞性通气障碍、换气障碍均可导致。

3. 按呼吸功能分型

（1）通气功能衰竭。

（2）换气功能障碍。

【病因和病理生理】

（一）根据年龄分类

根据年龄分类,引起呼吸障碍的常见原发疾病有以下几种：

1. 新生儿

（1）呼吸窘迫综合征。

（2）严重感染。

2. 出生28天至2岁以下儿童

（1）支气管肺炎。

（2）哮喘持续状态。

（3）喉炎。

（4）先天性心脏病。

（5）气道异物吸入。

（6）先天性气道畸形（气管蹼、囊肿、大叶肺气肿等）。

（7）较大腺样体或扁桃体所致的鼻咽梗阻。

3. 2岁及2岁以上儿童

（1）哮喘持续状态。

（2）多发性神经根炎。

（3）中毒。

（4）溺水。

（5）脑炎。

（6）损伤。

（二）根据引起呼吸衰竭的原发病因分类

根据引起呼吸衰竭的原发病因不同,可分为以下几类：①肺部疾病：包括气道、肺泡、肺循环等病变,如重症支气管肺炎、哮喘持续状态、气胸等。临床上以低氧血症为主,患儿常有呼吸困难、呼吸做功增加。②呼吸泵功能障碍：中枢神经系统和呼吸肌类似于驱动呼吸发生的呼吸泵,中枢神经系统疾病、神经 - 肌肉疾病或肌肉功能障碍时,可导致通气不足、肺泡通气量减少和高碳酸血症。低氧血症在呼吸泵衰竭时也可出现,可通过给氧和正压通气纠正。

呼吸衰竭的主要病理生理是呼吸系统不能有效地在空气 - 血液间进行氧和二氧化碳的气体交换,包括通气不足、弥散障碍、肺内分流、通气血流比例失调四个方面,导致低氧血症和高碳酸血症。

知识链接

小儿解剖与呼吸衰竭

小儿的呼吸系统解剖生理特点使之在疾病中更易出现呼吸衰竭：①新生儿、小婴儿主要用鼻呼吸，8 岁以下儿童呼吸道口径较小，特别是声门下区相对狭窄，有病变时易出现阻塞。②肺泡数量少、直径小，这意味着婴幼儿的气体交换面积小，易受疾病影响而出现气体交换障碍。③肺泡及毛细支气管侧支交通发育不成熟，局部呼吸道阻塞时易出现肺不张。④胸廓顺应性高，功能残气量小，肋骨呈水平位，潮气量增加受限，造成儿童呼吸代偿能力较弱。⑤呼吸肌结构发育不成熟，易有呼吸肌疲劳。⑥呼吸中枢发育不成熟，易有呼吸不规则或呼吸暂停。

【临床表现】

除原发病临床表现症状外，主要是缺氧和二氧化碳潴留引起的多脏器功能紊乱。

1. 原发病的临床表现　吸气性喉鸣为上气道梗阻的征象，常见于喉气管支气管炎、喉软化、会厌炎、异物吸入及先天气道异常。呼气延长伴喘鸣是下气道梗阻的征象，最常见于细支气管炎及支气管哮喘。

2. 呼吸系统症状

（1）中枢性呼吸衰竭：表现为呼吸节律不整和频率的改变，出现潮式呼吸、叹息样呼吸及下颌式呼吸、呼吸减慢乃至呼吸停止。

（2）周围性呼吸衰竭：表现为呼吸幅度和呼吸频率的改变，出现鼻翼翕动、点头状呼吸、三凹征等。呼吸增快是婴儿呼吸衰竭最早的表现。早期呼吸多浅速，但节律齐，之后出现呼吸无力及缓慢。

3. 低氧血症的症状

（1）发绀：为缺氧的典型症状。当 $PaO_2 < 40mmHg$，$SaO_2 < 0.85$ 时出现发绀，以唇、口周、甲床等处明显。但发绀的程度与缺氧程度并不完全一致，如较重贫血时 PaO_2 虽降低，发绀却不明显；而重症休克时由于血流缓慢可见青紫，但 PaO_2 正常。

（2）循环系统症状：早期心率增快，心音低钝，血压先升高后降低，其后可出现心音低钝、心率缓慢，严重缺氧时常出现心律失常及传导阻滞，并可导致心力衰竭或心源性休克。由于缺氧和酸中毒致毛细血管通透性增加，可出现肺水肿、皮肤黏膜出血等。

（3）神经系统症状：早期可出现烦躁不安、易激惹等。继之，出现中枢神经系统抑制症状如神志淡漠、意识模糊、嗜睡甚至惊厥、昏迷。严重者可有颅压增高、脑疝的表现。瞳孔在早期呼吸衰竭时常缩小，仅在濒危时才散大。由于缺氧亦可出现一些病理反射，如巴宾斯基征阳性等，但无特异性。

（4）消化系统症状：由于缺氧和淤血，使胃肠黏膜广泛充血、糜烂而致消化道出血。严重呼吸衰竭患儿可出现肠麻痹，由于高度腹胀使膈活动受限，进一步影响呼吸，形成恶性循环。肝脏严重缺氧时，可发生小叶中心坏死、转氨酶升高、肝功能改变等。

（5）肾功能障碍：尿中出现蛋白，红细胞、白细胞及管型，少尿或无尿。严重缺氧可引起肾衰竭。

4. 高碳酸血症的症状　早期患儿表现烦躁、易激动、多汗、皮肤潮红及四肢温暖，口唇樱红或暗红色，瞳孔缩小或忽大忽小。当病变继续加重时可出现淡漠、嗜睡、结膜充血，意识障碍，严重者可有脑水肿、颅内压增高或脑疝表现。

5. 水与电解质紊乱　血钾多偏高，因缺氧影响泵功能，钾离子向细胞外转移。高碳酸血症使细胞内外离子交换增多也可致高钾血症。但饥饿、入量少、使用脱水剂与利尿剂，又常引起低钾血症、低钠血症。酸中毒时肾排酸增多；同时二氧化碳潴留时，碳酸氢根离子代偿保留，因而血氯相应减少。

【诊断】

1. 有导致急性呼吸衰竭的原发疾病或其他诱因存在。

2. 有不同程度呼吸困难和青紫征等。

3. 血气分析是诊断呼吸衰竭的重要依据。当 $PaO_2 \leqslant 60mmHg$ 和/或 $PaCO_2 \geqslant 50mmHg$，$SaO_2 \leqslant 85\%$，即可诊断呼吸衰竭。

【并发症】

1. 感染。

2. 循环系统并发症，如心律失常、心力衰竭等。

3. 胃肠道出血。

4. 肾功能衰竭和酸碱平衡紊乱。

5. 弥散性血管内凝血。

6. 深层静脉血栓形成及机械通气的并发症。

【治疗】

根本关键在于消除病因，治疗原发病和诱因，改善呼吸功能，保持呼吸道通畅，提高 PaO_2 及 SaO_2，改变通气，降低 $PaCO_2$。纠正酸碱失衡及电解质紊乱；维持心、脑、肺、肾功能；及时进行辅助呼吸。

1. 病因治疗 积极治疗原发疾病。肺部及中枢神经系统感染是引起呼吸衰竭的常见原因，尤以肺部感染最常见。应及早诊断和处理。若病因不明，先予广谱抗生素治疗。

2. 改善呼吸功能

（1）保持气道通畅

1）清除呼吸道分泌物：及早吸出积痰或取出异物。可用吸痰管、气管插管进行吸痰。定期翻身拍背，以利排痰。

2）湿化气道：氧气装置的湿化瓶盛 50℃ 左右的热水，使吸入的氧加温湿化。还可用氧驱动雾化或空气压缩雾化泵进行雾化吸入，每次 15~20 分钟，每日 2~3 次。雾化液中可加入蒸馏水或 0.46% 盐水或 1.25% 碳酸氢钠。

3）解除支气管痉挛：可选用异丙肾上腺素、沙丁胺醇、氨茶碱等。

（2）氧疗与呼吸支持

1）吸氧：低氧血症较高碳酸血症的危害更大，而用氧相对比较安全，故在呼吸衰竭早期应给予吸氧。常用鼻导管或面罩；对于新生儿和小婴儿，头罩吸氧能获得较高浓度和较均匀的氧吸入，同时也便于精确估计吸入氧浓度。应注意吸入氧的加温和湿化，以利呼吸道分泌物的稀释和排出。

2）辅助机械通气：尽管吸氧可能纠正低氧，严重的呼吸衰竭常常需要机械通气给予支持。目前，机械通气已成为呼吸衰竭治疗的主要手段。机械通气应用的适应证常根据患儿有持续或进行性的气体交换障碍、出现呼吸暂停及呼吸衰竭严重影响其他脏器功能等考虑。机械通气患儿常需进行气管插管。

3. 特殊的呼吸支持

（1）体外膜氧合（ECMO）：ECMO 的原理为将非氧合血引出体外，通过膜氧合器进行氧合，再进入患者循环，起到人工肺的作用。该治疗所需设备复杂，需投入大量人力及费用。

（2）液体通气：全氟化碳液体对氧和二氧化碳高度溶解，对气流的阻力很低，能显著降低表面张力。以全氟化碳液体进行气体交换或部分液体通气（全氟化碳液体仅补充功能残气量，潮气量以常规呼吸机提供）能增加肺顺应性、改善氧合、降低二氧化碳分压及增加 pH。

（3）高频通气：高频通气越来越多地被用于急性呼吸衰竭。通常在急性呼吸窘迫综合征（ARDS）应用高频通气时，将平均气道压较常频呼吸机提高，这种使用方法可提高氧合，同时，心排出量并未受到影响，气瘘的发生率也未增加。在某些情况下，如支气管胸膜瘘，高频通气明显优于常频呼吸机。高频通气也可与其他治疗方法，如 NO 吸入等联合应用，增加其疗效。

（4）NO 吸入治疗：可选择性地扩张肺血管，当有通气的肺泡所支配的血管舒张时，氧合改善。

（5）吸入氦气：有助于改善气道异常所致的呼吸衰竭，如急性喉炎。

（6）肺泡表面活性物质：经气管插管注入肺表面活性物质，有助于 ARDS 患儿改善氧合和提高生存率。

第六节　小儿心肺复苏

案例分析

案例 18-5

患儿，男，11 岁。在游泳池意外溺水，被他人发现，救起后由"120"急救车紧急送来急诊。

体格检查：呼叫无反应，面色苍白，呼吸微弱，两侧瞳孔光反射迟钝，心率 72 次 /min，腹微膨隆，肝脾肋下未触及，肠鸣音亢进，神经反射（−）。

分析：

如何对小男孩实施现场急救？

心肺复苏（cardiopulmonary resuscitation，CPR）是指在心搏呼吸骤停的情况下所采取的一系列急救措施，包括胸外按压形成暂时性人工循环、人工呼吸纠正缺氧、电击除颤转复心室颤动等，其目的是使心脏、肺脏恢复正常功能，以挽救生命。心搏与呼吸骤停往往互为因果，伴随发生。因此救治工作需两者兼顾、同时进行，否则复苏难以成功。

【病因】

1. 疾病状态下出现心搏呼吸骤停

（1）呼吸系统疾病急速进展：如严重哮喘、喉炎、重症肺炎、肺透明膜病等。儿童心搏呼吸骤停的主要原因为进行性呼吸衰竭或休克，又称为窒息性心跳停止。

（2）心血管系统状态不稳定：如大量失血、严重心律失常、心肌炎、心肌病、心力衰竭等。

（3）神经系统疾病急剧恶化：如昏迷患者常无足够呼吸驱动以保证正常通气。

（4）某些临床诊疗操作：①气道吸引：能引起低氧、肺泡萎缩及反射性心动过缓。②不适当的胸部物理治疗（如翻身、拍背、吸痰等）：可使更多分泌物溢出，阻塞气道。③任何形式呼吸支持（如人工呼吸机应用）的撤离：如降低吸入氧浓度、撤离 CPAP 或机械通气、拔出气管插管等。④安装有人工气道的患儿气管插管发生堵塞或脱开。⑤镇静剂的应用：如镇静药、止咳药的应用导致呼吸抑制。⑥各种操作：如腰椎穿刺、心包穿刺、鼻胃管放置、气管插管、心血管介入治疗操作等。⑦高位婴儿喂养时由于吞咽呼吸不协调也可引起心搏呼吸骤停。

2. 意外伤害　如外伤、车祸、溺水、触电、雷击、烧伤、误服药品毒品甚至自杀等。应加强儿童安全知识、珍爱生命等方面教育，在儿童乘车时普及儿童安全座椅的使用，防止意外发生。

【病理生理】

心搏呼吸骤停时导致机体缺氧和二氧化碳潴留。

1. 缺氧　心搏呼吸骤停时，首先导致机体缺氧，出现无氧糖酵解，产生过多的乳酸，引起代谢性酸中毒、电解质紊乱、脑水肿。酸中毒可使心传导系统被抑制，造成各种心律失常，而导致心脏停搏，继之血液循环停止，脑组织首先受损，脑血液循环停止，迅速出现昏迷。呼吸心跳停止4～6分钟即可导致脑细胞死亡。

2. 二氧化碳潴留　心跳呼吸停止的最初几分钟，体内即有二氧化碳潴留，造成呼吸性酸中毒；二氧化碳浓度增高可抑制窦房结的传导，引起心动过缓和心律不齐，并直接抑制心肌收缩力。此外，还可引起脑血管扩张，导致脑水肿。

【临床表现】

1. 突然昏迷　一般在心脏停搏8～12秒后出现。部分病例可有一过性抽搐。

2. 瞳孔扩大　瞳孔大小反映脑细胞受损程度。心脏停搏后30～40秒瞳孔开始扩大，对光反射消失。

3. 大动脉搏动消失　心脏搏、呼吸骤停后，颈动脉、股动脉搏动随之消失。若仍可触及血管搏动，表示体内重要器官尚有一定血液灌注。

4. 心音消失　心脏停搏时心音消失。若心率<60次/min，心音极微弱，此时心脏虽未停搏，但心排血量已极低，不能满足机体所需，也要进行心脏按压。

5. 呼吸停止　心停搏30～40秒后即出现呼吸停止。此时胸腹式呼吸运动消失，听诊无呼吸音，面色灰暗或发绀。应注意呼吸过于浅弱、缓慢或呈挣气样时，不能进行有效气体交换，所造成的病理生理改变与呼吸停止相同，亦需进行人工呼吸。

6. 心电图　表现为等电位线，电机械分离或心室颤动。

【诊断】

临床表现为突然昏迷，部分有一过性抽搐，呼吸停止，面色灰暗或发绀，瞳孔散大和对光反射消失。大动脉（颈、股动脉）搏动消失，听诊心音消失。如做心电图检查可见等电位线、电机械分离或心室颤动等。

心搏呼吸骤停的诊断并不困难。一般在患儿突然昏迷及大血管搏动消失即可诊断，而不必反复触摸脉搏或听心音，以免延误抢救时机。

【生存链】

生存链（chain of survival）分成院外和院内两条急救体系。院外心搏骤停（OHCA）生存链包括识别和启动应急反应系统、即时高质量心肺复苏、快速除颤、基础及高级急救医疗服务、高级生命维持和骤停后护理，院内心搏骤停（IHCA）生存链包括监测和预防、识别和启动应急反应系统、即时高质量心肺复苏、快速除颤、高级生命维持和骤停后护理。

1. 基础生命支持（basic life support，BLS）　即心搏呼吸骤停后的现场急救，包括快速判断和尽早实施心肺复苏，如开放气道（airway，A）、人工呼吸（breathing，B）和胸外按压（circulation，C），以及迅速启动应急反应系统。任何受过训练的医务人员或非医务人员都可以实施BLS，其是自主循环恢复（return of spontaneous circulation，ROSC）、挽救心搏呼吸骤停患者生命的基础。

2. 加强生命支持（advanced life support，ALS）　为心肺复苏的第二阶段，是在BLS基础上，在不导致胸外按压明显中断和电除颤延迟的情况下，建立血管通路、使用药物、电除颤、气管插管、使用人工呼吸器、进行心电监测等，以维持更有效的通气和循环，最大限度地改善预后。

3. 心肺复苏后的综合治疗　指为使复苏后的患者稳定而进行的进一步处理及监护。包括监测与保护心、肺、肝、肾、脑等重要脏器的功能，判断与治疗诱发心搏呼吸骤停的原发疾病和并发症，提供必要的复苏后康复训练等。心肺复苏后的综合治疗对提高心搏呼吸骤停患者的生存率和生活质量非常重要。

【复苏方法】

一旦发生心搏呼吸骤停，应立即进行现场抢救，并须争分夺秒地进行。抢救强调黄金4分钟，即在4分钟内进行基础生命支持（BLS），并在8分钟内进行加强生命支持（ALS）。迅速和有效的CPR对于自主循环恢复和避免复苏后神经系统后遗症至关重要。抢救措施可归结为ABCDE，即气道（airway，A）、呼吸（breathing，B）、循环（circulation，C）、药物（drugs，D）、电击除颤复律（electricity，E）。

（一）迅速评估和启动应急反应系统

包括迅速评估环境对抢救者和患儿是否安全、评估患儿反应性和呼吸（5～10秒之内作出判断）、检查大血管搏动（婴儿触摸肱动脉、儿童触摸颈动脉或股动脉，10秒之内作出判断），迅速决定是否需要CPR。

（二）迅速实施CPR

婴儿和儿童CPR程序为C-A-B方法，即：胸外按压（C）、开放气道（A）和建立呼吸（B）。对于新生儿，心搏骤停主要为呼吸因素所致（已明确为心脏原因者除外），其CPR程序为A-B-C方法，即：开放气道（A）、建立呼吸（B）和胸外按压（C）。

1. 循环支持（circulation，C）

（1）叩击心前区：在心跳停止1分钟内效果较好。以拳或手掌根部叩击心前区，可促使心脏复跳。但击力不宜过大，婴儿不宜捶击。一般捶击2～3次，无效时改为胸外心脏按压。

（2）胸外心脏按压：有效的胸外按压后可使心搏出量达到正常的30%～40%，即可保证脑及心的供血，以维持生命。

指征：患儿无反应、无自主呼吸或仅有无效的喘息样呼吸时，无脉搏或新生儿心率<60次/min；婴儿或儿童心率<60次/min伴有灌注不良的体征。方法：对新生儿或小婴儿按压时可用两手掌及四手指托住两侧背部，双手大拇指按压（图18-1），或一手托住患儿背部，将另一手两手指置于乳头线下一指处进行按压（图18-2）。对于1～8岁的儿童，可用一只手固定患儿头部；另一手的手掌根部置于胸骨下半段，手掌根的长轴与胸骨的长轴一致（图18-3）。对于年长儿（>8岁）胸部按压方法与成人相同，应将患儿置于硬板上，将一手掌根部交叉放在另一手背上，垂直按压胸骨下半部。按压频率为100～120次/min，按压深度至少为胸廓前后径的1/3（婴儿大约4cm，儿童及青少年大约为5cm）。保证每次按压后胸廓充分回弹，按压与放松时间一致，应尽量减少胸外按压的中断（<10秒），保持胸外按压的连续性。胸外按压与呼吸的配合在新生儿为3:1，<8岁为5:1，>8岁单人复苏时为30:2，即胸外按压30次和开放气道后，给予2次有效的人工呼吸，而双人复苏时为15:2。

心脏按压时注意防止用力过大或部位不正确而发生肋骨骨折或内脏损伤，同时注意防止胃内容物反流致窒息。

心肺复苏成功的标志：①扪到颈、肱、股动脉搏动。②听到心音，心律失常转为窦性心律。③瞳孔回缩。④口唇、甲床颜色转红。⑤肌张力增强或有不自主运动。

2. 保持呼吸道通畅（airway，A）　首先应清除鼻咽及口腔内的分泌物、呕吐物及异物等。开放气道采用仰头举颏（或仰头举颌），即一手置于前额使头部后仰，另一手的示指和中指于下颌骨近颏处或下颌处，抬起下颏（颌），使下

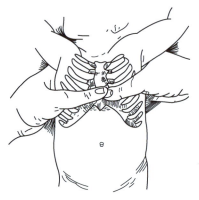

图18-1　双手拇指按压法（用于新生儿及小婴儿）

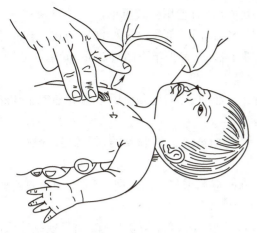

图18-2 双指按压法（用于新生儿及小婴儿）

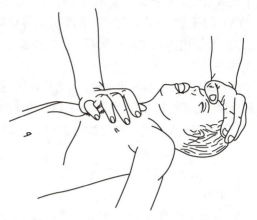

图18-3 1~8岁的儿童进行心脏按压

颌尖与耳垂连线与地面垂直（图18-4）。注意手指不要压迫患儿的颈前部、颏下组织，以防压迫气道，也不能使颈部过度伸展。疑有颈椎损伤者可使用托颌法：将双手放置在患儿头部两侧，握住下颌角向上托下颌，使头部后仰程度为下颌角与耳垂连线和地面成60°（儿童）或30°（婴儿）。

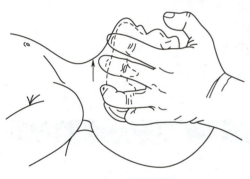

图18-4 仰头举颏法

3. 人工呼吸（breathing，B）

（1）口对口人工呼吸：是最简便、直接的方法。抢救者一手托起患儿下颌，一手捏住其鼻孔，深吸气后，对准患儿口内吹气，直到患儿胸部稍膨起，则停止吹气，放松鼻孔，让其肺部气体排出。吹气与排气的时间比为1:2。人工呼吸频率在儿童为18~20次/min，婴儿为30~40次/min。次数过多不利于静脉血回流，对婴幼儿吹气不可过猛，以免致其肺泡破裂，产生纵隔气肿、皮下气肿、气胸等。如操作时间过长，抢救者极易疲劳，故应尽快使用简易呼吸器替代。

（2）球囊-面罩通气：在多数儿科急诊中，婴幼儿可用气囊面罩进行有效的通气。常用的气囊通气装置为自膨胀气囊，递送的氧浓度为30%~40%。气囊尾部可配贮氧装置，保证输送高浓度的氧气。带有贮氧装置的气囊可以提供60%~95%浓度氧气。气囊常配有压力限制活瓣装置，压力水平在35~40cmH$_2$O。面罩应紧密罩在面部、覆盖住患儿口鼻，并托颌保证气道通畅。可采取"EC"钳方式进行球囊-面罩通气：中指、环指、小指呈E字形向面罩方向托颌，拇指和示指呈C字形将面罩紧紧扣在面部。在上述操作时应观察患儿的胸廓起伏以了解辅助通气的效果，如无有效通气（表现为胸廓抬动不明显）应考虑是否存在气道梗阻，如气管异物仍未排出等。

4. 电击除颤复律（electricity，E） 在有手动除颤仪或自动体外除颤器的情况下，对目击的突发性心搏骤停或心电监护有室颤时，应尽早除颤；对院外发生的且未被目击的心搏骤停先给予5个周期心肺复苏，再用AED除颤。首剂2J/kg，2分钟后再评估心律，无效可加倍除颤剂量，最大不超过10J/kg。除颤后应立即恢复进行心肺复苏，尽可能缩短除颤引起的胸外按压中断时间。

5. 药物治疗（drugs，D） 为了促进心跳呼吸恢复，在人工呼吸及心脏按压的同时，可根据心电图监护结果，静脉或气管内注射药物，选择如下：

（1）肾上腺素：是目前复苏的首选药物，具有正性肌力和正性频率的作用。剂量1:10 000溶液，每次0.01~0.03mg/kg（0.01~0.03ml/kg），最大量≤1mg，静脉注射或骨髓腔内给药滴入，每隔3~5分钟可重复应用一次。

（2）碳酸氢钠：用5%碳酸氢钠纠正酸中毒，首次剂量为1.5~2ml/kg，静脉推注，此后根据血生化或血气分析结果调整用量。注意存在通气不足时，不宜使用碳酸氢钠。

（3）阿托品：对心动过缓，Ⅱ度房室传导阻滞有一定作用。剂量：每次 0.01～0.02mg/kg，静脉注射、骨髓腔内或气管内给药，最大剂量儿童不超过 1mg，青少年不超过 2mg，间隔 5 分钟可重复使用。

（4）葡萄糖：心搏呼吸骤停，常有应激性低血糖。一经确定，新生儿使用 10% 葡萄糖 2ml/kg，静脉推注；儿童使用 25% 葡萄糖 1ml/kg，静脉推注。

（5）利多卡因：当存在室颤时选用。剂量：负荷量为 1mg/kg，负荷量给后即给静脉维持，剂量为 20～50μg/（kg·min）。

（6）纳洛酮：用于阿片类药物过量。常用 0.1mg/kg，静脉或气管内应用，必要时可重复给药，最大剂量为 2mg。

6.复苏后处理　在心搏呼吸骤停后经抢救复苏，但脑、心、肺、肾等器官，由于缺氧造成的损害及代谢紊乱，应及时处理并维持其功能，以防止呼吸心跳再度骤停及脑缺氧，发生严重的并发症或后遗症。

（1）改善心功能，纠正低血压：在补充血容量的基础上，选用血管活性药物，如酚妥拉明和多巴胺。多巴胺剂量为 5～10μg/（kg·min），酚妥拉明剂量为 2～6μg/（kg·min）加入 5%～10% 葡萄糖溶液 50～100ml 中，静脉滴注，并根据病情随时注意调整滴速。

（2）维持呼吸功能

1）湿化气道或雾化吸入，定期吸痰，以保证呼吸道通畅。

2）病情重者需气管插管或切开，使用人工呼吸器辅助呼吸。

3）积极控制肺部感染。

知识链接

气管插管及切开的指征

气管插管及切开的指征：①难以解除的上呼吸道梗阻；②需清除大量下呼吸道分泌物；③吞咽反射消失；④呼吸肌麻痹或昏迷；⑤开放气道机械通气。

（3）缺氧性脑病的防治：脑完全缺血 4～6 分钟可导致不可逆的损害，故应争分夺秒进行抢救。具体措施如下：

1）氧疗：可采用鼻导管、口罩或头罩给氧。鼻导管给氧流量为 0.5～1L/min；口罩给氧流量为 2～3L/min；头罩给氧流量为 3～5L/min。

2）人工冬眠疗法：病儿躁动不安，加重缺氧及颅内压升高，可适当应用镇静剂，常用小剂量冬眠合剂或水合氯醛，前者剂量为每次 1mg/kg，后者剂量为每次 30～40mg/kg，禁用吗啡、派替啶等抑制呼吸中枢的药物。

3）降低颅内压：常用甘露醇，剂量为每次 0.5～1g/kg，一般 6～8 小时 1 次。

4）肾上腺皮质激素的应用：常用地塞米松，0.5mg/（kg·d）静脉滴注，疗程一般不超过 3～5 日。

5）促进脑细胞恢复：常用药物有细胞色素 C、ATP、辅酶 A 等。

（4）维持水电解质与酸碱平衡

1）体液供给：复苏病儿均存在水钠滞留，在供给其体液时，宜维持出入量略呈负平衡状态。

2）酸碱平衡：心肺复苏后，代谢性酸中毒尚未得到纠正时，应注意补充碱性液体。

3）电解质平衡：一般复苏后血钾偏高，可用 50% 葡萄糖 1～2ml/kg 和普通胰岛素 0.1U/kg 静脉滴注。若有高钠血症，补液宜用 1/5 或 1/6 张溶液。肾循环改善有尿后，应按尿量每 1 000ml

补充氯化钾 1g。

（5）防治感染：在缺氧昏迷和各种操作时，常合并肺炎、败血症等，应及时防治。

（6）积极治疗原发病：避免再次发生呼吸心搏骤停。

第七节　小儿急性中毒

案例分析

案例 18-6

患儿，男，10 岁。自服甲胺磷 2 小时来急诊。

2 小时前与家人争吵后，自服甲胺磷约 30ml，随之出现头痛、头晕、恶心、呕吐，急来就诊。

体格检查：T 36.1℃，P 85 次 /min，R 26 次 /min，BP 90/60mmHg。表情淡漠，周身皮肤湿冷，双侧瞳孔缩小，对光反射迟钝，双肺呼吸音粗，肺底可闻及湿啰音，腹部平软，肝脾肋下未触及，肠鸣音亢进，神经反射（−）。

分析：

如何对该患儿进行急救？

具有毒性作用的物质进入人体后，与组织细胞成分发生化学或生物物理变化，引起功能性或器质性改变，甚至危及生命，这一过程称为中毒。小儿急性中毒多发生在婴幼儿至学龄前期，是儿科急诊的常见疾病之一。

【途径】

1. 摄入中毒　最为多见。常见的原因有食物中毒、药物误服、灭鼠或杀虫剂中毒、有毒动 / 植物中毒、灌肠时药物剂量过量等。

2. 接触中毒　小儿皮肤较薄，脂溶性毒物易于吸收；毒物也可经毛孔到达毛囊，通过皮脂腺、汗腺吸收。常见有穿着有农药污染的衣服、蜂刺、虫咬、动物咬伤等；眼结膜、鼻黏膜吸收均较快，故新生儿期用药物滴眼或滴鼻都可造成中毒。

3. 吸入中毒　多见于气态或挥发性毒物的吸入。由于肺泡面积大、吸收快，故多为急性中毒。常见有一氧化碳中毒、有机磷吸入中毒等。

4. 注入中毒　包括误注射药物、蜇伤、咬伤中毒。

【发病机制】

1. 干扰酶系统　毒物通过抑制酶系统，通过竞争性抑制、与辅酶或辅基反应或竞争，夺取酶功能所必需的金属激活剂等。

2. 抑制血红蛋白的携氧功能　如一氧化碳中毒使氧合血红蛋白形成碳氧血红蛋白、亚硝酸盐中毒形成高铁血红蛋白，使携氧功能丧失。

3. 直接化学性损伤　如强酸强碱等化学物质误服。

4. 作用于核酸　如烷化剂氮芥和环磷酰胺，使 DNA 烷化，形成交叉联结，影响其功能。

5. 变态反应　由抗原抗体作用在体内激发各种异常的免疫反应。

6. 麻醉作用。

7. 干扰细胞膜或细胞器的生理功能　如河豚毒素、酚类和一些重金属等可破坏细胞膜、细胞器，干扰细胞膜的离子运动、膜兴奋性和能量代谢而产生毒性作用。

【诊断】

1. 病史 由于小儿，尤其是婴幼儿的特点，家属陈述病史非常重要。在急性中毒的诊断中，家长如能告知中毒经过，则诊断极易。否则，由于中毒种类极多，加上小儿不会陈述病情，诊断有时极为困难。

应详细询问：发病经过，病前饮食内容，生活情况，活动范围，家长职业，环境中有无有毒物品，特别是杀虫、毒鼠药，家中有无常备药物，经常接触哪些人，同伴小儿是否同时患病等。

临床症状与体征常无特异性，小儿急性中毒首发症状多为腹痛、腹泻、呕吐、惊厥或昏迷，严重者可出现多脏器功能衰竭。

2. 体格检查 要注意有重要诊断意义的中毒特征，如呼气、呕吐物的特殊气味；口唇甲床是否发绀或樱红；出汗情况；皮肤色泽；呼吸状态、瞳孔、心律失常等。同时还需检查衣服、皮肤及口袋中是否留有毒物，以提供诊断线索。某些中毒常出现一些特征性症状和体征，对诊断有一定参考意义（表18-2）。

表18-2 常见中毒的症状和体征

	症状和体征	毒物
皮肤黏膜	潮红	烟酸、颠茄类
	发绀	亚硝酸盐、氰化物、抑制呼吸的毒物
	糜烂	腐蚀性物质如强酸、强碱、高锰酸钾
	口唇樱红	一氧化碳
气味	蒜臭	有机磷、无机磷、砷等
	苦杏仁味	氰化物等
	异味	乙醇、樟脑、松节油、汽油、来苏
瞳孔	扩大	乙醇、颠茄类、莨菪碱、哌替啶
	缩小	有机磷、毒蕈、氯丙嗪、巴比妥类、水合氯醛
		鸦片类、新斯的明、哌嗪（驱蛔灵）
心率	过缓	洋地黄、利血平、毒蕈、蟾蜍、奎宁
	过速	颠茄类、麻黄碱、肾上腺素

3. 毒物鉴定 对高度可疑中毒而原因未明、毒物性质不明确者，应采集患者呕吐物、血、尿、便或可疑的含毒物品进行毒物鉴定，这是诊断中毒的最可靠方法。

4. 其他 注意心、肝、肾功能检查，或做相关中毒特异性化验，如疑为有机磷中毒，可行胆碱酯酶活性测定，对诊断也有帮助。

【治疗】

急性中毒的治疗原则是抢救分秒必争，诊断未明以前积极稳定生命体征和脏器功能，一旦诊断明确，尽快应用特效解毒剂。

1. 现场急救 稳定患儿生命体征，使患儿呼吸道保持通畅。应监测患儿血氧饱和度、心率和心电图，建立静脉输液通路，对呼吸抑制或气道阻塞患儿应给予气管插管人工呼吸机，如明确是阿片类药物中毒所致的呼吸抑制，则可先用阿片类受体拮抗剂治疗，使呼吸恢复。

2. 清除毒物 根据中毒的途径、毒物种类及中毒时间采取相应的排毒方式。

（1）排出尚未吸收的毒物

1）催吐：适用口服中毒者年龄较大、神志清醒的患儿。1岁以下小儿及神志不清者均不适宜,因易导致窒息或吸入性肺炎。可用手指、筷子、压舌板刺激咽部引起反射性呕吐。一般在中毒后4～6小时内进行,催吐越早效果越好。药物催吐可采用口服吐根糖浆每次10～15ml,口服后给病儿饮水200ml,可加速催吐作用,直到呕吐物不含毒物残渣为止。

2)洗胃:用于非腐蚀性毒物入胃4～6小时以内者。但如摄入量大,或胃排空时间长,或摄入带肠衣药片,4～6小时后胃内仍有残留,仍应洗胃。常在催吐方法不成功或患者有惊厥、昏迷而去除胃内容物确有必要时进行。洗胃方法是患儿取右侧卧位,经鼻或经口插入胃管,洗胃液常用温生理盐水或温开水,亦可根据毒物进行选择(表18-3)。每次100ml,反复灌洗,直至洗出液变清。洗胃后注入通用解毒剂。洗胃禁忌的腐蚀性毒物中毒可用中和法,牛奶亦可起中和作用,同时可在胃内形成保护膜,减少刺激。可将活性炭加水,在洗胃后灌入或吞服,以迅速吸附毒物。

表18-3 常用洗胃液及其作用

毒物	洗胃液	作用
生物碱类	1:5 000 高锰酸钾	氧化
	2%～4% 鞣酸或浓茶	沉淀
磷化锌	0.2% 硫酸铜	沉淀
	1:5 000 高锰酸钾	氧化
	3% 过氧化氢溶液	氧化
氰化物	5% 硫代硫酸钠	形成无毒硫氰化物
	1:5 000 高锰酸钾	氧化
	3% 过氧化氢溶液	氧化
酚类	植物油	延缓吸收,保护黏膜
铁盐	1%～5% 碳酸氢钠	形成不溶解化合物

3)导泻:毒物进入肠道应服泻剂,使毒物尽快排出,但对强酸、强碱中毒及严重腹泻者忌用。常用硫酸镁,每次0.25g/kg,配成25%的溶液,或甘露醇,可口服或由胃管灌入。肾功能衰竭或有动力性肠梗阻者忌用。在较小的儿童,应注意脱水和电解质紊乱。

4)洗肠:中毒时间稍久,毒物主要存留在小肠或大肠,而又需尽快清除时,需进行洗肠。常用1%温盐水或1%肥皂水,也可加入活性炭,应注意水、电解质平衡。

5)皮肤黏膜的毒物清除:接触中毒时应脱去衣服,用大量清水冲洗毒物接触部位,或用中和法,即用弱酸、弱碱分别中和强碱、强酸;如用清水冲洗酸、碱等毒物应至少10分钟以上。

6)吸入中毒:应将患儿移离现场,放置在通风良好、空气新鲜的环境。清理呼吸道分泌物,及时吸氧。

7)止血带应用:注射或有毒动物咬伤所致的中毒,在肢体近心端加止血带,阻止毒物经静脉或淋巴管弥散,止血带应每10～30分钟放松1次。

(2)促进已吸收毒物的排出

1)利尿:利尿可加速毒物排泄。应多饮水或静脉输注5%～10%葡萄糖溶液可以冲淡体内毒物浓度,增加尿量,促使排泄。可应用利尿药,常用呋塞米1～2mg/kg静脉注射;20%甘露醇0.5～1g/kg静脉滴注。大量利尿时应注意适当补充钾盐。

2)碱化或酸化尿液:毒物肾脏的清除率与尿量并不成比例,单独利尿并不意味着排泄增加。碱化尿液后可使弱酸如水杨酸和苯巴比妥清除率增加;降低尿pH使弱碱类排出增加的方法在临床上较少应用。常采用碳酸氢钠溶液 1～2mmol/kg 静脉滴注 1～2 小时，在此期间检查尿 pH，滴注速度以维持尿 pH 7.5～8 为标准。乙酰唑胺同时有利尿和使尿碱化作用。维生素 C 1～2g 加于 500ml 溶液中静脉滴注亦可获得酸性尿。

3）血液净化方法：适用于某些危重急性中毒或伴肾功能不全者，可加速毒物排出。常用方法有血液透析、腹膜透析、血液灌流、换血、血浆置换等。

4）高压氧的应用：在高压氧情况下，血中氧溶解度增高，氧分压增高，促使氧更易于进入组织细胞中，从而纠正组织缺氧。可用于一氧化碳、硫化氢、氰化物、氨气等中毒。

3．特异性解毒剂　针对不同的毒物采用不同的解毒剂，如巴比妥中毒用贝美格（美解眠）；氰化物中毒用亚硝酸盐、硫代硫酸钠；金属中毒用二巯丙醇。应用解毒剂要迅速及时，并注意可能产生的副作用。但不少中毒，尚无特殊解毒剂，只能按一般解救办法治疗。

4．对症治疗　及时处理各种中毒所致的严重症状，如惊厥、水电解质紊乱、呼吸困难、循环衰竭等，若不及时治疗，随时可危及生命。在中毒原因不明或无特效治疗时，对症治疗尤为重要，以便支持患儿度过危险期。

【预防】

1．管好药品　家长切勿擅自给小儿用药，更不可把成人药随便给小儿吃。不要将外用药物装入内服药瓶中。家庭中一切药品皆应妥善存放，不让小儿随便取到。

2．农村或家庭日常用的灭虫、灭蚊、灭鼠剧毒药品，更要妥善处理，避免小儿接触，各种农药务必按照规定办法使用。

3．做好识别有毒植物的宣传工作，教育小儿不要随便采食野生植物。

4．禁止小儿玩耍带毒性物质的用具（如装敌敌畏的小瓶、灭鼠用具等）。

5．普及相关预防中毒的健康知识教育。

（毛庆东）

？ 复习思考题

1. 简述惊厥持续状态的定义。
2. 简述休克的临床分类。
3. 充血性心衰的诊断依据是什么？
4. 应用洋地黄的注意事项有哪些？
5. 简述儿童中毒的途径。
6. 简述心搏骤停的现场急救措施。

主要参考书目

1. 王天有，申昆玲，沈颖. 诸福棠实用儿科学[M].9版. 北京：人民卫生出版社，2022.

2. 赵祥文，肖政辉. 小儿急诊医学[M].5版. 北京：人民卫生出版社，2022.

3. 黎海芪. 实用儿童保健学手册[M]. 北京：人民卫生出版社，2018.

4. 孙锟，沈颖，黄国英. 小儿内科学[M].6版. 北京：人民卫生出版社，2020.

5. 陈超，杜立中，冯志春. 新生儿学[M]. 北京：人民卫生出版社，2020.

6. 蔡威，张潍平，魏光辉. 小儿外科学[M].6版. 北京：人民卫生出版社，2020.

7. 毛萌，江帆. 儿童保健学[M].4版. 北京：人民卫生出版社，2020.

8. 方峰，俞蕙. 小儿传染病学[M].5版. 北京：人民卫生出版社，2020.

9. 邵肖梅，叶鸿瑁，邱小汕. 实用新生儿学[M]. 北京：人民卫生出版社，2019.

10. 王卫平，孙锟，常立文. 儿科学[M].9版. 北京：人民卫生出版社，2018.

复习思考题答案要点

模 拟 试 卷

《西医儿科学》教学大纲